HANDBUCH

DER

GESAMTEN AUGENHEILKUNDE

ZWEITE, NEUBEARBEITETE AUFLAGE

ZEHNTER BAND

HANDBUCH DER GESAMTEN AUGENHEILKUNDE

BEGRÜNDET VON **A. GRAEFE** UND **TH. SAEMISCH**

FORTGEFÜHRT VON **C. HESS**

ZWEITE, NEUBEARBEITETE AUFLAGE

HERAUSGEGEBEN UNTER MITARBEIT VON

C. ADAM-BERLIN, TH. AXENFELD-FREIBURG I. B., K. BEHR-KIEL, BERN-HEIMER-WIEN †, A. BIELSCHOWSKY-MARBURG, A. BIRCH-HIRSCHFELD-KÖNIGSBERG I. PR., A. BRÜCKNER-BERLIN, R. CORDS-BONN, A. ELSCHNIG-PRAG, O. EVERSBUSCH-MÜNCHEN †, A. FICK-ZÜRICH, B. FLEISCHER-TÜBINGEN, E. FRANKE-HAMBURG, S. GARTEN-LEIPZIG, W. GILBERT-MÜNCHEN, ALFR. GRAEFE-HALLE †, R. GREEFF-BERLIN, A. GROENOUW-BRESLAU, K. GRUNERT-BREMEN, O. HAAB-ZÜRICH, E. HEDDAEUS-DRESDEN, L. HEINE-KIEL, E. HERING-LEIPZIG †, E. HERTEL-STRASSBURG, C. VON HESS-MÜNCHEN, E. VON HIPPEL-GÖTTINGEN, J. HIRSCHBERG-BERLIN, F. HOFMANN-MARBURG A. L., J. VAN DER HOEVE-GRONINGEN, J. IGERSHEIMER-GÖTTINGEN, E. KALLIUS-BRESLAU, J. KÖLLNER-WÜRZBURG, A. KRAEMER-SAN DIEGO †, E. KRÜCKMANN-BERLIN, H. KUHNT-BONN, R. KÜMMELL-ERLANGEN, E. LANDOLT-PARIS, E. LANGENHAN-HANNOVER, H. LAUBER-WIEN, TH. LEBER-HEIDELBERG †, G. LENZ-BRESLAU, W. LÖHLEIN-GREIFSWALD, F. MERKEL-GÖTTINGEN, J. VON MICHEL-BERLIN †, I. W. NORDENSON-UPSALA, M. NUSSBAUM-BONN †, E. H. OPPENHEIMER-BERLIN, H. PAGENSTECHER-STRASSBURG, A. PÜTTER-BONN, M. VON ROHR-JENA, TH. SAEMISCH-BONN †, H. SATTLER-LEIPZIG, C. H. SATTLER JUN.-KÖNIGSBERG I. PR., H. SCHMIDT-RIMPLER-HALLE A. S. †, OSCAR SCHULTZE-WÜRZBURG, R. SEEFELDER-LEIPZIG, H. SNELLEN JUN.-UTRECHT, K. STARGARDT-BONN, W. STOCK-JENA, A. VON SZILY-FREIBURG I. B., W. UHTHOFF-BRESLAU, H. VIRCHOW-BERLIN, A. WAGENMANN-HEIDELBERG, K. WESSELY-WÜRZBURG, M. WOLFRUM-LEIPZIG

VON

TH. AXENFELD UND A. ELSCHNIG

ZEHNTER BAND

KAPITEL XVIII

A. KRAEMER, DIE TIERISCHEN SCHMAROTZER DES AUGES
MIT 14 FIGUREN IM TEXT UND 1 TAFEL

KAPITEL XIX

A. EUGEN FICK, DIE GESUNDHEITSPFLEGE DES AUGES
MIT 9 FIGUREN IM TEXT

KAPITEL XX

A. EUGEN FICK, DIE BLINDHEIT

Springer-Verlag Berlin Heidelberg GmbH

1918

ISBN 978-3-662-40880-3   ISBN 978-3-662-41364-7 (eBook)
DOI 10.1007/978-3-662-41364-7

Inhalt des X. Bandes.

Kapitel XVIII.

Die tierischen Schmarotzer des Auges.

Von A. Kraemer.

Kapitel XIX.

Gesundheitspflege des Auges.

Von Dr. A. Eugen Fick.

Kapitel XX.

Die Blindheit.

Von Dr. A. Eugen Fick.

Kapitel XVIII.

Die tierischen Schmarotzer des Auges

von

Dr. med. et philos. A. Kraemer

in Zürich.

Mit 14 Figuren im Text und einer Tafel.

Eingegangen im Februar 1899.

I. Einleitende Bemerkungen zur Geschichte, Ätiologie und Pathogenese der Erkrankungen des Auges durch Parasiten.

§ 1. Die Geschichte der Entozoen des Auges greift nicht so weit zurück, als unsere Kenntnis von tierischen Schmarotzern in anderen Organen des menschlichen Körpers.

Schon vor 3400 Jahren wird in dem Papyrus EBERS, dem ältesten Buche der Heilkunde, der Bandwürmer als Darmparasiten des Menschen Erwähnung gethan.

Ebenso finden wir von DIOSCORIDES, also vor beinahe 2000 Jahren, die Farnwurzel als Heilmittel gegen Bandwurm empfohlen.

Schon zu MOSES Zeiten muss die Finne des Schweines bekannt gewesen sein.

MOSES dürfte aus hygienischen Gründen den Juden den Genuss des Schweinefleisches verboten haben. HIPPOKRATES, ARISTOPHANES, ARISTOTELES erwähnen die Finne ($\varkappa \acute{\alpha} \lambda \alpha \xi \alpha \iota$) als eine den Griechen längst bekannte Erkrankung der Schweine.

Im Inneren des Auges, und zwar im Glaskörper des Pferdeauges, soll zuerst ADRIAN VAN DEN SPIEGHEL [1]) 1622 einen Wurm (eine *Filaria*) gefunden haben.

---

1) J. RHODII, Observ. med., cent. I, obs. LXXXI, p. 53 Patavii 1657.

Es ist a priori zu erwarten, dass in denjenigen Teilen des Bulbus, welche der Inspektion und Palpation zugänglich sind, also in den vorderen Abschnitten des Augapfels und der Orbita, tierische Lebewesen, die sich daselbst angesiedelt haben, früher erkannt werden mussten als in den dunkeln Tiefen des Auges, welche uns erst durch die Erfindung des Augenspiegels in der Mitte dieses Jahrhunderts erschlossen wurden.

§ 2. Fragen wir uns zunächst, welche Arten von tierischen Schmarotzern sind es vornehmlich, welche in das Auge des Menschen eindringen können?

Sehen wir von Ektoparasiten vorläufig ganz ab, so ist es nur eine beschränkte Anzahl von Entozoen, welche auch als Schmarotzer anderer Organe des Körpers bekannt sind, die wir gelegentlich in den äußeren oder inneren Teilen des Auges, in der Orbita oder in den Adnexa des Bulbus antreffen.

Vor allem ist es der *Cysticercus cellulosae*, die Finne der *Taenia solium*, des gemeinen bewaffneten Bandwurmes, welcher relativ häufig im Auge seinen Wohnsitz aufschlägt und das Sehvermögen und selbst die Form des Bulbus zerstört, wenn seine Entfernung nicht frühzeitig gelingt.

Sehr selten (im ganzen vielleicht nur 1—2 mal) wurde die Finne der *Taenia saginata*, des unbewaffneten Bandwurmes, im menschlichen Auge angetroffen.

DEUTSCHMANN berichtete 1888 in dem ärztlichen Verein zu Hamburg über einen Fall von *Cysticercus taeniae saginatae* unter der Conjunctiva bulbi.

VÖLKERS extrahierte nach einer Mitteilung HELLER's einen als *Cysticercus taeniae saginatae* von COLBERG bestimmten Blasenwurm aus einem menschlichen Auge.

In zweiter Reihe wäre die cystoide Finne der *Taenia Echinococcus*, der Echinococcus, zu nennen, welche innerhalb der Weichteile der menschlichen Orbita — seltener als der intraoculäre Cysticercus — angetroffen wird, bis jetzt aber niemals mit Sicherheit im Bulbusinneren beobachtet worden ist.

Ein von GESCHEIDT (v. AMMON's Zeitschr. f. Ophthalm. III, p. 437) beschriebener Fall von *Echinococcus subretinalis* ist zweifelhaft; desgleichen ein von GRIFFITH (s. die Litteraturangabe bei Cysticercus im Glaskörper, No. 121) beschriebener Fall von Echinococcus im Inneren des Auges.

In dritter Linie sind die Fadenwürmer (*Filariae*) zu erwähnen, von denen namentlich die *Filaria Loa* Guyot, welche an der Westküste Afrikas heimisch ist, häufig unter der Bindehaut des Auges bei den Eingeborenen jenes Küstenstriches beobachtet wird, bei Europäern aber, welche nie in jenen Gegenden gelebt haben, bis jetzt wohl niemals konstatiert worden ist.

Fadenwürmer im Glaskörper, wie sie in Europa von verschiedenen Autoren nach klinischen Beobachtungen beschrieben worden sind, haben sich zum Teil als Reste der Arteria hyaloidea, zum Teil als eigentümlich gestaltete, fadenförmige Trübungen des Glaskörpers erwiesen. So handelte es sich auch bei der von Schöler mitgeteilten Entdeckung einer Trichine (oder *Trichosomum*) im menschlichen Glaskörper, gegen welche Schweigger und Hirschberg von vornherein ihre Bedenken geltend machten, um eine Glaskörpertrübung in einem kurzsichtigen Auge.

Die einzige, auch anatomisch sichergestellte Beobachtung eines Fadenwurmes im Glaskörper stammt von Kuhnt aus dem Jahre 1888. Ob es sich hier um eine jugendliche Form einer *Filaria* oder um eine andere Nematodenart gehandelt hat, ist nicht mit Sicherheit entschieden worden.

Sehr zweifelhaft sind die älteren, von v. Nordmann (1832), dann von Gescheidt und v. Ammon als *Filaria oculi humani* (Syn.: *Filaria lentis* Diesing beschriebenen Beobachtungen von Filarien in extrahierten menschlichen Starlinsen.

Eine dritte *Filaria*-Species, welche bis jetzt nur einmal, 1885 von Addario, unter der Bindehaut des menschlichen Auges gefunden worden ist, wurde von Grassi 1887 als *Filaria inermis* bestimmt. (Syn.: *Filaria conjunctivae* Addario, *Fil. palpebralis* Pace [1867].)

Ob auch *Filaria medinensis* in der Orbita oder unter der Conjunctiva gelegentlich vorkommt, ist mit Sicherheit noch nicht entschieden.

Zwei andere Parasiten der menschlichen Krystalllinse, *Monostoma* und *Distoma lentis*, welche beide je einmal von v. Nordmann und Gescheidt in den zwanziger Jahren gefunden worden sind, hat man, wie *Filaria lentis*, seit jener Zeit nie wieder beobachtet.

Bei schwereren Fällen von Trichinose wird die *Trichina spiralis*, wie in den übrigen quergestreiften Muskeln des Körpers, zuweilen auch in den Muskeln des Auges angetroffen.

§ 3. Als Ektoparasiten werden namentlich *Phthirius pubis* (sehr selten *Pediculus capitis*) an den Cilien und Supercilien, sowie in selteneren Fällen — namentlich in südlichen Gegenden — die Larven einzelner Fliegenarten im Conjunctivalsack gefunden.

In südlichen Himmelsstrichen, besonders aber in den Tropen werden Erkrankungen des Auges und seiner Adnexa nicht selten durch den Biss oder Stich zahlreicher Insektenarten sowie durch zufällige Berührung mit deren Sekreten und Exkreten bedingt.

§ 4. Wir wollen an dieser Stelle nicht genauer auf die Geschichte der Entozoen des Auges eingehen und verweisen diesbezüglich auf den geschichtlichen Überblick, welcher den einzelnen Abschnitten dieser Arbeit vorangestellt wurde.

Als eigentlichen Entdecker tierischer Schmarotzer im Inneren des Auges haben wir v. Nordmann anzusehen. Er hat in seinen Schriften:

Mikrographische Beiträge zur Naturgeschichte der wirbellosen Tiere, Berlin 1832, sowie: Über die Parasiten im Auge der höheren Tiere, Arch. der vergl. Medizin I, 1843, zuerst eingehender zahlreiche Arten von Endoparasiten im Auge von niederen und höheren Wirbeltieren sowie des Menschen beschrieben und das allgemeine Interesse auf diesen Gegenstand gelenkt.

Doch wurde die alte Irrlehre von der Urzeugung der Entozoen, der Generatio aequivoca, welche noch von den Naturforschern und Helminthologen (BREMSER, RUDOLPHI) im Anfang dieses Jahrhunderts gelehrt und verteidigt wurde, erst durch die Aufsehen erregende Entdeckung eines lebenden Blasenwurmes (*Cysticercus cellulosae* in der vorderen Kammer des menschlichen Auges im Jahre 1830 durch SCHOTT und SÖMMERING in ihren Grundfesten erschüttert und einer neuen Ära der Wahrheit das Thor geöffnet.

Die Entdeckung des Generationswechsels durch ESCHRICHT und STENSTRUPP in den vierziger und fünfziger Jahren, sowie die entscheidenden Fütterungsversuche von KÜCHENMEISTER (1852), die Untersuchungen von HAUBNER und VAN BENEDEN verbreiteten bald volles Licht über die Entstehung und komplizierte Entwicklung der Eingeweidewürmer des Menschen und der Tiere und legten die Beziehungen des *Cysticercus cellulosae*, des häufigsten und wichtigsten Parasiten des menschlichen Auges, zur *Taenia solium* klar.

§ 5. Was die Ätiologie der Cysticercuserkrankung anbetrifft, so steht heute fest, dass der Mensch nur dadurch Cysticerken acquirieren kann, dass embryonenhaltige Eier der *Taenia solium* in seinen Magen gelangen. Dies kann sowohl durch Selbstinfektion des Bandwurmträgers geschehen, indem durch antiperistaltische Bewegungen beim Brechakte etc. reife Proglottiden der Bandwurmkette in den Magen übertreten — es sind zahlreiche Fälle in der Litteratur bekannt, in denen Bandwurmkranke kürzere oder längere Stücke einer Proglottidenkette durch Erbrechen, das bei Wurmkranken nicht selten beobachtet wird, entleerten — als auch durch Übertragung von Taenieneiern, welche von einem Taenienkranken der Umgebung abstammen.

Manche Autoren, namentlich VIRCHOW, halten diese letztere Art der Übertragung geradezu für die regelmäßige.

Die Selbstinfektion, im weiteren Sinne des Wortes, ist natürlich auch in anderer Weise als der oben angedeuteten möglich. So sind Bandwurmkranke, denen gelegentlich reife Proglottiden im Schlafe oder bei der Stuhlentleerung abgehen, der Gefahr ausgesetzt, durch die Hände, welche mit diesen Entleerungen in Berührung gekommen sind und dann wieder zum Munde geführt werden, sich mit Taenieneiern zu infizieren. Bei geisteskranken Koprophagen, welche eignen und fremden Kot verspeisen, können ganze Proglottiden in den Magen importiert werden. Die Möglichkeit der Übertragung durch die Umgebung ist durch die mannigfachsten Umstände und Zufälligkeiten gegeben. Enges Zusammenleben, mangelnde Reinlichkeit in Küche und Haushalt, intimer Verkehr mit bandwurmkranken Familien- und Hausgenossen, verunreinigtes Trinkwasser und andere Ursachen mehr können zur Invasion von reifen Bandwurmeiern und mithin zur Finnen-erkrankung führen.

§ 6. Durch die Einwirkung des Magensaftes wird die chitinhaltige Eihülle aufgelöst, und es wird der mit sechs Haken versehene Embryo frei, gelangt mit dem Speisebrei in den Dünndarm, durchbohrt vermittelst seiner Haken die Darmwandung, vielleicht schon die Wandung des Magens und erreicht so die umgebenden Gewebe, das Blut- und Lymphgefäßsystem, die nun die junge Brut den verschiedenen Organen mit dem Blut- und Lymphstrome zutragen. So findet gelegentlich der Embryo seinen Weg durch die Ciliargefäße in das Innere des Auges.

In der Regel gelangt von zahlreichen aufgenommenen Keimen nur einer zur Entwicklung. Wenigstens wird im Auge der *Cysticercus* fast ausschließ-lich solitär angetroffen und nur selten gleichzeitig mit Cysticerken anderer Organe (des Gehirns, der Haut etc.) beobachtet.

§ 7. Hat sich der Embryo in einem bestimmten Organe festgesetzt, so wirft er die Haken ab und erscheint bald als ein kleines, kugeliges Bläschen mit klarem Inhalte. Durch Sprossung von der Wand aus ent-wickelt sich im Inneren dieses Bläschens die Anlage des Kopfzapfens, welcher gegen den Hohlraum der Blase blind endigt, während seine Peri-·pherie offen bleibt. Im Grunde dieser Hohlknospe entwickelt sich die An-lage des späteren Bandwurmkopfes, Saugnäpfe, Rostellum und Hakenkränze.

Das anfangs sehr kleine Bläschen nimmt bald an Umfang zu, ver-dichtet seine Wandung und erzeugt durch Reizung der umgebenden Ge-webe in der Regel eine bindegewebige Kapsel, welche je nach der ana-tomischen Beschaffenheit des betreffenden Organs in ihrer Dickendimension verschieden ist.

In der vorderen Augenkammer, im Glaskörper und unter der Netzhaut erscheint die Cysticercusblase nackt (selten wurde eine kapselartige Um-hüllung unter der Netzhaut beobachtet), ohne besondere Organkapsel, während die in den Weichteilen der Orbita sich entwickelnde Finne mit einer dicken Bindegewebshülle umgeben ist.

Der völlig entwickelte Hals- und Kopfteil, welcher zunächst in die Blase eingestülpt erscheint, besitzt die Fähigkeit, sich nach außen aus-zustülpen.

In kompakten Organen bleibt der Kopf meist in den Hohlraum der

Blase zurückgezogen, während wir bei Cysticerken im Glaskörper und in der vorderen Kammer Gelegenheit haben, das Ein- und Ausstülpen des Kopfteiles direkt zu beobachten.

Beim Schwein hat der *Cysticercus cellulosae* nach 10—11 Wochen seine volle Reife erreicht; dass beim Menschen die Entwicklung mindestens ebenso rasch vor sich geht, dafür sprechen verschiedene von v. GRAEFE, HIRSCHBERG u. a. am Auge gemachte Beobachtungen.

§ 8. Wird, anstatt embryonenhaltiger Eier, durch den Genuss von finnigem Schweinefleisch die bereits entwickelte Finne selbst acquiriert, so erkrankt der Mensch dadurch nicht an *Cysticercus cellulosae*, sondern er nimmt nur die Keime für eine solche Erkrankung in sich auf, d. h. aus der in den Magen gelangten Finne entwickelt sich, nachdem die Schwanzblase durch den Magensaft aufgelöst ist und Scolex und gegliederter Halsteil mit dem Speisebrei in den Dünndarm gelangt sind, durch ungeschlechtliche Sprossung die als Bandwurm bekannte Tierkolonie.

Ihre einzelnen Glieder sind als doppeltgeschlechtliche Einzeltiere zu betrachten, welche in einem vielverzweigten Fruchtbehälter zahllose Eier mit Embryonen entwickeln.

Die letzten Glieder der Kette, welche stets die ältesten und reifsten sind, lösen sich ab und gelangen mit dem Kot nach außen. Die in ihnen enthaltenen Eier, durch Ruptur des Fruchtbehälters oder Fäulnis der Proglottide in Freiheit gesetzt, gelangen in den Boden, das Wasser, und finden gelegentlich mit dem Trinkwasser, der Nahrung oder auf sonst eine Weise wieder ihren Weg in den Magendarmkanal des Menschen oder eines Säugetieres, um sich hier in der oben beschriebenen Weise zu Cysticerken zu entwickeln.

So besteht ein ununterbrochener Kreislauf des Lebens, ein ewiger Generationswechsel zur Erhaltung der Art.

§ 9. Die Infektion des Menschen mit Echinococcus wird in der Regel durch den vertraulichen Verkehr mit dem Haushunde vermittelt, welcher seinerseits die bei anderen Haustieren (Rind, Schaf, Ziege, Schwein, Pferd, Esel) gewachsene Finne mit der Nahrung in sich aufnimmt. Die Echinokokkenerkrankung ist daher vornehmlich in denjenigen Ländern häufig, deren Bewohner in ausgedehntem Maße Viehzucht betreiben, womit gewöhnlich auch ein größerer Bestand an Hunden verbunden ist.

Während *Taenia solium* sowohl als ihre Finne, der *Cysticercus cellulosae*, den Menschen bewohnen, ist *Taenia Echinococcus* als Darmparasit des Menschen bis jetzt noch nicht beobachtet worden.

Der 4—5 mm lange, mit einem doppelten Hakenkranze und vier Saugnäpfen versehene Bandwurm besteht nur aus drei Gliedern, von denen allein das größte und letzte reife Eier beherbergt, und lebt — oft in großer Menge — im Dünndarme der verschiedenen zahmen und wilden Hundearten sowie zahlreicher Haustiere.

Gelangen embryonenhaltige Eier oder eine ganze reife Proglottide (was bei der unbedeutenden Größe derselben — ca. 2 mm — leicht möglich ist) in den Magen des Menschen, so werden ihre Hüllen durch die Einwirkung des Magensaftes aufgelöst, während die freigewordenen sechshakigen Embryonen in den Darm wandern, diesen durchbohren und sodann in die Blut- und Lymphgefäße der umgebenden Gewebe eindringen. Mit Blut und Lymphe werden sie den verschiedenen Organen zugetragen, setzen sich daselbst fest und entwickeln sich zu Finnen, welche nach Art des *Cysticercus* sich bald mit einer aus den Geweben des Wirtes entstammenden Kapsel umgeben.

Die Entwicklung des Echinococcus ist eine langsamere als diejenige des *Cysticercus*; dies geht sowohl aus Fütterungsversuchen als aus klinischen Beobachtungen hervor.

In zahlreichen Fällen von Echinococcus der Orbita traten nach den ersten Erscheinungen, welche auf die Einwanderung des Entozoons bezogen werden konnten, deutliche subjektive und objektive Krankheitssymptome erst nach Monaten oder Jahren auf.

Das Wichtigste über die weitere Entwicklung des Echinococcus wird in dem Kapitel: »Echinococcus der Orbita« Erwähnung finden.

§ 10. Über die Art und Weise der Einwanderung der Embryonen von *Filaria Loa* in den menschlichen Körper und ihre weitere Entwicklung daselbst sind zur Zeit die Akten noch keineswegs abgeschlossen. Ob ein direktes Eindringen derselben durch die Poren der Haut beim Baden, wie es von manchen Autoren für *Filaria medinensis* für möglich gehalten wird, vorkommt, ist nicht bekannt.

Es ist sicher, dass in den meisten Fällen die Infektion durch das Trinkwasser bedingt wird.

Was wir in dieser Hinsicht nach den Untersuchungen und Hypothesen von Manson u. a. wissen, wird in dem Kapitel: »Die Fadenwürmer des Auges« mitgeteilt.

II. Die durch Ektoparasiten, Insekten, deren Larven oder durch Berührung mit deren Sekreten und Exkreten bedingten Krankheiten der Cornea, Conjunctiva, Lider und Adnexa des Auges.

A. Die Phthiriasis der Cilien und Supercilien.

§ 11. Unter den durch Ektoparasiten hervorgerufenen Augenaffektionen nimmt die *Phthiriasis oculorum* einen Hauptrang ein. Sie war bereits den ältesten Autoren bekannt. Schon CELSUS (siehe Litteraturangabe 1) hat vor etwa 2000 Jahren eine ausführliche Beschreibung dieses Krankheitsbildes geliefert.[1] SCARPA (3) und CHELIUS (5) haben ebenfalls dieses Leiden gekannt.

MAITRE-JAN (2), 1740, welcher den Sitz der *Phthirii* an der Wurzel der Cilien wohl erkannt hatte, konnte sich noch nicht von dem alten Irrtume frei machen, dass es sich um eine andere Art von Morpionen handele als diejenige, welche in der Regel die Inguinalgegend bewohnt.

In den ersten Dezennien dieses Jahrhunderts sind die Beobachtungen über *Phthirius pubis* am Auge spärlich. ROSAS (4) spricht in seiner Lehre von den Augenkrankheiten von » Plattläusen « an den Cilien. Ein französischer Arzt CAILLANT (6) leugnete noch in der Mitte dieses Jahrhunderts das Vorkommen des *Phthirius inguinalis* bei Kindern überhaupt.

Erst die Beobachtungen von HILGENBERG (7), v. ARLT (8), HARKNESS (10) und STEFFAN (12) liefern wieder bestimmtere Angaben und kennzeichnen die Symptome dieses Leidens genauer. Durch die Arbeiten von JULLIEU (26, 30, 31, 32) wurde in den letzten Jahren das Interesse der Ärzte für diese Affektion von neuem wachgerufen.

§ 12. Es scheint, dass diese Krankheit nicht so selten ist, als man früher annahm; wenigstens könnten die zahlreichen, in den letzten zehn Jahren in der Litteratur niedergelegten Beobachtungen für diese Meinung sprechen. Eine Reihe von Fällen dürfte durch flüchtige Untersuchung oder dadurch, dass man an die Lokalisation des Phthirius an den Cilien nicht dachte, mit anderen Affektionen des Lidrandes verwechselt worden sein. Wenn man sich in jedem Falle von Blepharitis und Conjunctivitis auch an Phthirius der Cilien erinnerte und daraufhin untersuchte, so dürfte seine Anwesenheit an dieser Stelle wohl etwas häufiger konstatiert werden. Immerhin wird sein Auftreten am Auge, wenigstens in unseren Gegenden, zu den selteneren Beobachtungen gehören. HIRSCHBERG (14) sah bei einem Material von über 40000 Patienten nur vier Fälle.

§ 13. Scheinbar haben gerade Kinder ein besonderes Privilegium, mit Phthirius an den Cilien und Supercilien besiedelt zu werden. Da die Pubes

---

1) Vergl. d. Handbuch. 2. Aufl. Bd. XII, Kap. XXIII, § 164, p. 258.

im kindlichen Alter noch unbehaart zu sein pflegen, so nisten sich bei günstiger Gelegenheit der Übertragung die Parasiten an einer anderen Stelle als der gewöhnlich bevorzugten ein, sei es auf der behaarten Kopfhaut oder in den Augenbrauen und Wimpern des Wirtes.

Joseph Grinelon (39) konnte *Phthirii pubis* auf der behaarten Kopfhaut von 5 Kindern im Alter von 3, 5, 7, 9 und 12 Jahren konstatieren; sie saßen besonders in der Stirn- und Schläfengegend. Die Mutter dieser Kinder war ebenfalls mit Phthirius der Kopfhaare, wohl auch der Pubes behaftet.

Ähnliche Beobachtungen wurden von Heisler (29), Grassi in Italien und White in Boston gemacht.

Es ist leicht verständlich, dass in Fällen von Phthirius an den Pubes eine Invasion der Augenbrauen und Cilien oft nicht lange ausbleiben wird. In anderen Fällen tritt der Schmarotzer nur an den Wimpern oder Augenbrauen auf, entweder an den Wimpern aller Lider — Steffan (12), wo es sich ebenfalls um ein dreijähriges Kind handelte — oder nur an einem Lidrande — v. Arlt (8), in welchem Falle dann eine direkte Übertragung in loco angenommen werden muss.

Bei Kindern, welche noch gestillt werden, sollen zuweilen Übertragungen durch die Brüste von unsauberen Ammen bedingt werden, bei denen der Phthirius in dem Lanugo um die Warze, von den Pubes ausgewandert, nicht selten angetroffen werden soll.

Möglicherweise fand in einem von Hirschberg (14) mitgeteilten Falle die Übertragung in ähnlicher Weise statt. Es handelte sich um ein dreijähriges Mädchen, welches die Mutter längere Zeit in Pflege gegeben hatte und an dem die Mutter, nachdem sie es zurückgenommen, die Affektion bemerkte.

§ 14. Bei Phthiriasis der Pubes erwachsener Personen ist das gleichzeitige Vorkommen des peinlichen Gastes an den Cilien oder Augenbrauen leicht erklärlich. Von der Schamgegend aus wandern die Schmarotzer entlang der Linea alba auf die Brust, dann in die Gegend der Mamillae, die Achselhöhlen, von hier nach der Bartgegend und schließlich in die Cilien oder Augenbrauen. Es handelt sich in solchen Fällen meist um eine sehr reichliche Ansiedelung in den Schamhaaren, sodass es bei Indolenz der Patienten oder aus Mangel an Kenntnis von ihrer Krankheit allmählich zu einer *Phthiriasis universalis* kommt.

In anderen Fällen geschieht die Verschleppung durch die Hände. Die Kranken werden durch das heftige Jucken, welches die Tiere am Schamberge, besonders während der Nacht bewirken, zum Kratzen veranlasst und berühren dann gelegentlich wieder mit ihren Fingern die Augen, wodurch die Übertragung von Nissen oder lebenden Tieren gegeben ist.

Ein großes Kontingent der Fälle von *Phthiriasis inguinalis* und *universalis* liefert die Prostitution.

Ich hatte einst Gelegenheit, einen Studenten der Naturwissenschaften zu sehen, welcher, an seinem übrigen Körper nicht mit Phthirius behaftet, in seiner rechten Augenbraue eine reichliche Menge Morpionen beherbergte; sie schienen ihn durchaus nicht zu belästigen, sodass er sie längere Zeit gewähren ließ, um sie nach Bedarf zu mikroskopischen Studien verwenden zu können! —

§ 15. Symptomatologie. Das klinische Bild wird je nach der Anzahl der den Lidrand bewohnenden Parasiten und der bereits verflossenen Zeit nach ihrer Ansiedelung ein etwas verschiedenes sein. Haben sich nur 1—2 Tierchen eingenistet, so wird man in vielen Fällen mit bloßem Auge kaum eine Veränderung erkennen. Bei reichlicher Ansiedelung wird auch das unbewaffnete Auge die schmutzige Beschaffenheit der Cilien wahrnehmen, welche wie mit Staub bedeckt erscheinen.

Der Lidrand selbst ist nicht oder kaum entzündet, oder er ist, besonders in älteren Fällen, mehr oder minder gerötet, geschwollen und zeigt kleine Krusten oder Schuppenbildungen, selbst Excoriationen und kleine Geschwüre, an das Bild der Blepharitis oder Blepharadenitis erinnernd. Betrachtet man den Lidrand mit der Lupe, so erkennt man, dass kleine, rundliche Gebilde von bräunlicher Farbe den Cilien anhaften, und zwar so, dass sie mit ihrem unteren Ende an das Haar fixiert sind, mit dem oberen frei nach oben und außen abstehen. Es sind die Eier, »Nisse« der Tiere, welche in ihrer Anzahl verschieden (1—5, Streatfield (10)) oft in großer Regelmäßigkeit von dem Weibchen sehr fest an den Cilienschaft angeklebt werden. Sind an einer Cilie mehrere Eier vorhanden, so ist das dem Haarbalge zunächst liegende das älteste.

Zwischen den Cilien, an der Basis derselben, wird man mit der Lupe graugelbe oder hellbräunliche, platte, regelmäßig geformte Schüppchen erkennen. Es ist dies das Abdomen der Tiere, während der Kopf- und Brustteil derselben in einen Haarfollikel eingebohrt und deshalb verborgen ist. Mit ihren Vorderfüßen umklammert die Laus die Basis des Haarschaftes und haftet so außerordentlich fest. Zwischen den Eiern oder mit diesen zu kleinen Konglomeraten verbunden erkennt man mit der Lupe die Exkremente der Tiere als kleine runde, braunrote Punkte mit dunklerem Centrum, welch letzteres von unverdautem Blute herrührt.

Es möge hier noch daran erinnert werden, dass die Farbe der Tiere, und wohl auch ihrer Eier, bei verschiedenen Rassen eine verschiedene ist — die Morpionen der Neger z. B. sind fast schwarz — und dass diese Farbe der Haarfarbe des Wirtes angepasst ist, womit eine Verschiedenheit im Aussehen des erkrankten Lidrandes bedingt sein kann.

§ 16. Was die subjektiven Erscheinungen anbelangt, so kommt es vor, dass die Gäste, ohne Beschwerden zu machen, längere Zeit ertragen werden. In anderen Fällen thränt das Auge infolge des Beißens und des chronischen Reizzustandes, den die Parasiten am Lidrande unterhalten. Dieser Pruritus ist tagsüber in der Regel weniger intensiv als Nachts und wird im ganzen nicht so lebhaft empfunden wie an den Pubes.

Die Patienten werden infolge des lästigen Juckens zum Reiben und Kratzen an den Augen veranlasst, wodurch es zu ausgesprochener Entzündung und Excoriationen an den Lidrändern kommt. Diese Entzündung ist in der Regel am oberen Lidrande, wo sich die Parasiten auch in größerer Anzahl einzunisten pflegen, intensiver als am unteren. Wohl infolge der reizenden, die Gewebe arrodierenden Eigenschaften der Exkremente, welche leicht in den Conjunctivalsack gelangen können, kommt es auch zu Entzündung der *Conjunctiva palpebrarum*. Oft genügt ein einziger Phthirius, um eine solche Conjunctivitis anzuregen.

§ 17. Diagnose. Die Diagnose der *Phthiriasis oculi* ist bei genauer Untersuchung sehr leicht und kann bei Zuhilfenahme einer Lupe nicht verfehlt werden. Um festzustellen, ob es sich um *Phthirius pubis* oder etwa um *Pediculus capitis* handelt, der ebenfalls an den Cilien beobachtet worden ist, entfernt man ein Exemplar mit der Pinzette zu genauerer Betrachtung.

Eine Verwechslung der Affektion mit *Blepharitis eczematosa* oder *squamosa* ist bei Untersuchung mit der Lupe kaum möglich. Die regelmäßige Form der scheinbaren Schuppen (der Hinterleib der Tiere), die meist sehr regelmäßig an den Cilien haftenden Eier von gleichmäßiger Form, die ziemlich charakteristischen punktförmigen Exkremente, das heftigere Jucken im Vergleich zu den größeren, nicht so gleichmäßig geformten, meist auch helleren Schuppen und häufigeren Krustenbildungen am Lidrande bei Blepharitis, sowie die meist geringeren subjektiven Beschwerden bei letzterer Affektion werden eine Verwechslung ausschließen oder einen Irrtum nicht lange bestehen lassen.

§ 18. Therapie. Die Behandlung bestand früher meist in der Anwendung von grauer Salbe, mit der bei geschlossenen Lidern die Lidränder 1—2 mal täglich bestrichen wurden. Es hat sich jedoch wiederholt gezeigt, dass bei sehr zahlreichen *Phthirii* die Behandlung zuweilen lange auf den gewünschten Erfolg warten ließ oder gänzlich versagte.

Die beste Behandlung dürfte die von JULLIEU geübte sein, welche den Patienten in 15—20 Minuten von seinem Übel befreit. Man entfernt unter der Lupe mit einer feinen chirurgischen Pinzette jedes einzelne Tier, was keine Schwierigkeiten bereitet. Um alsdann noch die Cilien von den anhaftenden Nissen zu säubern, wäscht man den Lidrand vorsichtig, ohne das Auge selbst zu benetzen, mit einer sehr verdünnten Essigsäurelösung und bringt dadurch den Klebstoff, welcher die Eier an den Cilien festhält, zur Auflösung. Es ist dann leicht, durch wiederholtes Abreiben des Lidrandes und der Cilien mit feuchter Watte die Eier zu entfernen. Ist diese Arbeit beendet, so wäscht man mit einem Wattebausch, welcher in Sublimatlösung $^1/_{1000}$ befeuchtet ist, nochmals die Lidränder gründlich ab. Die mechanisch verursachte Rötung des Lidrandes wird bald verschwinden.

Selbstverständlich sind, falls sich Phthirii auch am übrigen Körper vorfinden — es ist in jedem Falle von Phthirius an den Cilien hiernach zu fahnden — diese durch die üblichen Behandlungsmethoden zu beseitigen. Waschungen mit Sublimatlösung $^1/_{100}$, vom Arzte ausgeführt, sind für solche Fälle ein sehr rasch wirkendes und sicheres Mittel, das fast sofort die Tiere und Eier tötet. Auch bei Sitz der Parasiten in den Augenbrauen dürfte diese Methode rasch zu dem gewünschten Ziele führen. Bei sehr ausgedehnter Phthiriasis empfiehlt es sich, nach der erfolgreichen Behandlung auch eine Desinfektion der Kleider des Patienten vorzunehmen.

Nicht selten werden noch verwandte Gäste, *Pediculus capitis* oder *P. vestimentorum*, gleichzeitig auf dem Patienten angetroffen, welche dann natürlich, um den Kranken von all seinen Übeln zu befreien, ebenfalls zu beseitigen sind.

§ 19. Sehr selten ist das Vorkommen von *Pediculi capitis* an den Cilien und Augenbrauen. Es sind in der Litteratur nur zwei derartige Fälle mitgeteilt.

Die erste Beobachtung stammt von Bock (27), welcher das gleichzeitige Vorkommen von Kopflauseiern in den Cilien und im Kopfhaare zweier Kinder konstatieren konnte.

Ein zweiter Fall, aus der Züricher Universitäts-Augenklinik, wurde von Amman (42) veröffentlicht.

Es handelte sich um ein 6 jähriges Mädchen, das nach Angabe der Mutter schon seit einiger Zeit an Entzündung der Lider litt. Dieselben zeigten sich leicht gerötet und von gelben Borken bedeckt, nach deren Entfernung die Epidermis unversehrt zu Tage trat.

An den Wimpern und Augenbrauen war bei genauem Zusehen an zahlreichen Haaren, meist nahe der Wurzel, je ein kleines, graugelbes Bläschen zu erkennen, das mit dem hinteren Pol an das Haar angeheftet erschien, mit dem vorderen frei abstand. Die Kopfhaare beherbergten sehr zahlreiche *Pediculi capitis* und deren Nisse. Nach der vorgenommenen mikroskopischen Untersuchung handelte es sich bestimmt um die Eier von *Pediculus capitis* und nicht um diejenigen des *Phthirius pubis*.

Es waren auch an den noch völlig unbehaarten Genitalien und in den Achselhöhlen keine Filzläuse oder Eier von solchen zu finden.

Es ist bekannt, dass bei Patienten mit *Pediculosis capitis*, auch ohne dass Nisse oder lebende Tiere an den Augenhaaren zu konstatieren sind, nicht selten durch die reizenden Exkremente jener Parasiten, welche gelegentlich durch die Hände vom Kopfe auf die zarten Augenschleimhäute übertragen werden, recidivierende Conjunctivitis und Blepharitis beobachtet werden, welche verschwinden, sobald man das ursächliche Grundleiden beseitigt hat.

Litteratur.

1478. 1. Celsus, De pediculis palpebrarum. De medicina, lib. VI, cap. 6.
1740. 2. Maitre-Jan, Traité des maladies de l'oeil, cap. XVIII, p. 50.
1802—11. 3. Scarpa, A., Traité des maladies des yeux. Traduct. par Leveillé. Paris.
1834. 4. Rosas, Lehre von den Augenkrankheiten, p. 429.
1839—43. 5. Chelius, M. J., Handbuch der Augenheilkunde. Stuttgart.
1853. 6. Caillant, Traité pratique des maladies de peau chez les enfants, p. 241.
1854. 7. Hilgenberg, C. A., Entzündung des Auges durch Pediculus pubis. Organ
f. d. ges. Heilkunde, III. 1.
1856. 8. v. Arlt, Die Krankheiten des Auges, III Bd., p. 356.
1858. 9. Bazin, Leçons sur les affections cutanées parasitaires.
1859/60. 10. Streatfield (Harkness, W.), Ophthalm. Hosp. Reports, Vol. II, p. 125.
1866. 11. Trousseau, Bull. de la clin. ophthalm. de l'hôp. des Quinze-Vingts.
1867. 12. Steffan, Phthirius pubis an den Cilien. Klin. Mon. f. Augenheilkunde,
IV, p. 43.
1880. 13. De Wecker et Landolt, Traité complet d'ophth., T. 1, p. 65.
1882. 14. Hirschberg, Blepharitis durch Phthiriasis an den Cilien. Berlin. klin.
Wochenschr. No. 1, p. 8.
15. Bleicher, Pediculus pubis an den Cilien kleiner Kinder. Wien. med.
Wochenschr. No. 32.
16. Landesberg, Phthirius pubis of the eyebrows. Philad. med. Bull.
Vol. IV, No. 6.
17. Finny, Phthirius pubis an den Cilien. The Dublin Journ. of med. Soc.
March, p. 201.
18. Leviste, Blepharite ciliaire due à la présence de pediculi pubis dans
les cils des paupières supérieures Journ. des connaiss. méd. No. 32.
1886. 19. Rosenmeyer, Ludw., Über Pediculosis palpebr. Münch. med. Wochenschrift, XXXVI, No. 9.
20. Hirtz, E., Phthiriase des paupières. Journ. de Méd. et de Chir. prat. Mai.
1887. 21. Despagnet, F., Les poux des paupières Recueil d'ophthalm. IV, juillet.
22. Goldenberg, H., Über Pediculosis. Ein Beitrag zum Zusammenhang
zwischen Haut- und Augenkrankheiten. Berlin. klin. Wochenschr. No. 46.
1888. 23. Galezowski, Traité des maladies des yeux, 3e édit., p. 37.
1889. 24. Gouveia, Hilario, De Pediculi das palpebras. Bol. da Soc. de med.
e. Cir. de Rio de Jan., III. 10, p. 286.
25. Weinfeld, J. M., Four additional cases of phthiriasis palpebr. Journ. of
cutan and genito-urin. diseases, VII, p. 32, New-York.
1891. 26. Jullieu, Phthiriase des paupières. Société française de dermatologie et
de syphiligraphie. Séance du 10. déc. Annal. d'ocul. T. CVI, p. 4 0.
1892. 27. Bock, E., Pediculi capitis. Centralbl. für prakt. Augenheilkunde. Sept.
p. 260.
28. Chisolm, Thirteen cases of Phthiriasis of the lids seen in one year.
Americ. Journ. of Ophth. p. 161.
29. Heisler. Ignaz, Pediculi pubis auf der behaarten Kopfhaut. Arch. f.
Dermatologie und Syphilis, XXIV, p. 590.
30. Jullieu (Dève), Un nouveau cas de phthiriase des paupières. Ann. de
Dermat. et Syph., III, p. 158.
31. Jullieu, De la phthiriase des paupières. Bull. soc. franç. de Dermat.
et Syph. 1891, II, 45 , et Gaz. des Hôp. p. 43.
32. Jullieu, Phthiriase des paupières (poux de cils). Journ. de malad. cutan
et syph., IV, p. 15.
33. Four-Raymond, Gaz. des Hôp. p. 242.

1892. 34. **Legrain**. La phthiriase des cils. France méd. No. 1.
35. **Perrin de la Touche**, Phthiriase des paupières. Bull. Soc. Franç. de Dermat. et Syph. III, p. 15.
36. **Burdin**, Phthiriase des paupières. Thèse de Bordeaux.
1893. 37. **De Lapersonne**, Ophthalmologie. Maladies des paupières et des membranes externes de l'oeil. Paris, G. Masson.
38. **Gallemaerts**, Phthiriase des cils. Journ. de méd., chir. et pharmacol. Brux. p. 497.
39. **Grinelon, Joseph**, The migration of pediculi. The medical Fortnightly. Saint-Louis, Chicago, 15 March. und Ann. de Dermat. et de Syph. 1893. p. 997.
1894. 40. **Guyard, A. H.**, Étude sur la phthiriase palpébrale. Thèse de Paris.
1895. 41. **Villard**, Un cas de phthiriase palpébrale. Clinique ophth. mars. ref. Arch. d'ophth. T. XVI, p. 388.
1897. 42. **Amman, E.**, Ein Fall von Pediculi capitis an den Cilien und Augenbrauen. Klin. Mon.-Bl. f. Augenheilkunde, XXXV, p. 308.
1898. 43. **Boudouin**, Quelque cas de phthiriase des paupières. Progr. méd. p. 197.

B. Die übrigen durch Ektoparasiten, das Eindringen von Insekten oder deren Larven in das Auge oder durch Berührung mit deren Sekreten und Exkreten bedingten Augenerkrankungen.

a. Mit vorwiegender Beteiligung der Hornhaut.

§ 20. Schwere Entzündungen der Lider, Conjunctiva und Hornhaut, selbst Verlust des Auges können durch den Stich von Bienen oder Wespen in den Bulbus oder dessen Adnexa bedingt werden.

Krieg (1) sah einen 60jährigen Mann, welcher 5 Wochen vorher von einer Biene in das linke Auge gestochen worden war. Er fand nicht nur die Conjunctiva durch hyperämische Wucherungen verändert, sondern auch die Hornhaut durch sehr reichliche Gefäßbildung und Trübung stark alteriert, sodass die Beschaffenheit der vorderen Kammer, Iris und Pupille nicht ermittelt werden konnte. Der Kranke wurde von heftigen Schmerzen geplagt.

Mit der Lupe entdeckte man in der Mitte der Hornhaut eine dunklere, etwas erhabene Stelle von der Größe eines Hirsekornes, welche der eigentliche Ausgangspunkt der abnormen Gefäßbildung zu sein schien. Man erkannte darin den zurückgebliebenen Bienenstachel. Nach Entfernung desselben nahmen bald die Schmerzen ab und die vorhandenen Entzündungsprodukte begannen sich zurückzubilden. In der Zeit von vier Wochen wurde die Hornhaut wieder soweit durchsichtig, dass endlich die sehr erweiterte, unbewegliche Pupille und ein bis an deren unteren Rand reichendes, in der vorderen Kammer befindliches Exsudat unterschieden werden konnte, welches sich langsam resorbierte. Die Pupille blieb erweitert und reagierte nicht, der Pupillenrand war nach unten und außen verzogen. Während der Mann früher auf beiden Augen presbyopisch gewesen sein soll, wurde das linke Auge nach der Erkrankung myopisch. Nach Ablauf von drei Jahren war Patient imstande, wieder die feinste Schrift mit diesem Auge zu lesen.

Lundy (10) berichtet über einen Fall von akutem *Glaukom*, das zum Ausbruch kam, nachdem eine Woche vorher dem Patienten in die Gegend des Musc. rectus inferior des rechten Auges ein Bienenstachel eingedrungen war.

Noch schmerzhafter und deletärer sind die Stiche von Wespen und Hornissen *(Vespa crapro)* in das Auge.

Purtscher (20) beobachtete einen 50jährigen Mann, welchen tagsvorher eine Wespe direkt in das rechte Auge gestochen hatte. Es stellte sich sofort heftiger Schmerz ein, welcher während eines Tages auch in die ganze rechte Gesichtshälfte ausstrahlte. Die Weichteile der rechten Wange waren mäßig geschwollen und gerötet, besonders die Lider dieser Seite. Die Conjunctiva bulbi war lebhaft injiciert; nach unten starke Chemosis. Die Cornea zeigte in ihrem inneren und unteren Bezirke diffuse oberflächliche Trübung, welche am saturiertesten nach innen von der Hornhautmitte war. Von dieser Stelle mächtigster Trübung strahlten radiäre, greuliche Streifen von verschiedener Mächtigkeit nach den peripheren Trübungsbezirken aus, woselbst sie sich allmählich verloren. Bei näherer Besichtigung gewahrte man dem Trübungscentrum entsprechend einen kreisrunden, äußerst scharf begrenzten, etwa 3 mm im Durchmesser betragenden Epitheldefekt, mit einem gleichfalls sehr scharf markierten Punkte in der Mitte, offenbar die Stelle des Stiches. In der Vorderkammer fand sich ein kleines Hypopyon. Die Pupille, überall frei, war weiter als links; die Spannung war vielleicht ein wenig erhöht, doch konnte wegen starker Druckempfindlichkeit kein sicheres Urteil gewonnen werden. Der Ausgang ist unbekannt, da Patient sich nicht wieder vorstellte.

§ 21. Außerordentlich selten werden Entzündungen der Hornhaut durch das Eindringen von kleinen Insekten in das Gewebe der Cornea selbst veranlasst.

Fischer (21) berichtet uns über eine Arbeitersfrau, welche ihn wegen Schmerzen und Brennen im linken Auge aufgesucht hatte. Zuerst wurden die Erscheinungen einer Conjunctivitis konstatiert, dann stellte sich pericorneale Injektion ein. Bei seitlicher Beleuchtung wurde im inneren unteren Quadranten der Hornhaut, ca. 1,5 mm vom Rande entfernt, ein schwarzer punktförmiger Fremdkörper bemerkt, welcher weder durch seine Größe und Gestalt noch durch seinen Sitz etwas Auffallendes bot. Nach Entfernung des ziemlich festsitzenden Gebildes wurde dasselbe mit stärkerer Lupenvergrößerung als eine Hühnerlaus *(Lipeurus variabilis* Nitzsch.), erkannt.

Einen höchst auffallenden Befund hat in diesem Jahre Prof. Saemisch (22) erhoben. Er fand auf der Hornhaut eines etwa 19jährigen jungen Mannes, der im übrigen vollkommen gesund war, ein Krankheitsbild, welches an die Keratitis-Büschelform erinnerte und auch so behandelt wurde, nur erschien das am centralen Ende des Gefäßbüschels liegende Infiltrat sehr stark gebläht und ziemlich getrübt.

Nach etwa achttägiger Behandlung zeigte sich die Decke des Infiltrates anscheinend geplatzt, sodass an dieser Stelle auf der Hornhaut eine weißliche Masse haftete, welche sich zum Teil hin und her bewegen ließ. Nach Entfernung dieser Gewebsmasse mit der Pinzette fand Saemisch anstatt des vermuteten zusammengerollten Epithels, ähnlich wie bei der Fädchenkeratitis, zu seiner großen Überraschung eine weibliche *Sarcoptes scabiei* mit acht Eiern in verschiedenen Stadien ihrer Entwickelung.

Der Patient litt im übrigen nicht an Scabies.

Es ist dies der erste Fall von *Scabies oculi* resp. *corneae*, welcher zu unserer Kenntnis gelangt ist.

In einem von BERRY (12) beobachteten Falle kam es infolge eines Fliegenstiches in das Auge eines alten Mannes innerhalb eines Tages zu einer schweren Hornhautulceration, die gleichzeitig von einer allgemeinen Prostration begleitet wurde. In einem zweiten Falle flog einem jungen Manne eine Fliege ins Auge und verursachte eine diphtheritische Conjunctivitis mit starker Schwellung des oberen Lides. Die ganze Hornhaut wurde zerstört und schwere Allgemeinerscheinungen folgten.

b. Mit vorwiegender Beteiligung der Conjunctiva und Lider.

§ 22. Das Hauptmaterial zu diesem besonders für die medizinische Geographie interessanten Kapitel der durch Insekten und verwandte Tiere hervorgerufenen äußeren Augenaffektionen verdanken wir CARRON DU VILLARDS (3), welcher dasselbe auf seinen zahlreichen naturwissenschaftlichen Reisen in Mexiko etc. sammelte und seine diesbezüglichen Beobachtungen und Erfahrungen in verschiedenen Publikationen in den Annales d'oculistique niederlegte. Wir folgen hier im allgemeinen seinen Aufzeichnungen, falls nicht andere Autoren genannt sind.

Entzündungen der Conjunctiva und Lider werden in unseren Gegenden, häufiger aber in südlichen Länderstrichen und namentlich in den Tropen durch verschiedene Arten von Fliegen bewirkt — sei es dadurch, dass diese durch ihre Berührung mit den Schleimhäuten des Auges entzündungserregende Bakterien übertragen, welche zu lokaler und selbst zu allgemeiner Infektion führen können, — sei es durch ihren Biss oder Stich, welcher circumscripte oder ausgedehntere Schwellung der Lider im Gefolge hat, oder endlich durch die in den Conjunctivalsack abgelegten Eier, Larven, oder endlich Fremdkörper, Pollen, Bruchstücke von ihren Flügeln u. s. w.

§ 23. So kann die sonst harmlose *Musca domestica* die *Pustula maligna* und andere Affektionen auf das Auge übertragen. CARRON DU VILLARDS fand auf Puerto Rico häufig *Pustula maligna* an den Augenbrauen und Lidern und leitet sie aus dieser Ursache her.

Musca vomitoria legt ihre Eier zwischen die Augenlider Schlafender, namentlich bei Kindern mit chronischen eitrigen Bindehautaffektionen.

Zahlreiche Larven von *Lucilia hominivorax*, welche durch die nasale Öffnung der Thränenwege eingedrungen sein sollen, wurden von CROSSOUARD (16) durch Incision eines vergrößerten Thränensackes entleert.

§ 24. GRADENIGO (17) sah die Entwickelung zweier *Dermatobia*-Larven in der Lidhaut eines Säuglings.

Das obere Lid war stark geschwollen, gerötet und schmerzhaft. Entsprechend dem oberen Thränenpunkte und dem Lig. intern. fand sich je eine kreisrunde, 1 mm große Öffnung, aus der sich hin und wieder ein grauer, wurmartiger, bei Berührung sich zurückziehender Körper hervorstreckte. Durch Spaltung des in jene Öffnung mündenden Ganges konnten zwei 14—15 mm lange Larven von *Dermatobia* entfernt werden. Das Kind war in Brasilien geboren.

Einen Fall von akutem Schwellungskatarrh durch die Ablagerung sehr zahlreicher Larven einer Tachinariaart (Emery-Bologna) in den oberen und unteren Conjunctivalsack beobachtete BAQUIS (18).

Der Patient, ein Arbeiter, hatte tagszuvor das Anfliegen eines Insektes an das Auge empfunden; schon neun Stunden später stellte sich heftige Reizung der Conjunctiva ein. Es fanden sich in beiden Übergangsfalten sehr zahlreiche kleine, lebhaft sich bewegende Larven von länglicher Form und weißlicher Farbe, welche bei dem Versuche, sie zu entfernen, sich fest an die Conjunctiva anklammerten. Cocaineinträufelung betäubte sie, sodass dann ihre Entfernung gelang.

Die gleichen Larven wurden von TARTUFERI im Conjunctivalsacke eines anderen Patienten gefunden.

§ 25. EISEN (13) in Konstantinopel hat uns mit einer bis dahin nicht gekannten, sehr seltsamen Augenaffektion bekannt gemacht, welche er längs der Küste von Mexiko, bis hinauf nach Chile und Peru antraf, und die von den Eingeborenen »Mal de ojo« genannt wurde. Es war das Leiden namentlich bei schlecht gepflegten Kindern, aber auch bei Erwachsenen aller Stände zu konstatieren. Als Ursache der Erkrankung wird eine kleine, sehr verbreitete Fliege genannt, welche eine Masse in den Conjunctivalsack ablegt, die sich bald in Würmer verwandelt. Zuerst macht sich am inneren oberen Teile des Auges eine leichte Röte bemerkbar, die sich rasch über das ganze Auge verbreitet. Unter starken Schmerzen und schleimig-eitriger Absonderung schwellen die Lider stark an, die Bindehaut wird trüb, gerötet und verdickt. Das Allgemeinbefinden, besonders bei Kindern leidet, es stellt sich Abmagerung ein, die Muskeln am ganzen Körper schmerzen. Bald lassen sich in dem Sekrete der Augen ca. 2 cm lange fadenförmige Gebilde erkennen, welche EISEN für eine Art Filaria hält. Die Affektion beschränkt sich auf die Bindehaut und nimmt einen Verlauf von 4—8 Wochen. Der schließliche Ausgang soll ein günstiger sein; wenigstens wurde Erblindung infolge dieses Leidens nicht beobachtet.

Eine Fliege von Cuba *(Musca versicolor)*, welche unter den Blüten der Guajopflanzen *(Euphorbia ferox, Comocladia dentata* Linné sitzt, setzt sich auf die Augenlider schlafender Personen und erregt daselbst lebhafte Entzündungen mit Blasenbildung, gegen welche die Eingeborenen von Cuba Mandelöl, mit dem Safte von *Solanum nigrum* vermischt, anwenden. Eine kleine schwarzblaue Fliege, welche auf dem Manschinellenapfel (*Hippomane mancinella* L.) der Antillen lebt, erzeugt bei Personen, welche den Milchsaft der Pflanze sammeln, purulente Ophthalmien.

Ein ebenfalls zur Familie der Dipteren, Genus *Ichneumon* gehörendes Insekt wird dadurch den Augen schädlich, dass es die Pollen des Mais auf sie überträgt. Die Maispollen enthalten ganz kleine, hakenförmige Stacheln und veranlassen, in das Auge gebracht, heftige Entzündungen.

Andere Arten dieses Genus legen während der Nacht ihre Eier in die Haut der Augenlider. 8—10 Tage später entwickelt sich eine kleine rundliche, schmerzlose Geschwulst, die sich bald entzündet und schmerzhaft wird und schließlich abscediert. Die Indianer von Venezuela entfernen daraus eine fußlose Larve ohne Analappendix, die starke, mit 7—8 rauhen Ringen versehene Kiefer besitzt.

Fettamanezi entfernte auf der Insel Puerto-Rico die Larve einer Fleischfliege aus der Tiefe des inneren Augenwinkels, zwischen Caruncula lacrimalis und der Vereinigungsstelle beider Thränenkanälchen. Man bemerkte in dieser Gegend zwei schwarze Punkte, die den Mandibularpalpen der Larve angehörten. Das lebendig herausgezogene Tier war 19,5 mm lang, hatte 13 mit Haaren bedeckte Ringe am Leibe, sein Kopf war mit zwei schwarzen und sehr starken Palpen bewaffnet. Jedenfalls hatte eine Fleischfliege während des Schlafes ihre Eier in den Augenwinkel gelegt.

§ 26. Von den verschiedenen Arten von Bremsen sind es besonders *Oestrus bovis* Fabricus und *Oestrus hominis* Raspail, welche in den südamerikanischen Niederungen nicht selten ihre Eier in die Haut, und also gelegentlich auch in die Augenlider des Menschen legen, woselbst die sich entwickelnden Larven kleine Tumoren und furunkulöse Abscesse bilden. Die fußlosen Larven zeigen zwei Kieferhaken und einen Analanhang, welcher die Respirationsorgane enthält. Die Eingeborenen pflegen die Larven aus jenen Tumoren mit krummen Nadeln zu entfernen.

§ 27. Die verschiedenen Arten von *Culex*, in unseren Gegenden *Culex pipiens*, in den Tropen *C. mosquitos*, *C. giganteus* (Havanna), *C. luteus* (Havanna, Veracruz, mit sehr schmerzhaftem Biss), können durch ihren Stich in die Augenlider Oedem, furunkulöse Entzündungen. selbst purulente Ophthalmien bewirken.

§ 28. Schwaben (*Blattae*), Motten (*Tineadae*), welche sich mit Vorliebe auf die Lider kleiner Kinder setzen, die mit secernierenden Conjunctivalaffektionen behaftet sind, sollen zuweilen gangränösen Zerfall des Lidrandes bewirken.

Der Stich der Bettwanze (*Acanthia lectularia*) kann urticariaähnliche Papeln und Schwellungen der Lider veranlassen.

§ 29. Die Holzböcke (*Ixodes ricinus*) und andere, besonders in Amerika sehr zahlreiche Arten, bohren sich mit ihren Kiefern in die Haut der Tiere und Menschen und kommen deshalb zuweilen auch in der Haut der Augenlider vor; ihr Hinterleib ragt als kleine Blase über das Niveau der Haut hervor. Sie sitzen so fest, dass man sie durch Zerren nicht entfernen kann, es reißen eher die Mandibeln ab und bleiben in der Haut stecken, wo sie zu kleinen Abscessen Veranlassung geben.

Durch Berührung mit einer glühenden Nadel oder Betupfen mit Salzwasser sind sie am besten zum Loslassen zu bewegen.

Der besonders auf den Antillen lebende *Pulex penetrans* (Sarcopsylla), von den Eingeborenen *Chica-nigua* genannt, bohrt sich in die Haut der Lider ein, woselbst er mehrere hundert Eier ablegt und eine kleine, später furunkulös sich entzündende, schmerzhafte Geschwulst erzeugt, welche nach Entwickelung der Larven abscediert.

§ 30. Berührung der Augen mit den Exkreten der *Canthariden* bewirkt erysipelatöse Anschwellungen der Lider. Schon ihr starker Geruch veranlasst bei Personen, welche sich mit dem Sammeln und Trocknen der Tiere beschäftigen, Reizerscheinungen der Augenschleimhäute.

Ähnliche Wirkungen sind von verschiedenen Meloë-Arten bekannt.

§ 31. Mehrere Arten von Spinnen und Skorpionen können durch ihren Biss oder dadurch, dass man mit den Händen, welche man mit ihnen in Berührung brachte, wieder die Augen reibt, zu heftigen Entzündungen Veranlassung geben. So bewirkt z. B. das Gift der Kreuzspinne (*Epeira diademeta*) (4), in das Auge gebracht, sehr bedeutende Anschwellung der Lider, Schwellung und Hyperämie der Conjunctiva, eitrige Sekretion und durch seine ätzende Wirkung oberflächliche Abstoßung der Haut.

CARRON DU VILLARDS sah in Mexiko ein 1jähriges Kind an Gangrän des Augenlides, durch den Biss einer Spinne erzeugt, sterben.

Eine Spinnenart (*Phrynea Guaba*) bringt durch ihren Stich in die Augenlider heftige phlegmonöse Entzündungen hervor, die sich nur sehr langsam wieder zurückbilden.

Sehr schmerzhaft und von heftiger Entzündung begleitet ist der Biss von Tausendfüßen (*Scolopendra*) und Skorpionidenarten in die Lider; die Entzündung greift meist rasch auf die umgebende Gesichtshaut über und kann, da diese Tiere zum Teil sehr giftig sind, von schweren Allgemeinerscheinungen, Lähmung der Zunge, Erbrechen etc. gefolgt sein.

§ 32. Carron du Villards hat auf Puerto-Rico, einer Insel der Antillen, zwei bisher nicht gekannte Sarcoptes-(Acarus-)Arten entdeckt, welche das Auge affizieren können.

Der *Acarus Viellisii*, von den Eingeborenen *Azuro* genannt, so groß wie *Sarcoptes scabiei*, nur von roter Farbe und an den Vorderfüßen mit Haken bewaffnet, gräbt sich in die Haarbalgfollikel der Cilien ein und veranlasst das Ausfallen der Wimpern. Der Kranke empfindet dabei ein unerträgliches Jucken. An den Stellen, wo sich das Insekt eingegraben hat, entstehen kleine Gänge, aus denen eine dicke, klebrige Masse hervorquillt.

Ein anderer Acarus, von den Insulanern *Arador* genannt, gräbt in die Haut der Augenlider braune gekrümmte Furchen, die mit bloßem Auge zu erkennen sind und den Striae nicht unähnlich sehen, welche man auf den Brüsten und dem Abdomen von Frauen findet, die oft geboren haben. Seine Anwesenheit erzeugt ebenfalls heftiges Jucken. Quecksilbersalben werden mit Erfolg gegen ihn angewendet.

Durch das Eindringen des *Demodex folliculorum*, welcher als Hautparasit wohl bekannt ist, in die Ausführungsgänge der Meibom'schen Drüsen kann ein der Blepharadenitis ciliaris ähnliches Krankheitsbild entstehen. Die Affektion, welche zum erstenmal von Majocchi (6) beobachtet wurde, beginnt mit einem lästigen Jucken, welches die Patienten zum Kratzen veranlasst, sodass sich Reizung der Conjunctiva und vermehrte Thränensekretion einstellen. An den geröteten und leicht geschwollenen Lidrändern erkennt man bei genauer Betrachtung kleine rötliche Prominenzen, die den Mündungen der Meibom'schen Drüsen entsprechen. An ihnen haften zuweilen weißliche, flockige Massen: die Enden der Hinterleiber mit ihnen anhaftenden Eiern, während der übrige Körper der Tiere ganz in die Ausführungsgänge der Drüsen eingedrungen ist.

Durch die chronische Entzündung, welche der Parasit in dem Drüsenepithel und periglandulären Bindegewebe erregt, können kleine Cysten entstehen, sodass das pathologisch-anatomische und klinische Bild dem eines Chalazions ähnlich wird.

In der That fand denn auch Burckhardt (9) im extracellulären Fett der Drüsensubstanz eines Chalazions einen lebenden *Acarus folliculorum*.

Stieda (11) fand den Parasiten zufällig bei anatomischen Untersuchungen an menschlichen Augenlidern in den Haarbälgen der Cilien, oft in mehreren Exemplaren. Die Haarbälge und Haare sollen nicht verändert gewesen sein.

Neuerdings berichtet Raehlmann in Dorpat in einer ausführlichen Arbeit (23) über eine Form von Blepharitis (*Bl. acaria*), welche durch die Anwesenheit des *Demodex folliculorum* in den Cilienbälgen bedingt wird.

Raehlmann fand beide Geschlechter der Milbe, das langgestreckte Weibchen sowie das kürzere, breitere Männchen in überraschender Häufigkeit innerhalb der Cilienbälge zwischen dem Haar und der inneren Wurzelscheide. Der Parasit zerstört nicht allein die Wurzelscheide der Wimpern, sondern greift auch die Haarwurzel und Papille selbst an.

Figur 1, welche ich der Güte des Herrn Prof. RAEHLMANN verdanke, zeigt uns mehrere Demodices innerhalb der Haarzwiebel einer Cilie, die Gänge der Milben sowie die von den Tieren gesetzten Zerstörungen an der Haarwurzel (a).

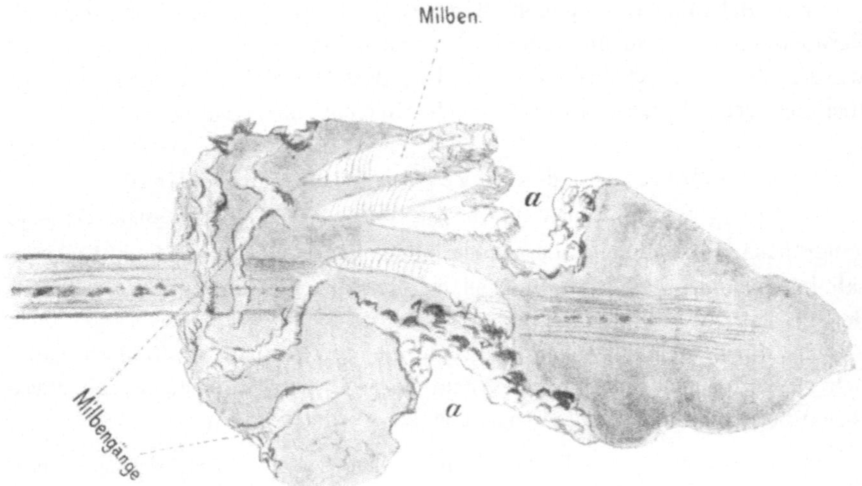

Fig. 1.

Die Stoffwechselprodukte des Demodex, seine Exkremente und Häutungsprodukte gelangen massenweise auf den Lidrand und häufig in den Conjunctivalsack und rufen ganz typische Formen der Blepharitis und Conjunctivitis hervor. Die Patienten klagen über Jucken am Lidrande, leichtes Ausfallen der Cilien und Ermüdung bei der Arbeit.

Die Veränderungen des Lidrandes bestehen in einer diffusen, derben Hyperämie der vorderen Lidrandhaut und der Ablagerung eines besonders zähen, dicken, gelblichen Sekretes dicht über den Cilienwurzeln, welches nicht eigentliche Borken bildet, sondern fast weich, häutig oder klumpig an den Cilienwurzeln haftet. Die Erkrankung erstreckt sich auf beide Lidränder, oder es ist nur ein Lidrand oder gar nur ein Teil desselben erkrankt. Nach Entfernung des Sekretes findet sich fleckweise eine um die Wurzeln der Cilien herum in die äußere Lidhaut sich erstreckende Hyperämie; im Bereiche dieser Hyperämie zuweilen hügelige, fleckige Anschwellung von rötlicher Färbung, die Cilien sind hier häufig nur noch rudimentär entwickelt.

Diese Erkrankung ist ziemlich hartnäckig. In nicht seltenen Fällen wurde starke conjunctivale Schwellung und Wulstung mit lebhafter Sekretion und konsekutiver Dermatitis angularis als abhängig von den Milben angetroffen.

In manchen Fällen hat RAEHLMANN sogar lebende Milben auf den Cilienschäften außerhalb der Bälge gesehen, wo sie mit der Lupe als kleine, längliche, weiße Striche zu erkennen waren.

Bei Blepharitis ciliaris squamosa sowie bei B. ciliaris ulcerosa, ebenso bei Acne vulgaris im Gesicht und am Lidrande wurde Demodex nicht gefunden, hingegen wurde auffälligerweise seine Anwesenheit in mehr als $25^0/_0$ der Trachomfälle konstatiert.

Zur Behandlung empfiehlt RAEHLMANN Bestreichen des Lidrandes mit Perubalsam 1:3 Lanolin. anhydr., womit in 6—8 Tagen Heilung erzielt wurde. Es ist möglichst zu vermeiden, dass der Balsam in den Conjunctivalsack gelangt, woselbst er ziemliche Reizung hervorruft.

c. Verletzungen des Auges durch Blutegel (Hirudo).

§ 33. In Mexiko sollen durch den Gebrauch einer Blutegelart schwere gangränöse Entzündungen der Lider entstanden sein. CARRON DU VILLARDS sah in Havanna, dass sich Blutegel an die Karunkel und Lider bei Badenden gesetzt hatten.

Es dürfte der Gebrauch von Blutegeln, namentlich bei Kindern gänzlich zu vermeiden sein, in Anbetracht der schweren Zufälle, welche durch ihre Überwanderung in das Auge bedingt werden können.

A. v. GRAEFE (5) wurde ein 5jähriges Mädchen zugeführt, welchem einige Tage zuvor wegen Kopfschmerzen Blutegel an die rechte Schläfe verordnet waren. Das Auge selbst sollte vor der Applikation durchaus gesund gewesen sein. GRAEFE fand die vordere Kammer mit Blut gefüllt, die untere Halfte des Conjunctivalsackes einschließlich des Randteiles der Cornea blutig suffundiert, in der unteren Halfte der Cornea, fast 1 mm von der Grenze des Limbus conjunctivae entfernt eine Wunde, deren Rander und ganze Umgebung etwas geschwollen und graulich getrübt waren. Die Form der Wunde ließ sofort erkennen, dass dieselbe von einem Blutegelstich herrührte. Es stellte sich heraus, dass bei der Applikation ein Blutegel entschlüpft und in das Auge gekrochen war und hier seine zerstörende Arbeit unter bedeutenden Schmerzen für das Kind ausgeführt hatte. — Es war jeder Lichtschein geschwunden, wohl auf Grund einer totalen hamorrhagischen Netzhautablosung. Das Auge war nach einiger Zeit bedeutend weicher und ist unter Phthisis bulbi zu Grunde gegangen.

Dieser Fall illustriert, wie gefährlich die sorglose Anwendung von Blutegeln in der Umgebung des Auges ist, und dürfte zur Warnung dienen.

TALKO (8) berichtet, dass man bei russischen Militärpflichtigen neben anderen künstlich erzeugten Traumen der Hornhaut auch solche durch Blutegelstiche hervorgerufene findet.

Litteratur.

1842.   1. Krieg, Folgen eines Bienenstiches ins Auge. Caspar's Wochenschr. No. 48.
1851.   2. Simon, G., Die Hautkrankheiten nach anatomischen Untersuchungen. II. Aufl. Berlin. p. 320.

1854—56. 3. **Carron du Villards**, Histoire des affections morbides de l'oeil et de ses annexes provoquées et entretenues par le séjour ou les atteintes d'animaux vivants Annales d'oculistique T. XXXIII, p. 241—257; T. XXXIV, p. 65—91; T. XXXV, p. 109.

1858. 4. **Geissler, Arth.**, Oedem der Augenlider, verursacht durch das Gift der Kreuzspinne. Schmidt's Jahrb. Bd. 100, H. 3, p. 321.

1860. 5. **v. Graefe**, Verlust eines Auges durch einen unglücklich angesetzten Blutegel. Arch. f. Ophthalm. Bd. VII, p. 142.

1879. 6. **Majocchi**, l'Acaro dei follicoli (Demodex folliculorum) nelle Glandoli Meibomiani dell' Uomo. Atti dell' Academia medica di Roma. Anno V, Fasc. 1.

1880. 7. **Behaim-Schwarzenbach**, Über Vorkommen und Behandlung von Augenkrankheiten in außereuropäischen Ländern. Inaug.-Dissertation. Würzburg.

1881. 8. **Talko**, Über Augenbeschädigungen bei russischen Militärpflichtigen. Gaz. lekarsk. 1887.

1884. 9. **Burckhardt, M.**, Beiträge zur Anatomie des Chalazions. Centralbl. f. prakt. Augenheilkunde. p. 230.

1885. 10. **Lundy**, Glaucom nach Wespenstich ins Auge. Americ. Journ. of Ophthalmology. May.

1890. 11. **Stieda, L.**, Über das Vorkommen des Haarbalgparasiten (Demodex folliculorum) an den Augenlidern. Centralbl. f. prakt. Augenheilkunde. Juli.

1892. 12. **Berry**, Conjunctivitis set up by flies. Brit. med. Journ. 1892.

1894. 13. **Eisen**, Über eine Augenentzündung »Mal de ojo« in Mexico, Chile, Peru, bedingt durch eine Fliege. The Americ. Journ. of Ophthalm. April 1894. San Francisco Society of eye, ear, nose and throat surgeons; Sitzung 25. Jan. 1894.

14. **Leplat**, Piqûre de l'oeil par un dard de guêpe. Bulletin de la Société de méd. de Gand, mars.

15. **Moore, W.**, Flies and Diseases. Medic. Magazine. July.

16. **Crossouard**, Tumeur lacrymale due à la présence des larves de Lucilia hominivorax. Arch. de médic. nasale T. XXXI, mars.

17. **Gradenigo, P.** (Padua), Caso di Dermatobia noxialis osservato in un bambino lattante. Atti dell' XI. Congresso medico internal. Roma. VI, p. 40, und Revue générale d'ophthalm. T. XIII, No. 5.

1895. 18. **Baquis** (Livorno). Catarro congiunctivale acuto provocato da un dittero della famiglia delle Tachinarie. Congresso XIV, dell' assoc. oftalm. ital. Supplemento al fasc. 4. Annali di Ottalm. XXIV, p. 7.

19. **Baquis**, Su di una Larva di dittero parasita della congiunctiva umana. Contribuzione clinica e zoologica. Annali di Ottalm. XXIV. 4, p. 329.

20. **Purtscher**, Keratitis nach Wespenstich. Centralbl. f. prakt. Augenheilkunde. 19. Jahrg. p. 112.

1897. 21. **Fischer**, Eine Hühnerlaus als Fremdkörper in der Hornhaut. Münch, med. Wochenschr. 44. Jahrg., No. 5, p. 112.

1898. 22. **Saemisch, Th.** Ein Fall von Scabies corneae. Klin. Mon.-Bl. f. Augenheilkunde. Dezember-Heft. 1898.

23. **Raehlmann, E.**, Über Cilien- und Lidranderkrankung (Blepharitis acarica), hervorgerufen durch Haarbalgmilben der Augenwimpern. Deutsche med. Wochenschr. No. 50 und 51 u. Klin. Mon.-Bl. f. Augenheilkunde. Jahrg. XXXVII. Febr. 1899. p. 33.

III. Die durch Endoparasiten hervorgerufenen Erkrankungen des Auges.

A. Der Cysticercus in den Lidern und unter der Haut in der Umgebung des Auges.

§ 34. Es liegen nur wenige Beobachtungen über den Sitz des Cysticercus im subkutanen Zellgewebe der Augenlider oder in der nächsten Umgebung des Auges vor. Die erste diesbezügliche Mitteilung, aus dem Jahre 1847, stammt von J. SICHEL, dem Vater (1). Der Tumor saß bei einer 27jährigen Dame in der Mitte des freien Randes des linken oberen Augenlides und wurde für eine seröse Cyste gehalten. HIRSCHBERG (4. 7. 8) beobachtete den Wurm zweimal unter der Haut des unteren Lides — in einem dieser Fälle saß die runde, solide Blase zwischen den Bündeln des Musculus orbicularis, sodass erst ein Stück dieses Muskels entfernt werden musste, ehe die Geschwulst exstirpiert werden konnte — und einmal im oberen Lide. In einem vierten Falle hatte das Entozoon seinen Sitz unter der Haut am Nasenteile des oberen Augenhöhlenrandes.

A. SICHEL, der Sohn, und GROS (5) sahen die parasitische Geschwulst unter der Haut etwas unterhalb des rechten Augenbrauenbogens.

§ 35. Symptomatologie. Die Cyste entwickelt sich im Unterhautzellgewebe ohne entzündliche Erscheinungen von seiten der Haut. Sie zeigt sich als eine rundliche, prallelastische, ziemlich resistente, härtliche, gegen die Umgebung scharf abgegrenzte Neubildung, welche sowohl auf ihrer Unterlage als unter der sie bedeckenden Haut, mit der sie keine Adhärenzen zeigt, sehr verschieblich ist.

Erst wenige Wochen alt besitzt sie die Größe einer Erbse; langsam, aber stetig fortschreitend wächst sie bis zur Größe einer kleinen Nuss heran. Die sie bedeckende Haut erscheint bei größeren Tumoren wenig ausgedehnt und etwas verfärbt, oder sie zeigt gar keine Veränderungen. In der Mehrzahl der Fälle lässt sich infolge der derben Kapselbildung keine oder nur undeutliche Fluktuation nachweisen.

Die Geschwulst ist weder spontan noch auf Druck empfindlich. In älteren Fällen kann allerdings, wie bei anderen subkutanen Cysticerken, circumscripte Rötung und Empfindlichkeit der Haut hinzutreten.

Sitzt die Blase, wie im Falle von A. SICHEL (5), in der Gegend des oberen inneren Orbitalrandes, unterhalb des Augenbrauenbogens, so kann ihre Entstehung und weitere Entwicklung durch Druck auf den Nervus supraorbitalis oder dessen Verzweigungen mit heftigen, häufig wiederkehrenden Neuralgien und Hemikranien der betreffenden Seite verbunden sein.

§ 36. Diagnose. Die Diagnose dürfte kaum Schwierigkeiten bereiten, wenn überhaupt an Cysticercus gedacht wird. — Die Entstehung ohne jede entzündliche Reizung, die runde, blasenähnliche Form, die glatte Oberfläche, die ausgiebige Verschiebbarkeit, entsprechend dem Sitz in dem lockeren Unterhautzellgewebe, die prallelastische, härtliche Konsistenz werden per exclusionem die Diagnose sichern.

Die serösen Cysten, welche wohl in erster Linie zu einer Verwechslung mit einem subkutanen Cysticercus Veranlassung geben könnten, sitzen meist als rundliche oder mehr längliche Gebilde von verschiedener Größe am freien Lidrande; sie veranlassen ebenfalls keine Reizung, sind jedoch im Gegensatz zu der Cysticercuscyste nicht von der ganzen Cutis, sondern nur von der Epidermis bedeckt; entsprechend ihrem klaren Inhalte erscheinen sie transparent. Ihre aus Bindegewebe bestehende Wand zeigt anfänglich keine Gefäße; besteht jedoch die Cyste längere Zeit, so können sich Gefäße auf ihrer Oberfläche entwickeln. Diese Cysten sind im ganzen selten.

Bei sehr dicker Organkapsel des Entozoons kann der Tumor das Aussehen einer Balggeschwulst haben (HIRSCHBERG 7, Fall 4).

Dermoide entwickeln sich fast ausschließlich [in der Gegend des äußeren oberen Augenhöhlenrandes, sie sind auf ihrer Unterlage adhärent und hierdurch von Cysticercustumoren zu unterscheiden.

Das Chalazion, welches ebenfalls auf seiner Unterlage adhärent ist, und unter mehr oder minder entzündlichen Erscheinungen zur Entwicklung kommt, pflegt dann stationär zu bleiben und dürfte kaum zu Verwechselungen Veranlassung geben.

Es möge die Beobachtung HIRSCHBERG's (4), welche in Anbetracht der großen Jugend sowohl des Wirtes als des Gastes von Interesse ist, hier mitgeteilt sein. Es handelte sich um einen erst $1\frac{1}{2}$ jährigen Knaben, dessen Vater an einem Bandwurm litt. Am unteren rechten Orbitalrand saß eine pralle, glatte, erbsengroße Cyste, die erst seit sechs Wochen bemerkt worden war und aus der bei der Exstirpation ein Cysticercus von nur 2 mm Länge austrat. Nach den Angaben von LEUCKART, COBBOLD, A. v. GRAEFE, A. GRAEFE soll der Kopfteil bei solch jugendlichen Cysticerken noch nicht gehörig entwickelt sein; HIRSCHBERG konnte jedoch bei diesem, bei der ersten oberflachlichen Betrachtung noch unentwickelt erscheinenden Parasiten, dessen Alter er auf sechs Wochen schätzte, einen Kopfteil mit 4 Saugnäpfen und dem Hakenkranze von 38 wohl entwickelten Haken konstatieren. Die frische Blase hatte einen Durchmesser von 2 mm. Das Entozoon lag nach dem Anschneiden der ziemlich dicken Organkapsel in einem Tröpfchen eiterähnlicher Flüssigkeit. Der Kopftheil war eingezogen, aber mit der Lupe zu erkennen.

§ 37. Behandlung. Die Behandlung besteht in der Exstirpation der Wurmcyste. Man macht auf der Höhe der Geschwulst einen horizontalen Schnitt durch die Haut und entfernt die Cyste mit Pinzette und Schere aus ihrem Lager. Naht der Wunde.

Litteratur.

1847. 1. Sichel, J., Cysticerque dans le tissu cellulaire sous-cutane des paupières. Revue médico-chirurg. de M. Malgaigne. Avril. p. 224.
1858. 2. Canton, Edwin, Chirurgical and Patholog. Observations No. 8. Ann d'Oculist. T. XXXVI, p. 276.
1861. 3. Dolbeau, Bull. de la Soc. d'Anat., p. 324.
1870. 4. Hirschberg, Cysticercus im unteren Lide. Berlin. klin. Wochenschr. VII, No. 45, p. 542.
1871. 5. Gros, J. (Sichel, fils), Observation de cysticerque du tissu cellulaire de la région du sourcil. Gaz. des hôp. p. 469.
1872. 6. Streatfield, J., Ophthalmic. Hospital Reports. Vol. VI, 3° part. Ann. d'Ocul. T. LXVIII, p. 249 (Cysticerque logé derrière la paupière supérieur).
1879. 7. Hirschberg, Cysticercus cellulosae im unteren Augenlide eines 1 1/2jäh- rigen Knaben. Centralbl. f. prakt. Augenheilkunde. III, p. 172.
1892. 8. Hirschberg, Über die Finnenkrankheit des menschlichen Auges. Berlin. klin. Wochenschr. XXIX, No. 14, 15.

B. Der Cysticercus unter der Bindehaut.

§ 38. Die erste Beobachtung von Cysticercus unter der Binde- haut des menschlichen Auges wurde im Jahre 1838 von Baum gemacht; sie wurde von v. Siebold (1) mitgeteilt. Ihr folgten bald zahlreichere Mit- teilungen aus Frankreich, von A. Sichel, dem Vater (4. 5. 7. 8), welcher bis zum Jahre 1859 in seiner Iconographie über 13 Fälle von subconjunc- tivalen Cysticerken berichten konnte.

Es ist auffallend, dass gerade in Frankreich, wo das Vorkommen des Cysticercus in den tieferen Teilen des Auges ein weit selteneres ist, der epibulbäre Cysticercus relativ häufig angetroffen wurde.

Seitdem sind in der Litteratur des In- und Auslandes eine größere Anzahl von Veröffentlichungen über das Vorkommen des Wurmes unter der Bindehaut erfolgt, sodass wir heute über eine Beobachtungsreihe von mehr als 60 Fällen verfügen.

Trotzdem kann der subconjunctivale Cysticercus keine häufige Er- scheinung genannt werden. v. Graefe sah unter 80,000 Augenkranken nur fünf Fälle von *Cysticercus subconjunctivalis*. Hirschberg (42) zählte bis zum Jahre 1892 bei einem großen Material nur vier eigene Beobachtungen.

§ 39. Symptomatologie. Das Auftreten des Cysticercus unter der Conjunctiva erfolgt entweder ohne entzündliche Erscheinungen von seiten der Bindehaut, oder an Stelle der späteren Geschwulst macht sich mehrere Tage vorher eine mehr oder minder hochgradige, circumscripte Injektion bemerkbar, zuweilen begleitet von einer leichten katarrhalischen Reizung der Conjunctiva palpebrarum, ehe die anfangs kleine, weißliche Blase zum Vorschein kommt. Lieblingssitz des Wurmes ist die Gegend des inneren Augenwinkels im horizontalen Meridiane des Bulbus oder ein wenig ober- oder unterhalb desselben, bald mehr der Hornhaut, bald mehr der Plica semilunaris und Karunkel genähert; seltener findet er sich gerade nach oben oder unten von der Pupille, zuweilen in der Übergangsfalte des unteren Lides, am seltensten im äußeren Skleraldreieck, in der Nähe des Canthus externus (Höring 3, Sichel 8, Fuchs 23).

Ist die Geschwulst mehr nach oben oder unten verlagert, so kann sie teilweise oder ganz von dem Lide bedeckt sein, sodass sie erst beim Abziehen des Lides bemerkbar wird. In einem Falle von v. Graefe (12) saß der Tumor, ungefähr dem inneren Rande des Rectus inferior entsprechend, $5\frac{1}{2}$ mm von der Hornhautgrenze entfernt, sodass, wenn das Lid in gewöhnlicher Weise geöffnet wurde, derselbe der Beobachtung vollkommen entging und sich nur durch eine leichte Hervorwölbung des unteren Lides an der entsprechenden Stelle verriet.

Der subconjunctivale Cysticercus präsentiert sich als eine scharf begrenzte, mehr oder minder durchscheinende, prallelastische Blase von rundlicher oder mehr oblonger, elliptischer Form, von weißlicher oder gelblicher Farbe, und lässt in der Mehrzahl der Fälle auf der Höhe ihrer Prominenz, etwa in ihrer Mitte eine opake, circumscripte Stelle erkennen, welche der Lage des in das Cavum vesicae retrahierten Hals- und Kopfteiles des Tieres entspricht. Dieser centrale, fast undurchsichtige Fleck, so wegleitend er für die Diagnose sein kann, ist nicht pathognomonisch für *Cysticercus subconjunctivalis*. Er wird in einer Reihe von Fällen gänzlich vermisst, wohl infolge der allmählichen Verdickung der den Cysticercus umgebenden Organkapsel.

Die Geschwulst ist solitär; nur eine einzige Beobachtung von Kanweki (28) berichtet über zwei subconjunctivale Cysticercusblasen nebeneinander im inneren Winkel des rechten Auges, zwischen Hornhaut und Karunkel.

Die Blase sitzt an einer Stelle der Sclera fest auf und ist ganz unbeweglich (Sichel 8), oder sie ist sowohl mit der Bindehaut als auch mit dem darunterliegenden episcleralen Gewebe in so lockerer Verbindung, dass sie eine mehr oder minder große Verschieblichkeit besitzt. Die sie bedeckende Conjunctiva ist blass und transparent oder wenig getrübt und circumscript injiziert, oder zeigt lebhafte entzündliche Röte (Höring 3); sie umschließt den Sack eng oder sie ist in einer gewissen Breite um den Wurm herum durch eine chemotische Abhebung von der Sclera abgelöst, wodurch eine ausgiebige, passive Dislokation des Entozoons bedingt sein kann.

Die Größe der Geschwulst schwankt, entsprechend ihrem Alter, zwischen der einer kleinen Erbse und derjenigen einer Bohne oder Haselnuss.

Bei sehr großen Cysticercustumoren, wie im Falle Brière (15), kann das Auge dislociert und in seiner normalen Beweglichkeit behindert werden.

Fig. 2 stellt einen *Cysticercus subconjunctivalis* nach **Briere** dar, *C.* die Cysticercusblase.

Fig. 3 zeigt Kopf- und Halsteil dieses Cysticercus, *H* Hakenkranz, *S* Saugnäpfe, *Co* Collum.

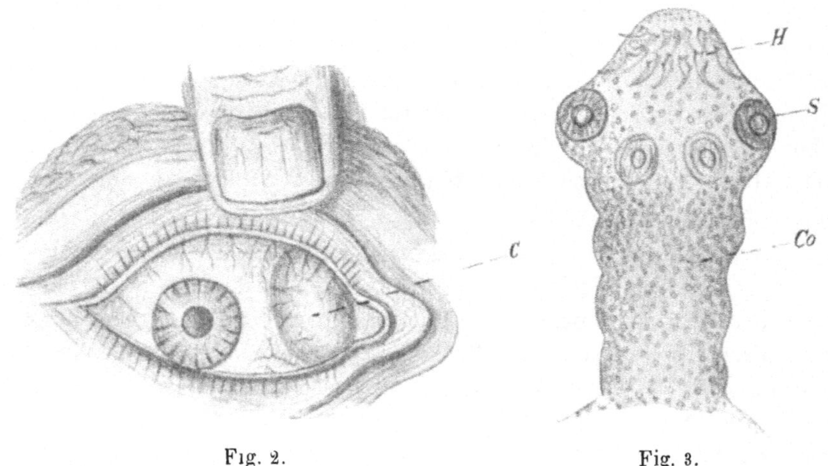

Fig. 2.   Fig. 3.

Es lässt sich Fluktuation nachweisen oder das Gebilde ist von derber, sogar knorpeliger Konsistenz (O. **Weber** 10, **Hock** 18). Weder spontan noch bei Palpation wird über Schmerz geklagt.

Zuweilen bildet das Entozoon eine gelbe, vollkommen undurchsichtige, subconjunctivale Geschwulst, sodass sie den Eindruck eines veralteten Abscesses (**Makrocki** 29) oder einer Balggeschwulst machen kann. Es handelt sich in diesen Fällen wohl meist um bereits längere Zeit abgestorbene, metamorphosierte oder in Abscedierung übergegangene Formen des Cysticercus.

Sitzt der Tumor in unmittelbarer Nähe der Plica semilunaris und Karunkel, oder ist er gar teilweise von ersterer verdeckt, so sind Plica und Karunkel oft ebenfalls injiciert und wohl auch etwas geschwollen.

Im übrigen ist das Auge blass, oder es ziehen nur vereinzelte, etwas stärker injicierte Gefäße gegen die Peripherie des Tumors hin.

Hornhaut, vordere Kammer und Iris sind unverändert, die Pupille reagiert normal; das centrale Sehen ist ungestört. Eine leichte Behinderung beim Schließen der Augenlider ist meist die einzige Beschwerde, welche die Patienten empfinden, sobald die Geschwulst eine gewisse Größe erreicht hat, und um deretwillen sie ärztliche Hilfe aufsuchen.

Remittierende Reizungen der Conjunctiva sind sehr selten.

Im Falle von **Krailsheimer** (44) hatte sechs Wochen vorher an dem affizierten Auge ein Exophthalmus bestanden, der allmählich zurückgegangen war.

Was das Alter und Geschlecht anbetrifft, so lehrt die Erfahrung, dass das jugendliche Alter von $2^1/_2$ Jahren aufwärts und das weibliche Geschlecht prävalieren. In einzelnen Fällen wurden Traumen als dem Auftreten des Cysticercus vorausgehend angegeben; sie sind wohl immer für die Entstehung des Leidens belanglos.

§ 40. Diagnose und Differentialdiagnose. Im allgemeinen begegnet die Diagnose des subconjunctivalen Cysticercus keinen großen Schwierigkeiten, sofern das Entozoon seine typischen Symptome darbietet.

In erster Linie ist an das rasche Wachstum des Wurmes zu erinnern: 5—10 Tage nach den ersten Erscheinungen hat er sich bereits bis zur Größe einer Erbse entwickelt; es dürfte kaum eine andere Neubildung der Bulbusoberfläche geben, welche ein so rasches Wachstum aufzuweisen hätte.

Verwechslungen könnten stattfinden mit einfachen serösen Cysten der Conjunctiva, wie sie von SICHEL in seiner Iconographie p. 687, Pl. LXXI, Fig. 1—2, LAQUEUR (Klin. Mon.-Bl. f. Augenhkde. 1877, p. 266) und anderen beschrieben worden sind. Ihr Lieblingssitz ist die untere oder obere Übergangsfalte; sie sind jedoch auch an anderen Stellen unter der Conjunctiva beobachtet worden. Diese Cysten sind, da sie sich ohne entzündliche Vorgänge von seiten der Bindehaut entwickeln und einen wasserhellen Inhalt bergen, viel durchsichtiger als die mit einer Hyperämie des conjunctivalen Gewebes einhergehenden Cysticercusablagerungen. Die Conjunctiva bulbi, welche mit an der Bildung der Wand der serösen Cysten teilnimmt, erscheint sehr dünn, ihre Gefäße sind sehr spärlich, der mittlere Teil der Cystenoberfläche ist völlig gefäßlos. Die Cysten zeigen niemals eine milchweiße, circumscripte Stelle an ihrer Oberfläche und sind unter der Conjunctiva isoliert nicht zu verschieben.

In gewissen Fällen könnten Balggeschwülste, welche jedoch äußerst selten unter der Conjunctiva vorkommen, differentialdiagnostisch in Betracht kommen; sie könnten namentlich mit einem bereits abgestorbenen oder abscedierenden Cysticercus verwechselt werden.

Dermoide, welche meist als kongenitale Affektionen am unteren und äußeren Rande der Cornea sich entwickeln und an ihrer Oberfläche nicht selten Haare tragen, dürften kaum je zur Verwechslung mit subconjunctivalen Cysticerken Veranlassung geben.

Das Gleiche ist von den subconjunctivalen Lipomen zu sagen. Sie nehmen ihren Ursprung aus dem orbitalen Fettgewebe; sie sind flache, gelappte, sehr bewegliche Geschwülste. Ihr gewöhnlicher Sitz ist zwischen dem Rectus superior und dem Rectus externus, in einiger Entfernung von der Hornhaut; sie sind außerordentlich selten.

Maligne Neubildungen, Sarkome, Carcinome, als in loco unter der Conjunctiva entstanden, sind selten; sie gehören meist dem höheren Alter an, sind von Schmerzen begleitet und bieten für das einigermaßen kundige Auge einen mit Cysticercus durchaus nicht zu verwechselnden Habitus dar.

Trotzdem sind Verwechslungen in dieser Hinsicht vorgekommen (Höring 3).

§ 41. Die Prognose ist durchaus günstig. Wird das Leiden sich selbst überlassen, so dürfte der Wurm früher oder später absterben oder sich zuweilen durch Abscedierung spontan entleeren (Sichel 8). Nach der operativen Entfernung wurde stets glatte Heilung erzielt.

§ 42. Operation. Es wird mit einer feinen chirurgischen Pinzette eine Falte der Conjunctiva über der Geschwulst in horizontaler Richtung gefasst und mit einem Scherenschlage excidiert. Hierauf retrahiert sich die Bindehaut, sodass man den Sack — am besten an seinen seitlichen Partien, weil hier die Wandung dicker ist als an seiner Oberfläche — mit der Pinzette fassen und hervorziehen kann. Alsdann wird mit einigen Scherenschlägen das Bindegewebe, welches den Sack an die Sclera befestigt, durchtrennt und die Cyste entfernt.

Adaptiert sich nach der Ausschälung der Cyste die Bindehaut gut der Sclera, so ist das Einlegen einer Sutur nicht notwendig. Die Heilung erfolgt unter antiseptischem Verband in drei bis vier Tagen.

Leber hat einen Fall von subconjunctivalem Cysticercus beobachtet, welcher in der Dissertation von Germelmann (46 p. 34) mitgeteilt ist, wo die Operation wegen Verwachsung der Cysticercuscyste mit der Umgebung einige Schwierigkeiten bereitete.

Es handelte sich um einen 7 jährigen Knaben.

Die haselnussgroße Geschwulst, welche dem oberen Abschnitte der Sclera nach innen von der Hornhaut aufsaß, wurde beim Emporheben des oberen Lides bemerkbar. Auf der Sclera schien die Geschwulst selbst nicht verschiebbar; leichte Beschränkung der Beweglichkeit nach innen. Nach Eröffnung der Conjunctiva zeigte es sich, dass die Internussehne über die Geschwulst hinwegzog und fest mit ihr verwachsen war. Behufs Entfernung der Geschwulst musste daher zunächst die Internussehne an ihrer Insertion abgetrennt werden. Beim Lospraparieren wurde der Tumor zufällig angeschnitten, worauf sich sofort die Cysticercusblase entleerte. Die gelbe Kapsel musste von der Internussehne und Conjunctiva abgeschalt werden. Wiederanheftung der Sehne, glatte Heilung.

Einen ähnlichen Fall beobachtete Sattler in Prag bei einem 9 jährigen Madchen.

Die Cysticercusblase lag in der Gegend des inneren Winkels des rechten Auges und zeigte sich bei der Exstirpation durch einen Stiel mit dem Rectus internus verbunden.

§ 43. Pathologische Anatomie. In der Mehrzahl der Fälle findet man das Entozoon in einer aus neugebildetem Bindegewebe bestehenden

Kapsel eingeschlossen, welche bisweilen eine beträchtliche Dicke zeigt. Die eigentliche Wurmblase liegt der umgebenden Organkapsel ziemlich dicht an, oder es befindet sich zwischen Cysticercus und Bindegewebskapsel noch eine Schicht gelblicher Flüssigkeit. Nach Eröffnung des derben Sackes erkennt man die zarte, bläulichweiße, mit einer opakweißen Scheibe versehene Wurmblase. Tritt der in die Blase eingestülpte Kopf nicht von selbst hervor, so kann man unter einem Deckgläschen die Blase zum Platzen bringen. Man wird dann den Kopf mit seinen vier Saugnäpfen und seinem doppelten Hakenkranze mit zahlreichen Haken unter dem Mikroskope erkennen.

Anatomische Untersuchungen über die Wandung der Cyste liegen vor von Fuchs (23), Mackrocki (29) Mitvalsky (43) und anderen.

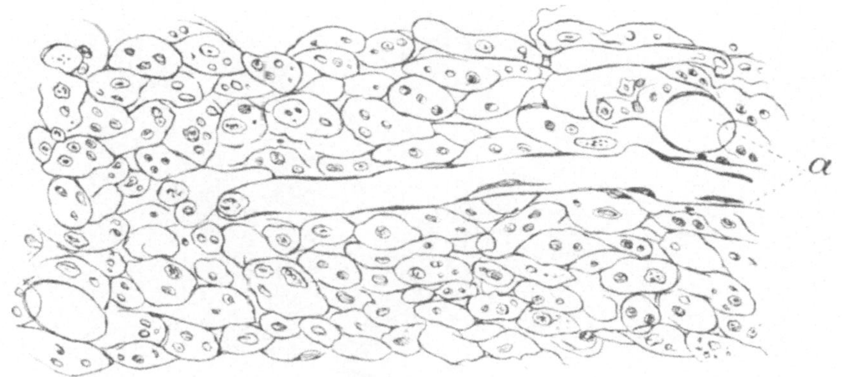

Fig. 4.

Mitvalsky, welchem wir die beiden Abbildungen (Fig. 4 und 5) entlehnen, beschreibt die histologische Beschaffenheit der Cysticercuskapsel folgendermaßen: »Die Gewebskapsel ist überall gleichmäßig 2 mm dick, an ihrer Innenfläche bröcklig bis schmierig.

Bei histologischer Untersuchung nach Alkoholhärtung erscheint die Kapsel aus einem typischen retikulären Bindegewebe (Fig. 4) zusammengesetzt, dessen Maschen spaltförmig sind, der Cystenwand parallel gelagert erscheinen und meistenteils nur spärliche runde, lymphoide Zellen, den Trabekeln angelagert beherbergen. Nur stellenweise sind in den äußeren Kapsellagen die runden Zellen zu größeren Gruppen zusammengehäuft. Das Maschengerüst ist verhältnismäßig grob und zeigt in seine Fasern eingelagert spindelförmige, recht reichliche Kerne. In der ganzen Kapselwanddicke sind eingestreute große, epitheloide Zellen zu sehen. In die peripheren Lagen der Kapselwand sind Muskelfasern des Orbicularis vereinzelt oder zu Gruppen eingewebt. Die inneren bröckeligen Massen der Kapselwand bestehen aus schlecht färbbaren, zerfallenden Zellenlagen (Fig. 5 a), die

wohl den Eiterzellen am nächsten stehen und die eitrig entzündliche Reaktion
der mit der Cysticercusoberfläche in Kontakt gestandenen Kapsellagen kennzeichnen. Die der Innenfläche benachbarten Kapsellagen sind sämtlich stark
kleinzellig infiltriert (Fig. 5 a). Durch die ganze Kapsel ziehen ziemlich
spärliche Gefäße, deren Wände jedoch nur aus einer einzelnen Zellenlage
zu bestehen scheinen (Fig. 4 a).

Das Gewebe der Kapselwand zeigt die Beschaffenheit eines chronischen
Granulationsgewebes, ohnedass jedoch typische Riesenzellen dabei gefunden
worden wären.«

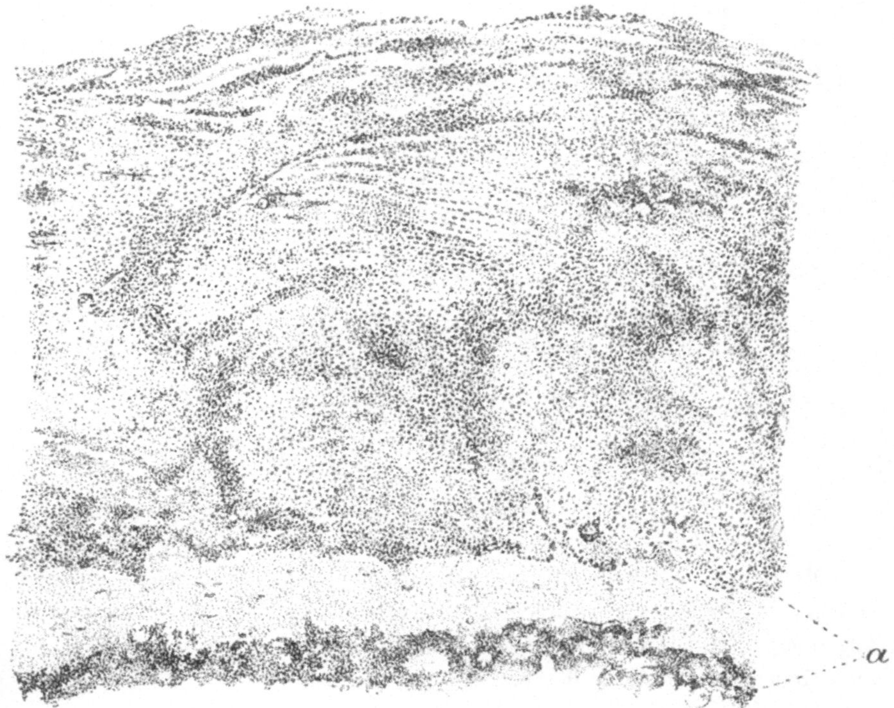

Fig. 5.

In der Beobachtung von Makrocki wurden ebenfalls Riesenzellen in
dem Gewebe der Kapsel vermisst, während Fuchs in seinem Falle zahlreiche Riesenzellen von beträchtlicher Größe, mit reichlichen Kernen konstatieren konnte.

Litteratur.

1838.   1. v. Siebold (Dr. Baum), Cysticercus subconjunctivalis. Zeitung des med.
             Vereins in Preußen. No. 16. 18. April.
        2. Estlin, Cyst. unter der Conjunctiva. Medical Gazette. London. Vol. XXII,
             p. 839 and Vol. XXVI, p. 5. Mackenzie pract. Diseases of the eye
             1839. III. Ed., p. 909.

1839. 3. Höring, Cysticercus cell. in der Conjunctiva eines Kindes. Med. Corresp.-Bl. des Württemberg. ärztl. Vereins. IX, No. 25, p. 196.

1843. 4. Sichel, J., Mémoire pratique sur le cysticerque observé dans l'oeil humain. Journ. de Chirurgie, par M. Malgaigne. Déc. 1843, p. 401—409 et Janv. 1844, p. 1—17; Février p. 41—48.

1847. 5. Sichel, J., Nouvelles observations sur le cysticerque ... Journ. de Chir. par M. Malgaigne. Avril 1847, p. 221—225.

1848. 6. Canton, Hydatid cysticercus cellulosae in the subconjunctival cellular tissue. Lancet, p. 91.

1852—59. 7. Sichel, J., Du cysticerque dans l'organe de la vue. Iconographie p. 702 u. Atlas Taf. LXXII, Fig. 1, 2, 3.

1854. 8. Sichel, J., Cysticercus cellulosae sous la conjonctive de l'oeil humain. Arch. d'ophthalm. de Jamin Avril-Mai et Journ. de Chirurg. par M. Malgaigne. 1854. Mars, p. 146—151.

1857. 9. v. Graefe, Cysticercus unter der Conjunctiva. Arch. f. Ophthalmologie. Bd. III. 2, p. 308.

1863. 10. Weber, O., Subconjunctivaler Cysticercus. Verhandlungen des naturhistor. Vereins zu Bonn. J. XX. 1. p. 42.

1865. 11. Rohde, Cysticercus cell. subconj. Berlin. klin. Wochenschr. No. 13, p. 131.

1866. 12. v. Graefe, Bemerkungen über Cysticercus. Arch. f. Ophthalmologie. XII. 2, p. 174.

1867. 13. Koller, Cysticercus subconj. Bericht der k. k. Krankenanstalt Rudolfsstiftung, p. 328.

1870. 14. Hirschberg, Wien. med. Rundschau. Märzheft.

1873. 15. Brière, Note sur un cas de cysticerque ladrique sous-conjonctivale. Extraction. Obs. rec. à la clinique du Dr. Sichel, fils. Gaz. des hôp. p. 658, 689. Ann. d'ocul. T. 70, p. 204—207.

16. Mooren, Ophthalmologische Mitteilungen p. 23 u. p. 68.

1874. 17. Lemoine, Jules, Des parasites de l'appareil de la vision. Paris, Delahaye.

18. Hock, Fall von Cystic. cell. unter der Bindehaut des Augapfels. Mitteil. des ärztl. Vereins zu Wien. Bd. III, No. 6, p. 93.

19. Hirschler, Cysticercus subconjunct. Szémészet No. 3.

1875. 20. Talko, J., Cysticercus subconjunctivalis. Klin. Mon.-Bl. f. Augenheilkunde. XIII, p. 299—303.

1876. 21. Kipp, Charles, A case of subconjunctival cysticercus. Report of the fifth internat. Ophth. Congress, p. 250—51.

1877. 22. De Vincentiis, Movimento Med. Chir. Napoli (Riesenzellen bei subconj. sitzenden Entozoen).

23. Fuchs, E., Cysticercus subconjunctivalis. Klin. Mon.-Bl. f. Augenheilkunde. XV, S. 396.

1878. 24. Carreras y Arago, Clinica ofthalmologica Barcelona, p. 209.

1879. 25. Fieuzal, Contribution à l'étude des entozoaires sous-conjonctivaux. Gaz. hebdomadaire de Méd. et Chir. No. 37.

1880. 26. Hirschberg, Der Cysticercus im Auge (Trad. de l'allem. par le Dr. Van Duyse). Ann. Soc. de Méd. de Gand. LVIII, p. 147 und Eulenburg's Realencykl.

27. Przybylski, J., Cysticercus subconjunctivalis. Gazeta lekarska. XXVIII, p. 245.

1882. 28. Kanweki, Zwei subconj. Cysticerken in einem Auge. Gaz. lekarska 1882.

1883. 29. Makrocki, Drei Fälle von Cystic. cell. subconj. nebst Bemerkungen über den histolog. Bau der Kapsel. Klin. Mon.-Bl. f. Augenhkde. 1883. p. 329.

1884. 30. Manz, W., Zwei Fälle von Cysticercus ocularis. Arch. f. Augenheilkunde. XIII, p. 198.

31. Manfredi, N., Un caso di cisticerco sottoconjunctivale ed annotazioni istologiche sulla retina citi aventizia. Otti della R. Acc. di Med. di Torino.

1884. 31a. Adolf Germelmann, Diss. Göttingen. Cystic. subconj. p. 34.

1885. 32. **Duci, E.**, Cisticerco sottoconjunctivale. Gazz. d. osp. Milano. VI, p. 854.
       33. **Manfredi**, Un caso di cisticerco sottoconjunctivale. Casmirio-Spernino.
             Jubiläumsschrift. p. 1.
1886. 34. **Fieuzal**, Un deuxième cas de cysticerque sous-conjonctival. Bull. de
             la clin. nat. ophthalm. des Quinze-vingts. IV, No. 3, p. 97.
1887. 35. **Tarantola S.**, Due casi di cisticerco sottoconjunctivale. Giorn. internaz.
             de scienc. med. Napoli. IX, p. 398.
       36. **De Vincentiis**, Cysticerchi oculari. Rendiconto della soc. ottalm. ital.
             p. 44 (1. Fall.)
1888. 37. **Deutschmann**, Cysticercus taeniae mediocanellatae subconjuncti-
             valis. Ärztl. Verein zu Hamburg. Sitzung 15. V. 1888. Deutsche Med.
             Wochenschr. 1888. N. 44.
1888/89. 38. **Werner, L.**, A case of subconjunctival cystic.; microscopic. exami-
             nation of the enveloping capsule. Trans. of the Ophth. Soc. IX, p. 74.
1889. 39. **Gunn**, One case of subconjunctival cysticercus. Ophth. Soc. of the
             United Kingd. 13th June. Ophth. Review p. 222 and Brit. med. Journ.
             1889. No. 1486, p. 1405.
1890. 40. **Blessig, E.**, Zur Kasuistik der subconjunctivalen Cysticerken. St. Petersb.
             med. Wochenschr. No. 40 u. Westnik Ophth. 4, 5, p. 321 (Kasuisike
             cysticerkow podsojedinitelnoj. obotschkoj.).
1891. 41. **Denti**, Drei Fälle von ocular. Cysticercus (1 Fall von Cystic. subconj.)
             Boll. della Poliambulanza. Milano.
1892. 42. **Hirschberg**, Über die Finnenkrankheit des menschl. Auges. Berlin.
             klin. Wochenschr. XXIX, 14, 15.
1893. 43. **Mitvalský (Bayer)**, Centralbl. f. Augenheilkunde. XVII, p. 200.
       44. **Krailsheimer**, Ein Fall von Cysticercus subconjunctivalis. Med. Corr.-
             Bl. des Württemberg. ärztl. Landesvereins. LXIII, No. 16, p. 125.
1894. 45. **Juda, M.**, Un cas de cysticerque sous-conjonctival. VI. session semestr.
             tenue à Utrecht le 16. Déc. 1894. ref. Ann. d'ocul. T. CXIII, p. 197 et
             Arch. d'ophthalm. T. XV, p. 523.
1895/96. 46. **Walcker, H.**, Secker, Cysticercus of the Conjunctiva. Transactions
             of the ophth. Soc. of the United Kingd. No. XVI, p. 45. London.
             Ophthalm. Review p. 189.
1895. 47. **Talko, J.**, Cystic. cell. subconj. Nowiny Lekarskie No. 5.
1896. 48. **Sándor, Vas**, Cysticercus subconj. Szémészet No. 1.
1897. 49. **Hirsch, Camill**, Ein Fall von subconj. sitzendem Cysticercus. Prager
             med. Wochenschr. XXII, No. 19 u. 20.
       50. **Gallemaerts**, Sur un cas de cysticerque sous-conjonctival. Extrait du
             Bull. de l'Acad. royale de méd. de Belgique.
       51. **Nuel**, Cysticerque sous-conj. (Académie de méd. de Belgique, Séance
             du 31. juillet.) Ann. d'oculistique. 1897. T. CXVIII, 3 Livr. p. 215 (be-
             richtet über den Fall von Gallemaerts).

C. Der Cysticercus in der Orbita.

§ 44.   Noch seltener als in der vorderen Augenkammer wird der
Cysticercus in der Orbita angetroffen. Es sind seit der ersten diesbezüglichen Beobachtung von v. GRAEFE (1) im Jahre 1863 noch nicht zehn
zweifellose Fälle von orbitalen Cysticerken bekannt geworden, wenn man
vier von HIRSCHBERG publizierte Beobachtungen von Cysticerken unter der
Haut der Lider nicht mit in diese Kategorie rechnen will. [1]

---

1) Vergl. den Abschnitt: Cysticercus in der Haut der Lider und in der Umgebung des Auges. § 34—37.

Horner (2) sah 1870 in Zürich einen Cysticercus der Orbita bei einem 20jährigen Manne. Meyer (6) und Badal (= Fromaget 9) berichten über diese Lokalisation des Parasiten aus Frankreich.

Drei Fälle stammen aus Italien (5. 7. 10), ein Fall aus England (4). Nicht ganz sicher ist die Beobachtung von Higgens (3), es könnte sich hier auch um einen Echinococcus gehandelt haben.

§ 45. Symptomatologie. Wir werden bei dem orbitalen Cysticercus a priori Erscheinungen erwarten, wie sie für andere Tumoren der Orbita bekannt sind, Erscheinungen, welche durch die Raumbeengung in der Orbitalhöhle, durch die mechanischen oder entzündlichen Reizungen der umgebenden Gewebe infolge der Anwesenheit und des fortschreitenden Wachstums der Geschwulst bedingt sind. Andererseits werden wir uns nach Symptomen umsehen, welche mehr oder weniger für Cysticercus der Orbita charakteristisch sind und uns eine Handhabe bieten könnten, ihn von anderen Tumoren und entzündlichen Affektionen der Orbita möglichst sicher und frühzeitig zu unterscheiden. Inwieweit dies möglich ist, darüber mögen uns die folgenden Zeilen Aufschluss geben.

Wie bei Cysticercus unter der Bindehaut und im Inneren des Bulbus scheint auch hier das jugendliche Alter und das weibliche Geschlecht zu prävalieren. Der Beginn des Leidens ist verschieden. Manchmal ist es nur das Erscheinen eines kleinen, schmerzlosen Tumors unter der gesunden Haut, in der Umgebung des freien Randes der Orbita, welcher die Aufmerksamkeit des Patienten und seiner Umgebung wachruft (Hirschberg). Oder das Leiden wird eingeleitet durch ein Gefühl der Schwere, des Druckes in der Orbita, gefolgt von Kopfschmerzen oder heftigen Neuralgien im Gebiete des Trigeminus, welche namentlich nachts an Intensität zunehmen, noch ehe eine Geschwulst zu erkennen ist (7. 9).

Wo haben wir die Entwicklung des Cysticercustumors zu suchen? — Sein Sitz ist keineswegs konstant; bald finden wir ihn in der Nähe des unteren Orbitalrandes (1. 10), bald in der Nähe des oberen, besonders gegen die Nasenwurzel hin (2. 9), also außerhalb des Muskeltrichters, seltener in der Tiefe der Orbita (3) oder innerhalb der Tenon'schen Kapsel (6. 7).

Sitzt das Entozoon am Ausgange der Orbita, so präsentiert es sich im Anfange seiner Entwicklung als eine erbsen- bis bohnengroße, härtliche, von der normalen Haut bedeckte Geschwulst, die bald fluktuiert, bald keine Fluktuation zeigt, meist ausgiebig verschieblich und weder spontan noch bei Palpation empfindlich ist. Hat der Tumor den Rand der Augenhöhle noch nicht überschritten, sitzt er vielmehr noch zwischen der knöchernen Orbitalwand und dem Bulbus, so ist er bis dahin vielleicht noch gar nicht bemerkt worden; oder er hat seine Anwesenheit nur durch eine gewisse

Behinderung bei den Bewegungen des Auges verraten. Erst bei genauerer Untersuchung stößt der palpierende Finger auf das vordere Ende eines anfangs meist beweglichen, später durch entzündliche Verwachsungen mit benachbarten Muskeln oder dem Perioste der Orbita adhärenten Tumors. Häufig wird derselbe in diesem Stadium seiner Entwicklung operativ entfernt, und der Kranke bleibt von allen weiteren Folgeerscheinungen und Komplikationen verschont.

Wird die Geschwulst in ihrer weiteren Entwicklung nicht gestört, so wirkt sie bald entzündungserregend auf die umgebenden Gewebe und führt durch ihr rasch fortschreitendes Wachstum zu weiteren Erscheinungen. Die ersten alarmierenden Symptome: das Gefühl des Druckes, stechende Schmerzen in der Orbita, Neuralgien des Trigeminus, Kopfschmerzen, die bis dahin vielleicht noch nicht bestanden haben, stellen sich jetzt ein oder treten von neuem auf. Sie nehmen von Tag zu Tag an Intensität zu, kehren häufiger wieder und zeigen nicht selten einen intermittierenden Charakter (9). Gleichzeitig mit diesen Schmerzen oder schon vorher machen sich die Zeichen einer circumscripten phlegmonösen Entzündung des orbitalen Zellgewebes bemerkbar. Die Haut über der Geschwulst rötet sich, das betreffende Lid oder beide Lider sind ödematös geschwollen, die Bindehaut injiciert sich und zeigt Chemose.

Die Palpation ist durch das Ödem der Lider erschwert und wird schmerzhaft; zuweilen fühlt man in der Mitte der entzündlichen Schwellung deutliche Fluktuation; ein mäßiger Grad von Exophthalmus, welcher bei Beginn der Affektion infolge der unbedeutenden Größe der Geschwulst nur selten (7) oder gar nicht beobachtet wird, hat sich eingestellt.

Die Bewegungen des Auges sind zuweilen erheblich behindert (6), oder der Bulbus zeigt ausgesprochene Dislokation nach einer bestimmten Richtung, begleitet von entsprechenden Doppelbildern (1. 3. 7. 9).

Zuweilen besteht infolge der chronischen entzündlichen Reizung des Orbicularis ausgesprochene Ptosis, welche durch eine ödematöse Schwellung verdeckt sein kann; bei Sitz des Entozoons in der unteren Übergangsfalte tritt bisweilen Ectropium auf.

Bei stärkerer Schwellung der Haut und der Umgebung kann es unmöglich sein, den Tumor durch die Palpation festzustellen. Man vermutet einen periostalen Abscess, eine beginnende Phlegmone der Orbita und wird sich durch eine Probepunktion Aufschluss zu verschaffen suchen. Die Punktion fällt jedoch infolge der nur geringfügigen Eiterbildung innerhalb der Wurmcyste negativ aus.

Spontan oder unter dem Einflusse antiphlogistischer Behandlung gehen diese beängstigenden Erscheinungen zurück, um nach kurzer Zeit, ohne greifbare Ursache, in gleicher Intensität von neuem aufzutreten. So können in einem Zeitraume von einigen Monaten drei bis vier solch entzündlicher

Schübe beobachtet werden (2. 7. 9). — Infolge der fortdauernden chronischen Entzündung nimmt die das Entozoon umgebende Organkapsel mehr und mehr an Dicke zu. Die Geschwulst wird größer und derber, ihre deletären, infektiösen Eigenschaften für die benachbarten Gewebe steigern sich. — Es drohen noch weitere Gefahren: das centrale Sehen, der Augenhintergrund, im Anfange nicht afficiert, können in Mitleidenschaft gezogen werden (6). Die Papille des Sehnerven erscheint stärker injiciert, die Venen breiter und stärker geschlängelt.

Es kann begreiflicherweise infolge der Kompression, mehr noch durch die toxischen Einflüsse, welche die Wurmcyste auf den Opticus ausübt, zu Neuritis mit nachfolgender Degeneration und Atrophie des Sehnerven kommen.

Ebenso werden die motorischen Nerven der Muskeln oder letztere selbst der chronischen Entzündung und Entartung anheimfallen, wodurch Ptosis oder bleibende Parese eines Augenmuskels bedingt werden kann (3. 6). — Störungen des Allgemeinbefindens wurden nicht beobachtet.

§ 46. Diagnose und Differentialdiagnose. Man wird die Schwierigkeiten der Diagnose erkennen, wenn man bedenkt, dass diese Symptome, welche inkonstant sind, bei einer großen Zahl von Erkrankungen der Orbita gleichzeitig oder einzeln auftreten, und dass es andererseits kaum ein Symptom giebt, welches pathognomonisch für den orbitalen Cysticercus wäre. Dementsprechend wurde denn auch in sämtlichen Fällen (ausgenommen in drei von HIRSCHBERG exstirpierten Lidcysticerken) die Diagnose erst post operationem gestellt. — Einigermaßen charakteristisch für Cysticercus sind die sich häufig wiederholenden Entzündungsschübe, das rasche Wachstum, die derbe fibröse Kapsel, der Sitz in der Nähe des Ausganges der Orbita. Wir werden nicht fehlgehen, wenn wir sagen: Ein derber, rundlicher, fluktuierender oder nicht fluktuierender Tumor, welcher von Neuralgien begleitet ist, sich in der Nähe des Ausganges der Orbita ohne erheblichen Exophthalmus entwickelt, dessen Wachstum rasch unter intermittierenden entzündlichen Schüben fortschreitet, ist auf Cysticercus verdächtig. Man wird sich in vielen Fällen damit zufrieden geben müssen, wenn man per exclusionem eine Wahrscheinlichkeitsdiagnose stellen kann; infolge der Seltenheit seines Vorkommens wird in manchen Fällen wohl gar nicht an Cysticercus der Orbita gedacht werden.

Die Differentialdiagnose wird vor allem diejenigen Erkrankungen der Orbita ins Auge zu fassen haben, welche mit Entzündungserscheinungen einhergehen, so namentlich die Periostitis, die Phlegmone, den *Echinococcus orbitae*.

Eine Phlegmone lässt sich sofort ausschließen, wenn es gelingt, neben der entzündlichen Schwellung durch die Palpation die Anwesenheit eines circumscripten, derben Tumors festzustellen. — Weniger leicht dürfte die Unterscheidung von orbitalen Echinokokken sein. Beide Affektionen führen zu entzündlichen Erscheinungen von seiten der benachbarten Gewebe. Die entzündliche Reaktion scheint indessen bei dem Cysticercus intensiver zu sein als bei Echinococcus; die Cysticercuskapsel erreicht dementsprechend auch eine größere Mächtigkeit als diejenige des Echinococcus, bei welch letzterem infolge der geringeren Dicke der Kapsel meist deutliche Fluktuation nachzuweisen ist. Die Schmerzen bei Cysticercus pflegen in Anbetracht des viel kleineren Volumens der Geschwulst bedeutend geringer zu sein als bei Echinokokkencysten. Die Protrusion und die Dislokation des Bulbus ist bei Echinococcus meist ausgesprochener, der Verlauf dieser Geschwulst langsamer. Die Echinokokkencysten können durch ein excessives Wachstum den Bulbus aus der Orbitalhöhle verdrängen, deren Wandungen usurieren, in benachbarte Sinus oder in die Schädelhöhle durchbrechen und zu tötlichen Gehirnerscheinungen führen, während der Cysticercus in Anbetracht seiner geringeren Größe und seines dem Ausgange der Orbita zustrebenden Sitzes so gefährliche Komplikationen kaum bietet.

Seröse Cysten bei jugendlichen Individuen könnten mit solchen Cysticercustumoren verwechselt werden, welche noch keine entzündliche Reaktion zeigen und Fluktuation erkennen lassen, wie dies in einem frühen Stadium der Entwicklung, bei sehr sorgfältiger Prüfung, zu beobachten ist. In der Regel zeigt die Cysticercusblase keine Fluktuation oder dieselbe ist erst nach hinzugetretener Entzündung, infolge von Eiterbildung in der Umgebung oder innerhalb der Cyste, zu erkennen. Eine fluktuierende, von gesunder Haut bedeckte Cyste, welche sich langsam ohne entzündliche Erscheinungen entwickelte, ist sehr wahrscheinlich eine angeborene Cyste. Die Punktion würde in diesem Falle ein positives Resultat liefern, während sie bei Cysticercus negativ ausfiele.

Die übrigen benignen Geschwülste, Dermoide, Fibrome, Neurome, Exostosen der Orbita entwickeln sich langsam, ohne Entzündung von seiten der Haut, dürften daher nur selten in Erwägung kommen.

Primäre maligne Neubildungen der Orbita sind außerordentlich selten. Sekundäre Carcinome oder Sarkome, sehr seltene Erscheinungen im jugendlichen Alter, werden sich durch ihren deletären Charakter sowie durch das in Mitleidenschaft gezogene Allgemeinbefinden zu erkennen geben.

Sie sind nie von solch häufig sich wiederholenden entzündlichen Exacerbationen begleitet; sie wachsen in der Regel weniger rasch als ein Cysticercus.

§ 47. Pathologische Anatomie. Die herausgenommene Geschwulst ist entsprechend ihrem Alter und der Mächtigkeit ihrer bindegewebigen Kapsel in ihrer Größe verschieden, wie das Entozoon selbst. Sie ist von der Form und Größe einer Erbse, einer großen Bohne oder eines Mandelkernes. In dem v. GRAEFE'schen Falle (1) war die Geschwulst 10 mm lang, nahe ihrem vorderen Ende 6 mm dick und 7 mm breit und bestand aus einem gleichmäßigen, sehr derben fibroiden Gewebe (v. RECKLINGHAUSEN), sie enthielt hart an der vorderen, sehr dünnen (bei der Operation geplatzten) Grenzwand eine kleine rundliche Höhle von 3 mm Durchmesser, in welcher, von eitriger Flüssigkeit umgeben, das zusammengefallene Entozoon lag. HORNER (2) fand in einer dichten Bindegewebskapsel einen Cysticercus von birnförmiger Gestalt, in eine geringe Menge von Eiter eingebettet. Er war mit ausgestrecktem Kopfe 1½ cm lang. Die größte Breite der Blase betrug ca. 8 mm. Der Kopf war mit 30 Haken, in zwei alternierenden Reihen, bewaffnet.

Der von BADAL (9) exstirpierte und von FROMAGET anatomisch untersuchte Cysticercustumor hatte ungefähr die Größe einer Dattel. Fig. 6 A stellt den von vorn nach hinten durchschnittenen Tumor dar, die Höhle 1 enthielt den Cysticercus, die Höhle 2 nur Eiter. Fig. 6 B präsentiert den Cysticercus in nat. Größe. Beide Figuren sind nach FROMAGET.

Im Inneren des Tumors erkannte man drei Höhlen. Die erste, welche bei der Operation geplatzt war, enthielt den Cysticercus; sie ließ an ihrer Innenfläche noch etwas Eiter und Blut erkennen. Die beiden anderen, weiter nach hinten gelegenen, kleineren Höhlen zeigten ebenfalls eitrigen Belag.

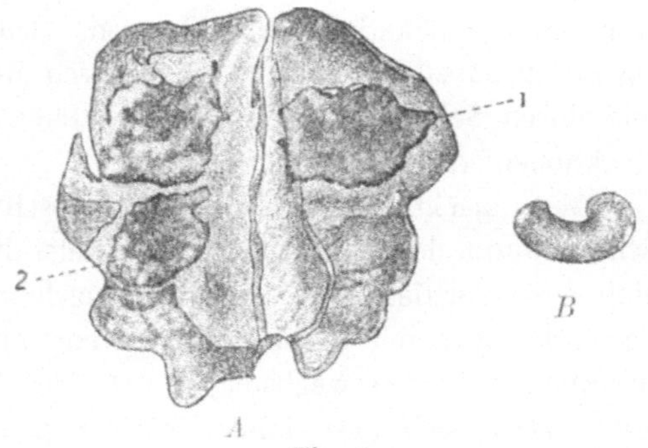

Fig. 6.

Die fibröse Kapsel war sehr mächtig entwickelt. Ihre Dicke betrug an einigen Stellen 1 cm. Die eigentliche bläulichweiße Cysticercusblase hatte cylindrische Form und erschien leicht wurstförmig gekrümmt; sie war 6 mm lang und 3½ mm breit. Nach Eröffnung dieser Cyste konnte der Kopf mit seinen 4 Saugnäpfen und einem doppelten Hakenkranze erkannt werden.

In allen Beobachtungen, auch wenn die Geschwulst noch klein war, fiel die außerordentliche Dicke der Kapsel auf.

Zuweilen ist der Tumor mit einer Fläche seiner Wandung mit dem Perioste der Orbita verwachsen, oder er ist durch einen soliden bindegewebigen Stiel an der Orbitalwand adhärent (1.9); zuweilen zeigt er festere Verbindungen mit einem benachbarten Muskel.

§ 48. Verlauf und Prognose. Die Dauer der Krankheit erstreckt sich gewöhnlich nur auf wenige Monate. Die entzündlichen Reaktionen, welche bei fortschreitendem Wachstume nicht ausbleiben, veranlassen die Kranken, frühzeitig die Hilfe des Chirurgen zu suchen.

Die Prognose gestaltet sich günstig bei frühzeitigem chirurgischem Eingreifen, durch das stets Heilung erzielt wird; sie wird ernst, wenn ein solcher Fall sich selbst überlassen bleibt. Denn die Weiterentwicklung des

Parasiten kann, wie wir bereits gesehen haben, zahlreiche schwere Komplikationen im Gefolge haben. Es ist indessen kein Fall bekannt, wo der Cysticercus — abgesehen von zurückbleibender Ptosis und Strabismus infolge chronischer Entzündung der Muskeln und ihrer Nerven — zu schweren Folgeerscheinungen von seiten des Gehirns oder der benachbarten Höhlen, oder zu Verlust des Sehvermögens, infolge von Neuritis mit konsekutiver Atrophie des Sehnerven, geführt hätte.

Die Prognose des orbitalen Cysticercus ist dennoch als dubia zu bezeichnen, denn eine partielle oder totale Erblindung des betreffenden Auges ist doch ein möglicher Endausgang.

§ 49. Behandlung. Die einzige rationelle Behandlung besteht in der möglichst frühzeitigen Totalexstirpation des Cystensackes, um allen weiteren Komplikationen vorzubeugen. Jedenfalls ist nicht mehr mit der Operation zu zögern, sobald sich durch Rötung und Schwellung der Haut und durch Schmerzhaftigkeit bei der Palpation der Ausbruch entzündlicher Reaktionen kennzeichnet.

Man macht auf der Höhe der Geschwulst einen etwa 3 cm breiten Schnitt durch das betreffende Lid, parallel dem Orbitalrande, legt den Tumor bloß und orientiert sich über seine Ausdehnung nach hinten, seine etwaigen Verwachsungen mit der Umgebung, um ihn alsdann freizumachen und zu entfernen. Die Verwachsungen mit dem Perioste sind zuweilen ziemlich fest, lassen sich aber immer vollständig lösen. Unbequemer sind Verwachsungen mit den Muskeln; man wird hin und wieder die Ausschälung nicht bewerkstelligen können, ohne Teile des betreffenden Muskels zu opfern (3).

Man kann sich übrigens in einem solchen Falle mit der Entfernung des Entozoons begnügen und die neugebildete bindegewebige Schale der Resorption überlassen.

Wird bei der Operation die Kapsel angeschnitten, so entleert sich eine gelbliche, eitrige Flüssigkeit, welcher nicht selten die eigentliche bläulichweiße, rundliche Cysticercusblase nachfolgt. Nach Entfernung des Tumors Antisepsis und Schluss der Wunde durch einige Nähte; Verband.

Die Heilung erfolgt in einigen Tagen.

Litteratur.

1866. 1. v. Graefe, Cysticercus in der Orbita. Arch. f. Ophthalm. XII. 2, p. 194; Clinique ophthalm. Paris 1866.

1871. 2. Horner, F., Cysticercus der Orbita. Klin. Mon.-Bl. f. Augenheilkunde. IX, p. 31—34.

1877. 3. Higgens, Transactions of the clinic. Soc. X, p. 9. Brit. med. Journ. No. 800.

1884. 4. Brown, Brit. med. Assoc. Belfast. Sitzung vom 29. Juli bis 1. Aug. 1884. Brit. med. Journ. 27. Aug.

1889. 5. Gonella, Un caso di cisticerco nell' orbita. Annali di Ottalmia. XVIII,
Fasc. 4—5, p. 372.

1893. 6. Meyer, Ed., Ténonite séreuse causée par un cysticerque. Revue
générale d'ophthalm. p. 157 et Ann. d'oculistique. 1893. T. 109, p. 275.

7. Sgrosso, P., Ténonite partielle suppurée à la suite d'un cysticerque;
ténonite expérimentelle. Revue générale d'ophthalm. No. VIII. Recueil
d'ophth. T. XII, p. 337.

1895. 8. Lecomte, Cysticerque de l'orbite. Thèse de Bordeaux. No. 11.

9. Badal, Un cas de cysticerque de l'orbite. Gazette hebdom. des Sciences
méd. de Bordeaux 16 juillet. Arch. d'ophthalm. XVI. 1, p. 6 (par
Fromaget).

1897. 10. Piccoli, Cisti dell' orbita da cisticerco. Contribuzione clinica et ana-
tomo-patologica. Lavori della oculistica della R. Univ. di Napoli.
Vol. V, Fasc. 1, p. 100.

D. Echinococcus der Orbita.

§ 50. **Echinokokkengeschwülste,** hervorgerufen durch die cystöse
Finne der *Taenia Echinococcus* v. Siebold, kommen fast in allen Organen
des menschlichen Körpers vor. Sie waren offenbar schon zu Zeiten des
Hippokrates bekannt (Aphorism. sect. VII. No. 55) und sind von den Ärzten
des Mittelalters wiederholt beschrieben; doch blieb die wahre Natur der
beobachteten Tumoren in Dunkel gehüllt. Als tierische Lebewesen wurden
die Echinokokkenblasen erst 1760 von Pallas (69) erkannt. Görze (70) beschrieb 1782 die Bandwurmnatur der Scolices, und 1853 wurde durch die
Fütterungsversuche, welche v. Siebold (72) und Küchenmeister (73) gleichzeitig anstellten, die Thatsache festgestellt, welche schon früher von van
Beneden (Zool. méd. II. p. 275) vermutungsweise ausgesprochen worden war,
dass die bei Menschen und Tieren gefundenen Hydatiden als [die Jugendform der im Dünndarme des Hundes lebenden *Taenia Echinococcus* aufzufassen sind.

Die älteste Beobachtung von Echinococcus in der Orbita dürfte wohl die
von J. L. Petit (1) sein. Der Kranke ging an Gehirnkomplikationen zu Grunde.
Bei der Autopsie wurden drei Cysten von Wallnussgröße aus der Orbita extrahiert.
Die Orbitalwand war perforiert, und eine Cyste befand sich ganz, eine zweite zum
Teil innerhalb der Schädelhöhle. Es dürften die von Petit gefundenen Cysten
wohl als Echinokokken aufzufassen sein.

Im Jahre 1801 machte J. A. Schmidt (2) seine erste Beobachtung von
Echinococcus der Augenhöhle bei einem 26 jährigen Soldaten. Er hielt die
Affektion wegen der Härte der Geschwulst für ein Steatom. Ein Jahr später
sah Schmidt eine ähnliche, mit Exophthalmus verbundene Geschwulst in der
Thränendrüse einer jungen Bauernfrau und glaubte eine » Wasserblase « (Cyste
der Thränendrüse) vor sich zu haben. — Weldon (3) beobachtete 1806 einen
Tumor der Orbita, den er punktierte; fünf Tage darauf zog er aus der Punktions-
öffnung eine Blase, die er als eine Hydatide erkannte. — Seit jener Zeit wurden
ziemlich zahlreiche, mehr oder minder zuverlässige Beobachtungen über »Hydatiden«
der Orbita mitgeteilt.

Bei den meisten der älteren Fälle wurde die Diagnose vor der Operation gar nicht oder falsch gestellt; man verwechselte die Affektion mit anderen Erkrankungen der Orbita, welche gleiche oder ähnliche Erscheinungen bieten. Erst in den letzten 30 Jahren, nachdem das Wesen der Echinokokkenkrankheit mehr bekannt geworden, haben die Beobachtungen einen zuverlässigen Charakter gewonnen und sind richtige Diagnosen früher und öfter gestellt worden.

§ 51. Nach einem Zeitraume von 100 Jahren beläuft sich die Zahl der jetzt vorliegenden Fälle auf etwa 70.

Wir dürfen mithin sagen, dass der Echinococcus der Orbita eine nicht gerade häufige Erscheinung ist, namentlich im Vergleiche zu seinem weit häufigeren Auftreten in der Leber und in anderen Organen des menschlichen Körpers. Nach einer Statistik von Neisser (79) wurde in 900 Fällen von Echinococcus derselbe 451 Mal (= 50%) in der Leber angetroffen, in Gesicht, Orbita und Mundhöhle zusammen nur 21 mal (= 2,3%).

Die Verbreitung der Echinokokkenkrankheit ist in den verschiedenen Ländern verschieden. Das Leiden ist im allgemeinen in denjenigen Ländern am häufigsten anzutreffen, deren Bewohner vorzugsweise der Viehzucht obliegen, mithin mehr Gelegenheit haben, sich mit Echinococcus zu inficieren als eine gewerbetreibende Bevölkerung.

So liegt in Island, namentlich in den inneren Teilen des Landes mit ihrer ausgedehnten Rinder- und Schafzucht und der großen Zahl der dort gehaltenen Hunde (es kommt 1 Hund auf 3 Einwohner) die Möglichkeit der Infektion besonders nahe. Im Jahre 1880 kamen nach Jonassen (81) in Island auf je 100 Einwohner 690 Schafe, von denen nach Hjaltelin (76) $^1/_3$ als echinokokkenkrank zu betrachten sind. Dementsprechend beherbergen auch die Hunde die Taenia Echinococcus häufiger als in anderen Landern. Nun wohnt und lebt der Isländer mit seinen Hunden zusammen, wodurch die Übertragung der Echinokokkenkeime erheblich begünstigt wird.

In der That leidet etwa $^1/_7$ der Bevölkerung Islands am Echinococcus.

Auch für Australien, namentlich Südaustralien mit seiner ausgebreiteten Viehzucht lässt sich aus der Angabe von Thomas (80), dass durchschnittlich jährlich 31 Todesfälle durch Echinococcus erfolgen, schließen, dass dessen Häufigkeit daselbst beträchtlich ist.

In Deutschland gehören Mecklenburg, Vorpommern und Schlesien zu den vom Echinococcus am meisten heimgesuchten Gegenden.

Weniger verbreitet ist er in Süddeutschland. In England und Frankreich scheint der Echinococcus nicht gerade selten zu sein, dagegen wurde er nur selten in Schottland beobachtet. In der Schweiz ist der uniloculäre Echinococcus selten, viel häufiger der multiloculäre Echinococcus. In Amerika und Asien scheinen Echinokokken nur selten vorzukommen. Sie sind nach Budd (77) von den Arzten, welche über die Krankheiten Britisch-Indiens geschrieben haben, kaum erwähnt. Man sollte vermuten, dass das Vorkommen des Echinococcus in der Orbita im Einklang stehe mit dem Häufigkeitsverhältnis des Parasiten in den einzelnen Ländern, doch lässt sich dies aus dem vorliegenden Materiale keineswegs ableiten. Die Beobachtungen über den Echinococcus in der Augenhöhle entstammen den verschiedensten Ländern und sind in den Gegenden, wo der Schmarotzer vorzugsweise zu Hause ist, nicht zahlreicher erfolgt als in weniger mit Echinococcus inficierten Gebieten.

Berlin (dieses Handb. I. Aufl. Bd. VI. p. 686—689.) hat unter 40,000 Augenkranken in Stuttgart keinen Fall von Echinococcus der Orbita gesehen, ebenso scheint v. Graefe unter mehr als 80,000 Augenkranken keinen Fall von Augenhöhlen-Echinococcus zu Gesicht bekommen zu haben. Aus Russland sind bis jetzt etwa acht Fälle bekannt. Zwei Beobachtungen stammen aus Spanien (10.36), ein Fall aus Belgien (45). Die übrigen verteilen sich ziemlich gleichmäßig auf Frankreich, Deutschland, England, etc. Aus der Schweiz ist mir kein Fall von Echinococcus der Orbita bekannt geworden.

§ 52. Hinsichtlich des Alters und Geschlechtes lässt sich Folgendes feststellen: die Echinokokkenerkrankungen anderer Organe, namentlich der Leber, werden nach Neisser (79) am häufigsten zwischen dem 21. und 40. Lebensjahre angetroffen. Es entfallen auf das 21.—30. Lebensjahr 154, auf das 31.—40. Lebensjahr 123 Fälle unter 277 ärztlich diagnostizierten Echinokokken. Dagegen treffen wir den Echinococcus der Orbita in überwiegender Mehrzahl im Alter von 10—30 resp. in zwei Dritteln der Fälle zwischen dem 11. und 21. Lebensjahre an.

Nach Mandour (58) standen von 44 Fallen 21 vor dem 21. Lebensjahre, 14 jenseits desselben; bei den anderen 4 Fallen war das Alter nicht verzeichnet.

Selten ist die Erkrankung im frühesten Kindesalter und bei Greisen. Das jugendlichste Individuum, bei welchem Echinococcus der Orbita beobachtet wurde, war 2 Jahre (51), das älteste, eine Frau, 64 Jahre alt (53). Nach Davaine erkrankt das männliche Geschlecht gleich häufig an Echinococcus verschiedener Organe, wie das weibliche. Ein anderes Verhältnis ergiebt sich jedoch aus Neisser's Zahlen: Von 669 Fällen betreffen 436 das weibliche, 233 das männliche Geschlecht. Besonders in Island, wo die Krankheit endemisch ist, werden die Frauen häufiger von ihr befallen als die Männer. Unter 74 Kranken, welche Jonassen (l. c.) beobachtete, befinden sich 44 Frauen.

Dagegen besteht für den Echinococcus der Augenhöhle gerade das umgekehrte Verhältnis: wir finden die Erkrankung bei Männern etwa dreimal so häufig als bei Frauen. Berlin zählte 77% der Fälle dem männlichen, 23% dem weiblichen Geschlechte zu. Mandour fand unter 44 Fällen 30 Männer und 10 Frauen; in vier Fällen war das Geschlecht nicht erwähnt.

Worauf es beruht, dass das weibliche Geschlecht von Echinococcus der Leber und anderer Organe nach mehreren Statistiken häufiger befallen wird als das männliche, letzteres hingegen bei der Erkrankung der Orbita bedeutend prävaliert, ist nicht leicht festzustellen. — Dass der Echinococcus der

Augenhöhle namentlich in den Pubertätsjahren häufig zur Beobachtung kommt, lässt sich zum Teil dadurch erklären, dass Kinder in der Regel in einem intimeren Verkehr mit den Hunden zu stehen pflegen als Erwachsene. Doch ist es auffallend, dass nach Neisser's Statistik, welche sich auf 500 Fälle erstreckt, nur 29 Fälle auf das 1.—10. Lebensjahr fallen. Nach Thorstensen (75) kommen von 328 Fällen 26 auf Kinder unter 10 Jahren. Man sollte füglich für dieses Alter höhere Werte erwarten, da die Infektionsmöglichkeit in den Kinderjahren kaum geringer ist als zur Zeit der Pubertät.

Auch ist nicht anzunehmen, dass die Entwickelung der Cyste immer eine so langsame sei, dass Jahre vergehen, ehe sie Erscheinungen macht. Wenigstens dürfte dies für die Orbita nicht wahrscheinlich sein; der Parasit wird hier viel früher Erscheinungen veranlassen, welche seine Anwesenheit verraten, als in manch anderen Organen im Inneren der Körperhöhlen.

§ 53. Pathologische Anatomie. Während der intraoculare Cysticercus vorzugsweise im linken Bulbus gefunden wird, tritt Echinococcus der Orbita in gleicher Häufigkeit in beiden Augenhöhlen auf. Sein Sitz innerhalb der Orbita kann ein sehr verschiedener sein. Wir treffen ihn bald in der Tiefe der Augenhöhle, bis zum Foramen opticum reichend, bald in den seitlichen Partien, mehr dem Ausgange der Orbita genähert, bald innerhalb, bald außerhalb des Muskeltrichters. Zuweilen steht er in inniger Verbindung mit den Muskeln oder findet sich innerhalb eines Muskelbauches selbst (34. 55); sogar zwischen den Bindegewebsscheiden des Sehnerven (Beer) und innerhalb der Thränendrüse (2. 39) ist er gefunden worden. Immer aber trifft man ihn zwischen den Weichteilen des Orbitalinhaltes, nie zwischen Periost und der knöchernen Augenhöhlenwand. In der Regel wird der Echinococcus innerhalb des Gewölbes der Orbita, im Grunde derselben, seltener in den vorderen seitlichen Partien gefunden — im Gegensatz zu dem orbitalen Cysticercus, dessen Sitz dem Ausgange der Augenhöhle zuneigt. In dem Falle von Nikolinkin (61) saß jedoch die viele Tochterzellen enthaltende Geschwulst in dem unteren ectropionierten und ausgedehnten Lide. Bei sehr excessivem Wachstume kann die Echinokokkengeschwulst in einer späten Periode der Erkrankung weit aus der Orbita hervorragen (8).

Stellwag's Ansicht, dass der innere untere Augenwinkel Prädilektionsstelle sei, lässt sich nicht aufrecht erhalten. Wenn man bei dem wechselnden Sitze der Geschwulst überhaupt von einer Prädilektionsstelle sprechen kann, so sind vielmehr die oberen äußeren Partien der Orbitalhöhle dafür in Anspruch zu nehmen.

§ 54. Der Echinococcus entwickelt sich nach seiner Einwanderung primär in der Orbita; das ist die Regel. In selteneren Fällen dringt er aus benachbarten Höhlen, nach Zerstörung der knöchernen Wandung derselben, in die Augenhöhle ein (23). Eine ursprünglich in der Orbita lagernde Echinokokkencyste kann bei zunehmendem Wachstume, nach Usur der Knochen in die Schädelhöhle (1. 26) oder in andere benachbarte Höhlen durchbrechen.

Die Größe der Tumoren ist sehr verschieden; wir finden alle Entwicklungsstufen, von der Größe einer Erbse bis zu derjenigen einer großen Nuss und darüber. Selten erreichen sie einen solchen Umfang, dass sie die ganze Orbita ausfüllen (Schmidt (2), 1. Fall, Waldhauer (29), 2. Fall, Rabinowitsch (53), Peunow (42 b). Sie können in solchen Fällen schließlich zu Dilatation und Zerstörung der Orbitalwand führen oder unter Verdrängung und erheblicher Beschädigung des Bulbus am Ausgange der Orbita zum Vorschein kommen. In der Beobachtung von Peunow hatte der Tumor die Größe eines Hühnereies erreicht, das Entozoon selbst war taubeneigroß.

Die Form der Geschwulst ist rundlich, länglich, ei- oder birnenförmig. Der Tumor ist in einer Reihe von Fällen nur locker in die umgebenden Gewebe eingebettet und zeigt nur spärliche Adhärenzen mit dem benachbarten Zellgewebe. In anderen Fällen bestehen festere Verbindungen mit den umgebenden Geweben (53), so mit dem Bulbus (2), mit einem Muskel (20. 34), mit der Thränendrüse (2. 39) oder dem Perioste (47).

Die durch die entzündliche Reizung der benachbarten Gewebe entstehende Organkapsel ist je nach dem Alter der Geschwulst sehr verschieden dick, bleibt aber in ihrer Dicke meist hinter derjenigen des orbitalen Cysticercus zurück. Sie schließt das eigentliche Entozoon, die Mutterblase, d. h. den bis zu einem gewissen Grade der Entwickelung gelangten Embryo der Tänie ein. Die Mutterblase ist von grauweißer Farbe, prallelastisch und durchscheinend. Ihre Wandung zeigt eine für Echinococcus sehr charakteristische Schichtung aus zahlreichen hyalinen Lamellen, welche als Sekretionsprodukte der innersten Lamelle, der eigentlichen Embryonalblase, anzusehen sind. Die Cyste enthält eine klare oder schwach gelblich gefärbte, opalescierende Flüssigkeit, deren Quantität je nach der Größe der Blase von einigen Grammen bis hundert und mehr Gramm schwankt.

§ 55. Beim Menschen findet die Entwickelung von Brutkapseln und Scolices selten direkt von der Innenfläche der Keimschicht der primären Echinokokkenblase (Mutterblase) aus statt. Vielmehr werden eine oder mehrere Generationen von Tochterblasen erzeugt, in welchen dann erst die Entwickelung von Brutkapseln und Köpfchen zustande kommt. Es finden sich demnach in der Mutterblase mehr oder weniger zahlreiche Tochterblasen, von denen einzelne oder auch alle wiederum Enkelblasen enthalten. Die Tochterblasen gehen entweder aus Brutkapseln oder aus Scolices oder direkt aus der Keimschicht der Mutterblase hervor. — Die Zahl der Tochterblasen kann von wenigen bis 100 (Westphal (26), in der

Leber bis zu **mehreren** Tausenden, betragen. Ihre Größe ist wechselnd; neben kaum hirsekorngroßen finden sich alle Übergänge bis zu taubeneigroßen Blasen. Die freigewordenen **Köpfe** in den Brutkapseln zeigen einen Hakenkranz mit sehr zahlreichen Haken **und vier** Saugnäpfe.

In manchen Fällen kommt es überhaupt nicht zur **Entwicklung** von Tochterblasen: die Mutterblase ist steril (Acephalocysten), wie in **einem** Falle von Mules (40). Natürlich werden dann in solchen Fällen bei der **Untersuchung** des Cysteninhaltes weder Haken noch Kopfzapfen gefunden.

§ 56. Mit der Entwicklung zahlreicher Tochterblasen muss natürlich der Umfang der Mutterblase und die in derselben enthaltene Flüssigkeit an Menge zunehmen. Sehr kleine Bläschen können schon bei einer Probepunktion, größere bei der Incision entleert werden, oder sie treten erst beim Anschneiden oder Platzen der Kapsel während der Operation bezw. nach Vereiterung des Cystenbalges zu Tage (6. 8. 15).

Der häufig wasserhelle Cysteninhalt zeigt keine zelligen Elemente wie die Flüssigkeit der serösen Cysten, kein Fett wie der mehr oder minder trübe Inhalt dünnflüssiger Dermoidcysten. Er büßt an seiner Klarheit weder durch Kochen noch durch Zusatz von Säuren etwas ein.

Aus diesen Eigenschaften allein kann zuweilen schon auf den parasitischen Charakter der vorliegenden Cyste geschlossen werden.

Die Reaktion des Cysteninhaltes ist gewöhnlich neutral, seltener schwach alkalisch oder sauer. Das spezifische Gewicht beträgt 1009 bis 1015. Die Flüssigkeit enthält kein Eiweiß, hingegen reichliche Mengen von Chlornatrium, öfters Traubenzucker, hin und wieder Bernsteinsäure (71. 74. 78), sowie Inosit (Wyss, Naunyn, Jacobson).

Von praktischer Bedeutung bei der chemischen Untersuchung ist der reichliche Gehalt an Kochsalz, welches sich durch Zusatz von Argentum nitricum in Form eines weißlichen Niederschlages zu erkennen giebt. Jacobson fand in vier Fällen, welche er untersuchte, einen Kochsalzgehalt von 0,54—0,84 %.

Geringe Mengen von Eiweiß können sich finden, nachdem der Echinococcus abgestorben oder nachdem spontan oder infolge einer Punktion entzündliche Reaktionen hinzugetreten sind.

Nach dem Absterben des Parasiten trübt sich der anfangs klare Inhalt und wird milchig, breiig oder eitrig. Schließlich fällt die Cyste zusammen; es lagern sich kohlen- und phosphorsaurer Kalk sowie Cholestearin in ihr ab, oder es kommt spontan — durch zunehmende entzündliche Reizung der bindegewebigen Kapsel — zu einer Vereiterung des ganzen Sackes (27[a]) und möglicherweise zu einem Durchbruche des Eiters nach außen oder in benachbarte Organe (Gehirn, Sinus!), wodurch schwere Folgezustände und der Tod bedingt werden können (Bresgen 27[a]).

Aus dem Falle von Waldhauer (20) ist der von Bötticher in Dorpat erhobene mikroskopische Befund der Augenmuskeln und des Sehnerven von

Interesse. — Es waren von den Augenmuskeln zwei im höchsten Grade degeneriert. Sie erschienen bauchig verdickt und von weißlicher, speckiger Beschaffenheit. Für das bloße Auge war die Faserung daselbst verschwunden, an den Enden jedoch noch kenntlich. Es lag dieser Erkrankung der Muskeln eine hochgradige Wucherung des interstitiellen Bindegewebes zu Grunde, welches ungemein reich an Kernen war. Die eingeschlossenen Primitivbündel waren auseinander gedrängt, ein Teil ganz atrophiert, ein anderer noch längsgestreift; nur bei wenigen war die Querstreifung sichtbar. An den Enden nahm die Degeneration ab, sodass man hier verhältnismäßig gut erhaltene Muskelfasern antraf, welche gegen den angeschwollenen mittleren Teil des Muskels ausstrahlten.

In einem Falle von Beer (7) war der Augapfel hochgradig zerstört, die Cornea war glanzlos, geschrumpft und mit Bindegewebswucherungen bedeckt, die Sclera ausgedehnt und verdünnt, die Iris an die Hornhaut gedrängt und mit dem getrübten Glaskörper verwachsen. Die Aderhaut war ungewöhnlich blass, die Netzhaut sehr dünn und zerfließend; der verflüssigte Glaskörper enthielt ein gelbliches Serum, seine Zellen waren zerstört.

§ 57. Über die Bindegewebskapsel des Entozoons liegt eine anatomische Untersuchung von Thierfelder (von dem v. Zehender'schen Falle 44) vor:

»Im mikroskopischen Präparate stellt sich diese Kapsel als ein ca. 1 bis 1,5 mm breiter, aus derbem, stark glänzendem, fibrillärem Gewebe gebildeter Saum dar, welcher in unregelmäßige Falten geworfen erscheint. Dieser Saum ist gegen die trichterförmige Lichtung, d. i. die Höhle, in welcher der Echinococcus lag, durch eine Schicht nekrotischen Gewebes und feinkörnigen Detritus begrenzt, nach außen dagegen ist er von einer breiten Zone dicht kleinzellig infiltrierten Gewebes umgeben. In dieser äußeren Zone liegen neben vereinzelten größeren venösen und arteriellen Gefäßen Fettträubchen und quer und längs durchschnittene Muskelfasern, von denen viele in colloider Umwandlung begriffen sind und dementsprechend an Volumen und Glanz zugenommen haben, während ihre Querstreifung verloren gegangen ist.

Die gefäßreichen Fetttröpfchen und Muskelbündel sind ebenfalls von einem entzündlichen, dicht infiltrierten Gewebe umschlossen, und kleine Infiltrationsherde durchsetzen außerdem, unregelmäßig zerstreut, das ganze Präparat. In der Nähe dieser Herde findet sich häufig körniges Hämatoidin in Zellen eingeschlossen.

Pigmentierung und Entzündung sind wohl als Folgen des ersten Eingriffes zu betrachten.«

§ 58. Symptomatologie. Der Beginn und Verlauf der durch Echinokokkencysten in der Orbita hervorgerufenen Erkrankung zeigt beträchtliche Verschiedenheiten. In vielen Fällen ist die Entwicklung des Echinococcus und damit die Ausbildung der klinischen Erscheinungen eine langsame, schleichende. Es vergehen Monate und Jahre, nachdem sich die ersten Symptome einer Erkrankung des Auges durch leichte Rötung, vorübergehende Schmerzhaftigkeit und geringe Behinderung der Beweglichkeit des Bulbus bemerkbar machten, ohnedass sich die Kranken genötigt sehen, ärztliche Hilfe in Anspruch zu nehmen. Das Wachstum der Cyste ist ein sehr langsames, die Beschwerden und objektiven Erscheinungen sind lange Zeit gering. So hatte der Tumor in der Beobachtung von MAC-GILLIVRAY (21) sechs, in derjenigen von LAWRENCE (5) sogar sieben Jahre gebraucht, um Erscheinungen zu veranlassen, welche die Hilfe des Chirurgen notwendig machten.

In anderen Fällen setzt die Krankheit mit stürmischen Symptomen ein und erreicht nach Ablauf von wenigen Wochen ihren Höhepunkt. Der Augapfel rötet sich; unter stechenden, bohrenden oder reißenden Schmerzen in der Orbita entwickelt sich Exophthalmus, die Schmerzen nehmen mit dem Fortschreiten der Protrusion des Bulbus von Tag zu Tage an Intensität zu' und haben nicht selten den Charakter wirklicher Ciliarneurosen. Rapider Verfall des centralen Sehens, zunehmende Behinderung der Beweglichkeit des Bulbus, ausgesprochene Dislokation, vielleicht starke Schwellung, Rötung und Vorwölbung des oberen Lides, Ptosis oder Lagophthalmus infolge der hochgradigen Propulsion des Bulbus vervollständigen das Bild.

Eine derartige brüske Entwicklung der Krankheit erweckte nicht selten den Verdacht auf eine maligne Neubildung und hatte jeweilen die Enucleation des Tumors samt dem Bulbus zur Folge (2. 28. 53).

Zwischen diesen extremen Formen, derjenigen mit so stürmischem Beginn und andererseits einer sehr langsamen Entwicklung des Tumors liegt die Mehrzahl der subakuten Fälle in allen Graden der Abstufung.

§ 59. Der Schmerz ist eines der gewöhnlichsten Symptome, welches nach dem Beginne des Leidens beobachtet wird. Bald tritt er vor dem Erscheinen des Exophthalmus und eines nachweisbaren Tumors auf, bald stellt er sich erst nachträglich ein. In der Regel treten Schmerzen mit der Entwicklung des Exophthalmus auf und nehmen mit dessen Zunahme ebenfalls an Intensität zu. Sie sind in verschiedenen Graden der Heftigkeit in allen Fällen verzeichnet, zu Beginn, während oder gegen das Ende des Leidens und zeigen zuweilen einen intermittierenden Charakter (29). Der Kranke lokalisiert seine Schmerzen in die Orbita und schildert sie als ein lästiges Gefühl des Druckes, der Spannung, oder als ein Reißen, Bohren und Stechen. In anderen Fällen sind es wirkliche Neuralgien bestimmter Nerven oder Hemicranien der betreffenden Seite. Die Schmerzen erreichen zuweilen mit der weiteren Entwicklung des Leidens einen solchen Grad der Heftigkeit, dass sie den Schlaf rauben, zu lautem Aufschreien, zum Ausbruche wirklicher Delirien (3. 16), selbst zu Bewusstlosigkeit führen (38). Sie werden bedingt durch die mit der Entwicklung der Echinokokkencyste einhergehenden entzündlichen Reaktionen und Druckwirkungen auf die benachbarten Gewebe, auf die Ciliarnerven, auf den *Nervus supra-* oder *infraorbitalis* oder auf den Bulbus selbst (Sekundärglaukom).

Die Conjunctiva des Augapfels und der Lider rötet sich entweder gleich zu Beginn des Leidens, oder erst nachdem der Exophthalmus so weit ausgebildet ist, dass die Lider nicht mehr vollständig geschlossen werden können. Das Auge thränt und ist lichtscheu; die Hornhaut, des Schutzes der Lider entblößt, verliert ihren Glanz, wird trocken, beginnt sich zu trüben (62) und kann schließlich ulcerieren und perforieren (2, 2. Fall; 27ª). Zuweilen bestehen lästige Photopsien und Chromatopsien (2, 1. Fall).

§ 60. Die Abnahme des Sehvermögens des betreffenden Auges macht sich hin und wieder schon bemerkbar, noch ehe ein nennenswerter Exophthalmus zu beobachten ist (25). Meist geht der Verfall der Sehkraft mit der allmählichen Zunahme der Propulsion des Bulbus Hand in Hand, selten erlischt das Sehvermögen plötzlich und unvorbereitet oder bleibt während der ganzen Dauer der Erkrankung normal (35. 45).

Die Regel ist eine zunehmende Verschlechterung des Sehens, schließlich eine vollständige Amaurose durch Atrophie des Sehnerven, wenn nicht frühzeitig Hilfe gebracht wird.

Die Beweglichkeit des Bulbus ist behindert oder fast ganz aufgehoben (20. 53), oder das Auge zeigt je nach dem Sitze des Tumors ausgesprochene Dislokationen nach der einen oder anderen Richtung, mit entsprechender Diplopie (35. 44. 45). Die verschiedenen Variationen der Ablenkung geben unter Umständen einen gewissen Aufschluss über den Sitz und den Umfang des Tumors. Im allgemeinen wird die Geschwulst auf der der Ablenkung entgegengesetzten Seite der Orbita zu suchen sein.

Der Grad des Exophthalmus richtet sich in der Regel nach der Größe des Tumors. Die Propulsion wird ganz fehlen oder nur gering sein kurz nach der Einwanderung des Entozoons in die Orbita; sie wird langsam, aber stetig mit dem weiteren Wachstum der Cyste zunehmen. Doch kann zuweilen der Exophthalmus bei relativ kleinen Tumoren einen beträchtlichen Grad erreichen, während andererseits Geschwülste von größerem Umfange, welche sich vornehmlich gegen die Spitze der Orbita entwickelt haben, oft einen nur mäßigen Exophthalmus bedingen.

Zu dem Grade des Exophthalmus steht im allgemeinen die Behinderung der Beweglichkeit des Bulbus, welche zuweilen schon im Beginn der Erkrankung zu konstatieren ist, in Beziehung. Bei sehr bedeutendem Exophthalmus sind auch die Störungen der Lokomotion in der Regel am deutlichsten ausgesprochen. Sie werden entweder durch einen entsprechend sitzenden Tumor selbst bedingt, oder sie resultieren aus der Beteiligung eines oder mehrerer Muskeln an dem krankhaften Prozesse, oder endlich es liegt der Beweglichkeitsbehinderung und Ablenkung des Auges eine Paralyse des motorischen Nerven eines Augenmuskels zugrunde. Vollständige Lähmung des *Rectus externus* beobachteten WALDHAUER (20) und GRAY (24).

Ptosis des oberen Lides, welche auch nach der Operation bestehen bleiben kann (31), tritt namentlich dann auf, wenn der Tumor im oberen Teile der Orbita seinen Sitz hat (8. 12. 16). Wird der Bulbus durch einen solchen Tumor stark nach unten gedrängt, so tritt Ectropium des unteren Lides auf (5 u. A).

§ 61. Änderungen in der Refraktion des Auges können wie bei anderen Tumoren in der Orbita auch bei Echinococcus beobachtet werden. Retrobulbär sitzende Tumoren können durch ihre Kompression des Bulbus in der Richtung von hinten nach vorn zu einer Verkürzung der Sehaxe und mithin zu Hypermetropie (56) führen. Bei lateralem Sitze des Tumors kann eine Verlängerung der Axe zustande kommen, wodurch Myopie bedingt sein kann. Diese durch den Tumor veranlassten Anomalien in der Refraktion schwinden, wenn das veranlassende Moment beseitigt wird.

Eine weitere Folgeerscheinung der Kompression des Bulbus ist das mehrfach beobachtete Sekundärglaucom (20. 36. 45. 56. 60) mit seinen Begleiterscheinungen.

Störungen in der Akkommodation und Veränderungen der Pupille sind häufig, die Bewegungen der Pupille sind beeinträchtigt oder ganz aufgehoben. Die Pupille ist weit und starr (5. 20 u. A.), niemals verengt.

Nur selten bleibt das frühere centrale Sehvermögen vollkommen erhalten. Eine erhebliche Verminderung oder ein vollständiger Verlust desselben sind vielmehr die Regel. Unter 44 Beobachtungen finden sich 32, in denen es erheblich alteriert war; unter 26 Fällen, welche Dieu (42ª) durchsah, bestand 12 mal Amaurose, nur 3 mal Erhaltung der früheren Sehkraft.

Zuweilen kehrt das Sehvermögen, wenn sein Verfall kein vollständiger war, teilweise oder vollkommen, vorübergehend oder dauernd wieder (47), selten zwar ohne Behandlung, meist erst im Anschluss an einen die Schädigung aufhebenden Eingriff: Punktion, Incision oder Entfernung des Tumors. Doch ist auch dann nie sicher auf einen positiven Erfolg in dieser Hinsicht zu zählen. Ein solcher dürfte nur zu erwarten sein, wenn die Einbuße keine erhebliche war und durch einen frühzeitigen Eingriff weiterem Verfall vorgebeugt werden kann (31).

Ist die Sehstörung eine bedeutende, und hat sie schon längere Zeit bestanden, so ist in der Regel nur eine geringe Besserung oder gar kein Erfolg von der Operation zu hoffen (5. 8. 53. 39).

Im Falle von Lawson (28) kehrte das vollkommen verloren gegangene Sehvermögen nach der Operation so weit zurück, dass wieder Jäger No. 20 gelesen werden konnte.

Die Alteration des Sehnerven ist weniger durch die Kompression, welche die Geschwulst ausübt, als vielmehr durch den spezifischen Einfluss, welchen

die Echinokokkencyste, namentlich bei retrobulbärem Sitze, auf die Nerven-
elemente ausübt, bedingt. Die meisten Tumoren anderer Natur in der Orbita
sind bei gleicher Größe viel weniger häufig von so erheblichen Beschädigungen des Sehvermögens begleitet, wie der Echinococcus.

§ 62. Von der ophthalmoskopischen Untersuchung haben wir
zu Beginn der Affektion wenig zu erwarten. Wir finden keine Veränderungen oder höchstens eine geringe Hyperämie der Papille. Hat aber im
weiteren Verlaufe des Leidens die Geschwulst einen größeren Umfang erreicht, ihre toxischen Einflüsse und Druckwirkungen auf den Sehnerven
entfaltet und zu einer allgemeinen venösen Stase der Gewebe der Orbita
geführt, so wird auch der Fundus Veränderungen darbieten, welche im
Vereine mit anderen Symptomen bestimmte Anhaltspunkte für die Beurteilung
der Erkrankung bieten können.

Die Sehnervenpapille ist ausgesprochen hyperämisch; sie ist entweder
noch scharf begrenzt oder sie zeigt entzündliche Röte, Schwellung und verwaschene Grenzen: das Bild der Neuritis oder Papillitis (63). Die Venen
des Fundus erscheinen breiter, stärker gefüllt und geschlängelt. Die Arterien
sind normal oder verschmälert; hin und wieder finden sich vereinzelte
Blutungen in der Retina.

Die Papillitis bleibt längere Zeit bestehen und endigt schließlich mit
einer partiellen oder totalen Atrophie des Sehnerven, welche sich durch
die Blässe des Sehnervenkopfes in einer späten Periode der Erkrankung
zu erkennen giebt, oder die entzündliche Schwellung geht nach der Operation
zurück, und es kehrt ein mehr oder minder brauchbares Sehvermögen wieder
(28. 31. 56).

Der Glaskörper ist in der Regel klar, seltener getrübt. Veränderungen
der Chorioidea, Ablösung der Netzhaut wurden nicht beobachtet.

Die Trübungen und geschwürigen Veränderungen der Hornhaut,
welche zur Beeinträchtigung des Sehvermögens beitragen, wurden bereits
erwähnt.

§ 63. Die Krankheit schreitet weiter fort. Die Schmerzen werden immer
heftiger, sind dauernd oder kehren häufiger wieder; sie werden unerträglich,
sodass sie das Allgemeinbefinden des Kranken in hohem Maße beeinträchtigen.

Das Auge zeigt lebhafte Röte, die Berührung desselben ist zuweilen
schmerzhaft.

Die Bewegungen des Bulbus sind noch mehr erschwert und können
schließlich ganz unmöglich werden. Die Lidspalte wird durch den vor-
drängenden Bulbus erweitert. Die Augenlider sind gespannt, gerötet und
geschwollen, aus ihrer normalen Lage verdrängt; sie bedecken nur zum
Teil oder fast gar nicht den Bulbus.

Die Conjunctiva des entblößten Augapfels verdickt sich (2, 1. Fall), die der Lider ist stark geschwellt und zuweilen mit wuchernden, leicht blutenden Granulationen bedeckt (16).

Die Cornea wird mehr und mehr getrübt, es kommt zu Ulceration und Perforation derselben mit Vorfall der Iris. Letztere entzündet sich und bedeckt sich mit Exsudat. Der Bulbus kann schließlich, wie in einem Falle von SCHMIDT (2), in eine unkenntliche Masse verwandelt werden. Der entzündete Augapfel hatte in diesem Falle die Größe einer starken Mannesfaust! Die Hornhaut war mit Geschwüren bedeckt, perforiert; die Regenbogenhaut zeigte zahlreiche warzenförmige Wucherungen.

Der Exophthalmus kann einen solchen Grad erreichen, dass der Bulbus ganz aus der Orbita verdrängt erscheint (2, 1. Fall; 29).

§ 64. Der Tumor vergrößert sich von Tag zu Tag und wird, je nach seinem Sitz, früher oder später am Ausgange der Orbita durch die Hervorwölbung eines der Lider dem Auge bemerkbar und der Palpation besser zugänglich. Er ist ziemlich resistent und zeigt keine Fluktuation (49. 62), oder elastisch, mehr oder weniger deutlich fluktuierend. Ein für die differentielle Diagnose verwertbares Symptom ist die Fluktuation nicht. Wir können nur so viel aus ihrem Vorhandensein folgern, dass wir es mit einem Tumor mit flüssigem Inhalte zu thun haben; welcher Art dieser Tumor sei, lässt sich aus der Fluktuation allein nicht ableiten, denn sie kommt in gleicher Weise den serösen Cysten, Dermoidcysten mit flüssigem Inhalte, abgesackten Abscessen und Blutergüssen, sehr saftreichen Sarkomen zu.

Wir können aus der Größe des Tumors und der mehr oder minder deutlichen Fluktuation allenfalls einen Schluss auf die vorhandene Menge an Flüssigkeit ziehen, dagegen lässt sich durch die einfache Betastung nicht feststellen, welcher Natur die Flüssigkeit sei.

Das Hydatidenschwirren wurde nie konstatiert, doch scheint auch nie darauf untersucht worden zu sein. Übrigens kommt dieses zuerst von BLATIN beobachtete Symptom auch nur außerordentlich selten bei Echinokokkencysten anderer Organe vor.

Kommuniciert die Geschwulst mit dem Gehirn oder dem *Sinus frontalis*, wie in dem von VERDALLES (23) beobachteten Falle, so lässt sich für den fühlenden Finger an ihrer Wandung eine dem Arterienpuls isochrone Bewegung wahrnehmen, welche namentlich durch ihren mit der Respiration übereinstimmenden Rhythmus auffällt.

Anomalien in der Thränensekretion und Thränenableitung werden bedingt durch Atrophie der Thränendrüse (2), Auswärtswendung der Thränenpunkte, Ectropium.

Das Auge ist im ersteren Falle auffallend trocken, im letzteren besteht beständiges Thränenträufeln.

§ 65. Die subjektiven und objektiven Erscheinungen nehmen in einer späten Periode der Erkrankung einen bedrohlichen Charakter an. Wird dem fortschreitenden Wachstum der Geschwulst nicht durch eine Operation Einhalt geboten, so haben wir schließlich die Zerstörung des Bulbus und schwere Veränderungen der ganzen Orbitalgegend zu gewärtigen. Infolge von Vereiterung der Hornhaut kann es zu Panophthalmitis kommen (11). Spontane oder durch eine Punktion veranlasste Eiterung kann zu einer Phlegmone der Orbita führen (14).

An der entzündlichen Irritation des benachbarten Zellgewebes partizipieren die Muskeln, es entwickelt sich eine Entartung derselben, eine interstitielle Myositis, oder sie werden infolge eines hochgradigen Exophthalmus in einer Weise gedehnt, welche für ihre Funktion nachteilig wird. Die Folge der Degeneration oder der excessiven Dehnung ist ein nach der Operation zurückbleibender Strabismus nach der dem beschädigten Muskel entgegengesetzten Seite (20. 24. 56).

Eine der schwersten Komplikationen ist die Degeneration des Sehnerven. Sie ist überaus häufig und trübt die Prognose erheblich.

§ 66. Komplikationen von seiten des Gehirns sind im ganzen selten. In einigen Fällen dürften die Delirien (3) oder die auffallende Schlafsucht während der Periode großer Schmerzen als Reaktionen des Gehirns im Anschluss an den krankhaften Prozess in der Orbita aufzufassen sein (16. 27^a. 42^a).

Unter allen Fällen, welche uns vorliegen, finden wir nur drei, welche mit Tod endigten (1, 2, 1. Fall, 27^a). Wodurch der Tod in den Fällen von PETIT und J. A. SCHMIDT hervorgerufen wurde, geht aus den Beschreibungen nicht genau hervor, im Falle von BRESGEN scheint eine basale Meningitis, wohl infolge der Operation, die Ursache des Exitus gewesen zu sein. Die Autopsie wurde nicht gestattet.

Meningitische Erscheinungen, welche namentlich im Anschlusse an eine Eiterung vor oder nach einem operativen Eingriffe, oder infolge des Durchbruches der Cyste in die Schädelhöhle (1) auftreten können, geben sich durch heftige Schmerzen im Kopfe und in der Nackengegend kund. Sie sind begleitet von Erbrechen, Fieber, hohem Puls, Paresen im Gesicht und in den Extremitäten und endigen mit Benommenheit des Sensoriums und Tod in tiefem Coma.

Perforationen der knöchernen Orbitalwand lagen in den Fällen von PETIT (1), VERDALLES [23 — die Orbita kommunicierte mit der Stirnhöhle) und WESTPHAL (26) vor.

In dem Falle von DORNBLÜTH (8) ragte die bei der leisesten Berührung sehr empfindliche Geschwulst als eine hühnereigroße Fleischmasse von glatter, etwas glänzender Oberfläche aus der Orbita bis zum Nasenrücken und Jochbogen vor.

Zu spontaner Eröffnung der Cyste nach außen kommt es selten. Im Falle von Verdalles bestand ein Fistelgang, aus dem sich bei Druck auf den Tumor Eiter entleerte. In einem von Dudon (30) beobachteten Falle entleerte sich aus einer spontan entstandenen Öffnung Flüssigkeit. Diese Öffnung schloss sich später wieder.

Schwellung der Parotis der gleichen Seite wurde in dem zweiten Fall von J. A. Schmidt beobachtet.

§ 67. Diagnose. Die Diagnose des Echinococcus der Orbita ist in der Regel schwierig. Sie wird in einer Reihe von Fällen ohne vorherigen Explorativeingriff überhaupt nicht oder nur als eine Wahrscheinlichkeitsdiagnose zu stellen sein. Die Täuschungen, welchen wir ausgesetzt sind, sind zahlreich, und Fehldiagnosen werden nie vermieden werden können. Der Irrtum hat indessen für den Kranken keine Bedeutung, wenn überhaupt eine operative Entfernung der Geschwulst beschlossen ist.

Von üblen Folgen für den Patienten war in der Regel die Verwechslung der Affektion mit einer malignen Neubildung, wie dies wiederholt vorgekommen ist (12. 36. 53). Sie veranlasste die betreffenden Beobachter jeweilen zur Entfernung des Tumors samt dem Augapfel.

Ist der Tumor noch klein, fehlt die Fluktuation, sind andere wegleitende Symptome nicht vorhanden, die Anamnese, wie in der Regel, negativ — so wird man bei der Stellung der differentiellen Diagnose an alle benignen und malignen soliden Tumoren der Orbita zu denken haben.

Einfacher gestaltet sich die Sache, wenn wir Fluktuation nachweisen können. Dass dies unter Umständen schwierig ist, dass auch hierbei vielfache Täuschungen möglich sind, wurde bereits oben erwähnt. Ist deutliche Fluktuation vorhanden, so sagt sie uns wenigstens, ·dass wir es mit einem cystischen Tumor zu thun haben und engt die Differentialdiagnose ein zwischen die hauptsächlich hier in Betracht kommenden Cystengeschwülste der Orbita: die serösen Cysten und Dermoidcysten mit flüssigem Inhalte. Die große Mehrzahl der Dermoidcysten zeigt wegen ihres dicken, breiigen Inhalts überhaupt keine Fluktuation.

Die serösen Cysten der Orbita sind angeboren, ihre Entwickelung ist in der Regel eine langsame. Vielleicht schon in frühester Kindheit in ihren ersten Anfängen beobachtet, tritt die Cyste, ohne irgend welche entzündlichen Erscheinungen in ihrer Umgebung oder von seiten des Bulbus zu veranlassen, in den meisten Fällen erzt zur Zeit der Pubertät in volle Erscheinung, zu einer Zeit also, wo wir gerade auch die Echinokokkencysten zu beobachten gewöhnt sind.

Zuweilen kommt die seröse Cyste mit anderen kongenitalen Bildungsanomalien des Auges zusammen vor: Colobom der Lider, Mikrophthalmus etc. Solche Begleiterscheinungen sprechen stets in hohem Maße für eine angeborene Cyste. Ihr Sitz bietet keine Anhaltspunkte für die Diagnose; mit

Vorliebe entwickeln sie sich im inneren unteren Augenwinkel, sind aber auch, wie die Echinokokkencysten, an allen anderen Stellen der Orbita zu beobachten. Sie sind prallelastisch, meist von runder Form und glatter Oberfläche und fluktuieren. Die sie bedeckende Haut zeigt keine entzündliche Schwellung oder Rötung.

Die Dermoidcysten kommen in der Orbita an den verschiedensten Stellen vor. Sie sind ebenfalls angeboren und bieten den gleichen Entwickelungsgang wie die serösen Cysten dar. Sie können Fluktuation zeigen oder nicht und sind durch die Palpation und Inspektion nicht ohne weiteres von Echinokokkencysten in gewissen Stadien ihrer Entwickelung zu unterscheiden.

Abgesackte Blutergüsse in der Tiefe der Orbita (90) könnten mit einem Echinococcus verwechselt werden. Sie veranlassen ebenfalls Exophthalmus, Ablenkung des Bulbus, Papillitis und bieten, wenn sie der Palpation zugänglich sind, Fluktuation.

Jedoch entwickelt sich hierbei die Protrusion des Bulbus in der Regel plötzlich, im Gegensatz zu dem sich ganz allmählich ausbildenden Exophthalmus bei Echinokokkencysten.

In seltenen Fällen könnte eine Verwechslung mit einer Encephalocele stattfinden. Doch dürfte sich bei genauer Untersuchung ein derartiger Irrtum leicht vermeiden lassen. Die Encephalocelen sind selten, angeboren, charakterisiert durch ihren Sitz, ihre Pulsation, die haufig vorhandenen cerebralen Erscheinungen und durch ihre event. Doppelseitigkeit.

§ 68. Ist es aus irgend einem Grunde erwünscht oder notwendig, in einem zweifelhaften Falle schon vor der Operation zu einer exakten Diagnose zu gelangen, so kann man seine Zuflucht zu einer Probepunktion nehmen. Doch möchten wir im allgemeinen ein Erzwingen der Diagnose auf diesem Wege nicht befürworten. So sichere Anhaltspunkte uns eine Punktion geben kann, so haften ihr andererseits zuweilen Übelstände und Konsequenzen an, die sowohl für den Patienten wie für die doch notwendige Radikaloperation nicht gleichgiltig sind, ganz abgesehen von dem doppelten Eingriffe. Ich glaube, dass man die Punktion überhaupt in vielen Fällen umgehen kann; sie ist von so großer praktischer Bedeutung nicht.

Vor allen Dingen muss auf die Gefahren hingewiesen werden, welche mit der Punktion einer Encephalocele verbunden sind. Sie kann schwere Zufälle von seiten des Gehirns auslösen und selbst den Tod des Patienten bedingen.

Die Punktion eines Echinococcus ist deshalb mit Rücksicht auf die Möglichkeit eines Irrtums in der Diagnose geradezu contraindiciert. Nur wenn das Bestehen einer Encephalocele vollständig ausgeschlossen ist und es sich also nur darum handelt, zwischen angeborenen Cysten und solchen

parasitischer Natur zu entscheiden, oder eine bereits gestellte Wahrscheinlichkeitsdiagnose auf Echinococcus positiv zu sichern — kann die Vornahme
einer Probepunktion gebilligt werden.

Eine einfache Kanüle der PRAVAZ'schen Spritze genügt für die Probepunktion
immer. Die Anwendung eines Troikarts oder die Incision mit einem Skalpell
ist nicht empfehlenswert, weil dabei zu viel von der den Sack spannenden
Flüssigkeit verloren geht, sodass die nachträgliche Enukleation der Cyste unnötig erschwert wird.

Hat man eine Probepunktion vorgenommen, so schicke man die definitive Operation entweder sofort nach — was am meisten zu empfehlen
ist —, oder man warte so lange, bis sich der Sack wieder vollkommen
gefüllt hat, falls die Cyste infolge der Punktion sehr zusammengefallen ist.
Das durch die Punktion gewonnene Fluidum giebt entweder bei der chemischen Untersuchung oder mit Zuhilfenahme des Mikroskops den gewünschten
Aufschluss.

Die Cerebrospinalflüssigkeit reagiert alkalisch, ist frei von Eiweiß,
dagegen reich an Karbonaten und braust daher bei Zusatz von Säuren auf. Sie
ist nicht koagulierbar, hat ein spezifisches Gewicht von 1005 und enthält eine
die FEHLING'sche Lösung reduzierende Substanz (Alcapton nach BOEDECKER,
Glycose nach C. BERNARD), aber kein Chlornatrium, im Gegensatz zu den
Echinokokkencysten, welche reich an Kochsalz sind (Argent. nitric. Probe). Die
Cerebrospinalflüssigkeit ist frei von festen Formelementen.

Die Echinokokkencysten enthalten ebenfalls kein Eiweiß, wenigstens
nicht, solange die Cyste lebt und keine Entzündung in derselben aufgetreten ist.
Das spezifische Gewicht beträgt 1009—1015. Von großem diagnostischem
Werte sind Haken, kleinste Bläschen und Trümmer des Tieres, doch werden
solche durch die Punktion mit einer dünnen Nadel selten zu Tage gefördert.

Eine eiweißreiche Flüssigkeit liefern die serösen Cysten, auch ist ihr
Inhalt reich an zelligen Elementen, besonders Cylinderzellen und Cholestearin-
krystallen. Noch wenig genau ist die chemische Beschaffenheit dünnflüssiger
Dermoidcysten bekannt. Sie enthalten Fettsäuren und Öltröpfchen. Ist der Inhalt der Dermoidcyste ein breiiger, konsistenter, wie gewöhnlich, so wird er
überhaupt nicht durch die Kanüle aspiriert.

Hat man von einer Probepunktion unter Verzicht auf eine exakte
Diagnose Abstand genommen, so wird diese meist sofort bei der Operation
selbst zu stellen sein. Das Aussehen des Tumors, seine Beziehungen zu
den umgebenden Geweben, die Beschaffenheit des Inhaltes beim eventuellen
Anschneiden der Geschwulst werden uns hinreichend orientieren und unser
weiteres Vorgehen bestimmen.

Gleichzeitiges Vorhandensein von Echinococcus unter der Haut (50) oder
in anderen Organen kann der Diagnose des Echinococcus in der Orbita
einen gewissen Grad der Sicherheit verleihen.

Nach dem Gesagten ist also ein Tumor, der sich bei jugendlichen Individuen ohne Fieber langsam in der Orbita entwickelt, dessen fortschrei-

tende Entwicklung von Exophthalmus, heftigen Schmerzen in der Tiefe der Augenhöhle oder von Ciliarneuralgien begleitet ist, der bei prallelastischer Konsistenz deutliche oder undeutliche Fluktuation bietet, frühzeitig erhebliche Störungen des centralen Sehens zur Folge hat, höchst verdächtig für Echinococcus. Findet sich bei einer eventuellen Probepunktion eine klare, eiweißfreie, aber kochsalzreiche Flüssigkeit, so steht die Diagnose auf Echinococcus außer Zweifel.

§ 69. Prognose. Die Prognose des Echinococcus der Orbita ist abhängig von der seit der Ablagerung des Keimes und seiner Entwicklung bereits verflossenen Zeit und von den Störungen der Funktion des Auges, welche er bereits veranlasst hat. Sie ist im allgemeinen ernst in Anbetracht der häufigen und oft schon frühzeitig auftretenden Sehstörungen. Daher ist eine radikale Operation sobald als irgend möglich vorzunehmen. Hat die Affektion bereits zu einer Degeneration des Sehnerven und damit zu einer erheblichen Einbuße des centralen Sehens geführt, so wird dieser Verlust in der Regel auch durch die Operation nicht mehr gut zu machen sein. Ebenso werden ausgesprochene Dislokationen des Bulbus, entstanden durch Beteiligung der Muskeln an dem krankhaften Prozesse, nach der Operation bestehen bleiben und um so störender empfunden werden, je brauchbarer das Sehvermögen dieses Auges geblieben ist.

Tritt hingegen beim ersten Sichtbarwerden beunruhigender Erscheinungen eine rationelle Behandlung ein, so wird weiteren Störungen vorgebeugt und eine vollkommene Heilung ist dann die Regel.

§ 70. Prophylaxe. Es ist Aufgabe der Hygiene, durch entsprechende Maßnahmen, namentlich in Gegenden, wo der Echinococcus endemisch ist, eine Verminderung oder Verhütung der Echinokokkenkrankheit beim Menschen und bei den Tieren anzustreben. Dazu dienen erfahrungsgemäß weniger populäre Aufklärungen über das Wesen der Krankheit als vielmehr eine beträchtliche Verminderung der Zahl nutzloser Hunde, die Errichtung besonderer Schlachthäuser, Vermeidung jedes vertraulichen Umganges mit Hunden, und vor allem eine konsequent durchgeführte Fleischschau.

Welchen segensreichen Einfluss die Einführung der obligatorischen Fleischschau auf die Verminderung des intraoculären Cysticercus gehabt hat, beweist die Thatsache, dass jetzt in Norddeutschland dieses Leiden nur noch selten beobachtet wird, während in den sechziger Jahren der oculäre Cysticercus in den ophthalmologischen Kliniken der Stadt Berlin z. B. eine ständige Erscheinung war.

§ 71. Therapie. Die Behandlung des Echinococcus der Orbita kann natürlich nur eine chirurgische sein. Sie muss die möglichst vollständige

Entfernung des Entozoons anstreben, wenn sie von Erfolg gekrönt sein soll. Durchmustern wir die verschiedenen Beobachtungen älterer und neuerer Zeit, so finden wir, dass die Wege, die zu diesem Zwecke eingeschlagen worden sind, sehr verschieden waren; dementsprechend waren auch die erzielten Resultate mehr oder minder vollkommene.

Die Punktion, welche namentlich in früherer Zeit häufig sowohl zu diagnostischen als zu therapeutischen Zwecken ausgeführt wurde, kann für sich allein niemals als Behandlungsmethode dienen. Ist sie auch zuweilen von vorübergehendem Erfolge — Verkleinerung der Geschwulst, des Exophthalmus und momentaner Milderung der Schmerzen — begleitet, so ist dieser Zustand doch kein dauernder. Sie entleert den Inhalt des Sackes nicht vollständig, lässt vielmehr die Keime des Leidens zurück; diese entwickeln sich weiter und erzeugen früher oder später die Geschwulst mit ihren Symptomen von neuem.

Ebensowenig Chancen, das Leiden zu beseitigen, haben wiederholte Punktionen; wir setzen uns höchstens der Gefahr aus, eine Vereiterung des Sackes und des benachbarten Zellgewebes hervorzurufen.

In Anbetracht der anatomischen Beschaffenheit der Cyste muss man, um eine dauernde Heilung zu erzielen, die Mutterblase selbst, welche stets neue Tochterblasen entwickelt (es sei denn, dass eine Acephalocele vorliegt), entfernen, und dies kann durch eine einfache Punktion nicht erreicht werden.

Eine andere, früher vielfach im Anschluss an eine Punktion oder für sich allein geübte Methode der Behandlung ist die Incision der Geschwulst. Auch sie wird die Hauptbedingung, welche wir für eine definitive Heilung aufgestellt haben, die Beseitigung der Mutterblase, in der Regel nicht erfüllen. In der vorantiseptischen Zeit folgte diesem Eingriff häufig eine Infektion der Wundränder oder eine Vereiterung der Cyste selbst. In einer Reihe von Fällen jedoch hatte diese Behandlungsmethode günstige Resultate zu verzeichnen, denn sie entleert in ausgiebiger Weise den Inhalt der Cyste, einen Teil oder sämtliche Tochterblasen und zerstört nicht selten durch nachträgliche Eiterung die Mutterblase (3 . 8 . 9 . 10 . 11 . 30 . 42a).

Immerhin ist diese Art der Behandlung eine unsichere; Recidive sind nicht ausgeschlossen, der Verlauf einer etwaigen Heilung ist zu protrahiert, die infolge einer event. Eiterung entstehenden Komplikationen, Fisteln, Narbenstränge etc. sind für die Funktionen des Bulbus bedenklich. Die Chancen für Erhaltung oder Wiederherstellung des Sehvermögens sind zu geringe, da ein Teil der schädigenden Einflüsse auch nach der Incision fortbestehen bleibt.

§ 72. Wir müssen uns nach einer anderen, rascher und sicherer zum Ziele führenden Operation umsehen. Eine solche ist unstreitig die Exstirpation der Cyste samt ihrer bindegewebigen Kapsel, die Totalexstirpation, wie sie zuerst von Lawson (28), später von Maréchal (39), v. Zehender (44), Valude (47), Jophe (50), Barabaschew (38) ausgeführt worden ist.

Sie ist das Ideal der Behandlung und sollte stets zuerst versucht werden. Sie schützt uns sicher vor Recidiven, befreit den Kranken rasch von seinen Leiden, beugt weiterem Verfall des Sehvermögens am besten vor. Es bleiben bei ihrer Anwendung keine später die Beweglichkeit des Bulbus behindernden Indurationen zurück, wie dies bei der partiellen Excision der Cyste beobachtet wird (45), und wir sind bei antiseptischem Vorgehen einer prima intentio sicher.

Allerdings stellen sich der Ausführbarkeit der Totalexstirpation zuweilen große Schwierigkeiten in den Weg. Sie kann außerordentlich mühsam, selbst unausführbar sein, wenn es sich um sehr große Tumoren handelt, oder wenn der Tumor sehr fest mit den Wandungen des Bulbus oder mit den Muskeln desselben verwachsen ist, sodass seine Ausschälung ohne Beschädigung dieser Organe kaum bewerkstelligt werden kann. — Sehr dünnwandige Cysten werden bei den Exstirpationsversuchen in der Regel platzen; es ist dann schwierig, den zusammengefallenen Sack aus der Tiefe zwischen den Geweben heraus zu präparieren; umgekehrt kann ein sehr derber Sack zur Erleichterung der Operation wesentlich beitragen.

§ 73. Vor allen Dingen ist bei der Radikaloperation Wert auf eine möglichst breite Incision zu legen. Hat der Tumor in den oberen Partien der Orbita seinen Sitz, so wird der Einschnitt auf der Höhe der Geschwulst durch das obere Lid hindurch, parallel dem Orbitalrande, anzulegen sein. Liegt die Geschwulst in den unteren Teilen der Augenhöhle, so werden wir uns durch Einschneiden der Übergangsfalte der Conjunctiva bulbi in ihrer ganzen Ausdehnung einen Weg in die Orbita bahnen. Es wird sich in solchen Fällen empfehlen, durch Spaltung der äußeren Lidkommissur mehr Raum zu schaffen.

Nachdem man den Tumor an seiner Oberfläche freigelegt hat, wird man sich zunächst darüber orientieren, ob er sich innerhalb oder außerhalb des Muskeltrichters entwickelt hat, wieweit er in die Tiefe reicht, ob Verwachsungen mit der Umgebung bestehen und welcher Art dieselben sind, um unser weiteres Vorgehen danach einzurichten.

Sitzt der Tumor sehr in der Tiefe oder gar innerhalb des Muskeltrichters, so wird man, um einen besseren Zugang zu schaffen, zuweilen genötigt sein, den Augenmuskel der betreffenden Seite abzulösen. Unter Zuhilfenahme von stumpfen Haken, Schere und Pinzette ist alsdann praeparando die Ausschälung des Tumors zu bewerkstelligen, was in der Regel nach einigen Mühen gelingt. Nach Beendigung der Totalexstirpation hat eine gründliche Ausspülung der entstandenen Höhle mit Sublimat $^{1}/_{1000}$ zu folgen. Ein temporär losgelöster Muskel ist wieder an den Bulbus anzuheften. Hierauf folgt nach sorgfältigster Blutstillung vollkommener Verschluss der Wunde — eine Drainage ist nicht notwendig — und Anlegung eines festen Verbandes.

Ist durch sehr innige Verwachsungen der Geschwulst mit ihrer Umgebung eine totale Exstirpation ohne erhebliche Beschädigung wichtiger Organe der Orbita nicht zu erreichen, so spalte man den Tumor breit, räume mit dem scharfen Löffel seinen Inhalt samt der Mutterblase vollkommen aus und excidiere von der Organkapsel ein so großes Stück wie irgend möglich. Nachherige gründliche Ausspülung der restierenden Kapselhöhle mit Sublimatlösung $^1/_{1000}$ und Auslegung der Wunde mit Jodoformgaze, welche gleichzeitig die Drainage bewirkt. Eine prima intentio ist allerdings in diesem Falle nicht zu erreichen, wohl aber eine aseptische Heilung in kurzer Zeit. — Die Wunde kann durch einige Suturen geschlossen werden bis auf einen der Drainage dienenden Teil, der so lange klaffend erhalten werden muss, bis keine Sekretion aus der Tiefe mehr statthat.

Dass das Endresultat der partiellen Excision ebenfalls ein gutes sein kann, dafür sprechen namentlich die Beobachtungen von Meyer (42) und Terson (56). In dem Falle von Meyer war vorher zweimal von Chauvel (41), welcher den Kranken zuerst in Behandlung hatte, punktiert worden; jedesmal bildete sich die Cyste wieder, bis Meyer an eine dritte Punktion die partielle Excision des Cystensackes anschloss. Die Sehschärfe war vor der Operation auf $^1/_6$ reduziert; 22 Tage nach der Operation war vollkommene Heilung eingetreten, die Sehschärfe auf $^1/_3$ gestiegen, der Exophthalmus geschwunden, die Bewegungen des Bulbus waren freier. — In dem von Terson auf diese Weise operierten Falle kehrte das sehr gesunkene Sehvermögen 14 Tage nach der Operation zur Norm zurück.

§ 74. Heutzutage dürfte wohl die Totalexstirpation auch in solchen Fällen gelingen, wo sie bisher wegen der Schwierigkeit, dem Tumor genügend beizukommen, versagte, wenn wir uns zu diesem Zwecke einer von Krönlein (85) angegebenen Methode bedienen, welche für die Entfernung von Tumoren aus der Orbita vorzügliche Dienste leistet: der temporären osteoplastischen Resektion der äußeren Orbitalwand. Dieses Verfahren wird sich namentlich für solche Echinokokkentumoren eignen, welche bei ansehnlicher Größe ihren Sitz in der Tiefe der Orbita haben, und sollte in solchen Fällen stets in Anwendung gebracht werden. Die Operation ist nicht schwierig, gefahrlos und, lege artis ausgeführt, weniger eingreifend als eine mühsame Entfernung des Tumors durch das Lid, wo wir wegen der Enge des Raumes oft nur ungenügend Einblick gewinnen und der Geschwulst mit den Instrumenten nicht in der gewünschten Weise beikommen können.

Die temporäre Resektion eines Keiles aus der äußeren Orbitalwand schafft uns einen vollkommenen Eingang in die Orbita, sie gestattet uns, die Beziehungen des Tumors zu der Umgebung genau zu überblicken, und ermöglicht die Ausschälung der Geschwulst in überraschender Weise. Zufällige Zerreißungen und Durchschneidungen von Augenmuskeln mit ihren schlimmen Folgen für den Gebrauch eines noch sehkräftigen Auges sind hierbei ganz ausgeschlossen, und wir dürfen in kurzer Zeit eine Heilung per primam erwarten.

Über die Technik der Operation vergleiche man Krönlein (85) oder Czermak (Augenärztliche Operationen, 1894, 6. Heft, p. 379.)

§ 75. Die Enukleation des Tumors mit dem Bulbus wurde in verschiedenen Fällen ausgeführt, entweder infolge eines Irrtums der Diagnose, indem die betreffenden Beobachter in Anbetracht der stürmischen Erscheinungen, unter welchen die Geschwulst sich entwickelte, einen malignen Tumor vor sich zu haben glaubten (38 2. Fall; 51), oder mit Rücksicht darauf, dass der Bulbus schon so hochgradig zerstört war, dass seine Erhaltung nicht möglich oder wünschenswert erschien (7; 24, 2. Fall; 62).

Zuweilen ist nach der Entfernung großer Tumoren mit dem Bulbus wegen der allgemeinen Stase in den Geweben die Nachblutung ziemlich beträchtlich, sodass die Tamponade der Orbita gemacht werden muss (29).

Waldhauer (29) entfernte bei seinem zweiten Falle, weil die Exstirpation nicht möglich war, die die ganze Orbita ausfüllende Cyste mit dem Bulbus.

Von v. Issekutz (49) wurde der Bulbus wegen Atrophie des Opticus (!) mit entfernt.

Die Enukleation des Bulbus war in diesen beiden Fällen nicht angezeigt; sie ist nur vorzunehmen, wenn bereits hochgradige Zerstörungen des Augapfels vorliegen und aus seinem Verbleiben in der Orbita dem Kranken Nachteile erwachsen könnten.

Sympathische Affektion des anderen Auges wurde nie beobachtet. Nur in dem Falle von v. Zehender (44) wird angegeben, dass nach der Operation dann und wann Schmerzen und vorübergehende Ciliarinjektion in dem gesunden Auge auftraten, ohnedass sich weitere Schädigungen einstellten.

Litteratur.

1774.   1. Jean-L. Petit, Oeuvres complètes, p. 231.

1803.   2. Schmidt, J.A., Über die Krankheiten des Thränenorgans. Wien. p. 90—94.

1806.   3. Weldon, Cases and observations in Surgery. London. p. 104.

1828.   4. Delpèche, Clinique chir. de Montpellier. T. II, p. 99.

1831.   5. Lawrence, Medico-chir. Transactions. Vol. XVII, p. 48, London, and Mackenzie, A pract. treatise on the diseases of the eye. London. 1839. III. Ed., p. 908.

1833.   6. Holscher, Caspar's Wochenschrift. Bd. I, p. 237.

1834.   7. Rosas, A., Lehre von den Augenkrankheiten. Wien. p. 379—381 (Fall von Holscher und ein Fall von Beer).

1842.   8. Dornblüth, Fall eines bedeutenden Hygroms in der Augenhöhle. Oppenheim's Zeitschr. f. die ges. Med. Bd. XXI, p. 1.

1843.   9. Goyrand, Annales de la Chir. Franç. et Étrang. T. VIII et Bull. thérap. T. XXV, p. 230.

1845. 10. Garcia Romeral, Ann. d'oculist. T. XIV, p. 124.

1848. 11. Tavignot, Journ. des Connaissances médico-chir. T. XXI, p. 12.

1852. 12. Bowman, Medical Times and Gazette. Vol. V, p. 465.

1852—59. 13. Sanson, Kyste séreux (hydatique) volum. dans l'orbite. J. Sichel, Iconographie. Text p. 723; Atlas Pl. LXXV, Fig. 1.

1854. 14. **Anisaux**, Gaz. des Hôp. p. 514. Ann. d'ocul. août. T. XXXII, p. 90.
1859. 15. **Fano**, L'Union médic. cit. nach Schmidt's Jahrb. Bd. 112, p. 261.
1860. 16. **Carathéodori**, Gaz. d'Orient. T. IV, p. 9. Schmidt's Jahrb. Bd. 112,
       p. 260.
       17. **Fehre**, De Hydatide seu Echinococco glandulae lacrymalis et orbitae.
       Diss. Inaug. Lipsiae.
       18. **Demarquay**, Traité des tumeurs de l'orbite. Ann. d'oculist. T. LXVIII.
       p. 232.
1865. 19. **Hulke**, Lond. Ophth. Hosp. Reports. IV. 1, p. 91.
       20. **Waldhauer**, Klin. Mon.-Bl. f. Augenheilkunde. III, p. 385.
1866. 21. **Mac-Gillivray**, Austral. med. Journ. 234. British med. Journ. 263,
       13. Jan. Ann. d'oculist. T. LVI, p. 172.
1871. 22. **Schmid**, Echinococcus der Orbita. Jahresber. d. Augenabteilung des
       Odessaer Stadt-Hospitals.
1872. 23. **Verdalles**, Hydatides du sinus frontal et de l'orbite. Bordeaux Médical.
       T. I, p. 225 et Ann. d'ocul. T. 68, p. 185.
       24. **Gray**, A. S., Echinococcus in the orbit. Lancet. II, p. 694.
       25. **Steiner**, Echinococcuscyste der Orbita. Allgem. Wien. med. Zeitg.
       p. 53. Österr. Zeitschr. f. prakt. Heilkunde. XVIII, p. 121.
1873. 26. **Westphal**, Über einen Fall von intrakraniellen Echinokokken mit Aus-
       gang in Heilung. Berlin. klin. Wochenschr. p. 205—208.
1874. 27. **Desmarres**, A., Leçons cliniques s. l. chir. ocul. p. 341.
       27a. **Bresgen**, H., Echinococcus der Orbita. Berlin. klin. Wochenschr.
       No. 31, p. 381.
1876. 28. **Lawson**, G., A case of a hydat. tumour of the orbit. The Lancet.
       I, p. 570. Ophth. Hosp. Rep. X. 3, p. 301.
       29. **Waldhauer**, Echinococcus in der Orbita. Klin. Mon.-Bl. f. Augenheil-
       kunde p. 152.
1877. 30. **Dudon**, Mémoires de la Société de Médecine de Bordeaux. 1877. p. 432.
       31. **Higgens**, Hydatid tumour of the orbit. Transact. of the clin. Soc. of
       London. X, p. 9. Lancet. II, p. 576.
1879. 32. **Hänel**, G., Echinococcus der Orbita. Jahresber. d. Ges. für Natur- u.
       Heilkde. in Dresden. 1879. p. 24.
       33. **Hardy**, Austral. med. Journ. Melbourne. 1879. p. 589.
       34. **Fieuzal**, Kyste hydatique de l'orbite. Compte-rendu de la 8e session
       de l'assoc. franç. des sciences. Montpellier. 1879. p. 914 et Fragments
       d'ophthalm. Delahaye, Paris.
       35. **Billroth**, Echinococcus der Orbita. Chirurg. Klinik. p. 101.
1881. 36. **Pena**, A. de la, La Oftalm. Practica. No. I, p. 6—12. Centralbl. f.
       Augenheilkde. Okt.
1882. 37. **Morella**, Cisti idatidea della cavita orbitaria sinistra. Enucleatione
       dell' occhio. Riv. clin. e terapeut. Napoli. VIII. 6, p. 281.
1882/83. 38. **Barabaschew**, N. P., Echinococce glaznitsi. Wratch. No. 19. Peters-
       burg. med. Wochenschr. p. 56. Arch. d'ophthalm. t. III. 1883.
1883. 39. **Maréchal**, Ann. d'oculist. T. 93, p. 123.
       40. **Mules**, P. H., Hydatid cyst of the Orbit. Transact. Ophth. Soc. of the
       United Kingd. Vol. III, p. 22.
       41. **Chauvel**, Bull. Soc. de Chir. de Paris. IX, p. 871.
1884. 42. **Meyer**, Gaz. des Hôp. XIV. (Caudron.) — (No. 41 und 42 betrifft die
       gleiche Beobachtung.)
       42a. **Dieu**, Kyste hydatique de l'orbite. Recueil d'ophthalm. No. 1, p. 6.
       42b. **Peunow**, A., Echinococcus der Orbita. Protokoll der Ges. kaukas.
       Ärzte. XXI, No. 12.
1885. 43. **Schmid**, Hans, Fall von Echinococcus der Orbita. Centralbl. für
       Chirurgie. XII, No. 26, p. 459.

1887.. 44. v. Zehender, W., Fall von Echinococcus der Orbita, nebst Bemerkungen über das Vorkommen der Echinokokkenkrankheit in Mecklenburg. Klin. Mon.-Bl. f. Augenhkde. Bd. XXV, p. 333. Brit. med. Journ. 26. Nov. 1887. p. 1150. Ann. d'oculist. T. 99. 1888. p. 298.

1888. 45. Weeks, J. E., Arch. of Ophthalm. Bd. XVIII, p. 31. Arch. f. Augenheilkunde. XXI. 2, p. 206. 1890.

1889. 46. Rocklife, Trans. ophth. society of the United Kingdom. IX, No. 55.

47. Valude, Kyste hydatique de l'orbite. Recueil d'ophthalm. No. VIII, p. 486. Ann. d'oculistique. T. CII, p. 207.

1890. 48. Scharpe, Brit. med. Journ. p. 179.

49. v. Issekutz, L., Echinococcus retrobulbaris. Szémészet p. 13. Wien. med. Presse. No. 12, p. 469 (Ges. d. Ärzte in Budapest).

1891. 50. Jophe, G., Echinococcus glasnitzi. Medizinskoje Obozrenje. XXXVI, No. 15, p. 205. Revue générale d'ophthalm. de Meyer. T. X, p. 361. 1891.

51. Maschkowzewa, Sluschajechinokokka glaznitzi u dwuch letnjawo rebenka. Medizinskoje Obozrenje. XXXVI, No. 15, p. 202 et Revue générale d'ophth. T. X, p. 360. 1891.

1893. 52. Terson, A., Traitement des Kystes hydatiques de l'orbite. Ann. d'oculist. CIX. 3, p. 161. Mars.

1894. 53. Rabinowitsch, H., Echinococcus in der Augenhöhle. Centralbl. f. Augenheilkde. 18. Jg., p. 359—361. Ann. d'oculistique. T. CXIII. 1895. p. 151.

54. Lawford, Hydatid cyst of the orbit, with preservation of the eye and vision. Ophth. Soc. London. 18. Okt. 1894. Trans. Ophth. Soc. of the United Kingdom. XV, p. 167. Ann. d'oculist. Jan. 1895. p. 50.

1895. 55. Ripault, Kyste hydatique sous-tendineux du droit-interne. France médicale. No. V, p. 67.

56. Terson, A., Récidiv d'un kyste hydatique de l'orbite deux ans après une première intervention. Ann. d'oculistique. T. CXIII. Fév. 1895. p. 114.

57. Panas, A., Discussion on the diagnosis of orbital tumours. Brit. med. Journ. 1895. Okt. p. 953 and Americ. Journ. of Ophthalm. 1895. p. 332.

58. Mandour, Joseph, Etude sur les kystes hydatiques de l'orbite. Thèse de Paris.

1896. 59. Fage, Kyste hydatique de l'Orbite. Recueil d'ophthalm. No. VIII, p. 463. Wien. med. Rundschau. X, 40. 1896.

60. v. Issekutz, László, Echinococcus retrobulbaris. Szémészet 1896, No. 1.

61. Nikolinkin, Echinococcus orbitae. Wjestnik oftalmolgii. XVII. Juli-Dec. Centralbl. f. Augenhkde. 1897. p. 581. ref.

62. Golowin, Moskauer ophthalm. Cirkel. Sitzung v. 7. Okt. 1896. Centralbl. f. Augenhkde. 1897. p. 461.

1897. 63. Varese, Cisti di Echinococco del orbita con papillite. Arch. di Ottalm. Vol. IV, p. 266, Fasc. 9—10.

64. Klingelhöfer, W., Arch. f. Augenhkde. Bd. XXXV. 1, p. 112.

65. Frugenele, C., Un caso di ciste da echinococco dell' orbita. Riforma med. I, p. 578, 592.

66. Markow, J., Echinococcus der Augenhöhle (Echinokokk glasnitzi). Eschenedelnik IV, p. 22.

1898. 67. Markow, J., Noch ein Echinococcus der Orbita. Wjestn. Ofth. No. 1.

68. Oeconomopoculos, Kystes hydatiques de l'orbite. Recueil d'ophthalm. No. 9, p. 510.

1781. 69. Pallas, Neue nordische Beiträge. I, p. 83.

1782. 70. Götze, Versuch einer Naturgeschichte der Eingeweidewürmer. Blankenburg. p. 258, 284.

1850. 71. **Heintz**, Annalen f. Phys. u. Med. I, p. 100 u. Poggendorf's Ann. 80. p. 114.

1852. 72. v. **Siebold**, Zeitschr. f. wissensch. Zoologie. IV, p. 409.

1855. 73. **Küchenmeister**, Die in und an dem Körper des lebenden Menschen vorkommenden Parasiten. Leipzig. I, p. 141.

    74. **Bödecker**, Zeitschr. f. ration. Medicin. Neue Folge. VII, p. 137.

1857. 75. **Thorstensen**, Thèse de Paris.

    76. **Hijaltelin**, Thèse de Guerault. Paris.

1860. 77. **Budd**, Medical times and gazette. May.

1863. 78. **Naunyn**, Über Bestandteile der Echinokokkenflüssigkeit. Arch. f. Anat. u. Physiol. p. 421.

1877. 79. **Neisser**, Die Echinokokkenkrankheit. Berlin.

1879. 80. **Thomas**, Lancet, March. p. 297.

1882. 81. **Jonassen**, Ekinokoksygdommen belyst ved Islandske laegers erfaring. Kjobenhaven.

1885. 82. **Madelung**, Beiträge mecklenburgischer Ärzte zur Lehre von der Echinokokkenkrankheit. Stuttgart.

1886. 83. **Mosler**, Über endemisches Vorkommen der Echinokokkenkrankheit in Neu-Vorpommern. Deutsche med. Wochenschr. p. 101.

1887. 84. **Fürbringer**, Die Häufigkeit des Echinococcus in Thüringen. Diss. Inaug. Jena.

1888. 85. **Krönlein**, Zur Pathologie und operativen Behandlung der Dermoidcysten der Orbita. Beiträge zur klin. Chirurgie v. Bruns. IV, p. 149.

    86. **Behrendsen**, Über die Verbreitung des Echinococcus. Diss. Berlin.

1892. 87. **Forster**, M. L., Cystenartiger Tumor der Thränendrüse. Arch. f. Augenheilkde. p. 269.

1894. 88. **Peiper**, E., Die Verbreitung der Echinokokkenkrankheit in Vorpommern. Stuttgart.

    89. **Mosler** u. **Peiper**, Tierische Parasiten. VI. Bd. v. Nothnagel's spec. Pathologie und Therapie. Wien. A. Hölder.

    90. **Schreiber**, P., XI. Jahresbericht seiner Augenheilanstalt in Magdeburg f. 1893. p. 17.

IV. Die Fadenwürmer (Filariae) des Auges.

A. Die Filaria unter der Bindehaut.

§ 76. Unsere ersten Kenntnisse über das Vorkommen des Fadenwurmes, *Filaria*, im menschlichen Auge datieren aus dem vorigen Jahrhundert. Wir verdanken sie den Aufzeichnungen französischer Wundärzte, welche auf ihren Reisen in Südamerika und an der Westküste von Afrika wiederholt Gelegenheit hatten, den von den Eingeborenen »Loa« genannten Wurm unter der Bindehaut von Negern zu beobachten.

Den ersten Fall von *Filaria* unter der Conjunctiva bulbi sah im Jahre 1768 Bajon (1) in Guyana, bei einer 6—7 jährigen Negerin. Der Wurm war gegen zwei Zoll lang und bewegte sich lebhaft unter der Conjunctiva hin und her, ohnedass das Kind hierbei Schmerzen empfand. Das Auge war nicht entzündet. Bajon machte einen Einschnitt in die Bindehaut an der Stelle, wo der Wurm lag, in der Hoffnung, dass derselbe durch diese Öffnung von selbst austrete. Das Tier kroch jedoch an einen anderen Ort. Die Extraktion gelang erst, als

Bajon den Wurm samt der ihn bedeckenden Conjunctiva mit einer Pinzette fasste und dann durch eine neue Incision den Wurm mit einer Nadel hervorzog.

In einem zweiten, 1771 von Bajon beobachteten Falle handelte es sich ebenfalls um eine junge Negerin, deren Auge durch die Anwesenheit einer *Filaria* unter der Bindehaut entzündet und schmerzhaft war. Die chirurgische Entfernung des Parasiten wurde verweigert.

Zu gleicher Zeit wurde durch Mougin (2) das Vorkommen der *Filaria Loa* im Auge der Neger von St. Domingo gemeldet. Er sah den Wurm unter der Conjunctiva einer Negerin, welche seit 24 Stunden im Auge stechende Schmerzen empfand, die sich steigerten, sobald sich der Wurm der Cornea näherte. Der extrahierte Parasit war von aschgrauer Farbe, $1\,^1/_2$ Zoll (= 40,60 mm) lang, von der Dicke einer dünnen Violinsaite, an beiden Enden zugespitzt, an dem einen etwas dicker als am anderen. — Larrey (4) berichtet über einen ähnlichen, von de Lassus beobachteten Fall bei einem Neger in St. Domingo.

Im Jahre 1828 sah Roulin (6) zu Monpax am Magdalenenfluss in Columbia eine Negersklavin, welche eine *Filaria* im Auge beherbergte. Der Wurm erschien nur von Zeit zu Zeit im äußeren Augenwinkel und bewegte sich, zwischen Sclera und Bindehaut fortkriechend, gegen die Hornhaut hin, begleitet von leichter Entzündung des Auges. Er verschwand dann wieder, um gelegentlich von neuem aufzutauchen. Diese Sklavin war bereits vor 5—6 Jahren nach Columbia verbracht worden, hatte also offenbar während dieser langen Zeit den Wurm in ihrem Auge beherbergt. Blot (8) traf 1837 zu Martinique, einer Insel der kleinen Antillen, eine aus Guinea stammende Negerin, deren beide Augen mit einer subconjunctivalen *Filaria* behaftet waren. Die Würmer wanderten in kurzer Zeit unter der Haut der Nasenwurzel entlang — die Patientin verspürte deutlich den Weg, welchen sie nahmen — aus dem einen Auge in das andere, sodass beide zeitweise in demselben Auge gefunden wurden. Als Blot den Wurm des linken Auges entfernt hatte und nach einigen Stunden die Patientin wieder besuchte, war derjenige des rechten Auges ebenfalls unter die Conjunctiva des linken Bulbus gewandert und wurde durch einen neuen Einschnitt entfernt.

Dr. Lallemand (12) wurde 1844 in Rio de Janeiro zu einem Neger gerufen, der behauptete, es kröche ihm etwas im Auge herum und verursache ihm ein lästiges Zucken, aber durchaus keine eigentlichen Schmerzen.

Der Arzt fand das Auge ganz frei von Röte und Lichtscheu. Der Wurm, etwa $1\,^1/_2$ Zoll lang, von weißer Farbe, war oberhalb der Hornhaut, zwischen Sclera und Bindehaut, sich lebhaft bewegend, sichtbar. Bei der Extraktion brach der Wurm ab, sodass etwa der dritte Teil im Auge zurückblieb; dieses Bruchstück bewegte sich noch sehr lebhaft, war aber am nächsten Tage abgestorben und wurde resorbiert.

§ 77. Nach diesen in Amerika gemachten Beobachtungen könnte man glauben, dass die *Filaria Loa* dort heimisch sei. Es hat sich jedoch gezeigt, dass die ursprüngliche Heimat und der Hauptverbreitungsbezirk des Wurmes die Westküste Afrikas, vom 5.° n. Br. bis zum 10.° s. Br., ist, und dass das Auftreten dieses Parasiten in Südamerika erst konstatiert wurde, nachdem man von der Westküste Afrikas Negersklaven dorthin eingeführt hatte. Mit Abschaffung des Sklavenhandels ist denn auch die *Filaria Loa* aus Südamerika verschwunden.

Guyot (3), ein französischer Schiffsarzt, welcher etwa zur gleichen Zeit, als die genannten Forscher von dem Vorkommen der *Loa* aus Südamerika und den benachbarten Inseln berichteten, mehrere Reisen an der Küste von Angola machte, war der erste, welcher diese seltsame parasitische Augenaffektion bei den Negern in Westafrika, besonders am Kongo, der eigentlichen Heimat des Parasiten, konstatierte.

Die erste diesbezügliche Beobachtung betraf eine Negerin. Guyot sah auf der Bindehaut eines Auges eine Furche, welche ihm bei der ersten oberflächlichen Betrachtung als eine variköse Vene imponierte, und war erstaunt, dieselbe verschwinden zu sehen, als er sie mit der Spitze einer Lanzette berührte. Er vermutete sofort, dass es sich hier um einen Wurm handeln möge, welcher sich zeitweise unter der Bindehaut, zeitweise in den tieferen Teilen des Auges aufhalte. Mehrere Neger, welche ebenfalls mit dieser Affektion behaftet waren, versicherten Guyot, dass diese Krankheit sehr häufig in ihrem Lande sei und durch einen Wurm, welchen sie »Loa« nannten, bedingt werde.

Über die Art und Weise, wie der Wurm ins Auge gelangte, hatten sie keine Vorstellung; sie wussten nur zu erzählen, dass er im Auge (unter der Bindehaut) erscheine, Reizerscheinungen mache, für 1—2 Monate wieder in die Tiefe verschwinde, wiederum erscheine und neue Beschwerden verursache, bis er endlich nach Jahren aus dem Auge verschwinde, ohne Spuren seiner früheren Anwesenheit zurückzulassen und ohnedass man wisse, wohin er gekommen sei.

Im Jahre 1877, auf einer zweiten Reise entlang der Küste von Angola, wo Guyot den Parasiten wieder unter der Bindehaut von Negern antraf, gelang ihm unter 5 Fällen zweimal die Extraktion. Er ging in der Weise vor, dass er rasch zwischen dem Wurm und der Sclera eine gekrümmte Nadel durchstach, den Wurm mit der konkaven Seite der Nadel gegen die Conjunctiva anpresste und, nach Incision der letzteren, das Tier herauszog. Die Länge der extrahierten Würmer betrug 33 mm.

Guyot hebt ausdrücklich hervor, dass die *Loa* nicht der Medinawurm (*Filaria medinensis*) sei; dieser sei vielmehr in jenen Gegenden nicht bekannt.

Gervais und van Beneden teilen eine Beobachtung mit, welche Lestrille (16), ein französischer Chirurg, während seines Aufenthaltes in Gabun (franz. Kongogebiet) machte. Er wurde von einem Neger konsultiert, welcher angab, es bewege sich etwas in seinem Auge. Lestrille extrahierte eine unter der Conjunctiva befindliche *Filaria* von 30 mm Länge, welche am einen Körperende zugespitzt, am anderen abgestumpft, die Dicke einer Violinsaite hatte; der Mund war unbewaffnet.

Ähnliche Beobachtungen wurden von Guyon (8) Nassau und Maurel in Gabun gemacht. Letzterer extrahirte daselbst eine subconjunctivale *Filaria Loa* von 70 mm Länge, die größte, welche bis jetzt überhaupt im Auge gefunden worden ist. Bachelor (35) berichtet, dass die *Filaria Loa* längs des Ogowe-Flusses, im französischen Kongo, sehr häufig gefunden werde, und dass die durch ihre Anwesenheit im Auge bedingte Entzündung zuweilen so heftig sei, dass das Auge nicht mehr geöffnet werden könne. Die Schmerzen dauerten 3—4 Tage, solange die Entzündung anhalte, um dann immer ohne Behandlung zu verschwinden.

§ 78. Einen interessanten, das Krankheitsbild der *Filaria Loa sub-conjunctivalis* gut charakterisierenden Beitrag liefert die Beobachtung eines französischen Arztes Lota (36), welcher Gelegenheit hatte, das Gebahren des Wurmes in seinem eigenen Auge zu studieren.

Nach seinem Aufenthalte in Gabun nach Frankreich zurückgekehrt hatte Lota unter häufig recidivierender Conjunctivitis zu leiden, womit er früher nie behaftet war. Plötzlich fühlte er in seinem rechten Auge, ohne äußere Veranlassung, ein Stechen und ein Gefühl der Schwere, welches sehr unangenehm war; gleichzeitig stellte sich lebhafte Injektion der Conjunctiva bulbi ein. Diese Symptome verschwanden nach Anwendung kalter Waschungen des Auges, um jedoch nach einigen Tagen wiederzukehren. Lota maß der Sache keine weitere Bedeutung bei. Fünf Monate nach seiner Rückkehr wurde er morgens durch einen heftigen Schmerz in seinem rechten Auge aus dem Schlafe geweckt. Er hatte das Gefühl eines Fremdkörpers unter dem oberen Lide, begleitet von einem häufigen Blinzeln. Als er das Oberlid vor einem Spiegel in die Höhe zog, bemerkte er, dass die Conjunctiva bulbi gerötet, geschwollen und leicht abgehoben war. Er erkannte unter derselben eine gelbliche, unregelmäßige Masse, ohne deren Natur sofort feststellen zu können. Das Fremdkörpergefühl währte etwa zwei Stunden, um dann zu verschwinden. Lota untersuchte wiederum sein Auge und konnte nur eine geringe Conjunctivitis konstatieren; der gelbliche Körper war verschwunden.

Am Abend desselben Tages stellten sich jedoch die gleichen Symptome ein. Lota bemerkte auf der Sclera einen gelblichen, runden, etwa 2—3 cm langen Körper von der Dicke einer Stecknadel, welcher sich von dem äußeren Winkel des Auges gegen die Karunkel hin bewegte; bald geradlinig, bald U- oder S-förmig sich krümmend, kroch er nach unten von der Hornhaut der Sclera entlang, um im inneren Augenwinkel zu verschwinden. Am nächsten Abend zeigte sich der Wurm unter gleichen Erscheinungen unter der Conjunctiva oberhalb der Cornea; hier verweilte er längere Zeit, sodass mehrere Kollegen Lota's seine Anwesenheit und Bewegungen beobachten konnten. Er verschwand dann wieder in der Tiefe des Auges, um nie wieder zu erscheinen. Seine Anwesenheit hatte außer einer geringfügigen Abhebung der Bindehaut keine weiteren Veränderungen am Bulbus hervorgerufen. Das Sehvermögen wurde nie gestört.

§ 79. Es zeigt dieser Fall sowie die ihm ähnlichen Beobachtungen von Argyll-Robertson (47) und Ludwig und Saemisch (52), dass auch Europäer, welche sich in Westafrika aufgehalten haben, von dem Schmarotzer heimgesucht werden können.

Bei Robertson handelte es sich um eine 32jähr. Frau aus Schottland, welche einige Jahre in der Mission Old-Calabar, nordwestlich von Kamerun, gewohnt hatte. Der Wurm trat unter ähnlichen Erscheinungen auf wie im Falle Lota's, bisweilen verließ er das eine Auge. Die Frau fühlte dann, wie er unter der Haut über den Nasenrücken wanderte und in dem anderen Auge wieder erschien, bis er sich zuletzt dauernd unter der Conjunctiva des linken Auges niedergelassen hatte. Bisweilen war nach dem Erscheinen des Wurmes das Auge empfindlich und gerötet. Die kalte Luft schien dem Tier unangenehm zu sein: sobald die Patientin ausging, zog es sich in die Tiefe des Auges zurück. — ROBERTSON entfernte den Parasiten, indem er ihn mit dem Finger auf der Sclera fixierte, durch einen Einschnitt in die Conjunctiva. Er sah aus, wie ein Stückchen Catgut; seine Länge betrug 25 mm, die Breite 0,5 mm; der Kopf war leicht, das Schwanzende starker zugespitzt. Nach der geringen Größe zu urteilen, schien es ein Weibchen zu sein. Im Blute der Kranken wurden keine Filarialarven gefunden.

BARRETT (56) in Melbourne beobachtete eine *Filaria subconjunctivalis* bei einem Manne erst vier Jahre nach dessen Rückkehr von der Goldküste.

Auch in dem von LUDWIG und SAEMISCH beschriebenen Falle waren bereits vier Jahre seit der letzten afrikanischen Reise des Patienten verflossen. Da der Parasit sicherlich nicht eine so lange Zeit für seine Ausbildung nötig hat, muss man annehmen, dass er in solchen Fällen — bereits völlig entwickelt — seinen Aufenthalt vor dem Erscheinen unter der Bindehaut in der Orbita gehabt habe.

HIRSCHBERG (51) untersuchte ein im Museum für Völkerkunde in Berlin aufbewahrtes Exemplar einer Filaria, das ein deutscher Kaufmann in dem französischen Kongogebiet einem Neger aus dem Auge (wohl zwischen Bindehaut und Lederhaut) entfernt hatte. Das Auge soll »furchtbar« geschwollen gewesen sein,

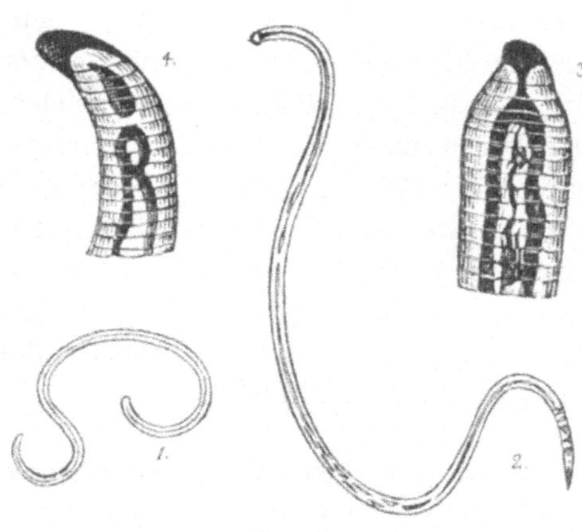

und wurde nach der Entfernung des Wurmes rasch besser. HIRSCHBERG konnte an dem Präparate, das er leider nicht zerschneiden durfte, Folgendes konstatieren: »Das fadenförmige Gebilde ist zusammengerollt, ungefähr 40 mm lang und $^1/_2$ mm breit, hart und gelblich und sieht fast aus wie ein Katgutfaden oder wie eine dünne Violinsaite. Mit der Lupe erkennt man trotz der unvollkommenen Erhaltung, dass es ein Wurm mit abgerundetem Kopfe und spitzem Schwanze ist, durchzogen von Verdauungs- und Geschlechtsschlauch, mit Andeutung von Ringelung oder Querstreifung der Leibeshülle. Der Mund ist unbewaffnet und setzt sich in einen Verdauungsschlauch fort; das hintere spitze, leicht gekrümmte Ende hat keinen Stachel oder Fortsatz.« Mehr konnte nicht eruiert werden. Es handelt sich

Fig. 7.

nach Hirschberg ohne Zweifel um ein Weibchen von *Filaria Loa*. Fig. 7 möge diesen Befund noch besser illustrieren *1.* stellt den Wurm in natürlicher Größe, *2.* in zweifacher Vergrößerung dar, *3.* zeigt den Kopf, *4.* den Schwanz 15fach vergrößert; nach Hirschberg, nach einem Präparat im Museum für Völkerkunde zu Berlin.

Manche Übereinstimmung mit diesen Angaben zeigen die anatomisch-zoologischen Untersuchungen, welche Ludwig an einer von Saemisch aus dem Auge eines Afrikareisenden extrahierten *Filaria* machte. Dieser Wurm hatte nach Härtung in Alkohol 41 mm Länge und war etwa 0,5 mm dick. Das Vorderende war nur wenig verjüngt und endete glatt abgerundet; das hintere spitzte sich schärfer zu und war in der Medianebene leicht hakenförmig gebogen. Deutliche Querringelung fehlte am Vorderende, war aber sonst vorhanden. Der Mund war völlig unbewaffnet; der Pharynx dickwandig, muskulös, eng. Im geraden Darm fanden sich noch Nahrungsreste, der After wurde nicht gesehen. Die Cuticula war glashell und verhältnismäßig dick; sie war mit Ausnahme der vordersten 3 mm Körperlänge mit zahlreichen warzenförmigen Erhebungen besetzt. — Das Tier erwies sich als ein Weibchen. Die Geschlechtsöffnung lag — wahrscheinlich — an der Grenze des ersten und zweiten Körperviertels; die Vagina gabelte sich bald in die beiden Genitalröhren, welche fast durch den ganzen Körper zogen und jede etwa 10 mm lang war.

Die noch im Uterus ausschlüpfenden Larven waren 0,253—0,262 mm lang und 0,00476—0,005 mm breit, ihr Vorderende endigte einfach abgerundet, wogegen sich das hintere in einen dünnen, pfriemenförmigen Schwanz auszog.

Das Tier wurde mit großer Wahrscheinlichkeit für eine *Filaria Loa* angesehen.

§ 80. Wir werden am Ende dieses Abschnittes die noch umstrittene zoologische Stellung der *Filaria Loa* eingehender zu besprechen haben. Hier wollen wir uns nur kurz noch einmal die klinischen Erscheinungen vor Augen führen, welche der Parasit unter der Bindehaut des menschlichen Auges hervorruft. Überblicken wir die einzelnen Beobachtungen, so werden wir finden, dass das Krankheitsbild nicht immer das gleiche ist.

In einigen Fällen werden kaum nennenswerte Reizerscheinungen an dem von der *Filaria* bewohnten Bulbus wahrgenommen, und die Kranken scheinen von der Anwesenheit des Parasiten nicht oder kaum belästigt zu werden (1. 6). In anderen Fällen verursacht das erste Auftreten des Wurmes unter der Bindehaut an dieser ausgesprochene entzündliche Symptome. Die Conjunctiva ist gerötet, geschwellt und durch die Bewegungen des Tieres von der Sclera abgehoben. Die Injektion dauert nur wenige Stunden oder hält drei bis vier Tage an, um mit dem zeitweiligen Verschwinden des Wurmes in dem orbitalen Zellgewebe zu erlöschen.

Sie tritt von neuem auf, sobald der Gast wieder auf der Oberfläche erscheint, und so fort, bis der Wurm operativ entfernt ist oder spontan das Auge dauernd verlassen hat (36. 47). In einigen Fällen scheinen die

Reizerscheinungen so hochgradig zu sein, dass für mehrere Tage die Lider nicht geöffnet werden können (35).

Die subjektiven Beschwerden im Beginne des Leidens und während seines Verlaufes sind verschieden. Oft werden die Kranken erst durch das Empfinden der kriechenden, schlängelnden Bewegungen des Parasiten darauf aufmerksam gemacht, dass sich eine krankhafte Veränderung in ihrem Auge eingestellt hat (12. 16). In anderen Fällen kündigt der Parasit sein Erscheinen unter der Bindehaut durch einen heftigen, stechenden Schmerz an, begleitet von dem Gefühl der Schwere, des Druckes oder eines Fremdkörpers unter den Lidern (36). Seine fernere Anwesenheit wird ohne nennenswerte subjektive Beschwerden ertragen oder giebt sich während der Bewegungen des Wurmes durch Thränen oder Jucken im Auge kund.

Immer ist die Annäherung des Tieres gegen den Rand der Hornhaut von stechenden Schmerzen begleitet (2).

Man hat indessen nie beobachtet, dass der Wurm auf die Cornea selbst übergehe oder diese irgendwie afficiert habe. Ebenso ist kein Fall bekannt, wo das Sehvermögen durch eine *Filaria* unter der Bindehaut irgendwie beeinträchtigt worden wäre.

Es ist auffallend, dass der Wurm nicht zuweilen die dünne, ihn umgebende Bulbärconjunctiva durchbricht, ähnlich wie sich die *Filaria* unter der Haut durch Abscedierung zuweilen spontan entleert.

Es sei hier übrigens noch bemerkt, dass die *Filaria Loa* auch an anderen Stellen der Körperoberfläche, wie unter der Haut der Augenlider und der Finger, gefunden wird (29).

Nur in einem Falle (6) wurde in beiden Augen je eine *Filaria* angetroffen, welche das sonderbare Phänomen zeigten, dass sie unter der Haut über den Nasenrücken von einem Auge in das andere wanderten, um sich zeitweise in einem Bulbus zu vereinigen. Die Kranken empfinden in solchen Fällen deutlich den Weg, welchen der Wurm einschlägt (47).

§ 81. Die Diagnose der subconjunctivalen *Filaria* bietet keine Schwierigkeiten. Nur bei stärkerer Entzündung und Schwellung der Conjunctiva und bei Abwesenheit ausgiebiger Bewegungen könnte der Wurm für kurze Zeit unentdeckt bleiben (4). In anderen Fällen wird der Arzt schon durch die Angaben der Patienten zu einer genaueren Untersuchung veranlasst und wird sofort den Wurm durch seine Bewegungen als ein tierisches Lebewesen erkennen, sowie durch seine Form und sein Aussehen als *Filaria* charakterisieren können.

§ 82. Die Prognose darf man wohl als eine günstige bezeichnen. Kann der Schmarotzer operativ entfernt werden, so sind damit alle Beschwerden beseitigt und ist stets glatte Heilung zu erwarten.

Es ist kein Fall bekannt, wo der Wurm, nachdem er spontan aus dem Auge verschwunden, zu einer Entzündung im orbitalen Zellgewebe geführt hätte oder wo seinem Aufenthalte unter der Bindehaut solche entzündlichen Erscheinungen vorausgegangen wären, wenn man nicht einen von ADDARIO (37) beschriebenen Fall so auffassen will.

Eine 70jährige Frau aus der Gegend von Catania (Sicilien) erblindete auf dem rechten Auge durch Iridochorioiditis mit nachfolgender Cataracta accreta. Ein Jahr später wurde an diesem Auge in der Nähe des oberen Scleralrandes eine weiche, erbsengroße Geschwulst bemerkt und eröffnet. Es entleerte sich neben seröser Flüssigkeit ein lebender Fadenwurm (*Filaria*), dessen Species vorerst nicht festgestellt werden konnte. (GRASSI [37] hat später diese Species als *Filaria inermis* bestimmt.)

Wegen der fortdauernden Schmerzen im Auge, auch nach Entfernung des Wurmes, vermutet ADDARIO, dass ein zweites Exemplar im Inneren des Auges zurückgeblieben sei.

§ 83. Die Behandlung kann nur eine operative sein.

Wir haben bereits erfahren, dass sie gewisse Kautelen erfordert, damit der Wurm bei dem Eingriffe nicht entwische. Es dürfte ratsam sein, ihn entweder mit dem Finger auf der Sclera festzuhalten und ihn dann, nach Anlegung eines kleinen Scherenschnittes in der Bindehaut, direkt mit der Pinzette zu fassen oder Conjunctiva und Wurm gleichzeitig zwischen die Branchen der Pinzette zu nehmen, die Conjunctiva neben der erhobenen Falte einzuschneiden und das Corpus delicti mittelst einer zweiten Pinzette zu extrahieren.

B. Die Filaria in der vorderen Augenkammer.

§ 84. Das Vorkommen der *Filaria* in der Vorderkammer des menschlichen Auges gehört zu den großen Seltenheiten, während über Filarien in der vorderen Augenkammer unserer Haustiere, namentlich des Pferdes, zahlreiche Mitteilungen vorliegen.

Die älteste Beobachtung beim Menschen stammt von MERCIER (38). Er sah 1771 in St. Domingo eine Negerin, welche seit mehreren Tagen an einer heftigen Entzündung des Auges, begleitet von Druckgefühl und einem lästigen Jucken, litt, und bemerkte unter der Cornea einen Wurm von der Dicke einer Violinsaite; er konnte ihn durch Einschnitt in die Hornhaut entfernen.

Drei Jahre später, im August 1774, sah MERCIER in der Vorderkammer des rechten Auges eines Negers abermals einen Wurm von 35 mm Länge und der Dicke einer Stecknadel. Er machte die Extraktion des Parasiten und es erfolgte Heilung nach 24 Stunden, wie im ersten Falle.

Seit jenen Beobachtungen ist unseres Wissens eine *Filaria* in der vorderen Augenkammer des Menschen lange Zeit hindurch nicht wieder gesehen worden.

Erst 1876 berichtet BARKAN (28) in San Francisko über eine *Filaria*, welche er aus der Vorderkammer eines 30jährigen Australiers extrahierte. Der Fall ist nicht ganz rein, da der Kranke infolge vorausgegangener Traumen an chronischen Entzündungen der Conjunctiva und an Trübungen beider Corneae litt. Die untere Hälfte der linken Hornhaut war frei von jeder Trübung. In dem dahinter liegenden Teile der vorderen Kammer, an der Irisfläche adhärent, war ein weißlicher, fadenförmiger Körper zu sehen. Das Gebilde zeigte keine Bewegungen. Die Pupille reagierte normal, die Spannung des Auges war ebenfalls normal. Patient zählte Finger auf 5 Fuß Distanz. — Es wurde Iridektomie nach unten gemacht und bei dieser Gelegenheit der Fremdkörper zugleich mit dem Teile der Iris, welchem er anhaftete, entfernt. Durch die mikroskopische Untersuchung wurde, obgleich ein Teil des Entozoons fehlte, festgestellt, dass es sich um eine *Filaria* handelte.

Die vollständigste Beobachtung von *Filaria* in der Vorderkammer ist folgende: Im Jahre 1894 wurde ein $2^{1}/_{2}$jähriges Negermädchen, welches am Kongo gelebt hatte, nach Brüssel gebracht und daselbst von COPPEZ (45) und später von LACOMPTE (46) wegen einer Erkrankung seines linken Auges untersucht. COPPEZ, welcher das Kind zuerst beobachtete, sah im unteren äußeren Quadranten der Iris des linken Auges zwei weiße, eben sichtbare Knötchen, wie Ameisenlarven oder ein kleines Gumma der Iris aussehend, eines nahe dem Sphinkter, das andere am peripheren Rande. Einige Zeit später war nur letzteres noch zu sehen, dagegen bewegte sich jetzt in der Vorderkammer ein kleines weißliches Würmchen. Die Regenbogenhaut war verfärbt; das Sehvermögen schien ganz aufgehoben zu sein.

LACOMPTE, der das Kind nach COPPEZ untersuchte, konstatierte ein 20—30 mm langes, dünnes Würmchen, welches sich mit blitzartiger Schnelligkeit in dem Kammerwasser hin- und herbewegte. Das Kind war durch den Wurm nicht belästigt und merkte angeblich gar nicht dessen Anwesenheit. Das Auge war völlig reizlos, die Medien klar. Das Entozoon, welches am 6. Juli zum erstenmale konstatiert wurde, lebte bis zum 24., also 17 Tage.

Eine operative Entfernung des Wurmes wurde wegen allgemeiner Schwäche des Kindes verschoben.

Schließlich war der Parasit unter allmählich schwächer werdenden Bewegungen abgestorben; er lag zusammengerollt unten im Kammerwinkel und wurde, da sich schon am folgenden Tage beginnende Iritis zeigte, durch einen Einschnitt mit der Lanze entfernt.

Der Wurm war 15,2 mm lang, in der Mitte 0,08 mm, am Kopfende 0,03 mm, am Schwanzende 0,02 mm breit. Die Oberhaut war hyalin, mit feiner, transversaler Streifung versehen. Das Tier war geschlechtlich noch nicht differenziert, also unvollständig entwickelt.

§ 85. Es ist sicher, dass eine *Filaria* in der vorderen Kammer, wenn sie nicht rechtzeitig operativ entfernt wird, ähnlich wie der *Cysticercus* der Vorderkammer zu schweren Veränderungen, selbst zu Verlust des Auges führt, sei es durch die fortgesetzten mechanischen Reizungen, welche ihre lebhaften Bewegungen veranlassen, sei es durch ihre Stoffwechselprodukte oder durch ihre Zersetzung nach ihrem Absterben. Bei dem oben angeführten Negermädchen in Brüssel (Lacompte 46) stellte sich bereits am ersten Tage nach dem Absterben des Wurmes Iritis ein. Weiter liegen uns diesbezügliche sichere Beobachtungen beim Menschen nicht vor.

Der Fall von Barkan ist, wie bereits erwähnt, nicht rein; hier waren gleichzeitig durch anderweitige Ursachen bedingte Veränderungen an beiden Augen vorhanden.

Die Beobachtung von Drake-Brockmann (49) ist nicht ganz sicher gestellt. Dieser Autor will in der vorderen Augenkammer eines Weibes aus Madras eine *Filaria* beobachtet haben, konnte aber, als er das gereizte Auge mit trüber Cornea und getrübtem Kammerwasser atropinisiert und dann incidiert hatte, im entleerten Humor aqueus den Wurm nicht finden.

Hingegen erfahren wir durch die Tierärzte, dass die *Filaria papillosa* in der vorderen Kammer der Pferde schwere Erkrankungen des Auges (Keratitis, Iritis, Cyclitis und Chorioiditis mit Übergang in Atrophie) bedingt.

Rossi (54) fand im Auge eines 6jährigen Schäferhundes, an welchem akute eitrige Panophthalmitis mit Perforation der Cornea aufgetreten war, in den Eitermassen in der vorderen Kammer eine weibliche *Filaria* von 15 mm Länge; die Species wurde nicht bestimmt.

§ 86. Die Diagnose ist leicht, wenn das Tier lebt. Ist es bereits abgestorben, so kann sie erst nach der operativen Entfernung sicher gestellt werden.

Die Prognose ist günstig, wenn der Wurm sobald als möglich entfernt wird; zweifelhaft oder schlecht, wenn das Leiden einen ungestörten Fortgang nimmt.

Die Behandlung besteht in der Entfernung des Schmarotzers durch einen Lanzenschnitt (2 mm vom Hornhautrande), nachdem man die Pupille durch Eserin verengt hat.

C. Die Fadenwürmer in der Linse.

§ 87. Ein etwas dunkles Kapitel in der Pathologie der Entozoen des Auges nehmen die Parasiten der Linse ein. Von von Nordmann (5) wurden in den Starlinsen älterer Leute drei kleine Rundwürmer gefunden, welche er mit dem Namen *Filaria oculi humani* belegte, und welche Diesing später unter dem Namen *Filaria lentis* (species *dubia* Leuckart) zusammenfasste.

Ebenso fanden Gescheidt (7) und v. Ammon in der getrübten Linse eines alten Mannes drei außerordentlich dünne, fadenförmige Würmer, welche sie genau beschrieben und als identisch mit der von v. Nordmann geschilderten *Filaria oculi* betrachteten.

Wir verweisen hinsichtlich dieser Beobachtungen auf die Originalartikel, sowie auf Leuckart, »Die menschlichen Parasiten«, wo das diesbezügliche Material zusammengestellt ist.

Es scheint uns a priori wenig wahrscheinlich, dass die Linse, ohne Blutgefäße, mit einem geringen Stoffwechsel und von einer derben Kapsel umschlossen, der primäre Sitz von Entozoen sei. Sehr auffallend ist ferner die Thatsache, dass seit jenen Entdeckungen der genannten Autoren bisher niemals wieder tierische Lebewesen dieser oder ähnlicher Art in Starlinsen beobachtet worden sind, obgleich zahlreiche Forscher, durch die v. Nordnann'schen Befunde angeregt, hunderte von Starlinsen auf Entozoen untersucht haben — stets mit dem gleichen, negativen Resultate. Man möchte sich fast zu der Annahme verleiten lassen, dass v. Nordmann, dessen stellenweise sehr ausführliche Schilderungen doch zur Charakteristik der von ihm beobachteten Fälle nicht genügen, sich durch zufällige Verunreinigungen seiner Präparate habe täuschen lassen. Sollte das nicht so sein und es sich wirklich um kleine Rundwürmer in diesen Fällen gehandelt haben, so müsste ihr Vorkommen in der menschlichen Linse als ein außerordentlich seltenes bezeichnet werden.

Ein Entozoon in der Linse wird stets eine Kataraktbildung zur Folge haben.

D. Die Fadenwürmer im Glaskörper.

§ 88. Unsere Kenntnisse über die Fadenwürmer im Glaskörper des menschlichen Auges sind, wie diejenigen über die Fadenwürmer in der Krystalllinse, sehr unvollständiger und zum Teil zweifelhafter Natur. Mit Ausnahme der interessanten, sehr eingehend beschriebenen und auch anatomisch sicher gestellten Beobachtung von Kuhnt (39) handelte es sich immer nur um ophthalmoskopisch wahrgenommene Fälle, welche wohl sämtlich mit größter Wahrscheinlichkeit als Verwechslungen mit Arteria hyaloidea persistens zu bezeichnen sind.

Die erste diesbezügliche Schilderung gab Prof. Qadri (15), in Neapel, anlasslich des Ophthalmologenkongresses in Brüssel im Jahre 1857. Er sah im Glaskorper einer 30 jährigen Frau ein 6 Linien langes und $^1/_{10}$ Linie breites Gebilde, dessen eines Ende zugespitzt, dessen anderes Ende leicht verbreitert erschien, und das lebhafte Bewegungen und Formveränderungen zeigte.

Fano (20) berichtet über einen mindestens ebenso zweifelhaften Fall bei einem 12 jährigen Knaben, welcher in Paris lebte. Der graue, auf 7 mm Länge geschätzte Faden soll mit seinem hinteren Ende an der Sehnervenpapille adhäriert haben und soll bei der Untersuchung im umgekehrten Bilde folgende Bewegungen gezeigt haben: »un mouvement de rotation autour du point qui semble adhérent et des mouvements d'inflexion selon la longueur du filament lui même.«

Diese beiden Beobachtungen sind als nichts anderes, als eigentümliche Formen obliterierter Hyaloidarterien aufzufassen.

SCHÖLER (24) sah in dem hochgradig myopischen Auge einer 28jährigen Dame ein im Glaskörper frei herumschwimmendes, spiraliges, sehr bewegliches Gebilde, dessen Länge er im aufrechten Bilde auf 15 mm schätzte, während die Dicke nur einen Bruchteil einer Linie betrug. Die Farbe dieses vermeintlichen Entozoons wird im aufrechten Bilde als bläulichgrau, im umgekehrten mehr gelblichblau angegeben. Es sollen bei ruhendem Blick der Patientin sowohl Bewegungen in toto als einzelner Teile desselben wahrgenommen worden sein. Der Korper, welcher schwach durchleuchtbar war, soll ein dickeres, kolbiges Schwanzende und einen fast um die Hälfte schmaleren Halsteil mit leicht verdicktem Kopfe besessen haben.

Prof. FRITSCHE vermutete in dem Gebilde eine jugendliche *Filaria* oder, mit mehr Wahrscheinlichkeit, ein »*Trichosomum*«, ein der *Trichina spiralis* verwandtes Entozoon.

SCHWEIGGER, welcher den SCHÖLER'schen Fall untersuchte, sprach sich gegen eine Trichine aus, da alle Anhaltspunkte für eine solche Annahme fehlten. In gleichem Sinne äußerte sich HIRSCHBERG (25). Auch ist es unwahrscheinlich, dass es sich um eine *Filaria* gehandelt habe. Eine solche hätte rasch wachsen und sich durch ausgesprochenere Reizerscheinungen der inneren Bulbushaute als tierisches Lebewesen zu erkennen geben müssen.

Nach HIRSCHBERG's Mitteilung hat sich das fragliche Gebilde später als eine eigentümlich gestaltete Glaskorpertrübung entpuppt.

Ebenfalls nur ophthalmoskopisch beobachtet ist der Fall von EVERSBUSCH (41). Man sah ein wurmförmiges Gebilde, das mit dem Kopfe im Centralkanal fixiert war, deutliche Bewegungen ausführen; doch verschwand es im Laufe der Beobachtung wieder aus dem Glaskörper.

§ 89. Jeder, der häufiger restierende Hyaloidarterien gesehen, kennt die außerordentliche Mannigfaltigkeit in Form und Lage dieser Gebilde und weiß, wie leicht bei der geringsten Bewegung des betreffenden Auges Bewegungen irgend welcher Art an solchen Strängen beobachtet werden können — besonders in hochgradig kurzsichtigen Augen, deren Glaskörper nicht selten verflüssigt ist. Diese entwicklungsgeschichtlichen Reste können zu allen möglichen Täuschungen Veranlassung geben. Wir werden bei Besprechung des *Cysticercus corporis vitrei* sehen, dass hervorragende Ophthalmologen eigentümliche Formen von Hyaloidarterien für »eingekapselte Cysticerken« im Glaskörper gehalten haben. Auch giebt es strangförmige Trübungen des Glaskörpers von sehr gleichmäßiger Form, welche, namentlich in Augen mit hochgradigen Refraktionsfehlern, zu Täuschungen Veranlassung geben können.

Wir messen den Eigenbewegungen von Entozoen im Glaskörper keine allzugroße Bedeutung zu; sie können bei sehr kleinen Würmern, wie in dem Kuhnt'schen Falle, kaum sichtbar sein, ohnedass dies gegen die Diagnose eines Parasiten sprechen müsste. Wir sind ferner bei der Beurteilung von Eigenbewegungen eines Gebildes in der Tiefe des Auges leicht Täuschungen ausgesetzt; es ist, wie v. Wecker hervorhebt, »durchaus nicht leicht, seine Aufmerksamkeit zu teilen und gleichzeitig die Stabilität des Auges und die Beweglichkeit eines in demselben beobachteten Körpers zu kontrollieren«.

Nicht dem momentan erhobenen Befunde messen wir in solchen Fällen die größte Bedeutung zu, sondern der fortgesetzten, aufmerksamsten Beobachtung während des weiteren Verlaufes des fraglichen Leidens. Handelt es sich um einen lebenden Parasiten, so wird er wachsen, rasch wachsen und wohl in allen Fällen bei längerem Aufenthalte im Inneren des Bulbus schon durch seine Anwesenheit allein, viel mehr aber noch durch seine Lokomotionen, zu Trübungen des Glaskörpers und zu Reizerscheinungen der Chorioidea und Retina führen. Auch dürfte in solchen Fällen das äußere Auge kaum für längere Zeit ohne sichtbare Entzündungserscheinungen bleiben.

Es ist sicher, dass durch zufällige Verschleppungen kleine Nematoden irgend welcher Art auch hin und wieder in Europa im Inneren des Auges angetroffen werden, vielleicht sogar etwas häufiger, als man bisher annahm.

Man sollte sich dessen bei allen irgendwie verdächtigen circumscripten Trübungen in der Netzhaut, bei blasigen Bildungen in oder unter derselben, bei sichtbaren lokalen Defekten in der Retina, bei Fadenbildungen, welche mit der Chorioidea und Retina noch im Zusammenhange stehen, stets erinnern, besonders wenn in ihrem weiteren Verlaufe diese Erscheinungen von zunehmender Trübung der Netzhaut, Bildung chorioiditischer Herde und fortschreitender Trübung des Glaskörpers begleitet sind. Hingegen wird das Vorkommen von *Filaria* im Auge von germanischen Völkern, wenn die betreffenden Individuen ihre engere Heimat nie verlassen haben, stets berechtigte Zweifel erwecken und noch weiterer Nachforschung und beweiskräftiger Stützen bedürfen.

Zur Klärung dieser Frage können nur solche Beobachtungen beitragen, bei denen das Entozoon durch Operation entfernt und von sachkundigen Forschern zoologisch-anatomisch untersucht werden kann. Nur ophthalmoskopische Befunde, seien sie auch noch so sorgfältig und nüchtern erhoben, werden stets ein zweifelhaftes Gepräge behalten und nicht imstande sein, die vorhandenen Lücken unserer Kenntnisse über *Filaria* und *Filaria*-ähnliche Rundwürmer im Inneren des Auges auszufüllen. Auch sollte man in jedem derartigen Falle Blut und Fäces, wenn möglich auch ein Stückchen Muskel auf Anwesenheit von Entozoen oder deren Larven untersuchen.

§ 90. Als unsere Kenntnisse fördernd ist die Beobachtung von Kuhnt (39) von mehrfachem Interesse. Sie ist die erste und einzige, wo das Auftreten und die Entwicklung eines Nematoden vom Beginne seiner Einwanderung in das menschliche Auge bis zu seiner Extraktion verfolgt werden konnte. Sie macht uns sowohl mit den von dem Parasiten veranlassten Veränderungen in den tiefen Teilen des Bulbus, wie mit den subjektiven Beschwerden des Patienten bekannt, lehrt uns die Behandlung solcher Fälle und demonstriert uns einen neuen, bisher als Gast des menschlichen Auges nicht gekannten Parasiten aus der Klasse der Rundwürmer.

Es möge daher dieser Fall als wertvoller Beitrag der bisher so ungenügend oder gar nicht gekannten Symptomatologie und Pathologie von »Fadenwürmern« im Glaskörper hier wiedergegeben sein.

»Am 4. Juli 1885 stellte sich bei KUHNT ein 31jähriger Lehrer aus Sachsen-Altenburg vor, welcher seit den ersten Tagen des Juni bemerkt hatte, dass das centrale Sehen seines rechten Auges, das bis dahin vortrefflich gewesen war, unter ganz eigentümlichem Drücken und leichtem Stechen trüber wurde. Nach und nach bildete sich ein nicht ganz scharf umgrenztes Scotom aus, welches den fixierten Gegenstand gerade deckte. Das linke Auge war normal; mit dem rechten (H. 1,0) wurden Finger in ca. 5 m erkannt. Adnexa, Tension und Pupillarreaktion normal. Der Bulbus selbst ganz reizlos, Medien absolut klar.

Bei der Untersuchung im aufrechten Bilde zeigte sich eine kleine, stecknadelkopfgroße, die Fovea centralis einnehmende, ovale Stelle von glänzendweißer Farbe und gegen die Umgebung nicht bestimmt abgegrenzt. Bei scharfer Einstellung glaubte man außerdem eine minimale, blasige Vorwölbung des Fundus foveae wahrzunehmen. Keine Spur einer sonstigen retinalen oder chorioidalen Veränderung. Urin frei von Eiweiß und Zucker.

Am 4. August hatte die beschriebene Veränderung an Größe etwas zugenommen, Glaskörper klar. Im Laufe des August vergrößerte sich die weiße, blasige Partie auf etwa Papillengröße. Die Farbe war central eine intensiv weiße, peripher eine mehr weißgraue, die Abgrenzung gegen den normalen Hintergrund keine ganz scharfe.

Anfangs September S = $^1/_7$, die Stelle scharf begrenzt, Farbe wird eine dunklere, diffus grauschwarze.

Mitte September S = $^1/_5$, sonst keine wesentliche Veränderung. Als neu fiel in dieser Zeit eine etwa mohnkorngroße, runde Glaskörpertrübung auf, welche etwa 1 mm vor der Macula flottierte. Centrales Scotom.

Im Laufe des Oktober erhebliche Steigerung der vordem unbedeutenden subjektiven Beschwerden. Die stechenden Schmerzen erreichen einen hohen Grad, anhaltende und sehr lästige Photo- und Chromatopsien. — Diesen subjektiven Beschwerden entsprachen wesentliche Veränderungen im Augenhintergrunde. So bildeten sich in der den chorioretinalen Herd nach oben, unten und temporal, besonders aber papillenwärts umgrenzenden Retina eine Menge kleiner, glänzendweißer Stippchen aus; die Netzhaut verlor an dieser Stelle von ihrem Glanz und ihrer Durchsichtigkeit. Die oben erwähnte Glaskörpertrübung vergrößerte sich, war von annähernd ovaler Form und zeigte an der unteren Hälfte leicht opalescierenden Glanz. Daneben traten eine Menge kleiner, distinkter Trübungen und eine staubförmige, diffuse Verunreinigung des ganzen hintersten Glaskörperteiles auf. Dementsprechend S wieder wesentlich geringer (etwa $^1/_7$).

Im November gesellte sich zu den Photo- und Chromatopsien ein äußerst lästiges Flimmern. Die Verdunkelung des rechten Sehfeldes machte weitere Fortschritte.

Mitte Dezember S = Finger auf 4 m, die diffuse Glaskörpertrübung intensiver, die gelbweißen Stippchen in der Macula zahlreicher. Das ovale Gebilde im Glaskörper hatte beträchtlich an Umfang zugenommen und glich nach Form und Größe etwa der Papille; keine Spur von Eigenbewegungen. Ein Entozoon wurde vermutet, doch musste *Cysticercus cellulosae* ausgeschlossen werden.

Am 3. Januar 1886 haben die entzündlichen Veränderungen in der Netzhaut zugenommen und haben sich auch nach der Peripherie ausgedehnt. Die staubförmigen Glaskörpertrübungen noch dichter und umfangreicher. Das ovale Gebilde im Glaskörper erschien an sich nicht größer, wohl aber konnte man sehen, dass sich ihm zwei membranartige Fortsätze, und zwar in der Verlängerung beider Enden des langen Durchmessers, zugesellt hatten. Die subjektiven Beschwerden steigerten sich in bedenklichem Grade von Tag zu Tag. Die bohrenden Schmerzen im Auge kehrten in immer kürzeren Intervallen wieder. Zunahme der Nervosität infolge der Schlaflosigkeit etc., Klagen über rheumatismusähnliche Schmerzen, besonders in den Muskeln der Beine. Ein Entozoon wurde mit Sicherheit angenommen.

Die gesamten Erscheinungen konnten nicht anders gedeutet werden als durch die Annahme, dass das Ei irgend eines Parasiten in der Choriocapillaris genau am hinteren Pol abgelagert worden, zwischen Uvea und Retina zur Entwicklung gekommen und schließlich nach Perforation des Foveagrundes in den Glaskörper übergewandert sei. Hier hatte sich um dasselbe eine Art Hülle — wohl infolge Verdichtung der umgebenden Glaskörpersubstanz — gebildet. Die Veränderungen in der Retina glaubt Verf. auf die entzündungserregenden Stoffwechselprodukte des Parasiten zurückführen zu müssen.

Mitte Januar konnte eine Art von Eigenbewegung wahrgenommen werden. Es wollte Kuhnt scheinen, als ob das ovale Gebilde bei absolutem Ruhestand des Auges eine Verkürzung im langen Durchmesser erfahre, und als ob die flügelförmigen Fortsätze hierdurch in flottierende Bewegungen gerieten. In den nächsten Tagen glaubte man auch Bewegungen in der Richtung des kleinen Durchmessers sowie isoliert an dem einen oder anderen Pole zu bemerken. Es wurde an eine allfällige Verschleppung einer Trichine gedacht, zumal der eigentümliche Rheumatismus des Patienten nicht recht zu erklären war. Die Anamnese sprach jedoch ganz gegen eine Trichineninfektion.

Die Diagnose konnte einfach nur auf *Entozoon oculi* gestellt werden. Letzteres saß unmittelbar vor der Macula. Bei Bewegungen des Auges hatte das fragliche Gebilde, wie schon lange aufgefallen war, immer nur Lokomotionen nach oben und unten, und auch diese nur in mäßigem Umfange gemacht, nie — auch nicht bei den allerforciertesten — entwich es nach vorn oder hinten. Auch der Umstand, dass es auffallend schnell immer wieder genau auf den alten Stand zurückkehrte, legte die Vermutung nahe, dass es mit dem alten Lager wohl noch durch einige, zwar sehr feine, aber relativ feste Faserzüge in Verbindung stehe.

Da die außerordentlich quälenden Farben- und Lichterscheinungen im Januar noch weitere Steigerungen erfuhren, ferner die Nervosität und Gemütsstimmung immer beängstigender wurden, auch S bis auf das Erkennen von Fingern in etwa 3 m Entfernung gesunken war, entschloss man sich zur Operation.

Es wurde am 30. Januar 1886 unter Chloroformnarkose die Extraktion mittelst Meridionalschnittes ausgeführt und zwar in folgender Weise: Die Conjunctiva wurde zwischen Limbus und Anheftung der Sehne des Abducens in der ganzen temporalen Augenhälfte getrennt, desgleichen die TENON'sche Kapsel, nachdem zuvor der Rectus ext. inmitten seiner Sehne — etwa $1\,^1/_2$mm vor der Insertion — durchschnitten und durch einen doppelt armierten, starken Seidenfaden fixiert worden war. Nun wurde das Auge so weit nach innen rotiert, dass der hintere Pol deutlich zu Tage trat. Es wurde im horizontalen Meridian ein Schnitt von 1 cm Länge angelegt, das hintere Ende desselben etwa 4 mm vom hinteren Pole entfernt. Die Sclera wurde Lage für Lage, von außen nach innen vordringend, durchtrennt, alsdann wurde ein scharfes GRAEFE'sches Messer senkrecht auf die Sehaxe, mithin etwa parallel zur Vorderfläche des gelben Fleckes, gerichtet, am hinteren Ende der Scleralöffnung ca. $^1/_2$—$^3/_4$ cm tief möglichst schnell in den Glaskörperraum eingeführt, und der Schnitt in gleichfalls schnellstem Tempo durch Aderhaut und Netzhaut nach vorn vollendet. Momentan stürzte eine größere Menge der ganz oder teilweise verflüssigten Vitrina nach. In ihr fand sich ein kleines, hirsekorngroßes, hellgraugefärbtes Klümpchen. Mit der Lupe erkannte man ein kleines Würmchen in vielem faserigem Gewebe liegend.

Abtragung des Glaskörpers hart am Wundrande, Anlegung dreier oberflächlicher Scleralsuturen, Desinfektion der Wundfläche mit Sublimatlösung 1 : 6000. Reposition des Bulbus, Naht der Externussehne, Schluss der Conjunctivalwunde mit mehreren Nähten. Verband.

Am Nachmittag und in der folgenden Nacht Schmerzen. Da dieselben am nächsten Tage fortbestanden, wurde der Verband gewechselt; das Auge war kaum injiciert, normal gewölbt, Pupille weit.

1. Februar keine Klagen. Patient giebt an, dass er besser sehe, dass alle Photo- und Chromatopsien geschwunden seien.

6. Februar Auge völlig weiß.

Am 11. Februar erste ophthalmoskopische Untersuchung. Kein Strabismus, vorderes Auge ganz normal, Glaskörper wesentlich klarer; durch seinen hintersten Teil verläuft, von der Schnittstelle beginnend, fast genau horizontal eine zum Teil diffus mit Blutfarbstoff gefärbte, strichförmige Trübung, die nach innen nicht ganz bis zur Papille reichte. Bei leichter Blickrichtung nach außen tritt das Bild der Aderhaut-Netzhautwunde deutlich hervor; es erstrecken sich von ihr aus fingerförmig einzelne stärkere Blutstreifen mehr oder weniger weit in die strichförmige, horizontale, oben erwähnte Glaskörpertrübung. Von dem klümpchenartigen Gebilde ist nirgends etwas zu sehen.

Patient giebt an, mit diesem Auge vertikal übereinander stehende Doppelbilder zu sehen.

Am 14. Februar wurde der Patient aus der Anstalt entlassen. Am 9. März erkennt das Auge wieder Finger auf 3 m. Keine Doppelbilder mehr, die dem Schnitt entsprechende Glaskörpertrübung ist beträchtlich geschwunden; die oben erwähnten Blutcoagula wesentlich verkleinert, die entzündlichen Veränderungen um die Macula herum, insbesondere die zahlreichen weißen, glänzenden Stippchen zwischen Macula und Papille nur noch andeutungsweise wahrzunehmen.

Im April schwanden die letzten wahrnehmbaren Glaskörpertrübungen, auch kehrten an der Netzhaut volle Diaphanie und Glanz wieder. Derselbe Befund bei mehreren Untersuchungen im Sommer 1886.

Mit dem Zurückgehen der Opacitäten im Glaskörper und dem Ausheilen der Netzhautveränderungen traten immer deutlicher drei nur ganz matt getrübte, bei Bewegungen des Auges lebhaft flottierende Stränge hervor. Diese entsprangen von dem Centrum des großen, die Fovea und die innere Macula umfassenden chorioidealen Herdes, der Stelle des ehemaligen subretinalen Lagers des Entozoons, und erstreckten sich in einer Ausdehnung von etwa 2 mm in den Glaskörperraum hinein. Ihre Dicke war eine annähernd gleiche und entsprach etwa der einer Vena macularis. Es sind dies die Elemente, welche ehedem das blasige Gebilde unmittelbar vor der Fovea fixierten.

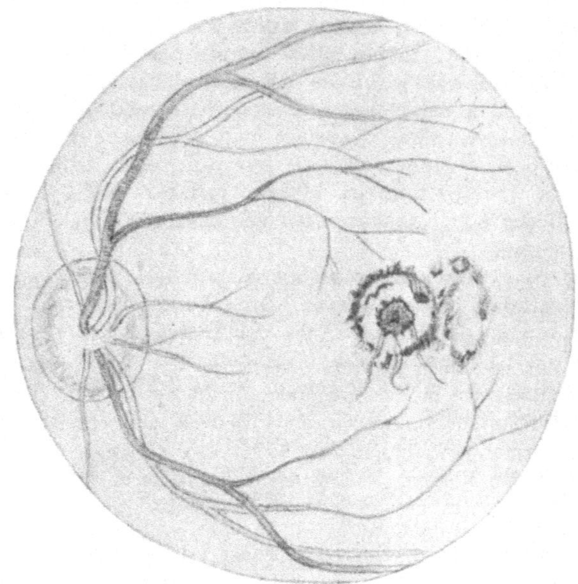

Fig. 8.

Revidierende Untersuchungen fanden in den Jahren 1886, 87, 88, 89, 90 und 91 statt, ohne die geringsten Veränderungen zu ergeben.

Patient hat sein centrales Sehen an diesem Auge dauernd verloren, empfindet sonst aber auch nicht die Spur von Unbequemlichkeiten.

Fig. 8 giebt eine Darstellung des centralen Augenhintergrundes und lässt auch die drei strangförmigen Bildungen inmitten des chorioidealen Plaque erkennen. Die Zeichnung wurde ein Jahr nach der Operation angefertigt.

Fig. 9 stellt das in MÜLLERscher Flüssigkeit gehärtete und bei schwacher Vergrößerung gezeichnete Entozoon dar. Beide Figuren nach KUHNT.

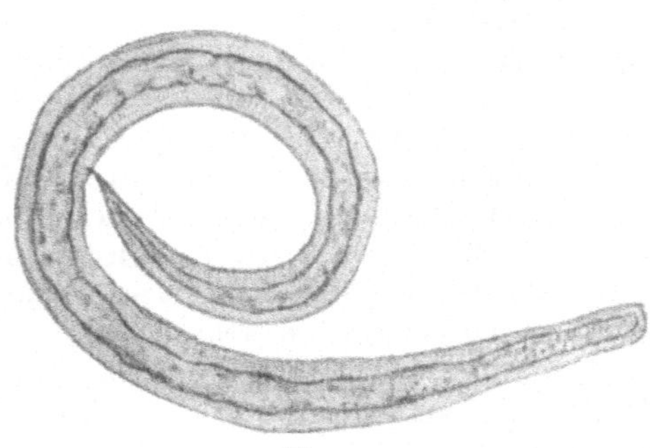

Fig. 9.

Der erste Blick auf dieses Entozoon lehrte, dass es sich um einen sogenannten Fadenwurm handelte, welcher von verdichteten Glaskörpermassen umgeben war; zwischen den letzteren fanden sich vielfache Pigmentanhäufungen vor. Die Glaskörpermassen umschlossen das Entozoon nur lose und ließen nach allen Seiten hin einen Zwischenraum bestehen; sie zeigten deutlich fibrilläre, vielfach verfilzte Faserlagen.

Nach R. Leuckart, welchem der Wurm zur genauen Bestimmung zugeschickt wurde, handelte es sich um die Larvenform einer *Filaria* oder eines *Strongylus*, d. h. den Strongyliden ohne Rhabditisform, wenn nicht gar um die Larve eines Wurmes, dessen Jugendform noch nicht bekannt ist.

Der Wurm war 0,38 mm lang.

Weder in den Fäces noch in der Haut oder einem zur mikroskopischen Untersuchung entnommenen Stückchen Muskel aus dem Biceps brachii wurde je eine Spur eines Parasiten gefunden.«

E. Filaria in der Orbita.

§ 91. Mehrere Beobachtungen sprechen dafür, dass *Filaria Loa* nicht nur unter der Bindehaut, sondern auch in dem Zellgewebe der Orbita anzutreffen ist, sei es vor ihrem Erscheinen an der Oberfläche des Bulbus, sei es, wie das wiederholt beobachtet wurde, dass sie sich nach ihrem Auftreten unter der Conjunctiva zeitweise wieder in die orbitalen Gewebe zurückzieht oder endlich dass sie nach ihrem gänzlichen Verschwinden noch kürzere oder längere Zeit in der Augenhöhle verweilt, ohne daselbst besondere Beschwerden zu veranlassen.

Von Stellwag von Carion (14) wird über einen Fall von *Filaria medinensis* (?) in der Orbita berichtet.

§ 92. Es erübrigt noch, am Schlusse dieses Abschnittes einiges über die **zoologische Stellung** und die mutmaßliche Einwanderung der am häufigsten im menschlichen Auge vorkommenden *Filaria*, der *Filaria Loa* (Guyot 1778) zu bemerken.

Synonyme sind: *Filaria Loa*, *Filaria oculi* (Gervais und van Beneden 1859).

Dracunculus oculi (Diesing 1860).

Dracunculus Loa (Cobbold 1864).

Blanchard (Traité de Zoologie médicale, T. II, p. 10, 1890) giebt folgende Beschreibung dieser Species:

»Ein 16—70 mm, durchschnittlich 30—40 mm langer, violinsaitendünner Wurm mit einem zugespitzten und einem stumpfen Ende; letzteres scheint das vordere zu sein; ein Mund ähnlich einer Papilla inermis; der Darm scheint gerade zu sein, die Lage des Afters ist noch nicht bekannt. Der Genitalschlauch schließt beim Weibchen 35 : 25 μ große Eier ein, die schon Embryonen enthalten.« Ähnlich lauten die Beschreibungen in den Werken von Leuckart, Braun und Cobbold.

Es müssen zur Zeit unsere zoologischen und biologischen Kenntnisse über *Filaria Loa* — wohl infolge steten Mangels an geeignetem Untersuchungsmaterial — noch als sehr junge und unzulängliche bezeichnet werden.

Es ist daher außerordentlich schwierig zu bestimmen, ob wir es in den Fällen von *Filaria* im Auge mit der *Filaria Loa* zu thun haben oder ob auch hier und da Jugendformen von *Filaria Dracunculus* oder *F. medinensis* im Verbreitungsbezirke dieser Species — welcher sich an einigen Orten mit demjenigen von *Filaria Loa* decken mag, wie z. B. in Guinea — im menschlichen Auge vorkommen.

Namentlich verbreitet ist die *Filaria medinensis* in Arabien, am persischen Meerbusen, am Ganges, am kaspischen Meere, Oberägypten und Abyssinien.

Bajon (1) hielt seine im Auge einer Negerin zu Guyana gefundene *Filaria* für den Medinawurm, Guyot, Blot und Nassau erklärten den in Frage stehenden Wurm für eine besondere Art. Guyot betont ausdrücklich, dass die *Filaria medinensis* in Angola gar nicht vorkomme; diese Angaben sind später von anderen Ärzten bestätigt worden.

Ebenso erklärte Nassau, welcher seine Beobachtungen in Gabun machte, dass der Medinawurm in dieser Küstengegend nicht angetroffen werde. Er finde sich dagegen an der Küste von Accra und am Cap coast Castle, bei den Aschanti (Goldküste).

Die *Filaria medinensis* soll 500—800 mm lang werden, während die durchschnittliche Länge von *Filaria Loa* zwischen 30 und 40 mm gefunden wurde.

Wenn *Filaria Loa* und *F. medinensis* identisch wären, so sollte man erwarten dürfen, dass zuweilen auch größere Exemplare gefunden worden wären, besonders in solchen Fällen, wo der Wurm seit langer Zeit im Auge beobachtet wurde.

Auch stimmen die vorhandenen Abbildungen von *Filaria medinensis* nicht überein mit der von Hirschberg gelieferten von *Filaria Loa*, welche wir hier wiedergegeben haben (Fig. 7).

Wir müssen die endgiltige Entscheidung der Fragen, ob *Filaria medinensis* der Art nach von *Filaria Loa* verschieden sei oder ob sowohl diese wie jene das Auge bewohnen könne, von weiteren eingehenden Untersuchungen in jenen Ländern selbst abhängig machen.

Allem Anscheine nach ist die *Loa* nicht mit der *Filaria medinensis* identisch, sie ist vielleicht nicht einmal eine echte *Filaria*, sondern steht dem von Schneider (Monographie der Nematoden) mit dem Namen *Keratospira* bezeichneten Genus der Nematoden nahe. Die *Filaria Loa* ist endemisch an der Westküste Afrikas, etwa vom 5° n. Breite bis zum 10° s. Breite. In Amerika wurde sie nur bei afrikanischen Negern gefunden, welche als Sklaven von der Westküste Afrikas dorthin gebracht worden waren. Ihre Länge wechselt zwischen 16 und 70 mm, durchschnittlich beträgt sie 30—40 mm; die Männchen sind kleiner als die Weibchen. Die Lebensdauer dieser Filarien beträgt nach Manson 10 Jahre und mehr.

Auch über die eigentümlichen Wanderungen, welche die *Filaria Loa* durchmacht, ehe sie als ausgebildetes Tier unter der Haut oder der Conjunctiva des Menschen zum Vorschein kommt, dürften die Akten noch nicht vollkommen geschlossen sein.

Schon Mongin war der Ansicht, dass es sich um einen »ver sanguin« handele, nur war ihm unklar, wie dieser Wurm, ohne Schmerzen und Entzündungserscheinungen zu veranlassen, unter der Conjunctiva erscheinen könne.

Patrik Manson, welcher sich eingehender mit dieser Frage beschäftigte, konnte feststellen, dass das Blut von 50 % der Neger von Old-Calabar *Filaria*-Larven enthält. Zu ähnlichen Resultaten kam Prof. Fricket in Lüttich, welcher bei den meisten der 60 Kongoneger auf der Ausstellung in Antwerpen in jedem Blutstropfen 1—2 *Filaria*-Larven fand (45a).

Die unreifen Larven im Blute der Neger gelangen durch den Stich der Mosquitos, welche die Rolle eines Zwischenwirtes spielen, mit dem eingesogenen Blutströpfchen in den Leib dieser Insekten, wachsen hier heran und werden kräftiger, widerstandsfähiger. Die Mücken fallen in die Bäche und Seen, wo sie absterben. Die *Filaria*-Larven gelangen durch die Fäulnis des Leibes der Tiere abermals in Freiheit, in das Wasser, um mit dem Trinkwasser vom Menschen wiederum aufgenommen zu werden und in ihm zum geschlechtsreifen Zustande, der *Loa*, auszuwachsen.

Sie durchbohren bald die Wandung des Darmes und gelangen in die Blutgefäße, von wo aus sie mit dem Blutstrome weitergetrieben werden, um gelegentlich an der Oberfläche des Körpers, sei es unter der Haut oder der Conjunctiva des Auges, zu erscheinen.

Manson ist es aufgefallen, dass die Larven nur während des Tages in dem der Haut entnommenen Blute gefunden wurden, er belegte sie daher mit dem Namen *Filaria diurna* (synon. *Filaria sanguinis* Braun); sie ist nach seiner Ansicht verschieden von *Filaria Bankrofti*, welche im Larvenzustande die tropische Chylurie, im ausgewachsenen Zustande Elephantiasis erzeugt — aber identisch mit *Filaria Loa*.

Ob sich diese Ansicht Manson's bewahrheitet, müssen weitere Forschungen entscheiden.

Anhang.

Trichina spiralis in den Augenmuskeln.

§ 93. Wie in den übrigen, dem Willen unterworfenen Muskeln wird *Trichina spiralis* bei allgemeiner Trichinose auch in den Muskeln des Auges zuweilen angetroffen.

Schon M. Farre (58) fand sie 1835 in der Muskulatur des Bulbus, ebenso Bischoff (59) 1840. Sie kommen nach Kühn (62) in den Augenmuskeln etwa in gleichem Häufigkeitsverhältnis vor wie in den Bauch- und Kehlkopfmuskeln.

Schmerzen in der Augenmuskulatur werden in schweren Fällen selten vermisst; öfters treten dieselben nur bei Bewegungen der Bulbi auf. Die Beweglichkeit der letzteren kann dadurch beeinträchtigt werden.

In einem von Förster (66) beobachteten Falle bestand neben allgemeiner Beweglichkeitsbehinderung beiderseits ausgesprochene Parese des Abducens und des Oculomotorius.

Die oberen Lider hingen etwas herab und deckten fast die Hälften der Pupillen. Diese waren erweitert, reagierten auf Licht; gleichnamige Doppelbilder.

Akkommodationsparese und stark dilatierte Pupillen wurden auch von Kittel (64), Mydriasis besonders von Rupprecht (61) während der Hettstädter Epidemie beobachtet.

Ein häufiges und frühzeitig auftretendes Symptom bei Trichinose ist die oft bedeutende ödematöse Schwellung der Augenlider und der Conjunctiva bulbi.

In einem von Maurer (65) beobachteten Falle von frischer Trichinose bei einem 23jährigen Manne bestand neben diesen Erscheinungen gleichzeitig ein mäßiger Grad von Exophthalmus, bedingt durch die ödematöse Schwellung der Gewebe der Orbita.

Kratz (63) vermisste das Ödem bei der Epidemie von Hadersleben unter 250 Fällen 65mal.

In der Mehrzahl der Fälle gesellen sich gesteigerte Lichtempfindlichkeit, Conjunctivitis, Thränenfluss, starke Injektion und Ecchymosierung der Scleralbindebaut sowie Druckgefühl in den Augen hinzu.

Litteratur.

1768. 1. Bajon, Mémoires pour servir à l'histoire de Cayenne et de la Guyane française. p. 325, T. I et reproduit par J. N. Arrachart, Mémoires, dissertations et observations de chirurgie. Paris 1805. Mémoires sur les vers des yeux, lus à l'Académie de chirurgie en 1778. p. 217—238. Bajon's Abhandlung von den Krankheiten auf der Insel Cayenne u. d. franz. Guyana. B. 1, 2. Erfurt 1784.

1770. 2. Mongin, Observation sur un ver trouvé dans la Conjonctive à Mariborou (île Saint-Dominique). Journal de médecine. XXXII. p. 338. Paris.

1805. 3. Guyot, In Mémoires dissertat. et observ. de chir. par Arrachart. p. 228. Paris.

1812. 4. Larrey, D. J., Mémoires de Chirurgie militaire et campagnes. Paris 1812. I, p. 223.

1832. 5. v. Nordmann, Al., Mikrographische Beiträge zur Naturgeschichte der wirbellosen Tiere. Berlin. Filaria in einer Linse, geschickt an den Autor von Jüngken. Heft 1, S. 7 u. Heft 2, S. 9.

6. Roulin, Filaire de l'Orbite. Archives générales de médecine. XXX, p. 573.

1833. 7. Gescheidt, Die Entozoen des Auges. Eine naturhistorische ophthalmonosologische Skizze. v. Ammon's Zeitschr. f. Ophthalmologie. III, p. 405, 407, 420, 435.

1838. 8. Guyon, Note sur des vers observés entre la sclérotique et la conjonctive chez une négresse de Guinée habitant la Martinique. Comptes rendus de l'Académie des sciences. VII, p. 755.

1841. 9. Guyon, Note sur un ver trouvé dans le tissu cellulaire sous-conjonctival. Gazette méd. Paris 1841. p. 106.

1843. 10. v. Nordmann, Über die Parasiten im Auge der höheren Tiere. Archiv der vergleichenden Medizin. I, p. 67. (Filaria oculi humani v. Nordmann [1832].) Synon. Filaria lentis Diesing. 1851. (Syst. helminthum. II, p. 265.)

11. Rayer, Not., addit. sur les vers, obs. dans l'oeil ou dans l'orbite. Archives médic. compar. Paris. p. 113.

1844. 12. Lallemand, Filaria im Auge eines Negers. Casper's Wochenschr. f. d. ges. Heilkde. p. 842.

13. Loney, W., Exstirpation of Dracunculi from the eye. The Lancet. I, p. 309.

1853—58. 14. Stellwag von Carion, Filaria medinensis der Orbita. Bd. II, 5. Buch, p. 889; 6. Buch, p. 1289; resp. Annales oculist. Vol. IX, p. 156 u. f.

1858. 15. Quadri, Compte rendu du congrès ophthalm. de Bruxelles, par Warlo-
mont, p. 153. Zweifelhafter Fall, Arteria hyaloidea persistens?

1859. 16. Lestrille, In Gervais et van Beneden. Zool. méd. Paris. T. II, p. 143.
17. Davaine, Entozoaires. Paris. p. 750.

1864. 18. Macnamara, Filaria papillosa in the eye of a man. Indian Ann.
med. Soc.

1865. 19. Guyon, Sur un nouveau cas de filaire sous-conjonctivale ou filaria
oculi des auteurs observé au Gabon. Comptes rendus de l'Acad. des
sciences (séance du 7. Nov. 1864). T. LIX, p. 743.

1868. 20. Fano, Filaire vivante dans le corps vitré. Union médicale du 14. mars.
No. 31. (Ein Fall von Arteria hyaloidea persistens.)
21. Mauthner, Lehrbuch der Ophthalmoscopie. p. 461. (Wahrscheinlich Reste
der Arteria hyaloidea im Glaskörper.)

1873. 22. Trucy, Remarques sur la Filaire de Médine et en particulier sur son
traitement. These de Montpellier. No. 22.

1875. 23. Schoeler, Eine lebende Trichine im Glaskörper. (Berl. med. Ges.) Berlin.
klin. Wochenschr. XII, p. 682.
24. Schoeler, Jahresber. über die Wirksamkeit der Augenklinik. p. 39—47.
25. Hirschberg, J., Trichinen im Auge? Deutsche Zeitschr. f. prakt.
Medizin. No. 49.
26. Borell, Zur Trichinose. Zusatz v. Virchow. Arch. f. patholog. Anatomie.
Bd. 65, p. 399.

1876. 27. Schoeler, Entozoon (Trichosomum?) im Glaskörper. Berlin. klin.
Wochenschr. XIII. No. 1, p. 8. Wien. med. Presse. XVII. 1, p. 14.
28. Barkan, A., A case of filaria in the anterior chamber. Archives of
the Ophthalmology and Otology. V, p. 15 u. Arch. f. Augenheilkde.
Bd. V, S. 381.

1877. 29. Morton, Th. G., Account of a Filaria Loa removed from beneath the
conjonctiva. Americ. Journ. of the med. Soc. LXXIV, p. 113.

1878. 30. Bayer, Fadenwürmer im Glaskörper. Österr. Vierteljahrsschr. XLIX,
p. 113, 130, 135.
31. Turnbull, Ch., Filaria in the eye. Philadelphia medic. and surg.
Reporter. XXXIX, No. 17, p. 351.

1879. 32. Chiralt, V., Sobre un caso di filaria oculi. Attos de la session del
congress regional de ciencias medicas 1879. Cadiz. p. 473. Cron.
oftal. Cadix 1880—81. X, 2—9 (im Glaskörper).
33. Piccirelli, L., Dell' elminthiasi oftalmica. Indipendente Torino. XXX,
p. 425.

1880. 34. Santos-Fernandez, J., Filaria en el cuerpo vitreo. Cronica medico-
quirurgica de la Habana. V, p. 436; VIII, p. 116. 1882.

1881. 35. Bachelor, H. M., Filaria Loa and pulex penetrans. New-York. med.
Record. XIX, p. 470. Bulletin of the New-York. pathological Society.
I, p. 108. 1881.

1884. 36. Lota, Filaire sous-conjonctivale. In Terrin, L., Diss. de Montpellier.
No. 78, p. 46 (1884).

1885. 37. Addario, C., Su di un nematode dell' occhio umano. Annali di Ottalm.
XIV, 2—3 (subconjunctival). Siehe auch Centralbl. f. Bakteriologie u.
Parasitenkunde. Bd. I. p. 617. (Grassi: Filaria inermis, ein Parasit des
Menschen, des Pferdes und des Esels.) 1887; ibid. p. 24 (Addario).

1886. 38. Blanchard, M. R., La filaire sous-conjonctivale (Filaria Loa Guyot).
Progrès médical. XIV, T. IV, No. 29 et 30, p. 611 et Revue clin. d'oculist.
No. VII, p. 159.

1888. 39. Kuhnt, H., Extraktion eines Fadenwurmes (Filaria) aus der Regio
macularis des menschl. Glaskörpers. Korrespondenz-Bl. d. allgem.
ärztl. Vereins von Thüringen. No. 8 u. Arch. f. Augenhkde. XXIV. 1892.

1890. 40. Wilson, F. M., Specimen of filaria oculi humani. Transact. of the
           Americ. ophthalm. Soc. XXVI, p. 727.
1891. 41. Eversbusch, Entozoon im Glaskörper (Filaria). Mittelfränk. Ärzte-Tag
           in Fürth. Münch. med. Wochenschr. 1891.
       42. Lopez, Filaria en el camaria anterior. Rev. de cien. med. Habana.
           VI, p. 269.
1892. 43. Eversbusch, Glaskörperentozoon. Ber. über die XXI. Vers. d. ophth.
           Ges. Heidelberg. 1891. p. 249.
1893. 44. Malgat, Filaire ou dragonneau du corps vitré. Rec. d'ophth. No. 5.
       45. Manson, Geograph. distribution of filaria sanguinis etc. Transaction
           of 7th intern. Congr. of Hygiene. London. 1891. I, p. 79. 1893.
1894. 45a. Coppez, H., Un cas de filaire de la chambre antérieure d'un l'oeil
           humain. Arch. d'ophthalmologie. T. XIV, p. 557.
       46. Lacompte, C,, Observation d'une filaire dans la chambre antérieure
           de l'oeil d'une Congolaise. Annales de la Soc. de Méd. de Gand.
           Okt. (Derselbe Fall wie Coppez.)
       47. Robertson, Argyll, Case of filaria loa, in which the parasite was
           removed from under the conjonctiva. Trans. Ophth. Soc. of the Unit.
           Kingd. XV, p. 137. British med. Journ. No. 1765, p. 921. Ophthalmic
           Review. p. 329. The Lancet. 18. Okt. 1894.
       48. Drake-Brockmann, G. F., Filaria oculi humani. Ophthalm. Review.
           p. 331. (In der vorderen Augenkammer.)
1895. 49. Robertson, A., Demonstration einer Filaria Loa. Ber. üb. die 24. Vers.
           d. ophth. Ges. Heidelberg. p. 238.
       50. Van Duyse, Un cas de filaire dans la chambre antérieure d'un oeil
           humain. Archives d'ophthalm. XV. 11, p. 701.
       51. Hirschberg, J., Über einen aus dem menschl. Augapfel (unter der
           Conjunctiva bulbi) entfernten Fadenwurm (mit Abbildung). Berlin.
           klin. Wochenschr. XXXII, No. 44 u. Centralbl. f. Augenhkde. 1896.
       52. Ludwig, H., Saemisch, Th., Über Filaria Loa im Auge des Menschen.
           Zeitschr. f. wissenschaftl. Zoologie. Bd. LX, p. 726.
       53. Gauthier, Filaire de l'oeil humain. (Annal. de l'institut. chir. de
           Bruxelles.) Ann. d'oculistique. T. CXIV, p. 152.
       54. Rossi, Filaria in der Vorderkammer eines Hundes. L'Allivatore. No. 204,
           p. 1072. Ref. in Berlin. tierärztl. Wochenschr. 1895. p. 577.
1896. 55. De Metz, Une observation de filaire de la rétine. Belg. méd. III,
           p. 737. Ref. Ann. of ophth. and otol. Vol. 5, p. 1.
1897. 56. Barrett, James W. (Melbourne), Ein Fall von Filaria im menschlichen
           Auge. Arch. of Ophthalm. XXV, p. 291. Arch. f. Augenheilkunde.
           Bd. XXXIV. 3, p. 255.
1898. 57. Groenouw, Über einen Parasiten (Distomum?) im Glaskörper des
           Frosches, nebst Bemerkungen über die im Auge vorkommenden
           Entozoen. Klin. Mon.-Bl. f. Augenhkde. XXXVI, p. 60 u. 85.
       Die Lehrbücher der menschlichen Parasiten von:
           Davine, Entozoaires. Paris 1859.
           Cobbold, Entozoa. London 1864.
           Blanchard, Traité de Zoologie médicale. 2 vol. Paris 1886—1890.
           Leuckart, Die menschlichen Parasiten. 2. Aufl. Leipzig 1879 u. ff.
           Max Braun, Tierische Parasiten des Menschen. Würzburg 1894.

1835. 58. M. Farre, London medical Gazette. p. 886.
1840. 59. Bischoff, Gaz. méd. de Paris. p. 505.
1863. 60. Schultze, De trichiniasi. Diss. Inaug. Berlin.
1864. 61. Rupprecht, Die Trichinenepidemie im Spiegel der Hettstädter Epidemie.
           Hettstädt 1864.

1865. 62. **Kühn**, Mitteilungen des landwirtschaftl. Instituts der Universität Halle. Berlin 1865.

1866. 63. **Kratz**, Die Trichinenepidemie in Hadersleben. Leipzig 1866.

1871. 64. **Kittel**, Pathologische Erscheinungen an den Augen in der Trichinose. Allgem. Wiener med. Zeitung. p. 254.

65. **Maurer**, Deutsches Arch. f. klin. Medizin. Bd. VIII, p. 378, 380.

1877. 66. **Förster, Graefe-Saemisch**, Handbuch d. Augenheilkunde. I. Aufl. Bd. VII, p. 179.

V. Die intraoculären Schmarotzer.

(Exkl. Filaria intraocularis.)

A. Cysticercus in der vorderen Kammer.

§ 94. Obgleich seit der ersten Beobachtung des *Cysticercus* in der Vorderkammer durch SÖMMERING (1) und SCHOTT (4) im Jahre 1830 eine ziemliche Anzahl einschlägiger Fälle mitgeteilt worden ist, gehört diese Lokalisation des Parasiten doch zu den seltenen Vorkommnissen. Es fällt dies um so mehr auf, wenn man damit das weit häufigere Auftreten dieses gefährlichen Gastes unter der Conjunctiva bulbi und in den tieferen Teilen des Auges vergleicht.

v. GRAEFE sah zu einer Zeit, in der *Cysticercus*-Erkrankungen noch relativ häufig vorkamen, und bei einem Materiale von über 80,000 Fällen nur drei Fälle von *Cysticercus* der Vorderkammer.

A. GRAEFE in Halle verzeichnete auf 60,000 Augenkranke zwei Beobachtungen dieser Art, FÖRSTER in Breslau auf 30,000 einen Fall.

Es ist nicht ganz leicht, die Gründe anzugeben, auf denen diese Verschiedenheit in der Häufigkeit des Vorkommens des *Cysticercus* in der vorderen Augenkammer und in den tieferen Bulbusabschnitten beruht. Ist es der geringe Durchmesser der zur vorderen Kammer führenden Arterien, welche nur besonders kleinen Cysticercuskeimen den Durchtritt gestatten? Oder liegt der Grund darin, dass, wie HIRSCHBERG vermutet, die größere Anzahl der hinteren Ciliargefäße die Verschleppung der Embryonen mit der Blutwelle in das Verästelungsgebiet dieser Gefäße, also die hinteren Bulbusabschnitte, begünstigt?

Das linke Auge scheint etwas häufiger befallen zu werden als das rechte.

Auf welchen Wegen kann der *Cysticercus* in die vordere Kammer gelangen? Entweder aus den tieferen Teilen des Auges durch die hintere Kammer oder mit Durchbrechung eines die vordere Kammer begrenzenden Gewebes.

Wohl am häufigsten wird er seinen Weg in die Vorderkammer durch die gefäßreiche Iris finden. Namentlich dürften die des Endothels entbehrenden Krypten der Vorderfläche der Iris dem Parasiten günstige Ausgangspforten in die Kammer bieten. Diese Annahme wird in der That durch jene Beobachtungen gestützt, in denen die Cysticercusblase, obgleich in ihrer ganzen Ausdehnung in der vorderen Kammer sichtbar, doch mehr oder weniger mit dem Stroma der Iris in Verbindung blieb.

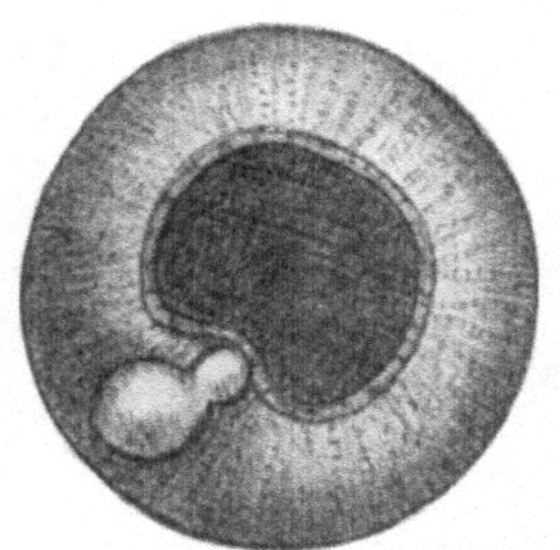

Fig. 10.

Ich verweise hier insbesondere auf die Fälle von Ewers (22) und Pridgin Teale (18).

Fig. 10 zeigt einen solchen *Cysticercus* auf der Iris nach Pridgin Teale.

Im Falle von Ewers wurden bei akuten iritischen Erscheinungen zwei linsengroße Blasen von weißlichgrauer Färbung, in das Stroma der Iris eingebettet, beobachtet; sie waren durch ein feines Gitterwerk von Fäden mit der hinteren Corneafläche verbunden. Nach Extraktion der einen Blase mit Iridektomie war binnen 14 Tagen auch die zweite verschwunden. Die extrahierte Blase enthielt einen *Cysticercus*.

Weit weniger geeignet durch ihre anatomischen Verhältnisse erscheint die Hinterkammer als Austrittsstelle für den *Cysticercus*, wenngleich eine Beobachtung von Hasner (Centralbl. f. Augenheilkde. 1890, p. 525) dafür spricht, dass auch dieser Weg betreten wird.

Es handelte sich in diesem Falle um eine zwischen Iris und Zonula sitzende Cysticercusblase, welche den Pupillarrand um Stecknadelkopfgröße überragte.

Reynolds (23) beobachtete am Pupillarrande der Iris eine Cyste, deren eines Ende auf der vorderen Linsenkapsel ruhte und derselben anhaftete. Die Entfernung der Cyste geschah ohne Zerreißung der Kapsel; in der Cyste wurde ein *Cysticercus* gefunden.

Merkwürdig ist die Thatsache, dass in Frankreich, wo *Cysticercus* unter der Bindehaut ziemlich häufig gesehen wurde, nie ein *Cysticercus* in der vorderen Kammer zur Beobachtung gelangte. Die meisten Beobachtungen dieser Art wurden in England, Deutschland und Österreich-Ungarn gemacht.

§ 95. Symptomatologie. Das Auftreten des *Cysticercus* in der vorderen Kammer wird nicht selten durch das Auftreten einer Ciliarneurose angekündigt; möglicherweise steht diese mit dem Durchbruch des Embryos aus den Gefäßen der Iris im Zusammenhang. — Meist ist der Beginn des Leidens mit mehr oder weniger deutlichen Reizzuständen von seiten der Iris verbunden: die Iris ist leicht verfärbt, ihr Stroma etwas verwaschen, zuweilen selbst mit feinen Exsudatmassen überzogen, wodurch es in den meisten Fällen überhaupt unmöglich wird, die Austrittsstelle des Wurmes zu erkennen.

Der *Cysticercus* erscheint in der vorderen Kammer als runde, weißliche, weißgraue oder mehr gelbliche Blase von 1 mm Durchmesser bis zur Größe einer Erbse und darüber. Die Blase ist durchscheinend, ihre Oberfläche glatt oder fein granuliert und zeigt nicht selten am Rande Interferenzfarben. Sie verharrt in Ruhe oder zeigt wellenförmige, vibrierende Bewegungen ihrer Wandungen. Sind Kopf und Hals eingezogen, so erkennt man etwa in der Mitte der Oberfläche der Blase einen milchweißen, fast undurchsichtigen Punkt, welcher die Lage dieser Organe markiert. Zuweilen werden Hals und Kopf vorgestreckt, bei reiferen Formen lassen sich dann mit der Lupe die Saugnäpfe in ihrer wechselnden Form und Stellung erkennen.

Fig. 11 auf beigegebener Tafel zeigt einen *Cysticercus* in der vorderen Augenkammer mit ausgestrecktem Hals und Kopfteil, nach Dr. Schott.

Die Bewegungen der Blase erfolgen oft mehr stoßweise, die Blase verliert dann ihre runde Form und wird unregelmäßig, polygonal.

Nicht ohne Einfluss auf diese Bewegungen ist das Spiel der Pupille, sofern diese frei beweglich ist.

Die Bewegungen der Iris bei wechselnder Belichtung reizen die Blase mechanisch.

Intensive Beleuchtung allein, bei weiter Pupille, hat auf die Bewegungen des *Cysticercus* keinen Einfluss; er verharrt in Ruhe, wenn er vorher keine Bewegungen zeigte. Das Atropin übt keine Einwirkung auf die Lebensäußerungen des Parasiten aus.

Der Wurm ist in der vorderen Kammer frei beweglich und wechselt zuweilen seinen Ort, oder ist, wie schon oben angedeutet wurde, mehr oder minder fest an einer Stelle der Irisoberfläche fixiert (Dalrymple 6, Krüger 20, Ewers 22, Pridgin Teale 18).

In einzelnen Fällen markiert diese Verklebung der Blase mit der Iris wohl die Durchtrittsstelle des Parasiten aus den Gefäßen der Regenbogenhaut. Doch wurde diese Austrittsstelle in der Iris bis jetzt nie gesehen.

Nach längeren Reizzuständen hingegen kann auch eine ursprünglich frei in der Kammer bewegliche Blase durch Exsudatbildungen an irgend einer Stelle der Irisoberfläche oder der hinteren Hornhautwand vorübergehend oder dauernd fixiert werden.

Appia (13) teilte eine Beobachtung mit, in welcher der Sitz des Blasenwurmes zwischen die Lamellen der Hornhaut verlegt wird. Es ist diese Lokalisation in hohem Grade unwahrscheinlich und daher auch von anderen Autoren in Zweifel gezogen worden (Hirschberg, v. Zehender). Es hat sich wohl hier um eine festere sekundäre Verlötung der Blase mit der hinteren Hornhautwand gehandelt.

Dass unter Umständen ein intralamellärer (= cornealer) Sitz des Entozoons vorgetäuscht werden kann, dafür spricht die Beobachtung Hirschberg's (21).

Ist die initiale entzündliche Reaktion, welche in den meisten Fällen mit dem Durchbruche des Wurmes in die vordere Kammer einhergeht und sich durch mehr oder minder hochgradige pericorneale Injektion als Folge der Reizerscheinungen der Iris, zu erkennen giebt, abgelaufen, haben die ersten Beschwerden der Patienten: Lichtempfindlichkeit, Flimmern, Nebelsehen, Druckempfindung oder gar Schmerzhaftigkeit des erkrankten Auges, nachgelassen, so kann das Leiden wochen- und monatelang bestehen, ohnedass die Kranken über besondere Beschwerden zu klagen haben. Das Auge ist weiß oder nur vorübergehend wenig injiciert und in seiner Form nicht verändert, das direkte Sehen meist nicht oder kaum behindert; nur die weiße Blase in der Kammer erinnert uns daran, welche Gefahren ihm drohen.

§ 96. Verlauf. Mit zunehmendem Wachstume des Parasiten in dem relativ engen Raume treten früher oder später neue Beschwerden auf. Die Blase verdeckt teilweise die Pupille oder verlegt diese zuweilen ganz, wodurch zeitweise oder dauernd erhebliche Sehstörungen zustande kommen.

Die Hornhaut, welche meist ursprünglich klar bleibt, zeigt vereinzelte Beschlagspunkte der Membrana Descemeti oder ist von einem feinen exsudativen Hauche beschlagen.

In verschleppten Fällen trübt sich auch die Substanz der Hornhaut, ihre Oberfläche wird matt und gestichelt, sodass die Diagnose des primären Leidens wohl erst nach Aufhellung der Cornea möglich wird (Logan 3). Das anfangs klare Kammerwasser beginnt sich zu trüben und zeigt wolkige Niederschläge am Boden der Kammer, selbst Hypopyon (Prager 32), hinter welchen eine kleine Blase zeitweise verschwinden kann. Die Regenbogenhaut zeigt die Erscheinungen der chronischen Iritis: Verfärbung und Exsudatablagerung auf ihrer Oberfläche. Die Pupille wird eng und durch Bildung hinterer Synechien unregelmäßig; in seltenen Fällen Beschlag auf die vordere Linsenkapsel (Treitel 28). Hochgradige Pericornealinjektion, seltener leichte Chemose der Conjunctiva bulbi, heftige Schmerzen in dem erkrankten Bulbus und in den Schläfen, zunehmender Verfall des centralen Sehens bis zu vollkommener Amaurose — das ist der weitere Verlauf und Ausgang des Leidens, wenn es sich selbst überlassen bleibt (Hirschler 15, Canton 8).

§ 97. Diagnose. Die Diagnose ist fast immer leicht und wird vor allem durch die spontanen Bewegungen der Blase gesichert, die zu irgend einer Zeit der Beobachtung wohl in den meisten Fällen zu konstatieren sind.

Differentialdiagnostisch könnten in Betracht kommen: Cysten der Iris und freie Cysten in der vorderen Kammer, wie solche von Rusinelli (33), Troitzky (34), Streatfield (35), Fuchs (36) und anderen beschrieben worden sind. Doch tritt bei Anwesenheit dieser Gebilde, welche meist auch weniger transparent und von mehr bräunlicher Farbe sind, niemals Irritation des Auges auf. Sie zeigen außerdem keine selbständigen Bewegungen.

Es ist kein Fall bekannt, wo die Vorderkammer bei Menschen oder höheren Tieren mehrere Cysticerken beherbergte, während dies für den Glaskörper wiederholt mit Sicherheit konstatiert wurde.

§ 98. Die Prognose ist gut, wenn rechtzeitig zu einem Eingriffe geschritten wird.

Die Behandlung kann nur eine operative sein. Man macht mit einer Lanze mittlerer Breite oder einem v. GRAEFE'schen Starmesser etwa 3—4 mm vom Hornhautrande entfernt, gegenüber der Blase, einen Einschnitt von 4 bis 6 mm Länge — je nach der Größe des Wurmes — in die Hornhaut, lüftet etwas beim Zurückziehen des Instrumentes die Wundränder, worauf die Blase mit dem Austreten des Kammerwassers expulsiert wird. Ganz zarte Verklebungen der Blase mit der Iris sind nicht zu fürchten, sie zerreißen bei der Entleerung der Kammer.

Tritt der *Cysticercus* mit der Entleerung des Kammerwassers nicht spontan aus, so muss man mit der Irispinzette eingehen und ihn extrahieren.

Stellt sich Vorfall der Iris ein, so wird man denselben mit dem Irisspatel oder durch sanftes Reiben des Auges mit dem oberen Lide zu reponieren suchen; sollte dies nicht gelingen, so muss man eine kleine Irisausschneidung nachschicken.

Ist der *Cysticercus* fester mit der Irisoberfläche verlötet, so wird man ihn stets mit gleichzeitiger Excision der betreffenden Irispartie zu entfernen haben.

Nach Entfernung des Parasiten nehmen die vorhandenen Reizerscheinungen rasch ab, vorhandene Trübungen der Medien hellen sich auf.

Die Heilung erfolgt meist in 4—6 Tagen unter Atropineinträuflung und antiseptischem Verband. War das Sehvermögen herabgesetzt, so kehrt dasselbe meist zur Norm zurück.

Der Fall von HIRSCHBERG (21), der deutlich zeigt, wie bei spontanem Ablauf der Erkrankung das Auge dem Untergange geweiht ist, dagegen bei rechtzeitigem Eingreifen durch eine einfache Operation gerettet werden kann, verlief folgendermaßen:

Im März 1871 wurde ein 2jähriger Knabe wegen einer seit drei Monaten bestehenden Entzündung des Auges in die Poliklinik gebracht. Die Mutter hatte seit vier Wochen einen weißen Fleck an diesem Auge bemerkt. Das Auge, in Form und Größe unverändert, zeigte lebhafte Pericornealinjektion wie bei heftiger Iritis, die doch spontan in diesem zarten Alter bekanntermaßen kaum vorkommt. Hornhaut im ganzen klar, ihre Vorderfläche regelmäßig; in ihrer Mitte eine grauliche Stelle von ca. 2,18 mm Durchmesser, die bei fokaler

Beleuchtung sofort als zarte, sphärische Blase mit centralem weißem Flecke sich enthüllte. Vor ihr lag jedenfalls eine dicke Schicht Hornhautparenchym; ob eine dünne Schicht auch hinter ihr lag, ließ sich nicht gleich feststellen.

Kammerwasser trübe, Pupille eng und durch Einträufelung starker Atropinlösung nach $^3/_4$ Stunden noch nicht erweitert. Extraktion unter Chloroformnarkose.

Nach dem Einlegen des Sperrelevateurs sah man, dass der Wurm seinen Platz gewechselt hatte und sich frei in der vorderen Kammer bewegte. Es wurde im unteren Teile der Hornhaut ein Lanzenschnitt angelegt, worauf sich das Tier entleerte; hierbei stülpte es sein Kopfende vor. Unter Verband und Atropineinträufelung heilte die Wunde glatt und nach zwei Tagen war das Auge reizlos. Sehkraft nach einem halben Jahre wohl normal. Kleine vordere Synechie; feine nicht störende Hornhautnarbe.

Dieser Knabe repräsentiert das jugendlichste Individuum, bei welchem *Cysticercus* der Vorderkammer zur Beobachtung kam.

Litteratur.

1830. 1. Sömmering, W., Cysticercus in der vorderen Augenkammer. Oken's Isis. Heft VIII, p. 717.

1831. 2. Neumann, Cysticercus in der vorderen Kammer. Rosas, Lehre von den Augenkrankheiten. Wien 1834. p. 430 und Rust's Magazin. Bd. XXXIII, p. 529.

1833. 3. Logan, Robert, Case of Animalcule in the eye of a child. Edinburgh. (Siehe Mackenzie. III. Ed.)

1836. 4. Schott, Controverse über die Nerven des Nabelstrangs. Frankfurt a. M.

1839. 5. Mackenzie, W., A practical treatise on the diseases of the eye. London. III. Ed., p. 910 (3 Fälle).

1844. 6. Dalrymple, Lancet. Aug.

1847. 7. Hyrtl, Topograph. Anatomie.

1848. 8. Canton, Lancet July.

1849. 9. Mackenzie, Cysticercus in the anterior chamber. Med. chir. Transact. Vol. XXXII.

1850. 10. Alessi Salvatore, Della elmintiasi nelle sue relazzioni colla oculistica. Roma. Ann. d'Ocul. XXX, p. 56. 1853. Arch. d'Ophthalm. T. I, p. 58. (1853.)

1851. 11. Mackenzie, Remarques sur un prétendu cas d'hydatide de la chambre antérieure observé par le Dr. Neumann. Edinb. med. Journ. Jan. u. Ann. d'ocul. T. XXV, p. 60.

1852—59. 12. Sichel, J., Iconographie, Atlas. Planche LXXII, Fig. 4—8.

1853. 13. Appia, Archives d'ophthalm. par Jamain. I, p. 58.

1854. 14. v. Graefe, Cysticercus in der vorderen Kammer. Arch. f. Ophthalm. Bd. I. 1, p. 453—457. Taf. II, Fig. 1.

1858. 15. Hirschler, Cysticercus cellulosae in der vorderen Kammer. Arch. f. Ophthalm. Bd. IV. 2, p. 113.

1860. 16. Mende, Cysticercus cellulosae in der vorderen Augenkammer. Arch. f. Ophthalm. Bd. VII. 1, p. 122.

1862. 17. Windsor, John, Case of cysticercus in the anterior chamber of the human eye. Ophthalm. Hosp. Rep. No. 17, p. 322.

1866. 18. Teale, Pridgin, Cysticercus on the iris. Ophthalm. Hosp. Rep. Vol. V, p. 320.

      19. v. Graefe, A., Arch. f. Ophthalm. XII. 2. (2 Fälle.)

1867. 20. Krüger, Cysticercus cell. in der vorderen Kammer. Klin. Mon.-Bl. f. Augenheilkunde. V, p. 59.

1872. 21. Hirschberg, J., Zwei Fälle von Extraktion des Cysticercus aus dem menschl. Auge (1. Fall). Virchow's Arch. LIV, p. 276.

22. Ewers, Cysticercus in der vorderen Kammer. II. Jahresbericht. p. 7—11.

1874. 23. Reynolds, Cysticercus in the pupillary edge of the iris. The American Practitioner. June. p. 336.

1878. 24. Schumann, A., Demonstration eines in der linken Augenkammer befindlichen, lebhaft sich bewegenden Cysticercus. Ber. d. Gesellsch. f. Natur- u. Heilkunde zu Dresden. Sitzung am 30. März 1878. (Leipzig 1879.)

25. Narkiewicz-Jodko, VII. Jahresbericht aus dem ophthalm. Institut in Warschau, f. das Jahr 1877. Gazeta Lekarska.

26. v. Kries, N., Cysticercus in der vorderen Augenkammer. Arch. f. Ophthalm. XXIV. 1, p. 148.

1883. 27. Haase, Cysticercus in der vorderen Kammer. Deutsche med. Wochenschrift. No. 46. (Ärztl. Verein in Hamburg.)

1885. 28. Treitel, Th., Cysticercus in der vorderen Augenkammer. Arch. f. Augenheilkunde. Bd. XV, p. 258.

1886. 29. Rabinowitsch, G., Ein Fall von Cysticercus in der Vorderkammer. Westn. Oft. Chod. Mai-Juni. III. 3, p. 196.

1888. 30. Grossmann, K., Cysticercus or Iriscyst. Ophth. Review. No. 79, p. 129.

1889. 31. Herrnheiser, J., Über Cysticercus im Auge (1 Fall v. Cyst. der Vorderkammer). Prager med. Wochenschr. No. 49 u. 51.

1892. 32. Prager, Karl, Ein Fall von Cysticercus cell. in der vorderen Augenkammer. Wien. klin. Wochenschr. V. 14, p. 209.

1868. 33. Rusinelli, Freie Cyste in der Vorderkammer. Annales d'oculistique. T. LX, p. 168.

34. Troitzky, S., Freie Cyste in der Vorderkammer. Westnick. ophth. III. 6, p. 474.

35. Streatfield, Freie Cyste in der Vorderkammer. Ophthalm. Hosp. Reports. Vol. VIII, p. 398.

1885. 36. Fuchs, Freie Cyste in der Vorderkammer. Arch. f. Augenheilkunde. XV. 1, p. 7.

B. Tierische Schmarotzer der Linse.

§ 99. Was wir bis jetzt über Entozoen der Linse wissen, sind Fragmente aus einer älteren Periode der ophthalmologischen Forschung, mit Ausnahme eines Falles von Linsencysticercus, den v. GRAEFE beschrieben hat.

Der von v. NORDMANN beschriebenen *Filaria lentis* wurde in dem Kapitel »Die Fadenwürmer des Auges« schon Erwähnung gethan.

Es wären hier nur noch wenige Worte zu sagen über *Monostoma* und *Distoma lentis* sowie über den v. GRAEFE'schen Fall.

Monostoma lentis wurde nur einmal im Jahre 1822 von v. NORDMANN (1) in einer getrübten und erweichten Linse einer alten Frau aufgefunden.

Die Parasiten lagen, 8 an der Zahl, in der oberen Schicht der Linsensubstanz. Sie waren etwa 0,3 mm lang und noch unvollständig entwickelt. In warmes Wasser gelegt zeigten sie langsame Bewegungen.

Eine andere Trematodenart, *Distoma lentis* (*Distoma oculi humani, D. ophthalmobium* Diesing), wurde von GESCHEIDT und v. AMMON (2) in

Dresden bei einem 5 Monate alten Kinde, welches an Pädatrophie verstorben war, in vier Exemplaren zwischen der getrübten Linse und ihrer Kapsel aufgefunden.

Die Tiere waren oval, in gestreckter Lage lanzettförmig, flach; ihre Länge variierte zwischen 0,5 und 1 mm, die Breite betrug etwa 0,3 mm. Der vordere Saugnapf war um ein Drittel kleiner als der mittlere. Über dem ventralen Saugnapf spaltete sich der Darm gabelförmig in zwei Schenkel. Bei zwei Exemplaren konnten leichte Bewegungen konstatiert werden.

Welcher Art diese noch unvollkommen entwickelten *Distoma* angehörten, ist fraglich geblieben. Möglicherweise waren es Jugendformen von *Distoma hepatis* (Leuckart).

Es ist höchst auffällig, dass weder diese Beobachter selbst noch zahlreiche andere Autoren seitdem jemals wieder *Monostoma* oder *Distoma* in Starlinsen gefunden haben, trotzdem viele Hunderte von getrübten Linsen seit jener Zeit auf das genaueste auf die Anwesenheit von tierischen Lebewesen untersucht worden sind. Das Gleiche gilt, wie schon erwähnt wurde, für die von v. Nordmann, dann auch von Gescheidt und v. Ammon beschriebenen Filarien in der Linse.

v. Graefe (3) fand bei einer 42jährigen Frau, welche auf dem linken Auge erblindet war, einen weichen Corticalstar, hintere Synechien, verfärbte Iris, den Bulbus weich. Die Diagnose war auf Iridocyclitis mit Glaskörperleiden und sekundärer Katarakt gestellt worden.

Bei der Operation entleerte sich nach Extraktion der Linse mit den zurückgebliebenen Corticalmassen eine Cysticercusblase von 6 mm Durchmesser.

Es blieb fraglich, ob der *Cysticercus* in diesem Falle primär sich zwischen Linse und hinterer Kapsel entwickelt hatte, oder ob er nach Zerstörung der Kapsel vom vorderen Abschnitte des Glaskörpers aus in ·das Linsensystem eingedrungen war. Die sehr ausgedehnten Trübungen im ganzen Glaskörper dürften eher für letztere Annahme sprechen.

Litteratur.

1832. 1. v. Nordmann, Mikrographische Beiträge zur Naturgeschichte der wirbellosen Tiere. Berlin. Heft 2.
1833. 2. Gescheidt, Die Entozoen des Auges. Zeitschr. f. Ophthalmologie von
            v. Ammon. Teil III, p. 405.
          v. Ammon, Angeborene Bildungsfehler des menschl. Auges (Distoma
            oculi humani).
1866. 3.) v. Graefe, Fall von Cysticercus in der Linse. Arch. f. Ophthalm. XII. 2,
            p. 191.

C. Cysticercus im Glaskörper und unter der Netzhaut.

§ 100. Mitteilungen über Cysticerken in den tieferen Teilen des menschlichen Auges sind — obwohl schon 1832 v. Nordmann im Glaskörper des Schweines in einem Falle die Finne in 16 Exemplaren aufgefunden und seine Kollegen zur Untersuchung über ein etwaiges analoges Vorkommen derselben im Menschenauge aufgefordert hatte — aus der vorophthalmoskopischen Zeit nicht zu verzeichnen.

Coccius (1) beschrieb 1853, zwei Jahre nach Erfindung des Augenspiegels, ein blasenförmiges Gebilde im Glaskörper des menschlichen Auges, das mit großer Wahrscheinlichkeit als ein *Cysticercus* aufgefasst werden darf, aber nicht als solcher angesprochen wurde.

Die erste sichere Beobachtung von *Cysticercus* im Glaskörper, resp. unter der Retina stammt von A. v. Graefe (2) aus dem Jahre 1854.

Seit jener Zeit sind sowohl von v. Graefe selbst als von anderen Autoren zahlreiche Beobachtungen über das Vorkommen des *Cysticercus* im Glaskörper und unter der Retina veröffentlicht worden, sodass heute, nach einem Zeitraume von 45 Jahren, das über diesen Gegenstand vorliegende Material ziemlich umfangreich geworden ist.

Die Mehrzahl der Beobachtungen stammt aus Deutschland, und zwar aus den nördlichen Teilen des Landes; weit weniger zahlreich sind die Mitteilungen über intraoculare Cysticerken aus Süd- und Westdeutschland.

A. v. Graefe (15) beobachtete den ocularen *Cysticercus* in den Jahren 1853—1866 bei 80,000 Augenkranken etwa 90mal, 4—5mal jährlich, also im Verhältnis von 1 : 1000.

Noch häufiger sah ihn Hirschberg (81. 107) in Berlin. Auf 21,440 neue Patienten, welche er innerhalb sieben Jahren beobachtete, kommen 28 Fälle von ocularem *Cysticercus*; von diesen waren im Beginne der Beobachtung 16 subretinal, 12 im Glaskörper. Im ganzen konstatierte er bis zum Jahre 1885 bei einem Material von 60,000 Augenkranken etwa 70mal *Cysticercus* in den tieferen Teilen des Auges, also etwa 1 : 1000.

Hirschberg bemerkt, dass zeitweise die Häufigkeit in Berlin etwas zugenommen hat. So beobachtete er in den ersten 5 Monaten des Jahres 1876 unter 2100 Patienten aus Berlin und Umgebung 5 Fälle von *Cysticercus* im Augengrunde, also ein Verhältnis von 1 : 140. Nach Einführung der obligatorischen Fleischschau ließ sich hingegen eine entschiedene Abnahme konstatieren.

Im Jahre 1883 waren unter 7200 Fällen nur 3 *Cysticercus*-Erkrankungen vorhanden, das entspricht 0,04 %; kein Fall stammte aus Berlin.

Die ersten 10 Monate des Jahres 1885 haben unter 6500 Augenkranken 5 Fälle = 0,07 % von ocularem *Cysticercus* geliefert.

In den 4 Jahren 1886, 1887, 1888, 1889 hatte Hirschberg unter 30,000 Augenkranken nur einen einzigen Fall. Er hatte in den letzten 6 Jahren (bis zum Jahre 1892) unter mehr als 46,000 Augenkranken nur 2 Fälle (1890), welche aus Sachsen stammten, während er in den siebziger Jahren unter der gleichen Zahl von Augenkranken mindestens 46 Fälle von Augenfinnen zu erwarten hatte — ein erfreulicher Beweis dafür, wie selten in der letzten Zeit der oculare *Cysticercus* in Berlin und Umgebung dank der vorzüglich gehandhabten Fleischschau geworden ist.

A. Graefe in Halle sah jährlich bei 4—5000 neuen Patienten 4—5 oculare Cysticerken, also ebenfalls ein Verhältnis von 1 : 1000.

Viel seltener ist der *Cysticercus* im Westen und Süden von Deutschland. Pagenstecher in Wiesbaden hat unter 10,000 Patienten, welche er in 4 Jahren (1864—1868) beobachtet hat, keinen einzigen Fall von *Cysticercus* im Glaskörper oder unter der Netzhaut gesehen. Schleich (II, 52) hat in Württemberg binnen 20 Jahren unter mehr als 200,000 Augenkranken nur 6 Fälle von Augencysticerken konstatieren können.

Während Mauthner in Wien unter 30,000 Augenkranken keinen Fall von *Cysticercus* gesehen hat, berichtet Mitvalsky (I, 113), dass der Augen-*Cysticercus* in Österreich-Ungarn, wenn auch nicht so häufig wie in Norddeutschland, doch keineswegs selten ist. Seit 1870 sind in Böhmen 15 Fälle von ocularen Cysticerken zur Beobachtung gekommen, von denen 10 in der Augentiefe hinter der Linse (5 unter der Netzhaut, 1 zwischen Netzhaut und Hyaloidea, 4 im Glaskörper), 2 vor der Linse (1 zwischen Iris und Linse, 1 in der Vorderkammer) und 3 subconjunctival gelegen waren.

Donders sah in Holland keinen Fall, Hansen in Dänemark auf 70,000 Patienten nur einen Glaskörper-*Cysticercus* (I, 26). Ebenso ist in England der *Cysticercus* in den Tiefen des Auges nur selten beobachtet worden, während über mehrere Fälle von *Cysticercus* in der vorderen Augenkammer aus England berichtet wurde.

Etwas häufiger ist sein Vorkommen in Frankreich.

In Italien ist er nicht gerade selten, wie de Vincentiis auf dem italienischen Ophthalmologenkongress zu Genua im Jahre 1888 berichtet hat. 1886 erwähnt er 7 Fälle aus Palermo, 2 Jahre später 7 neue Fälle, von denen 5 auf Neapel fallen.

In Russland ist der *Cysticercus* des Auges sehr selten. Die russische Litteratur weist nur 4—5 Fälle auf.

v. Schroeder (I, 97) giebt an, dass in der St. Petersburger Augenheilanstalt in den letzten 30 Jahren bei 370,000 Augenkranken nur 2 mal der intraoculare *Cysticercus* konstatiert worden sei.

Der oculare *Cysticercus* ist fernerhin beobachtet worden in Sicilien, Spanien, Portugal (Fonseca jun.) und in der Schweiz, hier ebenfalls nur selten (Bänziger, Haltenhoff, Dufour, Fick, Kaelin).

Der von Fick (I, 108) beobachtete und operierte Fall von Glaskörper-*Cysticercus* betrifft einen Metzger aus Hamburg.

§ 101. Die so verschiedene Häufigkeit des ocularen *Cysticercus* in den verschiedenen Ländern steht im Einklange mit der geographischen

Verbreitung des *Cysticercus* überhaupt und mit derjenigen seiner Taenie, der *Taenia solium*, denn um die Finne dieser Bandwurmart handelt es sich fast ausschließlich bei der Bandwurmerkrankung des Auges. Wo der *Cysticercus* in anderen Organen des menschlichen Körpers am häufigsten gefunden wurde, da wurde auch seine Einwanderung ins Auge am häufigsten konstatiert.

Während Rudolphi im Anfange dieses Jahrhunderts unter 250 in Berlin obducierten Leichen vier- bis fünfmal *Cysticercus* fand, berichtet Bremser (III, 1), dass er in Wien in zehn Jahren keinen einzigen Blasenwurm zu Gesicht bekam.

Nach einer Mitteilung v. Graefe's (I, 15) aus dem Jahre 1866 sah Virchow den Parasiten in 2% der Sektionen, während er ihn in Würzburg im Laufe seines siebenjährigen Aufenthaltes daselbst außerordentlich selten fand. Unter 5300 Sektionen des Berliner pathologischen Institutes, 1852—1862, konstatierte Dressel (III, 2) den Blasenwurm 87 mal = 1,6%. Förster in Göttingen fand ihn bei 639 Sektionen viermal, also in 0,62% der Fälle.

Vom Jahre 1874—1889 fand ihn Haugg (III, 7) in Erlangen unter 3799 Autopsien in 25 Fällen, demnach in 0,65%.

Bollinger (III, 6) in München berichtet, dass unter den 14,000 Sektionen der letzten 35 Jahre nur zwei Cysticerken zur Beobachtung kamen. Ganz entsprechend wurde der Parasit auch nur in drei Fällen unter den Augenkranken in München gefunden (I, 95a).

In Greifswald wurde in den letzten zehn Jahren von Grawitz unter 1280 Sektionen nur einmal, demnach in 0,08%, *Cysticercus* gefunden.

Schirmer in Greifswald hat denn auch bei einem Material von 60,000 Augenleidenden nur einen Fall von *Cysticercus* im Auge (im Glaskörper) gesehen (I, 119).

In Zürich fanden Hasse und Eberth niemals Cysticerken, ebensowenig Hoffmann in Basel bei 1100 Leichen. Hingegen sah Roth in Basel unter 1914 Sektionen sechsmal (= 0,31%) *Cysticercus*.

Mit anderen Worten: die Häufigkeit des *Cysticercus cellulosae* ist abhängig von der geographischen Verbreitung der *Taenia solium*.

Folglich wird der oculare *Cysticercus* da nicht vorkommen, wo seine *Taenia*, die *T. solium* fehlt.

Wir haben diese Taenie, den bewaffneten Bandwurm, wohl zu unterscheiden von einer anderen Species, mit welcher er früher häufig verwechselt wurde, der *Taenia saginata (mediocanellata)*, deren Finne im Rinde vorkommt, aber nur selten beim Menschen gefunden wird.

So wie die Häufigkeit der *Taenia solium* mit der Schweinezucht resp. der mehr oder minder verbreiteten Gewohnheit, rohes oder ungenügend gekochtes Schweinefleisch zu genießen, im Verhältnis steht, so ist *Taenia saginata* da zu treffen, wo eine ausgedehnte Rinderzucht betrieben wird, das Rindfleisch als Hauptnahrungsmittel dient und roh oder ungenügend gekocht genossen wird.

Über die Häufigkeit des Vorkommens der *Taenia saginata* im Verhältnis zu der *Taenia solium* mögen folgende Zahlen Aufschluss geben.

Im bayrischen Schwaben ist nach J. Ch. Huber (III, 3) die *Taenia saginata* endemisch, die *T. solium* weit seltener (= 10 : 1). — Bollinger berichtet, dass von 25 in München beobachteten Bandwürmern nur einmal *Taenia solium*, 16 mal *T. saginata*, 8 mal *Bothriocephalus latus* vorkam. — In der Würzburger Klinik wurden von 1875—1878 im ganzen 22 Bandwurmfälle beobachtet, und zwar die *Taenia solium* 7 mal, die *T. saginata* 15 mal. Unter 56 Fällen von Bandwurm in Tübingen waren nur drei *Taenia solium*, die übrigen *Taenia saginata*.

In Basel ist nach Roth das Verhältnis wie 3 : 1. Zaeslein (III, 4) konnte für die ganze Schweiz, unter Berücksichtigung verschiedener Quellen, 180 Fälle von *Taenia saginata* und nur 19 Fälle von *T. solium* feststellen.

Innerhalb Deutschlands ist die *T. solium* zur Zeit noch am häufigsten in Mitteldeutschland zu finden. Doch macht es den Eindruck, dass die *Taenia solium* nicht nur in Deutschland, sondern auch in anderen Ländern von Jahr zu Jahr seltener wird.

In Dänemark, wo ursprünglich *T. solium* prävalierte (53 % *Solium*, 37 % *Saginata*), wird nach Krabbe (III, 5) seit 1880 ein auffallendes Seltenwerden der *T. solium* beobachtet:

$$1869\text{—}1880 \quad 67 \; Saginata, \quad 19 \; Solium$$
$$1880\text{—}1887 \quad 86 \quad\quad » \quad\quad\quad 5 \quad »$$

§ 102. Alter und Geschlecht. Der *Cysticercus cellulosae* findet sich in jedem Lebensalter. Die Mehrzahl der Erkrankungen kommt auf die mittleren Lebensjahre.

Dressel fand unter 74 Fällen 39 in der Blütezeit des Lebens, Haugg unter 25 Erkrankungen

$$\text{vom } 21.\text{—}40. \text{ Jahre} \quad 8 \text{ Fälle,}$$
$$» \quad 41.\text{—}60. \quad » \quad 7 \quad »$$
$$» \quad 61.\text{—}80. \quad » \quad \text{ebenfalls } 7 \text{ Fälle.}$$

Bei bejahrten Individuen fand Dressel die Cysticerken oftmals schon verkalkt, ein Zeichen, dass die Einwanderung schon vor längerer Zeit stattgefunden hatte. Dressel fand unter seinen 87 Fällen 53 Männer (2,4 %) und nur 34 Frauen (1,6 %). Auch Küchenmeister (III, 2 a) fand in den von ihm zusammengestellten Fällen von Hirncysticerken das männliche Geschlecht weit mehr, fast um die Hälfte häufiger der Krankheit unterworfen als das weibliche.

Unter den 86 von Keller (III, 9) in seiner Dissertation über Hirncysticerken verwerteten Fällen finden sich 59 männliche, 24 weibliche Cysticerkenträger, in drei Fällen war das Geschlecht nicht angegeben.

Von 80 Augencysticerken, welche v. Graefe beobachtete, gehörten $2/_3$ der Erkrankten dem männlichen, $1/_3$ dem weiblichen Geschlechte an; davon fielen 80 % in das Lebensalter von 15—55 Jahren, das jüngste Individuum war 8, das älteste 70 Jahre alt.

Unter 41 Fällen Hirschberg's (I, 107) von ocularem *Cysticercus* betrafen 21 Männer, 20 Frauen; ein Unterschied zu Ungunsten des männlichen Geschlechtes ist also aus dieser Statistik nicht zu konstatieren.

Hingegen waren unter 19 Fällen von Augencysticerken, welche Leber in

Göttingen beobachtet hat, 13 Patienten männlichen, 6 weiblichen Geschlechtes (I, 80, 106).

Von den 41 Fällen HIRSCHBERG's (I, 107) entfallen auf das

1.—10. Lebensjahr	5 Fälle	= 0,12%	(% der Gesamtzahl)
11.—20. »	8 »	= 0,92%	»
21.—30. »	16 »	= 0,384%	»
31.—40. »	5 »	= 0,12%	»
41.—50. »	3 »	= 0,072%	»
51.—60. »	2 »	= 0,048%	»
61.—70. »	1 »	= 0,024%	»

Es geht aus dieser Statistik hervor, dass Kinder im ersten Lebensdecennium häufiger von der Augenfinne befallen sind, als man bisher im allgemeinen annahm.

Von den 19 Fällen LEBER's entfallen auf das Alter

vom 10.—20. Jahre 4 Fálle,
» 20.—30. » 6 »
» 30.—40. » 6 »

Das jugendlichste Individuum war 7, das älteste 47 Jahre alt; in einem Falle ist das Alter nicht angegeben.

§ 103. Was den Stand und Beruf der Kranken anbetrifft, so kann man im allgemeinen feststellen, dass die ärmeren und mittleren Volksklassen häufiger mit der Augenfinne behaftet sind als die höheren Stände. Häufig sind es Dienstboten, Bauern, Metzger oder Personen, die mit letzterem Berufe in Verbindung stehen, welche an *Cysticercus* des Auges erkrankten.

§ 104. Das gleichzeitige Vorkommen von *Taenia solium* im Darmkanal ist im ganzen weniger häufig, als man geneigt ist anzunehmen. v. GRAEFE will unter seinen 80 Fällen von ocularen Cysticerken nur in 5 Fällen den Bandwurm im Darme konstatiert haben (?). HIRSCHBERG hingegen hat die Anwesenheit von *Taenia* im Darmkanal öfter beobachtet und hebt hervor, dass man solche Patienten längere Zeit hindurch beobachten muss; nicht selten kommt dann nach dem Gebrauche von Bandwurmmitteln doch noch eine *Taenia* zum Vorschein.

Über gleichzeitiges Vorkommen von *Cysticercus* im Auge und unter der Haut, im Gehirn oder in anderen Organen sind die Angaben spärlich.

v. GRAEFE sah unter seinen Fällen keinen Fall mit Haut-*Cysticercus*; in zwei Fällen hatten Erscheinungen bestanden, welche die Vermutung an gleichzeitig vorhandene Hirncysticerken nahelegten. Auch bei dem von VAN DUYSE (I, 81) beobachteten Falle hatte der Patient seit 3—4 Monaten epileptiforme Anfälle gehabt, die vielleicht auf *Cysticercus* des Gehirns deuteten.

HIRSCHBERG (I, 107, 118) sah Koïncidenz von Augen-*Cysticercus* mit Haut-*Cysticercus* einmal, mit *Cysticercus* des Gehirns und Rückenmarkes einmal. Bei einem von ihm wegen Glaskörper-*Cysticercus* vor zehn Jahren operierten Manne trat unter schweren Gehirnerscheinungen der Tod ein. Bei der Obduktion fanden sich an der Konvexität und Basis des Gehirns mehrere Cysticerken, welche zum Teil verkalkt waren, ferner zwei Cysticerken im linken Ventrikel, mehrere in der weißen Substanz, nahe der Oberfläche, ein verkalkter *Cysticercus* im vierten Ventrikel.

Am Rückenmark lagen zwischen Dura und Pia sieben Cysticerken, sämtlich blasenförmig und bis zu Bohnengröße.

A. Graefe sah bei einem 24jährigen Manne mit freibeweglichem Glaskörper-*Cysticercus* mehrere Cysticerken im Unterhautzellgewebe verschiedener Körperstellen.

De Wecker (d. Handb. I. Aufl., Bd. IV) berichtet über *Cysticercus* des Glaskörpers bei einem 27jährigen Pariser Kutscher, dessen Haut völlig mit Cysticercustumoren übersät war; es waren 210 solcher Geschwülste gezählt und durch Punktion zum Schwinden gebracht worden. Gesicht und Hände waren vollkommen frei, unter der Kopfhaut befanden sich mehrere Geschwülste, besonders in der Nähe der Schläfe. Lider und Conjunctiva waren frei von Cysticerken. Mehrere epileptiforme Anfälle und eine vorübergehende Aphasie beruhten möglicherweise auf gleichzeitigem Vorhandensein von Hirncysticerken.

Bandwurm im Darmkanal.

§ 105. In der Regel wird der *Cysticercus* nur solitär im Auge angetroffen und befällt nur ein Auge; nur in einem Falle aus Italien wurde er in beiden Augen gefunden. Doch sind einzelne Fälle von zuverlässigen Autoren publiziert worden, wo sich zwei und sogar drei (Schöbl II, 59) Cysticerken in einem Bulbus vorfanden. Ein Teil solcher Beobachtungen dürfte allerdings auf Verwechslung des vermeintlichen zweiten *Cysticercus* mit dem Primärneste des vorhandenen Entozoons beruhen.

Otto Becker (I, 17) beobachtete einen *Cysticercus* im Glaskörper bei gleichzeitigem Vorhandensein eines zweiten, subretinalen Parasiten.

Alfred Graefe (I, 109) sah in einem Falle zwei frei im Glaskörper liegende Cysticercusblasen, welche sich bei gewissen Blickrichtungen des Patienten mit ihren sphärischen Begrenzungen x-förmig überdeckten und schon bei seitlicher Beleuchtung zu erkennen waren.

Einen ähnlichen Fall beobachtete Gradenigo bei einer Frau, die dann an Hirn-*Cysticercus* starb.

Auch Dufour (I, 95) hat zwei Cysticerken in einem Auge beobachtet, ebenso Pergens (II, 65).

Es ist indessen nicht nur ophthalmoskopisch, sondern, was noch untrüglicher ist, auch anatomisch nachgewiesen, dass zwei Cysticerken in einem Auge vorkommen können.

Ein wegen *Cysticercus* schon früher von Alf. Graefe enukleierter Bulbus zeigte bei seiner Eröffnung zwei Parasiten.

Cohn war veranlasst, ein Auge, welches er früher wegen *Cysticercus* operiert hatte, später zu enukleieren; es zeigte sich im Glaskörper ein zweiter *Cysticercus*.

A. v. Graefe und Hirschberg sahen hingegen nie zwei Cysticerken in einem Auge.

Beim Schwein wurden wiederholt mehrere Cysticerken, bis zu 16, gleichzeitig im Inneren des Auges aufgefunden.

Der Blasenwurm wird im linken Bulbus durchschnittlich häufiger angetroffen als im rechten.

§ 106. Das Entozoon hat seinen ursprünglichen Sitz entweder zwischen Aderhaut und Netzhaut und gelangt erst sekundär, nach Perforation der letzteren, in den Glaskörperraum — dieser Modus ist wohl der häufigere — oder es tritt primär, ohnedass sich Veränderungen an der Retina erkennen lassen, im Glaskörper auf, wahrscheinlich aus den Gefäßen des Corpus ciliare hierher gelangend.

Bei ursprünglich subretinalem Sitze konnte seine Einwanderung in den Glaskörper wiederholt direkt mit dem Augenspiegel beobachtet werden, während uns eine Einwanderung aus dem Corpus ciliare verborgen bleibt. Der Ort des Durchbruches aus der Netzhaut kann überall sein, häufig ist er in den oberen Partien des Fundus; er kann so peripher sein, dass er außer dem Bereiche des ophthalmoskopischen Gesichtsfeldes liegt.

Nach v. Graefe ist die Niederlassung des *Cysticercus*, bei Beurteilung frühzeitig zur Beobachtung gelangter Fälle, zwischen Netzhaut und Aderhaut mindestens doppelt so häufig als sein Auftreten im Glaskörper, während von 28 Fällen Hirschberg's (I, 81) im Beginne der Beobachtung 16 subretinal, 12 im Glaskörper gefunden wurden.

Von 20 Fällen anatomischer Untersuchungen an Augäpfeln, die wegen *Cysticercus* enukleiert worden waren (von ihnen gehören 9 Hirschberg an), war der Sitz des Entozoons 10 mal unter der Retina, 10 mal im Glaskörper.

Kommen die Patienten, wie häufig, erst in einer späteren Periode der Erkrankung in Beobachtung, nachdem schon starke Verdunklung des Glaskörpers, ausgiebige Veränderungen in der Aderhaut und Netzhaut eingetreten sind, so lässt sich in der Regel überhaupt nicht mehr mit Sicherheit feststellen, ob sich der Wurm ursprünglich unter der Retina oder direkt im Glaskörper niedergelassen hat.

Die Größe der im Glaskörper zum Vorschein kommenden Cysticercusblase wird je nach ihrem Alter eine verschiedene sein. Sie entspricht dem Umfange der Papille oder sie hat in einer vorgeschrittenen Periode der Erkrankung eine Größe, welche dem 3—6 fachen Papillenumfange gleichkommt, also in Wirklichkeit einem Durchmesser von $1\frac{1}{2}$—9 mm und darüber. Die größte von Hirschberg gefundene Blase hatte 15 mm Durchmesser.

Auch Leber (d. Handb. I. Aufl., Bd. V, p. 710) sah einen *Cysticercus*, welcher 15 mm lang und 9 mm breit war. Die Blase ist zuweilen so groß, dass sie den gesamten Augenhintergrund verdeckt.

ALF. GRAEFE sah einen subretinalen *Cysticercus*, welcher bei der ersten Beobachtung nur ca. $^3/_4$ der Papillengröße im Durchmesser hatte, also ca. 1,05 mm maß. Ein aus der vorderen Kammer von ihm extrahierter *Cysticercus* hatte einen Durchmesser von nur ca. 2 mm.

Während ALF. GRAEFE (50) schreibt: »dass bei solchen sehr jugendlichen Exemplaren eine Entwicklung des Hals- und Kopfteiles, insbesondere der Saugnäpfe und des Hakenkranzes, noch nicht stattgefunden habe«, und A. v. GRAEFE erklärte (XV, p. 181), »dass Hals- und Kopfteil des Parasiten erst erkannt werden kann, wenn derselbe eine Größe von 4—5 mm erreicht hat« — entfernte HIRSCHBERG (Centralbl. f. Augenhkde III, p. 172) bei einem 1½jährigen Knaben aus der Haut unter dem rechten unteren Orbitalrande einen nur 2 mm großen *Cysticercus*, der sowohl die 4 Saugnäpfe als einen Hakenkranz mit 38 vollständig entwickelten Haken erkennen ließ.

§ 107. Das Wachstum des Blasenwurmes konnte wiederholt mit dem Augenspiegel verfolgt werden. Die Blase wächst in der Regel im Anfange rasch und, nachdem sie einen gewissen Umfang erreicht hat, immer langsamer.

A. v. GRAEFE (XV, p. 188) sah einen Glaskörper-*Cysticercus* während der ersten sechs Wochen nach dem Durchbruche rasch bis zu einer Größe von ca. 6 mm heranwachsen, später sich nur langsam vergrößern. ALF. GRAEFE konnte feststellen, dass eine Cysticercusblase von 1,05 mm innerhalb vier Tagen auf 2 mm im Durchmesser gewachsen war.

Was die Lebensdauer des *Cysticercus* im Auge anbelangt, so steht fest, dass sie 2 Jahre betragen kann. Mit großer Wahrscheinlichkeit darf man eine mindestens 3—4jährige Lebensdauer annehmen; vermutlich ist dieselbe noch eine viel längere.

SAEMISCH (I, 22) fand in dem enukleierten Auge eines Individuums, dessen Erkrankung bereits vor zehn Jahren stattgefunden hatte, einen *Cysticercus*, der zur Zeit der Operation wahrscheinlich noch am Leben war.

HIRSCHBERG (I, 81) beobachtete einen Fall von 20jährigem Verweilen eines *Cysticercus* im Auge: Der Arbeiter B. L., bei welchem A. v. GRAEFE im September 1856 einen subretinalen, dann in den Glaskörper durchgebrochenen *Cysticercus* im linken Auge und schließlich Januar 1857 beginnende Chorioiditis konstatierte (Arch. f. O. III, 2, p. 328) zeigte am 18. August 1875, damals 42 Jahre alt, folgenden Status: Rechts On. Sn., links S = 0. Divergenz, Form und Spannung des reizlosen Augapfels erhalten. Pupille eng und cirkulär mit der getrübten und verkalkten Linse verwachsen. Iris leicht vorgewölbt. Druck auf die Ciliargegend nicht empfindlich.

Die Form der frei im Glaskörper beweglichen oder an irgend einer Stelle der Bulbuswandung fixierten Blase ist gewöhnlich kreisrund, selten queroval. Sie unterscheidet sich dadurch bei aufmerksamer Betrachtung sofort von einer Ablösung der Netzhaut, welche nie so scharfe, regelmäßige Begrenzung nach allen Richtungen zeigt. Namentlich wird es bei verschiedenen Blickrichtungen des Patienten leicht sein, sich von der Kugelgestalt des vorliegenden Gebildes zu überzeugen, indem wir uns verschiedene Abschnitte der Kontour der Blase zu Gesicht bringen.

§ 108. Die Blase wird sofort als *Cysticercus* zu erkennen sein, wenn Hals- und Kopfteil vorgestreckt ist und durch seine vielgestaltigen Form- und Lageveränderungen jede Verwechslung mit einem anderen Formgebilde im Glaskörper ausschließt.

Selbst dann, wenn man nicht Gelegenheit hat, Hals und Kopf des Tieres zu sehen, ist das charakteristische Aussehen der Blase hinlänglich genügend, um über die Natur derselben außer Zweifel zu sein.

Fig. 12 auf dieser Tafel stellt einen *Cysticercus cellulosae* mit ausgestrecktem Hals- und Kopfteile im Glaskörper dar (nach LIEBREICH).

Der eingezogene Kopf ist nicht selten an einer intensiv weißlich glänzenden Stelle der Blasenwandung kenntlich.

Bei noch hellem Glaskörper erscheint die Blase namentlich in ihrer Mitte mäßig durchscheinend und reflektiert rotes Licht vom Fundus, während die Randteile weniger transparent erscheinen.

Der Hals und namentlich sein Ansatz an die Blase sind ebenfalls opak und oft von feinen, weißen Pünktchen (Kalkteilchen) durchsetzt.

Die Farbe der Blase ist in der Regel bläulichgrau, sie wird aber auch weißlichgrau, graugrün, auffallend grünlich oder gelblich angegeben — Unterschiede, welche zum Teil wohl von dem Grade der vorhandenen Glaskörpertrübungen, zum Teil wohl davon abhängen, ob die Untersuchung mit einem lichtschwachen oder lichtstarken Spiegel vorgenommen wurde.

Sehr charakteristisch ist das goldglänzende Aussehen, das Irisieren der Randteile der Blase. v. GRAEFE bemerkt, wer dieses Phänomen einmal richtig gesehen hat, werde eine Cysticercusblase im Auge stets wiedererkennen.

Eine fernere Eigentümlichkeit ist, dass man auf der glatten, zuweilen atlasglänzenden Oberfläche der Blase bläuliche Tüpfelungen, punkt- und fädchenförmige Auflagerungen oder feine, glänzende Punkte erkennt. Die bläulichen Tupfen (siehe Fig. 12 der Tafel) sollen auf Glaskörpertrübungen beruhen, welche sich unmittelbar vor der Blase befinden.

Sie werden in ähnlicher Weise auf den im Glaskörper sich bildenden Membranen, die nicht selten von irgend einer Stelle der Blasenoberfläche nach der Netzhaut ziehen oder frei in der Umgebung des *Cysticercus* liegen, angetroffen. Von LIEBREICH wurden diese eigentümlichen Tüpfelungen mit den Saugbewegungen des Wurmes in Verbindung gebracht.

Die hellen glitzernden Punkte und Stellen, welche zuweilen in der Wandung der Blase wahrgenommen werden, beruhen zum Teil auf eingelagerten Kalkteilchen, zum Teil auf Reflexen.

§ 109. Das wichtigste Erkennungszeichen für die Anwesenheit eines *Cysticercus* im Glaskörper oder unter der Retina sind die spontanen Bewegungen der Blase; doch werden sie nicht selten, namentlich bei älteren Cysticerken vermisst und sind nicht immer leicht von mitgeteilten Bewegungen zu unterscheiden. Namentlich charakteristisch sind die peristaltischen Bewegungen, die partiellen Einschnürungen, welche sich wellenförmig über die Blase fortpflanzen.

Die Bewegungen des vorgestreckten Hals- und Kopfteiles sind außerordentlich mannigfach und bieten eines der anziehendsten Bilder, die man mit dem Augenspiegel beobachten kann. Es sind pendelnde, tastende, züngelnde Bewegungen des Halses; bald liegt dieser der Blase flach an, bald steht er nach oben, bald nach unten von ihr ab, bald scheint er gerade ausgestreckt, bald wellig gebogen und ist ganz oder nur teilweise ausgestülpt.

Der Kopf nimmt die verschiedensten Gestalten an. Bald erscheint er als flache Scheibe oder Klöppel, ohnedass man die Saugnäpfe deutlich erkennt, bald ist er verlängert und das Rostellum vorgeschoben, wobei die Saugnäpfe als ausgezogene Wülste in wechselnder Form und Bewegung zu erkennen sind, bald alle vier, bald nur zwei oder drei. Liebreich (I, 9) vergleicht die herumtastenden Bewegungen der zu langen Stielen ausgezogenen Saugnäpfe sehr treffend mit denen der Fühlhörner einer Schnecke.

Diese Bewegungen sind zu gewissen Zeiten fast fortwährend zu beobachten, während sie zu anderen Zeiten sehr selten oder gar nicht wahrgenommen werden. Sie werden zuweilen von den Kranken selbst in überraschender Deutlichkeit endoptisch wahrgenommen.

§ 110. Dass die Anwesenheit des *Cysticercus* in dem Glaskörpergewebe nicht ohne Folgen für dessen anatomische und optische Beschaffenheit bleiben wird, ist klar. Zuweilen sind schon Trübungen in dem Glaskörper bemerkbar zu einer Zeit, wo das Entozoon seinen Sitz noch unter der Netzhaut hat, oder sie treten bald nach seiner Einwanderung in dem Glaskörper auf.

Diese Glaskörpertrübungen sind in ihrer Form und ihrem Aussehen sehr charakteristisch. Sie zeichnen sich durch ihre zusammenhängende Beschaffenheit bei verhältnismäßig großer Durchsichtigkeit aus und bilden ein System übereinander liegender, schleierartiger Vorhänge, welche durch das Auge ziehen.

Die ineinander geschachtelten Trübungen können bis unmittelbar an die hintere Linsenfläche heranragen und sind dann schon bei seitlicher Beleuchtung wahrzunehmen, oder der Glaskörper ist, wie in einem aus der HIRSCHBERG'schen Klinik stammenden, von SINCLAIR (I, 72) veröffentlichten Falle, nur partiell getrübt. Die Opacitäten hatten in diesem Falle die Form von Membranen, welche ein Polygon bildeten, das von der Retina ungefähr 5 mm entfernt war; von dieser Haupttrübung zogen einzelne Fäden zur Netzhaut; der übrige Glaskörper war ganz klar.

Zuweilen verdichten sich die Glaskörpertrübungen vor dem *Cysticercus* zu kompakteren Massen. Seltener zeigt der Glaskörper neben einer dichten, staubförmigen Trübung Fäden und Flocken, oder er bleibt längere Zeit ganz ungetrübt (I, 102). Vascularisationen im Glaskörper sind selten (II, 29).

Der Glaskörper pflegt mehr oder minder verflüssigt zu sein, namentlich in der Umgebung der Blase. Über den Grad dieser Verflüssigung geben uns die Exkursionen der Blase, wenn diese frei beweglich ist, und die Beweglichkeit der Membranen Aufschluss. Die Verflüssigung des Glaskörpers in der Umgebung des *Cysticercus* hat für die Operation ihre Vorteile, indem nach Anlegung des Schnittes der austretende Flüssigkeitsstrom die Blase mit sich fortreißt und aus der Wunde schwemmt.

§ 111. Die Erkrankung an *Cysticercus* des Glaskörpers kann fast symptomenlos beginnen. Viele Patienten haben außer der meist zufällig konstatierten Schwachsichtigkeit des erkrankten Auges keine weiteren Klagen. Oder das Auge ist im Beginn der Erkrankung vorübergehend gerötet, etwas lichtscheu, um bald wieder ein normales Aussehen zu erlangen; es bleibt dann längere Zeit unverändert, bis schließlich, ohne äußere Veranlassung, eine neue subconjunctivale Injektion bemerkbar wird, die abermals erlischt. Häufiger wiederkehrende Reizungen oder dauernde Entzündungen der vorderen Bulbusabschnitte belästigen den Kranken und mahnen ihn endlich, ärztliche Hilfe aufzusuchen.

Schmerzen fehlen zu Beginn der Erkrankung entweder ganz oder sie sind gerade in der ersten Zeit, der Durchbruchsperiode des Parasiten aus dem ihn einschließenden Gefäße, kontinuierlich und treten später nur periodisch auf (I, 50, 3. Fall).

Diejenigen Eigenschaften, welche wir bereits als charakteristisch für den *Cysticercus* im Glaskörper kennen gelernt haben, stützen die Diagnose: es ist die Form, Farbe und Beweglichkeit des Blasenwurmes, ferner die Möglichkeit, das primäre Nest unter der Retina oder die Durchbruchsstelle aus dieser zu konstatieren. Hin und wieder hat man den Durchbruch aus der Netzhaut direkt mit dem Augenspiegel verfolgen können.

So konnte HAASE (I, 69) beobachten, dass in der Mitte einer abgelösten Netzhautpartie des rechten Auges eine Perforation eingetreten war; aus der

Perforationsöffnung schaute der *Cysticercus* mit seinem Kopf- und Halsteil heraus, in lebhaften Bewegungen begriffen. Nach einigen Tagen war das Entozoon in den Glaskörper ausgetreten.

Doch war man nur selten so glücklich, diese Auswanderung direkt zu sehen. In der Regel lassen uns nur die vorhandenen Veränderungen der Retina, die Ablösung derselben an einer bestimmten Stelle, die Perforation, circumscripte weißliche Trübungen und namentlich ein in der Chorioidea häufig sichtbarer, scharf begrenzter, gelblich- oder bläulichweißer atrophischer Herd von annähernd runder Form das Primärnest des Wurmes unter der Retina, die Stelle seines ursprünglichen Sitzes, erkennen.

Mehr oder minder ausgiebige Ablösung der Netzhaut an einer Stelle des Fundus ist bei *Cysticercus* im Glaskörper ein häufiger Befund; meist entspricht diese Ablösung ungefähr der Gegend des früheren Wurmlagers.

Ist der Glaskörper noch klar oder wenigstens nicht sehr hochgradig getrübt, so ist die Diagnose des frei im Glaskörper befindlichen Blasenwurmes nicht schwierig. Den einigermaßen Kundigen wird der Habitus der Blase allein hinreichend orientieren, um das Leiden richtig zu beurteilen, auch wenn Kopf und Hals des Tieres nicht sichtbar wären und spontane Bewegungen zur Zeit vermisst würden.

Schwieriger gestalten sich die Verhältnisse bei weiter vorgeschrittenen Fällen, wenn uns der Einblick durch hochgradige Verdunkelung des Glaskörpers erschwert oder nahezu unmöglich gemacht wird. Doch gehören Fälle dieser Art einer sehr späten Periode der Erkrankung an.

Häufig bleiben die Trübungen durchsichtig genug, um uns noch lange Zeit den Einblick auf die dahinter liegende Blase zu gestatten. Oft leiten uns sogar diese eigenartigen Trübungen membranöser Art, die bei Bewegungen des Auges sich durch- und übereinander schieben, auf den richtigen Weg und gestatten dem Erfahrenen noch oft genug, die Diagnose auf *Cysticercus* im Binnenraume des Auges per exclusionem zu stellen, auch wenn die Blase selbst nicht mehr mit genügender Klarheit überblickt werden kann.

Mit mehr oder minder Wahrscheinlichkeit ist die Diagnose noch zu stellen, wenn bei einem membranös durchsetzten Glaskörper ein blaugrauer oder grünlicher Reflex aus einer umschriebenen Region des Augenhintergrundes wahrgenommen wird und andere Affektionen, welche ein ähnliches Bild erzeugen, ausgeschlossen werden können.

Sehr schwierig oder unmöglich kann die Diagnose werden, wenn sich das Glaskörperleiden mit eitriger Entzündung kompliziert, indem die sich verdichtenden Glaskörpermembranen zusammen mit den eitrigen Exsudatmassen in der Umgebung des *Cysticercus* diesen verbergen und jeden Blick auf den Fundus unmöglich machen.

Folgender von A. v. GRAEFE (I, 8) beobachteter Fall möge ein derartiges Krankheitsbild illustrieren.

Es handelte sich um eine Frau mit sehr heftiger Entzündung des rechten Auges, die bereits etliche Wochen bestanden, aber in den letzten Tagen besonders zugenommen haben sollte. Seröse Chemosis, reichliches Hypopyon; durch die mit Eiterbeschlägen verunreinigte Pupille und leicht getrübte Linse sah man aus der Tiefe des Glaskörperraumes einen gelben Reflex zurückkehren.

Fehlen einer jeden Lichtempfindung, es wurde deshalb Destruktion oder Ablösung der Netzhaut durch eitrige Chorioiditis angenommen. Patientin gab an, bereits etliche Monate auf diesem Auge erblindet und schon lange Zeit vorher auf diesem Auge schwachsichtig gewesen zu sein.

Da sich die Zufälle der eitrigen Chorioiditis trotz der Behandlung in den folgenden Tagen steigerten und einen sehr quälenden Charakter annahmen, ferner Lichtscheu und etwas subconjunctivale Injektion auf dem gesunden Auge eintraten, so wurde die Enukleation vorgenommen.

Der *Cysticercus*, welcher in diesem Falle bereits ein Jahr vorher als *Cysticercus subretinalis* mit Netzhautablösung und spaterem Durchbruch in den Glaskörper beobachtet worden war, hatte eine eitrige Chorioiditis hervorgerufen, sodass die Diagnose in diesem Falle vielleicht nicht zu stellen gewesen wäre, wenn man nicht schon früher den *Cysticercus* im Bulbus diagnosticiert hätte.

A. v. GRAEFE (I, 15) sagt in seiner Abhandlung über *Cysticercus*: »Wer häufig Gelegenheit hat, das Übel in allen Phasen zu beobachten, wird es mit der Erkenntnis weiter und weiter bringen, indem er auch in verwischten Bildern noch überzeugende Spuren wiederfindet. Allein es kommt begreiflicherweise eine Grenze, wo eine sichere Feststellung unmöglich wird.«

§ 112. Der Grad der vorhandenen Sehstörung bei *Cysticercus* im Glaskörper richtet sich nach der seit seiner Einwanderung verflossenen Zeit und den durch seine Anwesenheit bereits gesetzten Veränderungen der inneren Bulbushäute und der brechenden Medien. Saß der *Cysticercus* ursprünglich subretinal in der Gegend der Macula lutea, so wird die durch ihn bedingte Sehstörung schon frühzeitig erheblich sein. Hat sich die Blase an einer sehr peripheren Stelle unter der Netzhaut entwickelt und ist dann in den Glaskörper durchgebrochen, während die übrigen Netzhautpartien unbeschädigt geblieben sind, so kann das Sehvermögen des betreffenden Auges noch so lange relativ gut bleiben, bis die sich einstellende Trübung des Glaskörpers störend wirkt. Das Gleiche gilt für solche Fälle, wo der *Cysticercus* sich primär im Glaskörper entwickelte und daher Chorioidea und Retina vorläufig keine Schädigung erfahren haben.

Die Sehkraft des befallenen Auges erlischt entweder ziemlich plötzlich oder sie nimmt mehr und mehr ab, bis allmählich schließlich nur noch Handbewegungen in nächster Nähe erkannt werden. Auch dieser Rest von Sehvermögen schwindet nach und nach, und es bleibt dann nur noch eine

quantitative Lichtempfindung übrig, welche in der Regel bald von vollkommener Amaurose gefolgt wird.

§ 113. Bei der differentiellen Diagnose haben wir uns vor allem
daran zu erinnern, dass angeborene Schlauchbildungen im Glaskörper, bei
welchen ein mehr oder minder brauchbares Sehvermögen erhalten ist, ein
Bild darbieten können, das mit einem *Cysticercus* unter Umständen verwechselt werden könnte. In der That sind solche fötale, eigentümlich gestaltete Reste der Glaskörperarterie von hervorragenden Ophthalmologen
für »eingekapselte Cysticerken« im Glaskörper gehalten worden.

So hat R. Liebreich (I, 4) im Jahre 1855 aus der v. Graefe'schen Klinik
einen Fall von schlauchförmig im Glaskörper des menschlichen Auges einge-
kapseltem *Cysticercus* beschrieben.

Ein 23 jähriger Tischler, der auf dem linken Auge seit frühester Kindheit
schwachsichtig war und nach einwärts schielte, zeigte auf diesem Auge eine
gleichmäßig hellgrüne, von der des anderen Auges in der Farbe sehr verschiedene Regenbogenhaut, eine weiße Trübung am hinteren Pole der Linse und eine
bläulichgraue, längliche Blase, die sich fast durch den ganzen Glaskörper (in
seiner Mittelachse) erstreckte. Vom vorderen Ende des Schlauches gingen strahlige
Fäden aus, das hintere Ende setzte sich an einer unregelmäßigen Pigmentfigur
fest. Selbständige Bewegungen der Blase wurden nicht beobachtet.

Niemals waren Entzündungserscheinungen vorhanden gewesen. In mehr
als einem Jahre trat keine Veränderung des Augenspiegelbefundes ein. Die
Thatsache, dass dem Patienten infolge einer Bandwurmkur mehrere Stücke einer
Taenia abgingen, ist allein nicht dafür beweisend, dass das schlauchförmige
Gebilde im Glaskörper ein *Cysticercus* gewesen sein müsse.

In demselben Jahre (1855) beschreibt A. v. Graefe (I, 3) einen zweiten
Fall, einen 10 jährigen Knaben betreffend, welcher an Schwachsichtigkeit des
rechten Auges litt und in der Mitte des normal ausgedehnten Gesichtsfeldes ein
Scotom zeigte. Die Iris war leicht grünlich verfärbt, die Pupille leicht erweitert
und träge.

Bei der ophthalmoskopischen Untersuchung sah man in der Achse des Glaskörpers ein dem Balge eines *Cysticercus* ähnliches Gebilde, das sich von der
hinteren Linsenfläche bis zur Papilla nervi optici erstreckte und auf dieser selbst
befestigt war. Es verdeckte den Sehnerveneintritt größtenteils. Der hinterste
Teil des Schlauches schickte seitlich einen häutigen Fortsatz aus, welcher nach
der lateralen Seite des Augengrundes segelförmig ausgespannt war. — Nach
einem Monat wurde der Fall ganz in demselben Zustande wiedergesehen. Eine
Bandwurmkur war erfolglos.

Hirschberg hat Gelegenheit gehabt, diesen Fall nach zwölf Jahren wieder
zu beobachten. Er konnte konstatieren, dass der Zustand unverändert geblieben
war, und überzeugte sich davon, dass eine Bindegewebsbildung im Glaskörper
vorlag.

Einen ganz ähnlichen Fall hat Teale (I, 13) bei einer 45 jährigen Frau
beschrieben. Sie klagte über Schwachsichtigkeit beider Augen und schielte mit
dem rechten Auge seit ihrer Kindheit. Niemals hatte Entzündung oder Schmerzhaftigkeit des rechten Auges bestanden. Die Iris war beiderseits von gleicher
Farbe, die Pupille reagierte, der Glaskörper war klar. Im Centrum des hinteren

Linsenpoles sah man einen weißen Fleck, der sich in den Glaskörper zu einem dunklen, grauen Halse verlängerte und im Glaskörper plötzlich mit einem blasenförmigen Körper endigte. Der Zustand wurde nach zwei Jahren unverändert gefunden.

HIRSCHBERG (I, 81, 107) beobachtete einen Fall von typischer Retinitis pigmentosa bei einem Jüngling mit noch gutem centralem Sehvermögen, bei dem beiderseits eine *Cysticercus*-ähnliche Blase, links sogar mit weißem Punkte, vor der Papille schwebte. Es waren Entzündungsprodukte ohne selbständige Bewegungen.

HIRSCHBERG (I, 81, 112) hat das Verdienst, diesen eingewurzelten Irrtum aufgedeckt zu haben; er hat überzeugend dargethan, dass wir es in all diesen Fällen, die als schlauchförmig im Glaskörper eingekapselte Cysticerken beschrieben worden sind, mit angeborenen Missbildungen des Auges, mit Verdichtungen und Bestehenbleiben der fötalen Glaskörperarterie und des sie umgebenden Bindegewebes zu thun haben.

Vor allem spricht der Verlauf dieser Fälle gegen ein Entozoon. Niemals sind diese Augen entzündet gewesen; das noch vorhandene Sehvermögen blieb Jahr und Tag unverändert. Dagegen geht bei der Cysticercuserkrankung des Auges, wenn man das Leiden sich selbst überlässt, das Sehvermögen immer verloren, niemals wird das Auge längere Zeit ohne sichtbare Entzündungserscheinungen bleiben. Denn der Wurm bleibt zunächst 1—2 Jahre und länger lebendig und führt durch seine Anwesenheit und sein fortschreitendes Wachstum zu chronischen Entzündungen des Auges, welche schließlich den gänzlichen Verlust des Sehvermögens bedingen und mit Phthisis des Bulbus ihren Abschluss erreichen, wenn nicht durch eine glückliche Operation dem Verfall des Auges rechtzeitig vorgebeugt wird.

§ 114. Die Differentialdiagnose zwischen Netzhautablösung und *Cysticercus* im Glaskörper ist, wenn die Medien noch genügend klar sind, nicht schwierig. Eine Netzhautablösung ist, wie bereits erwähnt, selten so scharf begrenzt wie die runde Cysticercusblase; sie zeigt niemals das für *Cysticercus* charakteristische Hydatidenschimmern, sie macht keine selbständigen Bewegungen, auf ihrer Oberfläche wird man die entsprechend den einzelnen Falten auf- und absteigenden Gefäße der Netzhaut wahrnehmen.

Schon schwieriger kann es sein, festzustellen, ob hinter einer abgelösten und getrübten Netzhautpartie eine Cysticercusblase liegt, namentlich wenn vor der Ablösung dichtere Glaskörpermembranen sich befinden und den genaueren Einblick erschweren.

§ 115. Der Verlauf und Ausgang der durch *Cysticercus* im Glaskörper bedingten Erkrankung des Auges ist stets ein ungünstiger, sowohl was das Sehvermögen, als was die Erhaltung der äußeren Form des Bulbus anbelangt.

v. GRAEFE teilt mit, dass in allen von ihm verfolgten Fällen innerhalb eines Zeitraumes von $^1/_2$—2 Jahren nach dem ersten Auftreten der Erkrankung schleichende Iridochorioiditis mit Phthisis bulbi entstanden sei.

HAASE hat einen Fall von Glaskörper-*Cysticercus* beobachtet (die Operation war abgelehnt worden), wo das Auge drei Jahre ohne Reizerscheinungen blieb. Fälle dieser Art sind jedenfalls sehr selten.

ALF. GRAEFE's Beobachtungen und diejenigen anderer bestätigen die v. GRAEFE'schen Erfahrungen hinsichtlich des spontanen Ablaufes der Erkrankung. ALF. GRAEFE sah sich zu wiederholten Malen gezwungen, solche Augen wegen der hochgradigen, nicht enden wollenden Beschwerden und wegen drohender sympathischer Ophthalmie schließlich noch zu enukleieren.

Wir besitzen außer der operativen Entfernung des Wurmes kein Mittel, denselben unschädlich zu machen und das Auge vor dem sicheren Untergange zu bewahren. Nur eine möglichst frühzeitig eingeleitete Operation kann Aussichten auf Erhaltung des Auges haben.

Um Wiederholungen zu vermeiden, werden wir die übrigen klinischen Erscheinungen im Beginn und weiteren Verlaufe der Erkrankung, die pathologische Anatomie sowie die operative Behandlung des Glaskörper-*Cysticercus* im Zusammenhange mit der Darstellung des Krankheitsbildes besprechen, welches durch den Blasenwurm unter der Netzhaut bedingt wird.

Der häufigste Primärsitz des Entozoons ist doch der subretinale. Wenn auch zur Zeit der Untersuchung die Blase sich schon frei im Glaskörper befindet, so kann doch in der großen Mehrzahl der Fälle an den Veränderungen in der Chorioidea und Retina mit ziemlicher Sicherheit der frühere subretinale Sitz konstatiert werden. Man bemerkt dort eine diffuse oder circumscripte, weiß verfärbte Stelle unter oder in der Nähe der mehr oder minder ausgiebig abgelösten Netzhaut und muss diese Stelle als den Primärsitz, das ursprüngliche subretinale Lager des Entozoons ansehen.

§ 116. Es sei uns gestattet, hier einige Krankheitsbilder mitzuteilen, welche den verschiedenartigen Beginn und Verlauf der Erkrankung bei *Cysticercus* im Glaskörper illustrieren mögen:

I. Ein 21 jähriger Mann, der nie an *Taenia* gelitten hatte, bemerkte seit 14 Tagen einen Schleier vor dem rechten Auge, dem einige Tage später ein kleiner, schwarzer Ring, der von einem größeren umgeben war, folgte. In der Mitte einer abgelösten Netzhautpartie, die nach oben innen von der Papille saß, war eine Perforation eingetreten, und aus der Perforationsöffnung schaute ein *Cysticercus* mit seinem Kopf- und Halsteile heraus. Durch die diffusen und einzelne stärkere, im Glaskörper suspendierte Trübungen konnten die Details im Augenhintergrunde, namentlich die Papille und die Retinalgefäße nur verschwommen und wie durch einen Schleier wahrgenommen werden. Die Blase war wohl teilweise in und unter der Retina befestigt. Die Bewegungen des Kopfes und Halses waren sehr lebhaft.

Das Sehvermögen des Patienten war, obgleich die Netzhautablösung nicht besonders ausgedehnt war, bis auf Handbewegungen in 2—3 Fuß Entfernung herabgesetzt.

Nach einigen Tagen hatte sich das Bild vollständig geändert: Der *Cysticercus*, der bis dahin noch teilweise unter der Retina befestigt gewesen war, hatte dieselbe nun vollständig perforiert und schwamm in Form der bekannten blauen Blase mit schimmernden Rändern im hinteren Glaskörperraume. Die Stelle, an der die Netzhaut abgelöst gewesen war, konnte man noch an den schmutziggelblichen Streifen erkennen.

Das Auge selbst war äußerlich frei von jeder Entzündung, ebenso verursachte die Anwesenheit des Blasenwurmes im Auge dem Patienten nicht die geringsten Beschwerden.

Extraktion des Parasiten mittelst meridionalen Scleralschnittes.

Nachdem der Bulbus so weit wie möglich nach innen gezogen war, wurde möglichst weit nach hinten ein 1 1/2 cm langer Einschnitt in die Conjunctiva gemacht und diese nach beiden Seiten des Einschnittes abgelöst, sodass die Sclera freilag. Nachdem dann die Blutung vollständig gestillt war, wurde mit einem schmalen Starmesser ein 8—10 mm langer Einschnitt bis in den Glaskörper angelegt.

Der *Cysticercus* trat jedoch nicht spontan aus der klaffenden Wunde aus. Zweimaliges vergebliches Eingehen mit der Irispinzette.

Erweiterung der Wunde mit der Schere. — Nach abermaligem Eingehen mit der Pinzette fiel der Wurm von selbst aus der Wunde.

Der Durchmesser der Blase betrug 11 mm, die Länge des Blasenwurmes mit Kopf- und Halsteil 16—17 mm.

Die Operation verlief ohne nennenswerten Glaskörperverlust. Vereinigung der Scleralränder und der Conjunctiva bulbi durch je zwei Catgutsuturen. Druckverband während acht Tagen.

Die Heilung dieser für das Auge verhältnismäßig großen Wunde verlief ohne die geringste Reaktion. Am nächsten Tage war die Conjunctiva nur an der Stelle der Incision und an den Suturen leicht geschwollen und injiciert, an den übrigen Circumferenzen nicht einmal gerötet; ebenso zeigten Cornea, Kammerwasser und Iris ganz normale Verhältnisse. An der Einschnittsstelle zeigte sich im Verlaufe der nächsten Tage noch eine leichte Injektion und Schwellung, die wohl teilweise durch die Suturen bedingt waren.

Am 13. Tage nach der Operation war das Sehvermögen noch unverändert. Patient sah Handbewegungen in 2—3 Fuß.

Der ophthalmoskopische Befund 14 Tage nach der Operation: Glaskörper mit einzelnen feinflockigen und diffusen Trübungen angefüllt, sodass die Details des Fundus nur undeutlich erkannt werden können.

Die Stelle der Netzhautablösung nach oben innen von der Papille ist noch an schmutzig graublauen Falten wiederzuerkennen und die Papille selbst nur an den dorthin konvergierenden Gefäßstämmen wahrzunehmen; die Kontouren derselben verschwommen, wie mit einem Exsudat bedeckt, das auf die Retina überzugreifen scheint.

Die Schnittstelle sieht aus wie eine frische Chorioidalruptur. Man sieht die Sclera freiliegen, Retina und Chorioidea haben sich einen halben Papillendurchmesser breit von den Rändern des Schnittes zurückgezogen. Auge reizlos, Patient ohne Beschwerden (Haase I, 69).

Während in diesem Falle der Durchbruch des Entozoons durch die Netzhaut genau beobachtet werden konnte, zeigt uns der folgende, von Leber (I, 106, p. 23) beobachtete Fall ein Beispiel von primärer Einwanderung des *Cysticercus* in den Glaskörper; wenigstens waren am Augenhintergrunde nirgends Veränderungen zu finden, welche auf einen früheren subretinalen Sitz hätten schließen lassen.

II. W. L., 35 Jahre alt, aus Freiheit bei Osterode. — Im Februar 1889 wurde das rechte Auge rot. Patient bemerkte beim Zuhalten des linken, dass er rechts schlechter sehe. Ein zu Rate gezogener Arzt verordnete ihm Augenwasser und Blutegel, worauf das Auge abblasste; jedoch blieb das Sehen schlecht und nahm in der Folgezeit noch mehr ab. Patient bemerkt nunmehr, dass er, wenn er den Kopf zurücklehnt, ein kirschenähnliches Gebilde mit einem Stiele sieht, der mitunter schlangenähnlich gebogen erscheint. Beim Vornüberbeugen des Kopfes sieht er die »Kirsche« nicht.

Am 5. August 1889 wurde folgender Befund erhoben: R. Auge äußerlich normal, Pupille reagiert träge, geringer Strabismus divergens. Zahlreiche flottierende Glaskörpertrübungen. Papille nur eben zu erkennen. Im unteren Teile des Glaskörpers findet sich ein frei schwimmender *Cysticercus*, schätzungsweise von 5 mm Größe. Er verändert seine Lage sehr oft und bedeutend; gewöhnlich liegt er ziemlich weit nach vorn, etwas nach außen von dem vertikalen Meridiane.

Man kann seine untere Grenze noch gut erkennen, wenn Patient ganz nach unten sieht. — Ein anderes Mal liegt er in der inneren Bulbushälfte und kommt beim Blicke nach innen unten zum Vorschein. Dann wieder liegt er viel weniger tief; wenn Patient etwa 20° nach unten sieht, so hat man die Blase sich gegenüber.

Der *Cysticercus* hat seinen Kopf fast beständig ausgestreckt. Man erkennt die Saugnäpfe sehr deutlich. Undulierende Bewegungen verschieden lebhaft.

Im Augengrunde ist nirgends, soweit man absuchen kann, eine Eintrittsstelle zu entdecken.

R. E. S. = Finger in 6 m gezählt, Se frei, vielleicht nach oben etwas undeutlich. L. E. S = $^6/_6$, Se frei, ophthalmoskopisch normal.

Operation am 6. August 1889. Nachdem vor der Operation festgestellt war, dass die Blase nach außen von dem vertikalen Meridiane liegt, wird unter Cocain-Anästhesie nach unten außen ein dreieckiger Conjunctivallappen gebildet, dessen einer Schenkel gerade in den vertikalen Meridian fällt, während der zweite Schnitt senkrecht auf den ersteren, etwa 3 mm vom Hornhautrande entfernt, nach außen zu liegen kommt. Nachdem die Blutung gestillt und die Lage des *Cysticercus* nochmals durch den Spiegel festgestellt ist, wird bei stark nach oben rotiertem Bulbus mit einer geraden Lanze ein kräftiger Einstoß meridional vollführt, etwas nach außen vom lateralen Rande des M. rect. inf., sodass die Mitte des Schnittes etwa in den Bulbusäquator fällt.

Es fließt viel flüssiger Glaskörper aus, doch stellt sich die Blase nicht ein. In die vordere Kammer haben sich einige kleine Blutstreifen ergossen, welche auf der Irisoberfläche haften bleiben.

Der Schnitt wird mit der Schere nach vorn erweitert, sodass sich das vordere Ende dem Hornhautrande auf ca. 4 mm genähert hat. Bei mehrmaligem Klaffenmachen der Wunde stellt sich nur klarer Glaskörper ein, ohne indes auszufließen. Erst als die beiden Enden der Wunde nochmals mit Pinzetten auseinandergezogen werden, wobei gleichzeitig ein Druck nach dem Bulbusinneren ausgeübt wird, schlüpft von außen her die Blase aus dem Auge heraus.

Der *Cysticercus* hat die vorher geschätzte Größe von ca. 5 mm, er hat den Kopf eingezogen, streckt ihn aber nach kurzer Zeit wieder heraus.

Die Wundränder legen sich ziemlich gut zusammen; der Bulbus ist mäßig kollabiert. Die Pupille hat sich etwas verengt, ist nicht ganz regelmäßig, die Iris ist etwas zurückgesunken.

Nach Desinfektion mit Sublimat wird die Conjunctivalwunde mit drei Suturen geschlossen und der Schlussverband angelegt. Heilung ganz reizlos. Am vierten Tage erkennt man eine hintere Synechie nach außen, welche sich nach Atropin löst. Iris grünlich verfärbt. Das Blut in der vorderen Kammer ist nach drei Tagen vollständig resorbiert. Suturen am siebenten Tage entfernt.

18. August 1889 R. E. S $= {}^6/_{36}$—${}^6/_{24}$. Se frei bei Tageslicht, bei Lampenlicht Defekt oben innen.

27. August 1889. Auge frei von jeder Injektion, Pupille reagiert normal. Die rechteckige Conjunctivalnarbe ist nur beim Blicke nach oben und Abziehen des unteren Augenlides zu erkennen.

Ophthalmoskopisch: Der Glaskörper hat sich sehr aufgehellt, doch bestehen noch zahlreiche flottierende Trübungen. Die Papille ist viel deutlicher als früher zu sehen, doch noch immer verschwommen. Innen oben von der Papille findet sich eine kleine, grauliche Trübung, welche, da sie keine parallaktische Verschiebung giebt, in die Retina zu verlegen ist. — Augenhintergrund sonst normal, bis auf die Schnittnarbe, welche sich als weiße, ziemlich breite Trübung darstellt; sie scheint durch Fibrin verschlossen. R. E. S $= {}^6/_{24}$—${}^6/_{18}$, mit $+$ 4 D. Nr. 2 (Atropin). Se frei. Bald nach der Operation bemerkt Patient, dass Bandwurmglieder abgehen. Auf 10 gr. Extr. filic. geht eine *Taenia solium* ab. Patient wird mit Augenklappe entlassen.

6. September 1889. R. E. S $= {}^6/_{24}$. Se frei, auch bei herabgesetzter Beleuchtung.

Ophthalm.: Der Glaskörper hat sich anscheinend noch etwas mehr aufgehellt, doch ist die Papille noch immer recht verschleiert.

Die Operationsnarbe erscheint jetzt als sehnigweiße, glanzende Stelle. Ihrem oberen Ende ist eine graulichopake Trübung aufgesetzt, welche sich an einem kleinen chorioiditischen Herde inseriert.

Nach außen findet sich, unmittelbar der Retina aufliegend, eine glänzend weiße Partie von etwa drei Papillendurchmesser Große, welche die Retinalgefäße verdeckt. Man erhält besonders am oberen Rande (real) eine geringe Parallaxe. Sie ist wohl als ein noch nicht resorbiertes Fibringerinnsel aufzufassen.

III. Die folgende Beobachtung LEBER's (I, 80, p. 9) zeigt uns einen frei beweglichen *Cysticercus* im Glaskörper, von totaler Ablösung der Netzhaut begleitet. Der Glaskörper ist nur sehr wenig getrübt.

Modifizierte Linearextraktion und schließlich Enukleation wegen drohender Gefahr für das andere Auge.

August B., 33 Jahre alt, aus Duderode, ist seit Sommer 1874 auf dem linken Auge erblindet.

Äußeres des Auges normal. Bei der ophthalmoskopischen Untersuchung gewahrt man eine große, blaulichweiße Blase mit goldglänzendem Rande, an welcher fast fortwährend wellenförmige Einschnürungen und Ausbuchtungen wahrgenommen werden, und welche wegen ihrer Größe und Lage nicht mit einem Mal genau zu übersehen ist. Der Glaskörper ist nur unerheblich getrübt, die Netzhaut ist total abgelöst und teilweise weiß getrübt. Die Netzhautgefäße sind deutlich zu erkennen und lassen sich stellenweise bis an den Rand der Blase verfolgen, wo sie von derselben verdeckt werden.

Das Verhalten der abgelösten Netzhaut macht den Eindruck, als ob der jetzt frei im Glaskörper befindliche *Cysticercus* früher unter der Retina gesessen habe und durch eine weite, in der abgelösten Retina erkennbare Öffnung in den Glaskörper durchgebrochen sei.

Modifizierte Linearextraktion der durchsichtigen Linse mit nachfolgender Extraktion des *Cysticercus* durch die Wunde am Hornhautrande. 8. März 1875. Nach Entfernung der Linse, welche nur unvollständig erfolgt, wird mit dem stumpfen Haken in den Glaskörper eingegangen, aber anfangs nur sehr kleine Stückchen durchsichtiger, etwas verdichteter Glaskörpersubstanz herausbefördert.

Nachdem der Schnitt auf beiden Seiten mit der Schere erweitert ist, wird der DAVIEL'sche Löffel in den Glaskörper eingeführt und damit die Cysticercusblase herausbefördert. Sie misst ca. 1 cm im Durchmesser und ist vollständig erhalten.

Patient klagt über lebhafte Schmerzen, die jedoch bald nachlassen.

16. März 1875. Trotz der ziemlich eingreifenden Operation tritt nur geringe Reaktion auf. Acht Tage nachher besteht nur mäßige Injektion. — Zwischen den Wundrändern befindet sich noch eine geringe Menge getrübten Glaskörpers. In der vorderen Kammer noch etwas Blut, das sich bereits etwas vermindert hat. Spannung des Auges normal, aber Betastung schmerzhaft.

Im weiteren Verlaufe geht jedoch trotz fortgesetzter örtlicher Blutentziehungen die Entzündung nicht völlig zurück, das Auge bleibt auf Druck empfindlich, und der Bulbus wird weich. Die Cornea bleibt klar. Die Operationsnarbe ist eingezogen und die etwas verfärbte Iris nach der Narbe hingezogen.

Da die fortbestehende Druckempfindlichkeit des phthisischen Auges die Gefahr einer sympathischen Erkrankung des anderen Auges sehr nahe legt, wird am 14. April 1875 die Enucleatio bulbi vorgenommen, nach welcher Patient in zehn Tagen geheilt entlassen wird.

IV. Dienstmagd Pauline D., 18 Jahre alt, aus Berlin, kam am 16. November 1874 wegen einer seit fünf Monaten bestehenden Sehstorung des linken Auges in die HIRSCHBERG'sche Klinik.

Rechts Sn. On. Links $S = \dfrac{1}{\infty}$. Bulbus reizlos. Vor der Netzhaut sitzt ein großer *Cysticercus* (ca. 9 mm). Papille ist noch andeutungsweise zu sehen, ebenso zwei nach unten ziehende Netzhautgefäße (umgekehrtes Bild).

Nach außen oben von der Papille liegt der Wurm unbedeckt (oder höchstens von der Limitans interna bekleidet). Von seiner unteren inneren Seite zieht eine zarte Membran mit blaugrauen Tüpfeln nach der Papille hinüber. Als Fortsetzung der Membran geht ein dünner Strang nach oben innen weiter zu einer flachen, umschriebenen Netzhautablösung. Von der Papille nach innen zieht ein ähnlicher Strang zu einer umschriebenen, weißlichen Infiltration der Netzhaut. Nach außen und nach oben von dem Tiere ist die Netzhaut zart infiltriert und scheinbar getüpfelt. Eine schleierartige Membran ist hier von der Netzhaut nach der Cysticercusblase hinübergespannt; der Rand der letzteren irisiert lebhaft. Vor dem Tiere sind Netzhautgefäße nicht sichtbar.

Alle Details des *Cysticercus* sind mit wunderbarer Klarheit zu überblicken.

Man beobachtet lebhafte Einschnürungen der Blase und deutliche Bewegungen des vorgestülpten Kopfteiles. Der letztere ist bald kürzer und dicker, so lang wie ein Drittel des Blasendurchmessers, bald länger und dünner, $= 1/_2$ B., bald in der Mitte eingeschnürt, bald in zierlicher Wellenlinie gebogen. Bald ist ein seitlicher Saugnapf, bald das vordere Ende des Kopfes rüsselförmig vorgeschoben, bald ist der Kopf sphärisch, bald platt, münzenförmig. Die Blase ist wie fein getüpfelt.

Am 14. Oktober 1874 ist der Kopfteil erst nach unten, dann nach außen gerichtet und lebhaft bewegt. Am 25. Oktober 1874 ist die Blase sichtlich größer und konvexer, ihre Kontur zeigt Einschnürungen, der Kopfteil ist eingezogen. Die Membran zwischen Blase und Netzhaut ist lateralwärts (im umgekehrten Bilde) mächtiger geworden, weißlich, netzförmig; sie geht in eine teils trübe, gefäßknäuelartige, teils flach abgeloste, von kleinen Blutungen durchsetzte Netzhautpartie über.

Im Mai 1875 sitzt der *Cysticercus* nach außen und unten von der Papille frei im Glaskörper; man erkennt das primäre Nest als eine weißbläuliche, unregelmäßig vascularisierte Stelle. Hieran schließt sich eine lange, schrage Senkungsbahn und endlich ein sekundäres Nest nicht weit von dem jetzigen Orte des *Cysticercus*.

Endausgang unbekannt (HIRSCHBERG I, 81).

Dieser Fall ist in mehrfacher Beziehung von Interesse. Er demonstriert die eigentümlichen Membranbildungen in der Umgebung des *Cysticercus*, das primäre, subretinale Nest in der Chorioidea und die hieran sich anschließende Senkungsbahn, die sekundären Veränderungen in der Netzhaut sowie das Aussehen, die Bewegungen und mannigfachen Formveränderungen des Entozoons.

V. Die folgende Beobachtung von TREITEL (I, 87) zeigt uns einen im Glaskörper fixierten *Cysticercus* sowie die Veränderungen des Augengrundes, bedingt durch den primären subretinalen Sitz des Wurmes. Sie ist interessant durch den glatten Operations- und Heilungsverlauf.

Frau B., 42 Jahre alt, wurde am 13. Dezember 1881 mit einem im Glaskörper befindlichen, an den Wandungen des Bulbus fixierten *Cysticercus* des linken Auges aufgenommen. Patientin hatte seit Juni dunkle Flecken, erst seit Anfang November eine Abnahme des Sehvermögens bemerkt, die sich schnell steigerte. In der Visio directa des linken Auges besteht ein fast absolutes Scotom von $6°$ Radius, das Gesichtsfeld fehlt innen vollständig, ist oben und unten erheblich eingeengt, außen normal; in letzterer Richtung sind auch die Farbengrenzen normal, excentrisch Finger in 4 Fuß.

Vorderer Abschnitt des Augapfels vollkommen unverändert, am hinteren Linsenpol eine kleine, durchscheinende Trübung. Im Glaskörper zahlreiche, zum Teil weißlich reflektierende Membranen.

Hintergrund erscheint stark verschleiert, Papille und untere Hälfte des Fundus normal.

Die äußere Hälfte der Retina ist abgelöst und zwar dicht neben dem Sehnerven flach, mehr temporalwärts erheblicher. Nach außen oben von der Papille eine intensiv weiße, unregelmäßig begrenzte, ca. $2^1/_2$ Papillen große Partie; ihre seitlichen Ränder prominieren, am meisten der temporale, der mit einer scharfen Kante in den Glaskorper vorspringt und nach oben fächerförmig in die Retina ausstrahlt. Diese Partie ist mit höchst unregelmäßigen Gefäßen bedeckt; über die scharfe Kante selbst ziehen keine Gefäße hinweg. Dicht dabei eine Apoplexie.

Wird das Auge soweit als möglich nach außen und gleichzeitig ca. 30° nach oben gedreht und blickt der Untersuchende in der Richtung von innen und unten, so zeigt sich eine stark in den Glaskörper prominierende Cysticercusblase von 4 Papillendurchmessern, mit scharf konvexer Kontur. Auf ihrer Oberfläche sind mehrere kleine, glänzende Stellen zu sehen, außerdem eine umfangreichere, auffallend weiße, wahrscheinlich der Kopf. Lokomotionen desselben konnten bei oft wiederholten Untersuchungen niemals erkannt werden, dagegen wellenförmige Bewegungen des Randes und der Oberfläche der Blase. Auf der letzteren fehlten Gefäße vollständig.

Der Wurm, der übrigens auch bei seitlicher Beleuchtung gesehen werden konnte, wurde während sechs Tagen stets an derselben Stelle des Auges gefunden und musste demnach als daselbst fixiert angesehen werden.

In bezug auf die Entwicklung des Leidens nimmt TREITEL an, dass die weiße Partie nach oben außen von der Papille das frühere subretinale Lager des Parasiten darstellt, und dass dann der letztere in der Gegend der zeltartigen, mit ganz unregelmäßigen Gefäßen bedeckten Partie die Retina durchbrochen habe und so in den Glaskörper gelangt sei.

Wahrscheinlich ist die Macula lutea erst zu der Zeit, als das Entozoon durchbrach, abgelöst worden, denn die Patientin hatte fünf Monate nach den ersten Sehstörungen centrale Gegenstände gut erkannt und das centrale Sehen dann in kurzer Zeit eingebüßt.

Die Körperoberfläche der Patientin ist frei von Cysticerken. Zeichen eines Bandwurmes sind niemals bemerkt worden, eine Tochter aber soll vor fünf Jahren einen Bandwurm gehabt haben. Patientin ist Gravida im siebenten Monate.

19. Dezember 1881: Extraktion in tiefer Narkose. Sitz des Entozoons unverändert. TREITEL machte bei stark nach unten innen rotiertem Bulbus mit einem gewöhnlichem Bistouri einen meridionalen Schnitt zwischen Rectus superior und Rectus externus, näher dem letzteren, zuerst durch die Conjunctiva, dann durch die TENON'sche Kapsel. Der Schnitt begann 4 mm vom entsprechenden Teile des Cornealrandes und war 7—8 mm lang. Dann musste etwa zehn Minuten lang mit auf Eis gekühlter Watte komprimiert werden, um die nicht erhebliche, aber hartnäckige Blutung zu stillen.

Es lag jetzt die Sclera frei zu Tage; nun wurde ein GRAEFE'sches Messer, dem Rücken der Sclera zugewandt, in den äquatorialen Wundwinkel eingestoßen und im cornealen Wundwinkel kontrapunktiert. Der Schnitt wurde durch sägeförmige Züge vollendet. Dem Messer folgte unmittelbar der *Cysticercus*; er lag zwischen den Wundrändern nahe dem hinteren Wundrande und konnte mit einer Irispinzette leicht hervorgezogen werden; irgend welche Flüssigkeit oder Glaskorper trat aus der Wunde nicht aus.

Die ein wenig klaffende Wunde der Conjunctiva und der TENON'schen Kapsel wurde durch eine Sutur geschlossen.

Bei Beendigung der Operation zeigte die vorher weiße Oberfläche des Augapfels in der ganzen Ausdehnung eine rosarote, engmaschige Scleralinjektion. Die Pupille, vorher durch Duboisin ad. max. dilatiert, erschien so eng wie eine normale, die vordere Kammer viel tiefer als vor der Operation, aber durchaus gleichmäßig tief.

Da die Patientin gar keine Empfindung im operierten Auge verspürte, wurde der Verband bis zum 22. Dezember liegen gelassen. An diesem Tage erschien die Pupille gut erweitert (nach der Operation war Duboisin eingeträufelt worden), die Kammer ebenso flach wie vor der Operation, keine Reaktion. Die Heilung war am 27. Dezember vollendet. An der Stelle des *Cysticercus* erscheint der Hintergrund rot; die Schnittnarbe ist bei äußerster Drehung des Auges nach oben außen als ein schmaler, weißlicher Strich in der Ausdehnung einer Papillenbreite zu sehen und endigt an der Grenze des ophthalmoskopischen Gesichtsfeldes. Nach einem Jahre war die hintere Polarkatarakt und die Glaskörpertrübung vollständig geschwunden. Der vollkommen klare Hintergrund zeigte dieselben Veränderungen wie früher; das centrale Sehen hat sich nicht wieder eingestellt, excentrisch werden Finger in 5 Fuß Entfernung gezählt; äußerlich erscheint der Bulbus ganz normal.

§ 117. Über die ersten Anfänge der Erkrankung des Auges an subretinalem *Cysticercus* liegen trotz der zahlreichen Beobachtungen über intraoculare Cysticerken nur wenige Mitteilungen vor. Sie entstammen EWERS (I, 31), JANY (I, 63), SALZMANN (II, 54) und ZIRM (II, 58).

Namentlich sind die Beobachtungen von JANY und SALZMANN geeignet, uns mit den ersten Veränderungen bekannt zu machen, welche mit der Einwanderung des Parasiten ins Auge verbunden sind.

In dem ersten von JANY beobachteten Falle handelte es sich um einen 25jährigen Mann, welcher seit 5 Tagen über eine Abnahme der Sehkraft auf dem einen Auge klagte. Die Netzhaut zeigte von der Papille bis über die Macula hinaus eine graulichweiße Trübung, deren untere Grenze intensiver weiß gefärbt und von einem dunkeln Pigmentstreifen mit einzelnen frischen Extravasaten umsäumt war; auch die Maculagegend selbst trug eine größere Zahl mohnkorn- bis stecknadelkopfgroßer Extravasate. Die Diagnose wurde anfangs auf eine syphilitische Affektion der Retina gestellt und Patient demgemäß behandelt.

Zwölf Tage später fand JANY die Netzhaut unterhalb der Macula lutea in einem etwa $4\,^1/_2$ Papillendurchmesser großen Gebiete flach blasenförmig abgehoben und darunter einen linsengroßen, hellweißen, mitunter fast perlmutterartig glänzenden Fleck, welcher ausgiebige spontane Bewegungen ausführte. Leider entzog sich der Kranke der Beobachtung, sodass über die weiteren Veränderungen an diesem Gebilde, welches als sehr jugendlicher *Cysticercus* unter der Retina aufgefasst wurde, nichts berichtet wird. Nach 7 Monaten kehrte Patient mit·totaler Netzhautablösung zurück. Einen Monat später wurde das Auge wegen heftiger Iridocyclitis entfernt und unter der Netzhaut der jetzt 5 mm große *Cysticercus* gefunden (II, 24).

Vollständiger ist die Beobachtung von SALZMANN. Eine 23jährige Köchin bemerkte morgens, dass sie mit dem linken Auge trüber sehe; das Auge zählte

Finger in 2 m Entfernung und zeigte ein absolutes centrales Scotom bei nahezu normalen Außengrenzen des Gesichtsfeldes.

Die Papille dieses Auges besaß normale Färbung und Begrenzung, die Arterien waren gleichfalls normal, nur die Venen erschienen auffallend breit.

Die Gegend der Macula lutea war der Sitz einer Trübung, welche nach oben bis an die bogenförmig die Macula umkreisende Arterie, nach unten etwas tiefer hinabreichte. Im ganzen Bereiche dieser Trübung bildete die Oberfläche der Netzhaut eine flache Vorwölbung, welche in der Nähe der Fovea einen Refraktionsunterschied von 2 Dioptrien gegen den temporalen Papillenrand bedingte. Dabei war die Oberfläche der Netzhaut fast eben, zeigte keine Falten und fiel am Rande der Trübung ziemlich steil ins normale Niveau ab. Die Trübung erschien als ein sehr zarter, graulicher Schleier, der seinen Sitz unter den Netzhautgefäßen hatte und diese letzteren nicht nur nicht verdeckte, sondern ihre feineren Verzweigungen eher deutlicher als im normalen Fundus hervortreten ließ.

Hinter dieser Trübung war eine leichte Marmorierung des Pigmentepithels, bedingt durch das Vorhandensein verschieden geformter, teilweise konfluierender, gelblicher Fleckchen sichtbar. Diese Marmorierung nahm sowie die Trübung nach abwärts zu und ließ in der Nahe der unteren Grenze einen dunkel chokoladebraunen, verwaschenen Fleck von geringer Größe erkennen.

Gerade in der Gegend der Fovea centralis fand sich unter der Netzhaut, etwa im Niveau des temporalen Papillenrandes, ein scharf begrenzter, hellweißlich mit einem Stich ins Blaulichgraue gefärbter Korper von $^1/_3$ Papillendurchmesser Größe, welcher lebhaft spontane Bewegungen zeigte. Diese Bewegungen erschienen teils als Formveränderungen, teils als Lokomotionen von geringer Ausdehnung um einen innen unten gelegenen Fixpunkt.

An dem letzteren Punkte war eine Abgrenzung des Parasiten nicht sichtbar; dieser schien sich vielmehr fortzusetzen in einen fixen, weißlichen, verwaschenen Zapfen, welcher von einem Extravasate bedeckt war.

Dieses, zusammengesetzt aus kleinen, konfluierenden Fleckchen, hatte eine der Größe des Parasiten ungefähr gleichkommende Ausdehnung und unregelmäßig polygonale Form und lag im Niveau der feinen macularen Gefäßäste, von denen einige in ihm verschwanden. Auch vor dem Parasiten befanden sich einige kleine, blutrote Flecken, welche jedoch seine Bewegungen nicht mitmachten; in seiner unmittelbaren Umgebung lag eine Anzahl kleiner, weißlicher bis gelblicher Flecken, welche zeitweilig von ihm bedeckt wurden.

Schon am nächsten Tage ließ sich eine Größenzunahme des Parasiten konstatieren, er maß jetzt ungefähr $^1/_2$ Papillendurchmesser. Seine Form war mehr rundlich. Auf seiner Oberflache waren glitzernde, eckige Körnchen aufgetreten, welche den Bewegungen des Tieres folgten. Das Extravasat war etwas kleiner geworden, dagegen hatte sich die Trübung besonders nach abwarts weiter ausgebreitet und der chokoladebraune Fleck sich deutlich gesenkt.

Am folgenden Tage (4. April) waren die kleinen Extravasate an der Vorderfläche des Wurmes verschwunden, das größere Extravasat nach unten innen von ihm war noch vorhanden, wenngleich etwas kleiner geworden. Die Trübung in der Umgebung hatte keine wesentliche Änderung erfahren.

Am 5. April hatte der Parasit wieder an Größe zugenommen, und zwar hauptsächlich nach außen oben, indem hinter der fleckigen, weißlichen Masse ein zartes, durchscheinendes, sichelförmiges Stück der Blase hervorragte, welches wieder deutliche peristaltische Bewegungen zeigte. Dabei ergab sich, dass die Blase von einer zarten, ihr gleich gefärbten, aber nicht beweglichen Hülle umgeben war, indem bei den Kontraktionen der Blasenwand zwei zarte, weißliche Linien, eine fixe und der Ruhestellung entsprechende und eine bewegliche hervortraten.

Am 6. April hatte der Parasit bereits Papillengröße erreicht. Das Wachstum hatte hauptsächlich nach oben stattgefunden, und es trat deutlicher als am Tage vorher eine Scheidung in zwei verschieden aussehende Teile hervor. Es war nämlich die untere Hälfte des Tieres noch wie früher von dem weißlichen, feinkörnigen, fast krystallinischen Belage bedeckt; die dunklen, landkartenartigen Flecken, welche schon früher bemerkt worden waren, erschienen großer und dunkler und konfluierten. Bei genauerer Untersuchung überzeugte man sich, dass diese Flecken der Ausdruck von Lücken im weißlichen Belage waren, indem hier und da die Bewegungen der Blasenwand durch dieselben sichtbar wurden. Der freie Rand dieses Belages war scharf und unregelmäßig gekerbt. Der obere Teil der Blase erschien nackt, sehr zart graulich getrübt und ließ die rote Farbe des Augenhintergrundes durchscheinen. Diese letztere Eigenschaft war jetzt viel deutlicher als am vorhergehenden Tage sichtbar und kontrastierte stark mit der opakweißlichen Farbe, welche der Parasit bei der ersten Untersuchung gezeigt hatte. Nur am Rande der Blase trat die zarte grauliche Hülle etwas deutlicher hervor. Die Bewegungen der Blase erfolgten nur im Innern dieser Hülle in der Form lokaler Einziehungen der Blasenwand. Lokomotionen der ganzen Blase traten jetzt nicht mehr auf. Extravasat und weißer Fleck am inneren unteren Rande der Blase waren bedeutend kleiner geworden, ebenso die Trübung der Umgebung geringer. Die Netzhaut war nur noch so weit abgehoben, als die Ausdehnung der Blase betrug. Stellen, welche früher von deutlicher hypermetropischer Einstellung waren, zeigten jetzt eine normal gelagerte Oberfläche (emmetropische Einstellung).

Am 7. April maß die Blase bereits $1\frac{1}{4}$ Papillendurchmesser und reichte nach oben bis an die bogenförmige Arterie. Die Blasenhülle trat weniger deutlich hervor, der weißliche Belag hatte sich verkleinert und sich durch Vergrößerung und neuerliche Konfluenz der Lücken in mehrere Flecken und einen landkartenartigen, zickzackförmigen Streifen aufgelöst. Die Trübung der umgebenden Netzhaut war ganz geschwunden, und man sah jetzt deutlich im Pigmentepithel, besonders nach unten an der Blase rundliche und unregelmaßig scharf begrenzte, gelbliche Flecken hervortreten.

8. April. Die Blase hat nur wenig an Größe zugenommen, der krystallinische Belag hat sich bedeutend verkleinert. Eine Hülle über der Blase ist nicht mehr sichtbar, d. h. bei den Einziehungen der Blasenwand bleibt keine zweite Kontur mehr stehen. Die wichtigste Veränderung an dem Parasiten ist in der Mitte der Blase das Auftreten eines kleinen rundlichen, verwaschenen, weißlichen Fleckes, welcher keine Formveränderungen, aber Verschiebungen in einem beschränkten Gebiete, teils in kreisförmiger, teils in linearer Richtung zeigt. Die Größe dieses Fleckes kommt etwa dem Durchmesser eines Arterienastes zweiter Ordnung gleich. Es ist heute das erste Mal, dass ein derartiges, an den Kopfzapfen der entwickelten Würmer erinnerndes Gebilde gesehen werden konnte.

Eine eingeleitete Bandwurmkur ist ohne Erfolg.

10. April. Die Blase ist hauptsächlich in horizontaler Richtung gewachsen, ihr Rand ist weniger scharf, vollführt aber immer noch lebhafte Bewegungen. Der krystallinische Belag ist auf zwei unregelmäßige Flecken reduziert. Das Extravasat am inneren unteren Rande ist ganz geschwunden, und es tritt jetzt

an dieser Stelle eine kurze, zapfenförmige, weißliche, nicht glitzernde Masse deutlich hervor, welche gegen die Blase unregelmäßig strahlenförmig ausläuft und mit
ihr zusammenzuhängen scheint. Die Blase ist jetzt so groß ($1\frac{1}{2}$ Papillendurchmesser in vertikaler, $1\frac{1}{3}$ in horizontaler Richtung), dass die feinen Enden der
macularen Gefäßchen von allen Seiten über den Blasenrand hinüberlaufen.   An
diesen Gefäßchen, welche stärker gefüllt erscheinen und keinen Reflexstreifen
tragen, lässt sich deutlich erkennen, dass die Netzhaut nur so weit abgehoben

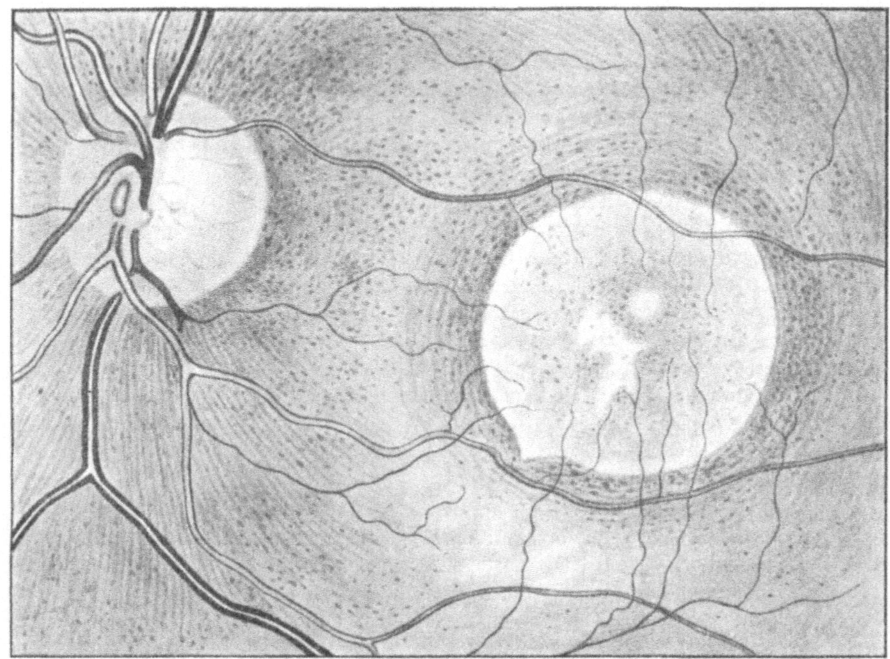

Fig. 14.

ist, als dem Volumen der Blase entspricht, und dass die Grenze der Abhebung
eine scharfe ist, indem die Gefäßchen deutliche Knickungen am Rande der Blase
zeigen.   Diese Knickungsstellen liegen übrigens nicht genau am Rande der Blase,
sondern um ein Geringes peripherwärts von demselben.

   Fig. 14 stellt diesen Befund im aufrechten Bilde am neunten Tage der Beobachtung dar.   Der subretinale *Cysticercus* sitzt in der Gegend der Fovea
centralis.   Etwas vor dem Mittelpunkte der Blase liegt der Kopfzapfen (nach
Salzmann).

   § 118. Aus den Beobachtungen von Jany und Salzmann sowie aus
derjenigen von Zirm, auf welche wir noch zurückkommen werden, geht
hervor, dass die ersten Veränderungen, welche mit der Ablagerung des
jungen *Cysticercus* zwischen Chorioidea und Retina verbunden sind, in einer
mehr oder minder ausgedehnten, weißgrauen oder milchweißen Trübung des-

jenigen Netzhautbezirkes bestehen, innerhalb dessen die subretinale Einbettung des Entozoons stattgefunden hat.

In fast allen Fällen, welche Gelegenheit boten, frühe und früheste Entwicklungsstufen subretinaler Cysticerken zu verfolgen, handelte es sich um Blasenwürmer, die in der Gegend der Macula lutea lokalisiert waren. Sie bedingen frühzeitig eine erhebliche Sehstörung, welche die Kranken veranlasst, ärztlichen Rat zu suchen.

Sitzt hingegen die Cysticercusblase in einem peripheren Teile des Augengrundes, so kann das durch sie bedingte Scotom von dem Kranken längere Zeit unbeachtet bleiben; er wird auf die Erkrankung seines Auges erst aufmerksam, nachdem es zu Ablösung der Netzhaut und anderen sekundären Veränderungen gekommen ist.

Die oben erwähnte initiale Trübung der Netzhaut über dem Cysticercuslager ist entweder ziemlich scharf begrenzt oder sie geht nach der einen oder anderen Seite hin diffus in den übrigen normalen Fundus über. Sie erstreckt sich weit über die anfangs sehr kleine Cysticercusblase hinaus und erreicht, wenn es sich um *Cysticercus* an der Macula handelt, die Papille und das obere und untere bogenförmige Gefäß in der Gegend des gelben Fleckes oder geht über diese letzteren hinaus.

Die ganze Partie zeigt eine geringe Prominenz, dabei ist die Oberfläche der Netzhaut fast eben und zeigt keine Faltenbildung; der Rand der getrübten Zone fällt in der Regel ziemlich steil ins Normale ab.

Die Trübung selbst liegt unterhalb der macularen Gefäßäste, sie verdeckt die letzteren nicht etwa, sondern lässt sie vielmehr, ähnlich wie bei einer Embolie der Arteria centralis retinae, deutlicher als im normalen Fundus hervortreten. Sie zeigen keinen Reflexstreifen und sind etwas stärker gefüllt als normal.

Diese Trübung der Netzhaut bleibt wie in dem ZIRM'schen Falle längere Zeit ziemlich unverändert bestehen; es wird an eine Retinitis, vielleicht auf luetischer Basis, gedacht, da die getrübte Netzhaut den hinter ihr gelegenen, jungen Cysticercuskeim vollkommen verhüllt. Oder es lässt sich, nachdem der Parasit eine gewisse Größe erreicht hat (welche vielleicht erst einem Drittel des Papillendurchmessers enspricht), die entzündlichen Erscheinungen an der Netzhaut bereits ihren Höhepunkt erreicht haben und die Trübung sich langsam wieder aufzuhellen beginnt — hinter der Retina ein rundliches Formgebilde von weißlicher oder bläulichgrauer Farbe erkennen, welches sich gegen die Umgebung scharf abgrenzt: die noch auf einer niederen Stufe ihrer Entwicklung stehende Cysticercusblase. Sie giebt sich vor allem durch ihre spontanen Bewegungen, die gerade in diesem jugendlichen Alter sehr lebhaft zu sein pflegen, zu erkennen. Diese Bewegungen erscheinen teils als wellenförmig über die Oberfläche der Blase fortschreitende Kontraktionen und Dilatationen, teils als Lokomotionen von geringer Ausdehnung auf der fixen Unterlage.

Hals- und Kopfteil sind in diesem Stadium der Entwicklung noch nicht zu erkennen; die Anlage des Kopfzapfens wird in Form eines rundlichen, circumscripten, weißlichen Fleckchens von der Größe eines Stecknadelkopfes an der Oberfläche der Blase sichtbar, nachdem letztere ungefähr den Umfang des halben Papillendurchmessers erreicht hat. Die Netzhaut zeigt außer der entzündlichen Trübung im Beginne des Leidens noch Veränderungen anderer Art, welche mit dem entzündlichen Prozesse, bedingt durch die Einwanderung und weitere Entwicklung des Parasiten, einhergehen. So sind kleine punktförmige oder größere konfluierende Extravasate, welche im Niveau der macularen Gefäße liegen, im Bereiche der getrübten Netzhaut nicht selten.

Die Chorioidea zeigt Marmorierung des Pigmentepithels, kleine gelbliche Flecken, welche konfluieren können, oder größere bräunliche Flecken in der unmittelbaren Nähe des *Cysticercus*.

§ 119. Der Parasit nimmt rasch an Größe zu, seine Form wird deutlich blasenförmig und grenzt sich immer schärfer ab; die Aufhellung der Netzhaut schreitet vorwärts; die kleinen Extravasate an der Vorderfläche des Wurmes beginnen zu schwinden. Unterdessen ist die Blase bis zur Größe des Papillendurchmessers herangewachsen, die Bewegungen werden lebhafter, der Blasenrand tritt scharf hervor.

Die Netzhaut hat sich fast völlig aufgehellt und ist nur noch so weit abgehoben, als die Ausdehnung der Blase beträgt. Bald hat sich die Retina völlig geklärt; die Veränderungen der Chorioidea treten deutlicher hervor.

Die Cysticercusblase hat die Größe von $1\frac{1}{2}$ Papillendurchmesser überschritten. Die Anlage des Kopfzapfens ist in Form eines kleinen, rundlichen, weißlichen Fleckens in der Mitte der Oberfläche der Blase zu erkennen, die völlig klare Netzhaut bedeckt die nackte Cysticercusblase, die scharfe Blasenkontur tritt deutlich hervor und lässt rotes Licht vom Fundus durchschimmern. Die Grenze der Netzhautablösung ist eine scharfe; die Gefäßchen der Netzhaut zeigen demnach deutliche Knickungen am Rande der Blase, ehe sie über denselben hinüberlaufen.

§ 120. Auf diesem Stadium, welches uns Fig. 14 vor Augen führt, ist die Diagnose des subretinalen *Cysticercus* leicht und kann kaum mit einem anderen Krankheitsgebilde verwechselt werden. Die Größe des Objektes von $1\frac{1}{2}$ Papillendurchmesser macht ein Übersehen unmöglich, die völlig klare Netzhaut gestattet das charakteristische Gebilde mit Klarheit zu überblicken.

Um sich einen vollkommenen Überblick über den ganzen Umfang der

Blase und ihre Umgebung zu verschaffen, bediene man sich, namentlich wenn es sich um noch größere Blasen handelt, der Untersuchung im umgekehrten Bilde, mit Benutzung stärkerer Konvexlinsen (20—25 D).

Diese Art der Untersuchung ist besonders auch bei *Cysticercus* im Glaskörper stets anzuwenden, um einen möglichst vollkommenen Überblick, wenigstens über einen Teil der Blase zu erlangen.

Charakteristisch für den subretinalen *Cysticercus* ist die runde Form, die scharfe Begrenzung, seine bläulichweiße Farbe, der gelblich oder goldglänzend schimmernde Rand, über welchen die Gefäße der Netzhaut hinwegziehen. In der Mitte des Gebildes ist ein hellweißer, rundlicher, fast undurchsichtiger Fleck zu erkennen, welcher dem eingezogenen Kopfe des Tieres entspricht.

Solange der Wurm subretinal gelagert ist, sind Kopf- und Halsteil fast stets in das Innere der Blase zurückgezogen, nur bei älteren Cysticerken unter der Retina, welche bereits eine ausgiebige Ablösung der Netzhaut bewirkt haben und nahe vor ihrem Durchbruch in den Glaskörper stehen, wurde hin und wieder der Kopf ausgestülpt gesehen, falls die Retina zu dieser Zeit stellenweise noch so transparent war, dass sie ein Erkennen dieses Teiles ermöglichte. Vor allem aber werden die spontanen Bewegungen des Tieres jeden Zweifel über die Diagnose heben.

Weit schwieriger ist es, das Leiden in den allerersten Phasen seiner Entwicklung, wo die typischen Kennzeichen noch nicht vorhanden sind, richtig zu beurteilen. Fehldiagnosen sind hier nicht ausgeschlossen, wie die Fälle von JANY und ZIRM beweisen.

JANY hielt die Affektion für eine Retinitis syphilitica, erst 12 Tage später fand er unter der abgelösten Netzhaut einen hellweißen, glänzenden Fleck, welcher spontane Bewegungen ausführte.

In der ZIRM'schen Beobachtung erinnerten die Veränderungen in der Gegend der Macula lutea durchaus nicht an einen *Cysticercus;* die Diagnose wurde auf Retinitis gestellt und eine Inunktionskur eingeleitet; das Bild hatte sich nach 24 Einreibungen nicht wesentlich geändert, die vorher vorhandene flache Abhebung der Netzhaut hatte etwas zugenommen, eine bestimmte Diagnose auf Cysticercus subretinalis ließ sich nicht stellen. Nach etwa zwei Monaten hatte sich unterhalb der um die Macula gelegenen primären Veränderungen eine kugelförmige, etwa vier Papillendurchmesser breite, nach oben und innen scharf begrenzte Netzhautablösung gebildet. Dieselbe war jedoch vollkommen undurchsichtig, Bewegungen konnten an ihr nicht wahrgenommen werden.

Eine Woche später hatte die Trübung und Abhebung weitere Fortschritte gemacht. Nach weiteren drei Wochen hatte der Parasit seinen ursprünglichen Aufenthalt unter der getrübten und abgelösten Netzhautpartie verlassen; die frühere Abhebung war flacher geworden und setzte sich nach unten unmittelbar fort in eine zweite, zuvor nicht vorhanden gewesene, welche eine vollkommen runde Kontur und eine stärkere Prominenz als die alte Abhebung zeigte. Man erkannte jetzt erst deutlich den scharfen, schimmernden Rand der Blase und die

Bewegungen des eingestülpten Kopfes, der sich als ein hellglänzender Fleck darstellte.

§ 121. Die milchweiße, diffuse Trübung und leichte Prominenz der Netzhaut in der Gegend der Macula lutea, auf welcher sich die feinen Gefäßäste und der Reflex der Fovea centralis durch Kontrastwirkung, ähnlich wie in den beiden von Ewers beobachteten Fällen, besonders scharf abheben, könnte zu einer Verwechslung mit einer Embolie der Arteria centralis retinae Veranlassung geben.

Doch sind bei Embolie der Centralarterie, wenigstens im Beginne der Erkrankung, auch die gröberen arteriellen Gefäße der Retina schmal und blutarm, die eigentümlichen, schiebenden Bewegungen der in einzelne Stücke zerfallenen Blutsäule charakteristisch — Erscheinungen, welche wir bei den ersten Entwicklungsstadien des subretinalen *Cysticercus* nicht finden.

Oder das Krankheitsbild könnte mit einem beginnenden Tumor, mit einem Gliom oder Gliosarkom der Netzhaut verwechselt werden. Siehe hierüber p. 135.

Verwechslungen mit Neubildungen der Chorioidea, welche frühzeitig von ausgiebiger Ablösung der Netzhaut begleitet sind und ein anderes ophthalmoskopisches Aussehen haben, sind wohl ganz auszuschließen, namentlich wenn wir es mit der Beurteilung der ersten Anfänge der Erkrankung an subretinalem *Cysticercus* zu thun haben. In vorgeschrittenen Fällen, wenn es bereits zu Verdunkelung des Glaskörpers und eventuell zu Drucksteigerung gekommen ist, sind Verwechslungen in dieser Hinsicht wohl möglich und auch in der That vorgekommen; wir werden auf diesen Punkt noch zu sprechen kommen.

Es wäre noch bei der differentiellen Diagnose der serösen oder seröseitrigen Exsudate unter der Netzhaut zu gedenken, welche ebenfalls mit einer prominenten Trübung der Retina einhergehen. Doch zeigen Prozesse dieser Art, wenn sie sich auch auf einen bestimmten Bezirk beschränken, fast immer eine gewisse Neigung, sich auszubreiten, und sie sind meist mit weiteren Veränderungen in der Nachbarschaft, herdförmigen Erkrankungen in der Chorioidea etc. kompliziert. Die funktionellen Störungen sind hier meist erheblich, während die Infiltration der Netzhaut in den Frühstadien bei *Cysticercus subretinalis* doch auf ein schärfer begrenztes Terrain beschränkt bleibt, sich mehr und mehr scharf abgrenzt, und dementsprechend auch die Störungen der Funktion auf den betreffenden Teil des Gesichtsfeldes beschränkt bleiben.

In der Mehrzahl der Fälle dürfte indessen die Diagnose per exclusionem mit Wahrscheinlichkeit zu stellen sein, selbst zu einer Zeit, wo die spontanen Bewegungen oder die Kontur der Blase noch nicht sichtbar geworden sind. Nur bei sehr peripherem Sitze der Erkrankung könnte es sich ereignen, dass die ersten Stadien des Leidens sich der Wahrnehmung, sowohl des Patienten als auch des Arztes, entzögen, und das Leiden erst erkannt würde, nachdem eine ausgebildete Blase nach Durchbrechung der Netzhaut zum Vorschein gekommen ist.

§ 122. Die Papille ist im Beginn der Erkrankung normal, oder sie erscheint, wenn der Krankheitsherd sich in ihrer Nähe lokalisiert hat, durch Trübung der Netzhaut ganz oder teilweise verwischt; die centralen Partien oder die ganze Cysticercusscheibe erscheint etwas gerötet.

Die arteriellen Gefäße zeigen normale Form und Füllung, während die Venen verbreitert und hyperämisch erscheinen. Der übrige Fundus ist meist ganz normal, der Glaskörper noch völlig klar oder zeigt höchstens vereinzelte kleine Trübungen.

Die Störungen des Sehvermögens hängen von der Lokalisation des Krankheitsherdes im Augengrunde ab. Sie sind schon anfangs bedeutend und treten in der Form eines scharf umschriebenen Scotoms auf, wenn die Ablagerung des Parasiten in der Gegend der Macula lutea erfolgte. Das Scotom ist ein absolutes und entspricht genau der Größe und Ausdehnung der Cysticercusblase.

In weiter vorgeschrittenen Fällen mit stärkeren Veränderungen der Netzhaut entspricht das Scotom nicht immer genau dem Sitz der Blase; das absolute Scotom kann von einem relativen Scotom umgeben sein, dessen Form und Ausdehnung bei verschiedenen Aufnahmen Verschiedenheiten zeigen kann. Die Außengrenzen des Gesichtsfeldes können anfangs normal sein.

Hat sich hingegen die Blase an einer mehr peripheren Partie unter der Retina eingebettet, so können die durch sie bedingten Sehstörungen anfangs sehr unbedeutend oder gleich Null sein. Der Kranke hält sein Auge vielleicht noch für völlig gesund. Erst nachdem die Blase eine gewisse Größe erreicht hat und es bereits zu sekundären Veränderungen gekommen ist, wird er auf eine Abnahme des Sehvermögens seines Auges aufmerksam.

Selten erlischt das Sehvermögen des erkrankten Auges plötzlich, unvorbereitet, wie in einem Falle von Ihlo (II, 22, p. 16). In der Regel klagen die Kranken, dass sie seit einigen Tagen ein Trübwerden des Auges, einen »Schleier« vor dem Auge bemerkt haben. Dieser Schleier habe das Gesichtsfeld teilweise oder ganz verdeckt und sei von Tag zu Tage dichter geworden, bis das Erkennungsvermögen mehr und mehr erloschen sei.

Diese Angaben entsprechen der Wirklichkeit.

Es geht mit dem Wachstum des *Cysticercus* die Abnahme der Sehkraft und die Einschränkung des Gesichtsfeldes Hand in Hand.

Das Gesichtsfeld kann, wenn der Parasit seine Lage unter der Netzhaut gewechselt hat, außer dem der Cysticercusblase entsprechenden Defekte noch einen zweiten Ausfall zeigen, der dem ursprünglichen Neste oder einer später in der Netzhaut aufgetretenen, circumscripten Entzündung entspricht. Liegt das Entozoon **vor der Netzhaut**, so ist in dem durch dasselbe verursachten Scotom im Gesichtsfelde noch quantitative Lichtwahrnehmung vorhanden.

§ 123. Die **subjektiven Beschwerden** sind verschieden. Manche Patienten geben an, dass das Auge sich kurze Zeit vor Wahrnehmung der ersten Sehstörung im Zustande mäßiger Reizung befunden habe, welche nach wenigen Stunden oder erst nach einigen Tagen spontan oder infolge der Behandlung wieder geschwunden sei. Sie klagen über Stirnkopfschmerz, Drücken im Auge, lästiges Flimmern, Blendung auf dem betreffenden Auge, periodisches Aufblitzen von kleinen kreisrunden oder anderswie geformten Lichterscheinungen (Photopsien und Chromatopsien), wodurch das gesunde Auge in der Arbeit erheblich gestört wird. Andere leiden schon frühzeitig an **Metamorphopsie**, sie sehen die Gegenstände gebrochen, geknickt. Der objektive Befund kann zur Zeit dieser ersten Reizerscheinungen noch ein negativer sein.

Mit der scheinbaren Besserung, dem Wiederblasswerden des Bulbus, hält das Sehvermögen keineswegs gleichen Schritt, sondern wird vielmehr successive schlechter. Nur in den seltensten Ausnahmen wurde eine Abnahme des Sehvermögens erst monatelang nach dem Auftreten dieser ersten Symptome in Form eines plötzlich im Sehfelde sich zeigenden Dunkelfleckes wahrgenommen.

In anderen Fällen wird in der Initialperiode der Erkrankung eine durch den Invasionsakt des Parasiten angeregte **sympathische Iritis**, eine Invasions- oder Durchbruchsiritis beobachtet, welche **plötzlich** unter heftigen, reißenden Schmerzen in der Stirn- und Ciliarkörpergegend einsetzt. Das Auge zeigt stärkere pericorneale Injektion, Thränenfluss und Lichtscheu; es ist spontan und auf Druck schmerzhaft, die Pupille eng, bei seitlicher Beleuchtung sind eine oder mehrere hintere Synechien zu erkennen. Oder das Auge bleibt äußerlich völlig normal und ist niemals schmerzhaft gewesen, nur die Abnahme der Sehkraft mahnt den Patienten, ärztlichen Rat einzuholen, und dies — wie häufig — vielleicht erst zu einer Zeit, wo die Erkrankung bereits zu erheblichen Veränderungen der inneren Bulbushäute geführt hat.

Akkommodation und **Farbensinn** werden meist normal gefunden.

Die **Tension** ist normal oder wenig herabgesetzt, selten erhöht.

Form und Inhalt der vorderen Kammer werden fast stets unverändert gefunden, nur selten ist der Humor aqueus in frühen Stadien des Leidens schwach diffus getrübt.

§ 124. Kehren wir zu den Veränderungen des Fundus zurück, und werfen wir noch einen Blick auf die Cysticercusblase selbst. Ihre Form ist nicht immer ganz regelmäßig rund, der vertikale Durchmesser ist durch Abflachung zuweilen etwas geringer als der horizontale. LANDSBERG (II, 42) sah die subretinal gelagerte Blase ihre kugelige Form ändern und bisquitartige Gestalt annehmen. Die Bewegungen des Kopfes innerhalb der Blase sind daran zu erkennen, dass der weiße, den Kopf markierende Fleck seine Lage ändert, was namentlich dann leicht zu konstatieren ist, wenn ein Netzhautgefäß über diese Stelle zieht. Hin und wieder ist, wie bereits erwähnt, der Kopf auch bei *Cysticercus subretinalis* vorgestülpt und bei noch durchsichtiger Netzhaut zu erkennen.

Im weiteren Verlaufe der Erkrankung rückt der *Cysticercus* nicht selten von seiner ursprünglichen Stelle weiter und bewirkt dadurch eine stetige Ausdehnung der Netzhautablösung.

Für das Verständnis dieser subretinalen Wanderung ist die von LANDSBERG und namentlich von MITVALSKÝ (I, 113) beobachtete Gestaltsveränderung des *Cysticercus* von Wichtigkeit.

MITVALSKÝ hatte Gelegenheit, diese Wanderung direkt zu beobachten. Er sah in einem Falle von subretinalem *Cysticercus* eine zeitweilige entenschnabelartige Ausstülpung der Blasenperipherie gegen die normal rote Augenhintergrund-Umgebung, wodurch die betreffende Netzhautpartie von ihrer Unterlage abgehoben wurde. Als nun dieser rüsselförmige Fortsatz wieder zurückgezogen wurde, erlangte die betreffende Stelle des Augenhintergrundes ihre normale Färbung wieder, und die Blase wurde wieder ganz rund. Der weiße Fleck, welcher den Scolex markiert, änderte dabei gleichzeitig seine frühere centrale Lage, schob sich ebenfalls nach hinten zu, kehrte jedoch immer wieder nach dem Centrum zurück.

Nach einigen Tagen wurde die nach hinten und unten gerichtete Blasenwandausstülpung bei weitem größer gefunden, ein Drittel der Peripherie des ganzen Entozoons betragend. Sie erschien durch eine seichte Einkerbung definitiv von der ursprünglichen Blasenperipherie geschieden, der Scolex war gegen diese Ausbuchtung vorgeschoben, ganz ausgestreckt und lag der Netzhaut parallel, wobei seine regen Bewegungen sämtlich in der Richtung der erwähnten Ausstülpung vor sich gingen, deren Randteil er mit seinem Kopfende erreichte. — Drei Tage später war die ursprüngliche Finnenblase um ein Drittel kleiner; an ihr saß nach hinten und unten, durch eine tiefe Einkerbung von ihr geschieden, eine um die Hälfte kleinere, bläuliche Blase, sodass der beide Blasen verbindende Hals nunmehr etwa ein Achtel der ursprünglichen Blasenperipherie ausmachte. Der Scolexdisk befand sich nahe der Einschnürung, und die Kopfbewegungen geschahen nur in der Richtung dieser sekundären kleineren Blase. Das ganze Entozoon bot nun das Aussehen eines mit seiner oberen kleineren Partie nach hinten und etwas nach unten liegenden Achters. Auffallend war die immerwährende Rührigkeit der kleineren neuen Blase; ihre ganze Oberfläche dehnte sich in toto schubweise gegen die Papille zu, gelangte aber während der Beobachtung immer wieder zur früheren Form zurück. Die alte, bis jetzt größere Blasenpartie erschien dabei ganz bewegungslos.

Am nächsten Tage war das Entozoon bisquitförmig, beide Partien desselben ganz gleich, der Scolex an der Einschnürungsstelle beider gelegen, der Kopf immer zur neuen Blasenhälfte hervorgestreckt.

Es erfolgte nun die Übergießung der älteren Blasenhälfte in die neu entstandene, die Überwanderung des Scolex in die letztere. Die ältere Blasenpartie erschien nunmehr als ein unbedeutendes, mützenförmiges Anhängsel der neu entstandenen Blase, in deren Mitte sich jetzt der Scolex befand. Die an der früheren Lagerstätte des Parasiten vorhandenen Augenhäute erschienen pathologisch verändert, entfärbt. — Wenige Tage später lag die nun ganz runde Blase in ihrem größten Durchmesser im horizontalen Augenmeridian, nahe dem Papillenrande.

§ 125. Wenn der *Cysticercus* unter der Netzhaut, wie das in der Mehrzahl der Fälle beobachtet wird, seine Lage ändert, so senkt und verschiebt er sich nicht einfach infolge seiner Schwere, sondern es bedingen — wie die oben geschilderte Beobachtung darthut — die eigentümlichen Formveränderungen der Blasenperipherie, das Ein- und Ausstülpen des Kopfes, eine aktive Wanderung. Die Netzhaut wird durch die Bewegungen der Blase mehr und mehr von ihrer Unterlage abgelöst, der *Cysticercus* rückt in der eingeschlagenen Richtung weiter vor, durch die Veränderungen in der Chorioidea (Senkungsbahn, vgl. S. 129) deutlich den Weg kennzeichnend, den er zurückgelegt hat, bis er schließlich an irgend einer Stelle des Augengrundes längere Zeit liegen bleibt, sich vielleicht dort einkapselt oder endlich auch diesen Ort wieder verlässt und die Netzhaut in noch größerem Umfange ablöst, um sie schließlich zu perforieren und in den Glaskörper durchzubrechen.

§ 126. Die Oberfläche der Netzhautablösung ist bald glatt, bald werden niedere Falten an ihr bemerkt. Nach einiger Zeit beginnt sich die Retina diffus zu trüben und verhüllt die unter ihr liegende Blase mehr oder minder vollständig, nur der intensiv weiße oder gelbliche Reflex, der von dieser Stelle zurückkehrt, weist auf das Lager der Blase hin, wenn nicht noch ein Teil ihres goldglänzenden Randes an irgend einer Stelle erkennbar sein sollte.

Die abgelöste Retina bietet außer der weißen Trübung, welche sich auch über den Bereich des Cysticercussitzes hinaus erstreckt, eine Reihe von sekundären Veränderungen dar. Sie zeigt nicht selten größere und kleinere, zu Gruppen vereinigte Flecken, die ein glänzendweißes Licht reflektieren, in ganz ähnlicher Weise, wie dies am häufigsten in den die Bright'sche Nierenkrankheit begleitenden Netzhautleiden beobachtet wird. Häufig finden sich in oder zwischen solchen Trübungsherden kleine Blutungen der Netzhaut, namentlich in der Umgebung des *Cysticercus*.

In späten Stadien der Erkrankung ist die Netzhaut stark bindegewebig entartet; sie ist in eine weißbläuliche Bindegewebsmembran umgewandelt. Ihre Gefäße können in ihrem normalen Verlaufe und in ihrer Verzweigung alteriert sein; es besteht ausgesprochene venöse Hyperämie, die Venen erscheinen geschlängelt und sind stellenweise durch getrübte Netzhautpartien verschleiert.

Zuweilen sieht man eine oder mehrere Arterien, welche von weißen Ränder umgeben sind (Sclerose der Adventitia).

Der Opticus verliert mehr und mehr seine scharfe Begrenzung und stellt eine matte, gelbweiße Scheibe dar, oder er ist stark gerötet.

In einem von Hock (II, 35) beobachteten Falle von *Cysticercus subretinalis*, welcher die Gegend der Macula lutea einnahm, entwickelte sich später unter heftigen Kopfschmerzen eine beiderseitige Stauungspapille. Eines Tages gingen beim Erbrechen vier Proglottiden durch die Nase ab, später eine *Taenia solium* infolge von Abführmitteln. Es wurde angenommen, dass auch im Gehirn Cysticercusblasen sich entwickelt hätten.

Mittlerweile haben sich auch im Glaskörper die bekannten zusammenhängenden, membranartigen Trübungen entwickelt, welche das schon erheblich geschädigte Sehvermögen noch mehr beeinträchtigen.

§ 127. In der Chorioidea giebt sich die Stelle, wo der Wurm früher gesessen hat, das Primärnest des Parasiten, durch eine gelblichweiße oder intensiv weiße, mehr oder minder scharf umschriebene, rundliche Stelle zu erkennen, deren Umfang je nach der Größe der Blase schwankt. Die seitlichen Ränder des Primärnestes springen zuweilen in den Glaskörper vor, es können neugebildete Gefäße über diese atrophische Stelle in der Chorioidea hinwegziehen. v. Graefe (I, 7, p. 171) und Hirschberg (I, 118) fanden das Primärnest nach hinten ektatisch excaviert.

Hatte die Blase vor ihrer Auswanderung in den Glaskörper ihr ursprüngliches Lager gewechselt, so ist ihre Bahn auf der Chorioidea durch Entfärbung des Pigmentepithels als ein mehr oder minder langer, weißlicher Streifen zu erkennen. Die Begrenzung dieser Senkungsbahn, welche in ihren Breitendimensionen je nach dem Umfange der Blase verschieden ist, kann eine scharfe oder eine mehr oder weniger verwaschene sein. Sie stellt die unvollkommene oder vollkommene Verbindung zwischen dem ursprünglichen und dem gegenwärtigen Sitze des Entozoons dar. Die Netzhautgefäße brechen teils am Rande dieses Streifens ab, teils gehen sie über ihn hinweg. Am Ende der Senkungsbahn findet man zuweilen ein sekundäres Nest, welches der *Cysticercus* wiederum verlassen hat.

Die erwähnte Bahn ist besonders deutlich, wenn bei der Abhebung der Netzhaut durch das Entozoon lange Zeit kein erheblicher seröser Erguss zustande kam. Bildet sich sofort eine umfangreiche seröse Netzhautablösung, so wirkt die Verschiebung der Blase bei größerer Beweglichkeit auch weniger auf die innere Aderhautfläche. Solange der *Cysticercus* während seiner Wanderung sich noch in jugendlichem Alter befindet, braucht eine Ablatio retina auf dieser Senkungsbahn nicht vorhanden zu sein.

Die übrige Chorioidea kann normal sein oder zeigt in nächster Umgebung der Cysticercusblase atrophische Veränderungen, gelbliche Fleckchen oder schwärzliche Pigmentanhäufungen, an denen auch die Retina partizipieren kann.

Da Fonseca, jr. (II, 27) teilte einen Fall mit, wo erst Chorioretinitis centralis sichtbar war, dann *Cysticercus subretinalis* erkannt wurde.

§ 128. Selten bildet sich schon bei noch sehr jugendlichen Cysticercusblasen und noch durchsichtiger Netzhaut, wie in der Beobachtung von Salzmann, eine zarte, bindegewebige Hülle um das Entozoon. Salzmann konnte in seinem Falle konstatieren, dass bei den peristalischen Bewegungen der Blase zwei zarte, weiße Linien hervortraten, eine fixe, der Ruhestellung entsprechende, und eine bewegliche — und dass die nicht bewegliche Linie einer der Blase gleichgefärbten, sie umgebenden zarten Hülle entsprach, welche jedoch nach Ablauf von wenigen Tagen wieder verschwunden war.

In der Regel aber handelt es sich nicht, wie in obigem Falle, um ein wieder verschwindendes zartes Häutchen, das den *Cysticercus* umgiebt, sondern die Einkapselung des Entozoons unter der Netzhaut ist eine solidere, längere Zeit oder dauernd bleibende.

Der die Netzhaut emporhebende Tumor bietet, wie in den Beobachtungen von J. Jacobson (I, 12) und Stölting (II, 45), einen gelblichweißen oder intensiv goldglänzenden Reflex dar. Offenbar handelte es sich auch in dem von Mitvalský beschriebenen Falle eigentümlicher Formveränderung und Wanderung des subretinalen *Cysticercus* (s. oben) um einen Einkapselungsprozess, um eine teilweise Umhüllung des Entozoons, aus der es nach einiger Zeit, das alte Gehäuse zurücklassend (vergl. auch I, 80, p. 31—32), wieder frei geworden war, um sich an einer anderen Stelle festzusetzen.

Zur Einkapselung unter der Retina neigt das Entozoon namentlich dann, wenn es durch seine Lageveränderungen oder durch reichlichen Flüssigkeitserguss unter die Netzhaut zu ausgedehnter oder totaler Ablösung der letzteren gekommen ist. Es bleibt dann unter der Netzhaut liegen und gelangt nicht mehr zum Durchbruch in den Glaskörper (s. die vorzügliche Abbildung in Becker, photographische Abbildungen gesunder und kranker Augen, I, 3, 1875).

Doch findet in Fällen eines verspäteten resp. nicht erfolgten Durchbruches eine Einkapselung durchaus nicht immer, wenigstens nicht immer bald, statt. Hirschberg konnte einen freien *Cysticercus* unter der Retina 1 1/2 Jahre lang beobachten (II, 25, Fall 4).

§ 129. Es kann in späten Stadien der Erkrankung, wenn es bereits zu hochgradiger Trübung des Glaskörpers gekommen ist, unmöglich sein, festzustellen, ob ein eingekapselter *Cysticercus* an seiner Oberfläche noch von

der Retina bedeckt ist oder ob der Tumor bereits frei in den Glaskörper
ragt. Nach den vorliegenden anatomischen Befunden zu schließen scheint
in der Regel das erstere der Fall zu sein. Zuweilen kann schon ophthalmoskopisch eine mehr oder minder tiefe Einschnürung in der das Entozoon
umhüllenden Kapsel beobachtet werden (STÖLTING und MITVALSKÝ), wodurch
der Tumor eine ∞förmige Gestalt annimmt und in zwei annähernd gleiche
Hälften geteilt erscheint. Bei der anatomischen Untersuchung eines derartigen Falles (STÖLTING) erwies sich die Umhüllung der Blase als zur Hälfte
zweikammerig, indem eine Leiste in das Innere der Cyste vorsprang, welche
ungefähr bis in die Mitte ihres Lumens reichte.

Auffallend war in diesem Falle auch der anatomische Befund der Kapsel.
Sie bestand nicht, wie vermutet wurde, aus neugebildetem Bindegewebe chorioidealen Ursprungs, sondern erwies sich einfach als degenerierte Netzhaut, mit
z. T. noch deutlich erhaltenen Elementen. Die Gefäße verliefen alle in der
äußeren Hälfte der Cystenwand, sie waren z. T. erhalten und mit Blutkörperchen gefüllt, z. T. durch Kernwucherungen obliteriert. An einer Stelle, über
die ein größeres Gefäß verlief, verdichtete sich die im Mittel 0,48 mm betragende
Dicke der Cystenwand auf 0,7 mm; sie verdünnte sich nahe der Basis bis auf
0,1 mm.

Der Boden der Cyste war von freier Chorioidea begrenzt und hatte nur
2 mm im Durchmesser, eine für die Größe der Cyste — sie war ophth. 7—8 mm
lang und 4—5 mm breit geschätzt worden — sehr
schmale Basis. Diese Basis wurde jedoch verbreitert
durch die umgeschlagene und wieder verwachsene
Retina. Fig. 15 stellt schematisch die subretinale
Cysticercuscyste nach STÖLTING dar. R Retina,
L Lumen der Cyste, Ch Chorioidea. Die verdickte
Retina ist die Cystenwand. Die Dicke der Chorioidea
an dieser Stelle maß 0,5 mm. Das Gewebe der
Chorioidea war hier sowohl als unter der verwachse-
nen Netzhaut von zahlreichen Rundzellen durchsetzt. Wir werden bei Besprechung
der pathologischen Anatomie des intraocularen *Cysticercus* sehen, dass die Cysten-
wand nicht immer in dieser Weise gebildet ist.

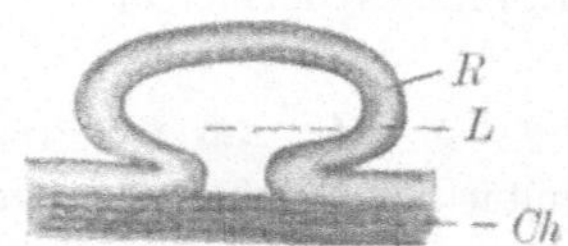

Fig. 15.

§ 130. Ist hingegen früher oder später das Entozoon an irgend einer
Stelle der Netzhaut zum Durchbruch in den Glaskörper gekommen, so
werden wir zu entscheiden haben, ob es hier frei beweglich ist, oder ob
die Blase, wie nicht selten, noch an irgend einer Stelle des Augengrundes
haftet, sei es an der Durchbruchsstelle selbst oder an einem anderen Orte
auf der Netzhaut.

Diese Fixation auf der Retina kann vorübergehend oder dauernd sein
und kommt zuweilen bei anfänglich frei im Glaskörper beweglichen Cysticerken erst infolge später eingetretener, entzündlicher Prozesse zur Beobachtung. Wir können auf eine Fixation der Blase schließen, wenn sich diese
auch bei exkursiven Bewegungen des Bulbus stets immobil zeigt, die Lage
zu ihrer Umgebung bei längerer Beobachtung niemals ändert.

Die runde Cysticercusblase ragt dann mit ihrer vorderen Wandung frei in den Glaskörper hinein und schneidet mit ihrer Umrandung gegen die benachbarte Netzhaut scharf ab. Sie ist dadurch als von der Netzhaut entblößt zu erkennen, dass über ihre Oberfläche keinerlei Gefäße letzterer Membran hinwegziehen. Es dürfte namentlich dann jeder Zweifel über die Lage der Blase zur Netzhaut gehoben sein, wenn es gelingt, ein Retinalgefäß aus der Umgebung deutlich unter der Blase verschwinden zu sehen. Die benachbarten Teile der Retina können ein normales Aussehen bieten, der Chorioidea anliegen oder durch Abhebung, diffuse oder circumscripte Trübung etc. verändert sein.

In Fig. 13 der beigegebenen Tafel ist nach einer Zeichnung von Liebreich ein präretinaler, gerade die Opticusscheibe bedeckender *Cysticercus* mit ausgestülptem Kopfe abgebildet, welcher von v. Graefe (II, 1) beobachtet wurde.

Es ist fraglich, ob die Gruppe unregelmäßiger, grünlicher Flecken, welche in der Abbildung in der Nähe des *Cysticercus* sichtbar sind, in der Retina selbst oder hinter derselben lag.

Selbstverständlich kann eine solche an den inneren Bulbushäuten (in der Regel auf der Netzhaut) fixierte Cysticercusblase dennoch spontane Bewegungen ihrer Wandung sowie das Ein- und Ausstülpen des Hals- und Kopfteiles darbieten.

§ 131. Im weiteren Verlaufe kann das Verhalten, sei der *Cysticercus* unter der Netzhaut verblieben oder sei er in den Glaskörper durchgebrochen, mehrere Monate hindurch ein stationäres sein. Schmerz oder entzündliche Erscheinungen können längere Zeit fehlen, das Sehvermögen kann sich auf einer gewissen Höhe halten. Doch ist dieser scheinbare Stillstand des Leidens nur ein vorübergehender. Früher oder später — nach v. Graefe in der Regel innerhalb eines Zeitraumes von $1/4$ bis $5/4$ Jahren nach Beginn der Sehstörung, selten erst nach Jahren (II. 16) — treten akut oder schleichend zu dem intraocularen Prozesse auch äußerlich sichtbare Zeichen der Entzündung hinzu.

Das Auge zeigt lebhafte pericorneale Injektion, die Pupille wird durch Synechienbildung eng und unregelmäßig. Schwellung und Verfärbung der Iris, leichte Trübung des Humor aqueus, Lichtscheu, Thränenträufeln, stechende Schmerzen im Auge und in der Supraorbitalgegend zeigen an, dass sich eine Iritis entwickelt hat, welche bald in eine Iridocyclitis überzugehen pflegt. Die Berührung des Bulbus wird schmerzhaft, die Ciliarschmerzen nehmen an Heftigkeit zu, und bei immer wiederkehrenden, schmerzhaften Entzündungsanfällen vollzieht sich die Destruktion des Auges, bis schließlich unter Konsistenzabnahme des Bulbus eine Phthisis bulbi mit andauernder Druckempfindlichkeit resultiert.

In anderen, selteneren Fällen geht das Auge zu Grunde unter dem Symptomenkomplexe der akuten eitrigen Iridocyclitis und Chorioiditis: Trübung der DESCEMETI'schen Membran, Hypopyon, Synechia posterior, fibrinösen oder eitrigen Massenbildungen in der Pupille. Ja, diese Entzündungen können sich bis zur eitrigen Panophthalmitis mit Exophthalmus steigern.

Noch seltener entwickeln sich unter zunehmendem intraocularem Drucke (zuweilen mit Bluterguss in die vordere Kammer) und anhaltenden heftigen Schmerzen glaucomatöse Zustände (II, 8, 14, 64), welche in der Regel, falls das Leiden nicht schon in einem früheren Stadium richtig erkannt wurde, die Vermutung auf einen intraocularen Tumor nahelegten und jeweilen zur Entfernung des betreffenden Auges Veranlassung gaben.

Die Linse bleibt lange Zeit klar. In späteren Stadien der Erkrankung können sich partielle Trübungen derselben oder ausgesprochene Kataraktbildung einstellen.

§ 132. Mit dem Fortschreiten des entzündlichen Prozesses im Binnenraume des Bulbus, der zunehmenden Trübung der brechenden Medien geht der Verfall der Funktionen Hand in Hand: Einschränkung der Außengrenzen des Gesichtsfeldes durch Ausdehnung der Netzhautablösung, Vergrößerung des Gesichtsfelddefektes, zunehmender Verfall des Sehvermögens, Erblindung bis auf quantitative Lichtempfindung und schließlich totale Amaurose.

Die Pupille, die ursprünglich noch auf direkten Lichteinfall reagierte, erscheint starr und mäßig erweitert oder verengt; sie ist rund und frei, oder der zackige Pupillarrand der Iris adhäriert der vorderen Linsenkapsel.

Hin und wieder können nach zweijährigem und längerem Bestande der Krankheit Druckempfindlichkeit und Reizerscheinungen völlig erlöschen, doch ist es keineswegs sicher, ob nach schließlichem Absterben des Wurmes das Auge dauernd zur Ruhe kommt. In den meisten Fällen wird man schließlich, wenn von den Funktionen des Auges nichts mehr zu retten ist, durch anhaltende Schmerzen oder sympathische Reizerscheinungen des gesunden Auges zum Handeln genötigt und zur Enucleatio bulbi schreiten müssen.

§ 133. Was die sympathische Bedrohung des gesunden Auges bei *Cysticercus intraocularis* anbelangt, so ist zu bemerken, dass eine eigentliche sympathische Ophthalmie — so naheliegend der Gedanke an das Auftreten derselben infolge der ungemein heftigen Entzündung des Augeninneren und insbesondere der Uvea, bedingt durch die Anwesenheit und toxischen Einflüsse des *Cysticercus*, auch sein mag — bis jetzt niemals beobachtet wurde, selbst in derjenigen Fällen nicht, wo es in späten Stadien der Erkrankung zu eitriger Entzündung des betreffenden Auges gekommen war. Es hat sich in den Fällen, wo von einer sympathischen Bedrohung des gesunden Auges bei intraocularem *Cysticercus* gesprochen wird, solange der Bulbus weder durch eine endogene Infektion, noch durch eine äußere

zufällige Verletzung oder einen operativen Eingriff einer ektogenen Infektion
zugänglich wurde, wohl niemals um eine wirkliche sympathische Ophthalmie, sondern um sympathische Reizerscheinungen des betreffenden Auges gehandelt. Diese manifestierten sich durch mangelnde Ausdauer
(I, 5, p. 312), Lichtscheu und etwas subconjunctivale Injektion (I, 8, p. 48,
2. Fall), sympathische Ciliarneurose (I, 30), sympathische Amblyopie (I, 12,
p. 162) und verschwanden rasch nach Entfernung des erkrankten Bulbus.

Vergl. auch MOOREN, die sympathischen Gesichtsstörungen, 1869, p. 42 u. ff.,
ferner HIRSCHBERG, Zehender's Klin. Monatsbl. 1869, p. 297.

Anders ist es, wenn es infolge eines operativen Eingriffes an einem
durch *Cysticercus* erkrankten Bulbus zu einer ektogenen Infektion gekommen
ist. In solchen Fällen kann sympathische Ophthalmie des anderen Auges
sehr wohl, wie im Anschlusse an jede perforierende Verletzung des Bulbus,
beobachtet werden.

Ein solcher Fall ist von PINCUS (II, 61) beschrieben worden. Es stellte
sich nach einem operativen Eingriff an einem schon 14 Jahre (!) vorher durch
Cysticercus erkrankten Bulbus hochgradige Iridocyclitis ein, auch das andere
Auge zeigte die Erscheinungen der serös-plastischen Uveitis. Es wurde sofort
die Enucleation vorgenommen. In der ersten Zeit nach der Enucleation
nahmen die Synechien und die Exsudation auf dem sympathisch erkrankten
Bulbus sogar noch zu; erst im Laufe der nächsten Monate gingen die Ent-
zündungserseheinungen infolge einer energischen Behandlung zurück, und
hellten sich die Medien auf, sodass die Sehschärfe wieder zur Norm zurückkehrte. Es lagen also in diesem Falle die ausgesprochenen Erscheinungen
der sympathischen Ophthalmie vor: schleichende Iridocyclitis und, wie sich
nach Aufhellung der Medien zeigte, Chorioiditis und Papillitis.

In dem enucleierten Bulbus fanden sich Mikroorganismen in der Operationsnarbe. Sie ließen sich kontinuierlich von dieser aus ins Bulbusinnere
verfolgen; sie zeigten sich in der Sehnervenscheide und schließlich im episcleralen Gewebe.

Flimmern und verminderte Gebrauchsfähigkeit des gesunden Auges
wurden, ohnedass es zum Ausbruche einer eigentlichen sympathischen
Entzündung gekommen wäre, im Anschluss an eine Cyclitis, die nach einer
Cysticercusoperation aufgetreten war, von TREITEL (I, 87, p. 263, 4. Fall)
beobachtet.

Ist hingegen die Extraktion vollkommen aseptisch gelungen, so ist sie
auch frei von der Gefahr einer sympathischen Erkrankung des zweiten
Auges (vergl. LEBER, Arch. f. Ophthalm. XXXII, 1. 1886).

Immerhin wird in solchen Fällen, wo es sich um einen fortgesetzten
Reizzustand und anhaltende Schmerzhaftigkeit eines durch *Cysticercus* zer-
störten Auges sowie um Behinderung des gesunden Auges handelt, auch

fernerhin die Enucleation indiciert sein. Sie befreit den Kranken rasch von seinem Leiden, schützt das andere Auge vor jeder weiteren Gefahr und giebt den Patienten bald seiner gewohnten Beschäftigung wieder.

Unter Umständen kann an Stelle der Enucleation die Neurotomia optico-ciliaris treten; wir werden hierauf später noch zurückkommen.

§ 134. Die Schwierigkeiten der Diagnose in späten Stadien der Erkrankung wurden schon früher (p. 106—107) hervorgehoben. Wir müssen auf diesen Punkt hier noch einmal eingehen.

Von besonderem Interesse sind wegen der Möglichkeit der Verwechslung mit einem intraocularen Tumor (Sarkom oder Glioma retinae) Fälle der Art, wie sie von ALFRED GRAEFE (II, 10), HIRSCHBERG (I, 25, p. 227 und II, 14) und HELDMANN (II, 64, p. 9) beschrieben worden sind. Sie geben in der Regel das Bild des »amaurotischen Katzenauges«, d. h. dem Untersucher fällt vielleicht schon bei Tagesbeleuchtung ein intensiv gelber oder gelblichweißer Reflex auf, welcher aus der Pupille zurückkehrt, während die normalen Reflexe des Augenhintergrundes vollkommen fehlen. Bei seitlicher Beleuchtung lässt sich dann gewöhnlich konstatieren, dass dieser Reflex von einer den Glaskörper oft bis gegen die hintere Linsenfläche erfüllenden, tumorartigen Masse stammt, deren Oberfläche glatt (HELDMANN), mit Gefäßen versehen, also von der abgehobenen Netzhaut noch bedeckt oder ungleichmäßig, gefäßlos erscheint (A. GRAEFE). Mehr lässt sich bei der ophthalmoskopischen Untersuchung meist nicht eruieren. Die Konsistenz des Bulbus ist normal oder leicht erhöht.

Das Auge kann äußerlich blass sein oder mäßige ciliare Injektion zeigen. Die brechenden Medien sind klar, die Sehkraft in der Regel gänzlich erloschen. Es kann in einem solchen Falle außerordentlich schwierig, sogar unmöglich sein, mit Sicherheit festzustellen, ob es sich um intraocularen *Cysticercus* oder um einen malignen Tumor handelt, namentlich wenn uns die Anamnese vollkommen im Stiche lässt, und wenn auch der objektive Befund weder nach der einen noch nach der anderen Seite hin sichere Anhaltspunkte liefert. Die Konsistenz des Bulbus ist nicht imstande. uns ein absolut sicheres Kriterium zu liefern. So sehr im allgemeinen die Vermutung einer malignen Neubildung durch eine Erhöhung der Tension an Wahrscheinlichkeit gewinnt, die Diagnose hierdurch gesichert wird, so ist dies doch nicht immer der Fall. Es kann das Glioma retinae z. B. in frühen Perioden bei Kindern ohne Konsistenzvermehrung bestehen (v. ZEHENDER), während andererseits bei intraocularem *Cysticercus* eine ausgesprochene Steigerung des intraocularen Druckes beobachtet werden kann. Nur phthisische Weichheit des erkrankten Bulbus spricht sicher gegen intraocularen Tumor, während normaler Augendruck ein beginnendes Neoplasma nicht ausschließt.

Es besteht nun aber gerade in denjenigen Fällen, welche wir augenblicklich differentialdiagnostisch zu beurteilen haben, nicht deutlich herabgesetzte Konsistenz des Bulbus, sondern normale Tension oder deutliche Drucksteigerung.

Die Prüfung des Binnendruckes des Auges giebt uns also hier keine sichere Handhabe für die exakte Diagnose.

Auch aus dem Verlaufe des Leidens können wir keine sicheren Schlüsse ziehen. Der intraoculare *Cysticercus* kann sich ohne, oder doch ohne nennenswerte Reizzustände, welche von dem Patienten nicht einmal beachtet werden, entwickelt haben. Ein gleicher Verlauf ist bei Gliom der Retina bis zu gewissen Stadien seiner Entwicklung wiederholt beobachtet worden.

Auch das Alter des Patienten kann uns gegebenen Falles im Stiche lassen. Handelt es sich um ein Kind, so kann sowohl Gliom als intraocularer *Cysticercus* vorliegen, hingegen ist bei erwachsenen Personen Gliom sehr unwahrscheinlich.

Das Sarkom der 'Chorioidea, welches schon frühzeitig ausgedehnte Netzhautablösung veranlasst, ist auf einem solchen Stadium seiner Entwicklung stets von ausgesprochener Drucksteigerung begleitet, doch kann es unmöglich sein, durch den ophthalmoskopischen Befund sicher zu entscheiden, ob ein Chorioidealsarkom oder ein eigenartiges Bild eines intraocularen Cysticercustumors vorliegt.

Die Diagnose auf intraocularen *Cysticercus* wird wahrscheinlich durch eine positive Anamnese, gleichzeitiges Vorhandensein von *Cysticercus* unter der Haut etc., häufiges Vorkommen der Cysticercuserkrankung in der betreffenden Gegend. Oft muss es trotz Berücksichtigung aller subjektiven und objektiven Erhebungen unentschieden bleiben, welcher Natur das Leiden ist (A. Graefe, Heldmann). In der Befürchtung, es könne doch ein Neoplasma vorliegen, wird zur Enucleation geschritten, und es bleibt der anatomischen Untersuchung des Augapfels vorbehalten, das Rätsel zu lösen.

§ 135. Pathologische Anatomie.

Eine einheitliche Darstellung der pathologischen Anatomie des intraocularen *Cysticercus* stößt wegen des je nach dem zeitlichen Verlaufe der Erkrankung sehr verschiedenen Grades der entzündlichen und mechanischen Gewebsveränderungen und wegen der wechselnden Lage des Entozoons zu den inneren Bulbushäuten auf große Schwierigkeiten. Die anatomischen Veränderungen eines an *Cysticercus* erkrankten Bulbus sind eigentlich nur im Zusammenhange mit dem klinischen Verlaufe des betreffenden Falles und dem jeweilig erhobenen ophthalmoskopischen Befunde zu verstehen, sodass es vorteilhafter erscheint, hier nur eine Übersicht der in der Litteratur bis jetzt niedergelegten anatomischen Untersuchungen intraocularer Cysticerken zu geben, mit Hinweisen auf die betreffenden Publikationen, sodass das klinische Bild mit dem anatomischen Befunde verglichen werden kann[1]).

Es sind die folgenden Fälle:

1. A. v. GRAEFE u. SCHWEIGGER (I, 8). Eine seit ca. sechs Monaten im Auge befindliche, 9 mm große Cysticercusblase liegt innerhalb einer z. T. glattwandigen Höhle zwischen Netzhaut und Aderhaut. Die Netzhaut ist vollständig abgelöst, an einer Stelle durchbrochen und in ihrem hinteren Umfange strangförmig zusammengedrückt. Ihre Elemente erscheinen bis auf Radiärfasern und Körnerschicht degeneriert. Am hinteren Umfange des Sackes noch veränderte Elemente der Stäbchenschicht sowie Netzhautgefäße. An der äußeren sowie an der inneren Seite der abgelösten Retina findet sich eine Lage übereinandergeschichteter, vascularisierter Membranen. Die an der Glaskörperseite gelegene Membran ist aus feinen, verästelten, untereinander verflochtenen Fasern und langen, spindelförmigen, zuweilen pigmentierten Zellen zusammengesetzt. Letztere sind bisweilen durch Verschmelzung zu größeren Platten vereinigt. Nebenbei noch reichliche, kleinere, rundliche Zellen. Die an der Außenfläche der Retina liegende Membran bildet einen Teil des Sackes, in welchen der *Cysticercus* eingebettet war. Die Wandung dieses Sackes besteht aus einem engen Flechtwerk feiner Fasern, den Ausläufern großer, unregelmäßig verästelter Zellen, welche z. T. Pigment, z. T. Fettkörnchen enthalten. Das Stroma der Chorioidea ist in der Nähe des *Cysticercus* dicht mit Eiterkörperchen durchsetzt, außerdem Eiterkörperchen in der innersten Schicht des Stromas, dicht an der Choriocapillaris; Verlust des Pigments der Stromazellen, Ausfüllung mit Fettkörnchen, stellenweise fettige Degeneration des Pigmentepithels. Eine reichliche Menge Eiterkörperchen auf den Ciliarfortsätzen, der Zonula Zinnii, dem Lig. pectinatum sowie in der vorderen Kammer. Die Stromazellen der Iris zeigen Kernteilungen. Linse cataractös.

2. SOELBERG-WELLS u. BADER (II, 8) fanden in einem enucleierten Bulbus ein großes, aus klarer Flüssigkeit bestehendes, subretinales Exsudat. Die abgelöste Retina zieht als grauer, derber, durchscheinender Strang von der Papilla optica in der Richtung nach der Fossa patellaris hin, breitet sich aber etwas vor dem Aequator bulbi über die Reste des Glaskörpers gegen die Ora serrata hin aus. Im Glaskörperraum findet sich im Bereiche des Ciliarkörpers und etwas hinter demselben eine gelbliche, derbe, durchscheinende, Kalkkörperchen und ein zartes Capillarnetz enthaltende Masse, die den Glaskorper an Derbheit übertrifft. Unter einer runden, glatten Erhebung der abgelosten Retina lässt sich an der Glaskörperseite derselben außen oben in der Gegend der Ora serrata der *Cysticercus* wahrnehmen. Die Zonula ist verdickt, grau und durchscheinend, die Iris an der Linsenkapsel adhärent, Pupille unregelmäßig, Vorderkammer sehr klein. In der Retina, an der sonst von der Körnerschicht eingenommenen Stelle, dichte Auflagerungen von Pigmentmolekülen.

3. ALFRED GRAEFE (II, 10). Eingekapselter *Cysticercus* der Netzhaut. In der abgelösten, nach vorn gedrängten, entarteten Netzhaut fand sich, wie Fig. 16 zeigt, eine Cystenbildung (*a*), welche ein gefaltetes, zusammengefallenes, blasiges Gebilde — den *Cysticercus* — lose umschloss. Die Elemente

---

1) Zur leichteren Orientierung sind im Litteraturverzeichnis diejenigen Fälle, welche anatomische Untersuchungen einschließen, mit † bezeichnet.

der Netzhaut ließen sich an der $^1/_2$ mm dicken Cystenwand nicht mehr erkennen. Auch die übrige Netzhaut (*b*) war fibros entartet und zeigte eine fast knorpelige Härte; sie war an einer circumscripten Stelle (*c*) außerordentlich fest mit der Chorioidea verwachsen. Chorioidea unverändert, zwischen Chorioidea und abgelöster Retina dünne Flüssigkeit.

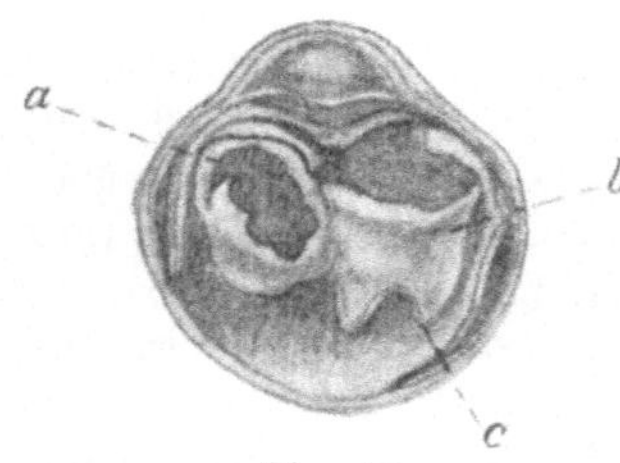

Fig. 16.

4. Jacobson und v. Recklinghausen (I, 12, p. 147). Das Corpus vitreum zeigt Trübung, die sich in ein zartes, weißliches Netzwerk auflösen lässt. Letzteres hängt in Form eines Stranges mit dem Gipfel der Cysticercusblase zusammen. Die Glaskörpertrübungen bestehen aus einem feinen Netzwerk und eigentümlich glänzenden, mit doppelten Konturen versehenen Zellkörpern mit verästelten Ausläufern. Der durchscheinende, subretinal gelagerte Cysticercustumor ist von feinen Trübungen bedeckt und mit Blutgefäßen überzogen. Ebenso wie die Retina ist auch die Chorioidea im Bereiche des Tumors weißlich getrübt. In dem nach der Chorioidea vorspringenden Teile des Cysticercustumors finden sich kugelige Zellen, erfüllt mit stark lichtbrechenden, farblosen Körnchen: Chorioidealepithel. Die Cysticercusblase ist aus dem Tumor intakt isolierbar, die Innenwand der Höhle bedeckt mit weißlicher, zaher, puriformer Flüssigkeit, darin verfettete Eiterkörperchen. Beim Lösen der durch festes Faserwerk hergestellten Verwachsung der Cysticercusblase mit der Chorioidea entleert sich Eiter. Die Höhlenwand des *Cysticercus* besteht aus zellen- und gefäßreichem, an der Vorderfläche kontinuierlich in die Retina übergehendem Gewebe. Von Netzhautelementen außer Gefäßen nichts nachweisbar.

5. Jacobson u. v. Recklinghausen (I, 12, p. 158). Bulbus etwas verkleinert, Eiter an der Descemet'schen Membran, Iris mit der Linsenkapsel verlötet durch eine weißliche Schicht, welche aus Fibrin und eingelagerten Eiterkörperchen besteht. Die gleiche Masse bedeckt die Vorderfläche der Iris. — Der Glaskörperraum ist eingenommen von einem festen, weißlichen Gewebe; innerhalb dieses letzteren ist, dicht hinter der Linse, eine erbsengroße Höhle ohne selbständige Wandung zu erkennen. Ihre Innenflächen sind mit eingedicktem Eiter bedeckt. In der Höhle liegt frei eine erbsengroße Cysticercusblase mit klarem Inhalt. Die Cysticercushöhle ist unmittelbar umgeben von einem sehr derben, festen, weißlichen Bindegewebe mit jungen Zellen. An der äußeren Peripherie jener Schicht eine zweite, wohl der Retina entsprechende Schicht, welche aus sclerotischem Bindegewebe mit spärlichen, z. T. fettig degenerierten Zellen besteht. Diese Schicht geht an der Schläfenseite des Auges unmittelbar in die Cysticercushöhle über. An den übrigen Teilen findet sich zwischen beiden derben Schichten eine weichere, wenig durchscheinende Substanz, welche ein homogenes Grundgewebe und zahlreiche Eiterzellen darbietet. Die Retina steht nur noch durch einen Fortsatz mit dem Opticuseintritt in Verbindung. Am hinteren Pole des Auges eine 5 mm breite Verwachsung zwischen Retina und Chlorioidea; die Elemente der Netzhaut sind nicht mehr zu erkennen.

6. Jacobson (I, 12, p. 162) fand unerwartet in einem phthisischen, wegen Ophthalmia sympathica herausgenommenen Augapfel einen eingekapselten *Cysticercus* und strangförmige, totale Ablösung der Retina.

7. Hirschberg (II, 14). In einem wegen Verdachts auf intraocularen Tumor enucleierten Bulbus fanden sich folgende Veränderungen: Vorderkammer ver-

engt, Iris und Pupillargebiet von einer gelben Exsudationsmembran überzogen. Verdickung des Ciliarkörpers durch Entwicklung einer Gallertschicht, zwischen dessen Pigmentlage und der Sclera. Gleichförmige Verdickung des ganzen Uvealtractus, Auflagerung auf die Innenfläche des Ciliarkörpers und die hintere Linsenkapsel, im Zusammenhang mit den membranösen Bildungen, welche den Rest des Glaskörperraumes durchsetzen. Die nicht verdickte, aber getrübte Retina ist in toto abgelöst, von dem Eintritt des Sehnerven losgerissen und durch eine subretinale Masse nach vorn gedrängt. Der Subretinalraum wird von einer gelblichen, soliden, jedoch weichen Masse erfüllt, die aus einem jungen, zellenreichen, faserigen Bindegewebe mit Gefäßentwicklung besteht. In ihr befindet sich eine große Höhle, in welcher zusammengefaltet der *Cysticercus* liegt.

Außer diesem den *Cysticercus* bergenden Hohlraume finden sich medialwärts in der subretinalen Masse noch einige kleinere Hohlräume, welche keine Cysticerken enthalten. Die schon erwähnte, der Iris aufliegende Exsudatmembran besteht aus feinen, dicht verflochtenen Fasern, Rund- und Spindelzellen. Die Iris ist verdickt und zeigt dichte Wucherungen von kleinen, einkernigen Rundzellen, sowie auch spindelförmige Zellen. Die Retina ist bindegewebig atrophiert. Die Chorioidea ist verdickt und zeigt einen unvollständigen Epithelbelag und Rundzellenwucherungen.

Der Sehnerv ist körnig entartet, nur wenige Nervenfasern sind noch erhalten; der Teil innerhalb und diesseits der Lamina cribrosa besteht aus faserigem, zellenhaltigem Bindegewebe.

8. Saemisch (I, 22). Der durch einen horizontalen Meridianschnitt eröffnete Bulbus schien durch eine etwas nach vorn vom Äquator verlaufende, 1 mm dicke, weißliche Scheidewand in eine vordere und eine hintere Höhle geteilt. Letztere zerfiel wieder durch eine vom Sehnerven schräg nach vorn verlaufende Scheidewand in eine temporale und nasale Hälfte. In der temporalen Hälfte lag subretinal die 7 mm im Durchmesser betragende, zusammengefallene Cysticercusblase. Die Cystenwand war durchschnittlich 1 mm, an einzelnen Stellen bis 2 mm dick, von weißlicher Farbe und bestand aus einem dichten Bindegewebe, welches nach außen und hinten sehr fest mit der Chorioidea verwachsen war und an einer Stelle in der äußeren Schicht der Cystenwand eine 10 mm lange und 6 mm breite Knochenschale enthielt. Atrophie der Chorioidea; Choriocapillaris und Glaslamelle vollständig verschwunden. Die Retina war mit der bindegewebigen Scheidewand, welche von der Eintrittsstelle des Opticus schräg nach vorn zog, eng verschmolzen und vollständig degeneriert. Die Wandung der subretinalen Höhle, in welcher das Entozoon lag, war größtenteils wohl von der Chorioidea geliefert worden (vergl. p. 131). Saemisch nimmt an, dass der *Cysticercus* bereits vor 10 Jahren in das betreffende Auge eingewandert sei.

9. Hirschberg (II, 16). Enucleierter Bulbus. Die Iris ist verdickt und zeigt eine zarte, bis in das Pupillargebiet sich erstreckende Auflagerung; Pupillarrand durch zarte Synechien mit der vorderen Linsenkapsel verlötet. *Die Linse* erscheint sowohl in den peripheren als in den centralen Partien getrübt. Das Corpus ciliare ist beträchtlich verdickt und, wie die ebenfalls verdickte und getrübte Aderhaut, von der Sclera abgehoben. Das Cavum bulbi wird durch die abgelöste Retina, welche in der Äquatorialebene des Bulbus ausgespannt ist, in eine vordere und hintere Abteilung getrennt. Die vordere, der verkleinerte Glaskörper, ist von taschenförmigen Membranen durchsetzt, die von einem an der Innenfläche des Corpus ciliare befindlichen Blutcoagulum ausgehen und sich an

der Vorderfläche der Netzhaut inserieren. Die Retina besteht aus faserigem Gewebe, Rundzellen und Pigmentschollen. Der große subretinale Raum wird von einem teils gelb, teils grau gefärbten, gefaßhaltigen Granulationsgewebe eingenommen. Im Centrum dieser Masse liegt innerhalb einer glattwandigen Höhle (ohne eigene Wandung) eine 14 mm lange und 8 mm breite Cysticercusblase.

10. HIRSCHBERG (I, 25). In einem wegen sympathischer Bedrohung des anderen Auges enucleierten Bulbus fanden sich, wie Fig. 17 zeigt, folgende Veranderungen: Die Retina (*r*) ist durch ein seroses Exsudat trichterförmig abgelöst, ihre laterale Hälfte bildet eine konvexe Falte, die laterale Wand des vor der Retina gelegenen, glattwandigen Cysticercusnestes (*cc*). Der trichterförmig geschrumpfte und verdichtete Glaskörper (*v*) bildet die mediale Wand der Cysticercushöhle. Die Chorioidea (*ch*) ist im ganzen wenig verändert, sie zeigt sich in der Äquatorialgegend an einer Stelle mit der Retina verwachsen. In dem Trichter, welcher durch die bindegewebig entartete und abgelöste Netzhaut gebildet wird, steckt die aus einem dichten Filz feiner Fibrillen zusammengesetzte, geschrumpfte Glaskörpermasse (*v*).

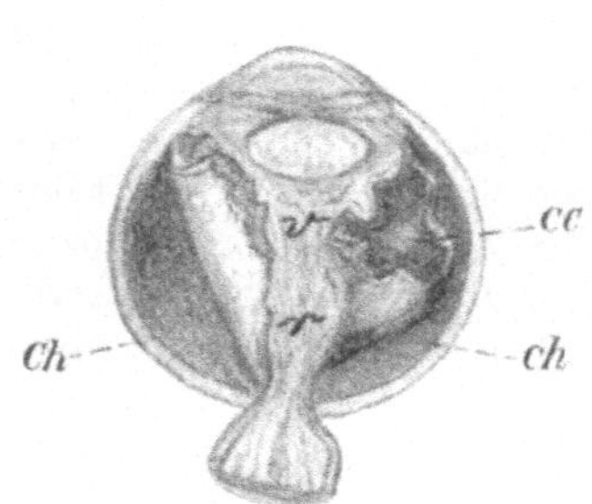

Fig. 17.

11. PONCET (II, 21). Bulbus wegen heftiger Iridochorioiditis enucleiert. Zwischen der fibrös degenerierten und total abgelösten Netzhaut (in der Form der Convolvulusblüte) und der Chorioidea fand sich ein *Cysticercus*. In der Chorioidea massenhafte Wucherung embryonärer Zellen (»Embryonäre Chorioiditis«). Fibromucöse Organisation des Glaskórpers.

12. NEUMANN (IHLO, II, 22). Der wegen heftiger Entzündung enucleierte Bulbus zeigt folgende Veränderungen: Weißliche, streifige, durch einen feinen Faserfilz gebildete Trübung des Glaskörpers. Die Trübung besteht aus zahlreichen feingranulierten Zellen, welche eine langgestreckt spindelförmige oder sternförmige Gestalt besitzen, durch ihre knotig varicösen Ausläufer zusammenhängen und auch in wellig geschlängelte Fäserchen, von dem Aussehen der Bindegewebsfibrillen, überzugehen scheinen. Mit der zunehmenden Trübung gegen den hinteren Pol nimmt auch der Reichtum an Bindegewebsfibrillen zu, besonders in der Umgebung der matt durchscheinenden Cysticercusblase. In der Gegend der Macula lutea narbige Vertiefung, in der membranöse Fetzen eines hier fest adhärierenden Glaskórpers haften. Im Bereiche der Narbe erscheint die Netzhaut in der Breite von 2—3 mm unterbrochen und durch festes, faseriges Narbengewebe ersetzt, das dem Glaskörper, außen der Chorioidea adhäriert. Die an die Narbe anstoßenden Teile der Retina sind kolbig verdickt und etwas eingerollt. Subretinal breitet sich dieses Narbengewebe noch in der Richtung gegen den in der oberen Hälfte des Bulbus befindlichen Sitz des *Cysticercus* aus. Die Retina ist in einer der Größe des *Cysticercus* entsprechenden Öffnung durchbrochen. In der Nähe dieser Durchbruchsstelle zeigt die Retina eine stärkere Entwicklung des Bindegewebsgerüstes, insbesondere der radiären Faserzüge. An der Chorioidea ist, dem Sitze des *Cysticercus* entsprechend, starke entzündliche Einlagerung kleiner zelliger Elemente zu sehen, das Pigmentepithel ist daselbst zerstort oder fettig degeneriert. Im übrigen ist die Verbindung zwischen Chorioidea und Sclera eine normale.

13. HIRSCHBERG (II, 25, p. 128). In einem wegen Gefahr sympathischer Affektion enucleierten Bulbus ist die Aderhaut von der Sclera, die Netzhaut von der Aderhaut abgehoben, besonders nach unten zu, wo sich zwischen Retina und Chorioidea geronnene Masse befindet, und medianwärts, wo in einem rundlichen Neste der *Cysticercus* freiliegt.

14. HIRSCHBERG (II, 25, p. 130). Retina total abgelöst; in ihrer medialen Hälfte sitzt der *Cysticercus*, wie es scheint, in einer besonderen »Organkapsel«.

15. HIRSCHBERG (I, 55, p. 670). Ein ebenfalls wegen sympathischer Bedrohung des anderen Auges herausgenommener Bulbus zeigte neben Linsentrübung einen von verdichtetem Glaskörper gebildeten Trichter und darin ein mantelartig von abgehobener Netzhaut umgebenes Cysticercusnest.

16. BECKER (Atlas der Topogr. des Auges, Tab. XX, Fig. 3), I, 55, p. 673) enthält die Abbildung und Beschreibung eines wegen Gefahr sympathischer Affektion enucleierten Bulbus, in dem die Linse nach unten hinten verschoben, Vorderkammer eng, Retina von der Chorioidea strangförmig abgelöst, an die hintere Linsenfläche gedrängt und nur beiderseits an die Ora serrata noch angeheftet ist. Corpus ciliare ist beiderseits von der Sclerotica abgelöst, Iris peripher stark infiltriert, ihr Pigment aufgelockert; Corpus ciliare atrophisch. Innerhalb des strangförmigen Hohlraumes, außen von der Retina begrenzt, liegt der *Cysticercus*. Überall, wo der Retinalstrang mit der Aderhaut zusammenhängt, findet sich in Verknöcherung begriffenes Osteoidgewebe zwischen Retina und Chorioidea. Die Retina zeigt Bindegewebshypertrophie. Der Glaskörper ist zellig infiltriert und vascularisiert. Die Tasche, in welcher der *Cysticercus* liegt, hat doppelte Wandung: eine äußere, aus Retina und entzündlich umgewandeltem Glaskörpergewebe, eine innere, aus Kernen und Zellen ohne Fasergewebe bestehende.

17. BECKER (Atlas der Topograph. d. Auges, Tab. XX, Fig. 4). Abbildung und Beschreibung eines enucleierten Bulbus, in dem folgende Veränderungen: Vorderkammer flach, Iris mäßig infiltriert, mit dem Ciliarkörper nach hinten eingebogen, mit der vorderen Linsenkapsel fest verbunden. Ihr Ciliarteil mit der Hornhaut durch eine den Fontana'schen Raum ausfüllende, zellenreiche Masse scheinbar verklebt. Auch die Hinterkammer erfüllt von zellenreichem Exsudat, das sich bis an, zum Teil bis zwischen die langgezogenen Ciliarfortsätze, nach hinten bis an die abgelöste Retina erstreckt. Retina bis zur Ora serrata strangförmig abgelöst, an die hintere Linsenfläche gedrängt, begrenzt mit der Chorioidea ein gelatinöses Exsudat. Außerhalb der Retina eine erbsengroße, derbwandige, innen mit der Retina, vorn mit der hinteren Linsenfläche verwachsene Cyste, darin dünnhäutige Blase.

An einer Stelle ist die stark gewucherte Retina durch Pigmentstrang mit der Chorioidea verwachsen; letztere des Pigmentepithels beraubt. Glaskörper bindegewebig degeneriert. Seine Schrumpfung hat Dislokation von Ciliarfortsätzen, Iris, Retina und Linse bewirkt. In die starke Hypertrophie der Müller'-schen Radiärfasern zeigende Retina ist die Cysticercusblase eingebettet. In die Wand der Blase sind Kalkkörperchen eingelagert.

18. VOGLER (I, 52). In einem wegen Verdachtes auf intraoculären Tumor enucleierten Bulbus fand sich folgende Veränderung: Die verdickte, grauliche Retina ist trichterförmig abgelöst; der Stiel des Trichters hängt noch mit dem Sehnerven zusammen. Inmitten des soliden Trichters liegt in glattwandiger Höhle, die in bindegewebig verdichtetem Glaskörper eingebettet ist, der *Cysticercus*. Der Retinaltrichter ist auf einer Seite in der Äquatorialgegend mit der

blutig infiltrierten und von der Sclera abgegrenzten Chorioidea verwachsen. Es besteht Cyclitis. Der *Cysticercus* saß hier inmitten des Glaskörpers.

19. Hirschberg (I, 55, p. 670) beschreibt einen zusammengefaltet in einer präretinalen Cyste gelegenen *Cysticercus*. Die Retina war verdickt und trichterförmig abgelöst, es fand sich Cyclitis, Abzerrung des vordersten Teils der Aderhaut, homogenes, geronnenes Exsudat in der Vorderkammer und im Subretinalraum.

20. Hirschberg (I, 55, p. 673). Enucleatio bulbi wegen eines vorn im Corpus vitreum befindlichen *Cysticercus* und Amotio retinae. Der *Cysticercus* liegt zwischen abgelöster Netzhaut und membranöser Glaskörpertrübung an einer der Perforation der Retina entsprechenden Stelle. Retina hier verdickt und partiell mit der Chorioidea verwachsen.

21. Pilgrim (I, 95a). Ein wegen *Cysticercus* enucleierter, stark vergrößerter Bulbus bietet folgende Veränderungen: Der sagittale Durchmesser beträgt 28 mm, der äquatoriale 25 mm, der vertikale 26 mm. Die Cornea ist 0,75 mm dick, Sclera am dicksten im hinteren Abschnitt (ca. 2 mm), während in den seitlichen Teilen der Dickendurchmesser sich auf 1 mm reduziert. Retina und Chorioidea in normaler Lage, zeigen makroskopisch keine Veränderung. Der Opticuseintritt ist stark excaviert. Glaskörper in beträchtlicher Ausdehnung abgelöst, die Hyaloidea verdickt.

Iris verdünnt, ihre Flächenausdehnung, entsprechend der starken Erweiterung der Pupille, verkleinert. Iriswurzel durch die ektatische Verdünnung des vorderen Scleralabschnittes von dem Corpus ciliare abgedrängt. Intercalare, ungleichmaßige Ektasie der Sclera. Die weniger verdünnten Teile der Sclera springen als vier braune Rippen gegenüber den verdünnten Partien vor. Die Rückflache der Iris und die am tiefsten gelegenen Teile des Intercalarstaphyloms mit grauweißen, z. T. konfluierenden, kleinen Excrescenzen bedeckt. Aus einer an der Rückfläche der Regenbogenhaut befindlichen, flächenhaften Excrescenz entspringen zwei wulstartige, nach innen vorspringende Erhabenheiten, wodurch in den unteren Bulbussegmenten die Ektasie in zwei ungleiche Teile geschieden wird. Der zwischen beiden Wülsten gelegene schlitzförmige Einschnitt setzt sich sowohl nach vorn hin als nach rückwärts hinter das Corpus ciliare in einen geschlossenen Kanal fort.

Der Glaskörper ist ähnlich wie hinten auch vorn an der Ora serrata membranös verdickt und steht nirgends in Berührung mit der Linse. Corpus ciliare atrophisch, mit teils isolierten, teils flächenhaften Auflagerungen bedeckt.

Pilgrim betrachtet die durch die beiden Wülste an der Rückfläche der Iris gebildete Rinne und weiterhin den geschlossenen Kanal als den Weg, den sich der *Cysticercus* durch aktive Fortbewegung im Auge gebahnt hatte. Bei der mikroskopischen Untersuchung ergab sich, dass einer der beiden Wülste seiner ganzen Länge nach von einem Tunnel durchsetzt war. Dieser Tunnel verengte sich nach vorn immer mehr und mehr und ging allmählich in das Lumen eines mittelgroß kalibrierten Ciliargefäßes über, aus dem der Wurm seinen Weg in das Auge gefunden hatte.

22. Dolina (II, 51). Enucleatio bulbi nach misslungenem, auf *Cysticercus* gerichtetem Extraktionsversuch. Der Bulbus zeigt in der Mitte des Glaskörperraumes dunkelbräunlich tingierte Flüssigkeit. Im hinteren und vorderen Bulbusabschnitt haften blutig geronnene Massen den Augenhäuten an. In der Retina war dicht neben dem vor der Netzhaut befindlichen Cysticercuslager eine viereckige Perforationsstelle, die Ränder der Netzhaut waren nach außen umgeklappt.

Im Halsteil des *Cysticercus* fanden sich eine große Menge Kalkkörperchen. Die Papille ragt 2 mm weit in den Glaskörper vor. Retina durch Hypertrophie der Radiärfasern und Verbreiterung von Ganglien- und Körnerschicht verdickt, von der mit Rundzellen infiltrierten Chorioidea nach außen von der Papille abgetrennt. An der nasalen Seite bindegewebige Schwarte aus der verdünnten Chorioidea hervorgewuchert und in die hochgradig degenerierte Retina hineingewachsen. Iris und Corpus ciliare rundzellig infiltriert. Das an der Innenfläche mit roten Blutkörperchen durchsetzte und von Granulationsgewebe erfüllte Corpus ciliare durch Blutextravasat von der Sclera abgedrängt. Corpus vitreum fibrillär degeneriert. An der Retinaoberfläche, entsprechend der Limitans interna, großzelliges Granulationsgewebe, mit Epitheloid- und Riesenzellen. In der erwähnten Bindegewebsschwarte eine partielle Verknöcherung.

23. Dolina (II, 51). In einem enucleierten Bulbus von eigentümlicher, nach dem Opticuseintritt zu sich verjüngender Gestalt findet sich entsprechend einem subretinalen *Cysticercus* eine Ausbuchtung der nasalen Scleralpartie. Sclera und Chorioidea sind verdickt. Corpus ciliare durch Exsudat von der verdünnten Sclera abgedrängt. Hinter der Linse grauweißliche Masse, darin der Retinaltrichter erkennbar. Die mit der Linsenkapsel verwachsene Iris und Pupille sind von fibrinösem Exsudat überzogen. Die nierenförmig gestaltete Linse zeigt hinter der Iris Kapselstar. Rundzelleninfiltration der Sclera, meist perivasculär. Auseinanderzerrung der Suprachorioidea, Ausfüllung der Lücken mit seros-fibrinösem Exsudat und Blut. Dichte Rundzelleninfiltration der Chorioidea; bindegewebige Degeneration der Retina mit Hypertrophie der Radiärfasern, völligem Untergang der Stäbchen und Zapfen, teilweisem Untergang der übrigen Schichten.

Die Cysticercuskapsel besteht aus zwei Schichten: innen einem feinkörnigen, faserigen Fibrin, außen einem gefäßhaltigen, derben Bindegewebe. Keine Riesenzellen in der Umgebung des Wurms. In der Äquatorialgegend Verwachsung zwischen Retina und Chorioidea. In der letzteren ist die Membrana elastica wellenförmig. Sehnerv atrophisch und kernreich; in der Umgebung der Papille Verwachsung der Sclera und Chorioidea und Blutung zwischen beiden Häuten. Ciliarnerven atrophisch, Zellen der Pars ciliaris retinae zu cylindrischen Fasern mit cystoiden Hohlräumen ausgewachsen. Im Corpus ciliare circumscripte Rundzelleninfiltration, Ciliarmuskeln atrophisch.

24. Musilami (II, 50). Enucleierter Bulbus. Neben Atrophie im Gebiete der ganzen Uvea fanden sich in der abgelösten Retina deutliche Zeichen entzündlicher Wucherungen, herrührend von einem 11 mm langen, 2 mm dicken, schwärzlichen Körper, der zwischen Retina und Chorioidea, ersterer anhaftend, in der Nähe des Corpus ciliare lag und augenscheinlich das Residuum eines *Cysticercus* darstellte.

25. v. Schröder u. Westphalen (I, 97) fanden in einem wegen Verdachtes auf tuberkulöse Neubildung der Aderhaut enucleierten Bulbus trichterförmige Abhebung der Retina von der Chorioidea, welch erstere nur am hinteren Bulbuspol und nach vorn von der Äquatorialgegend an noch mit der Chorioidea in Verbindung war. Im Retinalkegel ein kugelförmiger Tumor, dessen vordere Hälfte frei ins Corpus vitreum ragt, dessen hinterer Abschnitt durch Granulationsgewebe mit Retina und Chorioidea in Verbindung steht. Das Granulationsgewebe geht central über in eine Zone von Epitheloidzellen; ganz central finden sich Detritus, mehrkernige Lymphoidzellen, Riesenzellen mit Kernrandstellung, Chitinmembran und Haken eines Entozoon. In der Retina rote Blutkörperchen, Leukocyten und größere ovale und runde Zellen. Es besteht

Infiltration von Iris, Chorioidea und Corpus ciliare, hyaline Umwandlung der Chorioidea. Im Corpus vitreum rote Blutkörperchen, Leukocyten, große Zellen mit Bläschenkern und feinfädiges Fibrin.

26. WAGENMANN (I, 105) stellt den v. SCHROEDER'schen Angaben, dass die in seinem Falle vorhandenen Riesenzellen infolge Tuberkulose aufgetreten und sonst noch nie in der Umgebung eines *Cysticercus* beobachtet seien, die von WEISS, FUCHS, DE VINCENTIIS und HIRSCHBERG gemachten Mitteilungen über Vorkommen von Riesenzellen bei *Cysticercus* ohne bestehende Tuberkulose gegenüber. Er giebt dann die Beschreibung eines enucleierten Auges mit folgendem Befund: Eine fast den ganzen hinteren Bulbusraum einnehmende, präretinal gelagerte Cysticercusblase ist eingebettet in dichtes, teils feinfaseriges und sclerosiertes, teils kern- und gefäßhaltiges Granulationsgewebe. Opticus atrophisch, mit Bindegewebe und Eiterkörperchen durchsetzt. In der Chorioidea teils Atrophie, stellenweise bis zum vollkommenen Schwund, teils Wucherung, Verdickung, Sclerosierung; Gefäß- und Knochen-Neubildung an circumscripter Stelle. Im vorderen Bulbusteil Retina bindegewebig degeneriert, in Granulationsgewebe eingeschlossen und von der Aderhaut abgelost. In der Nähe der Cysticercusblase eitrige Gewebsinfiltration. Am hinteren Augenpol Lockerung, eitrige Infiltration, Nekrose, Schwund von Retina und Chorioidea, Auflagerung der eitrig durchsetzten Kapsel auf die gelockerte, eitrig infiltriert erscheinende Sclera. An der Chitinmembran Riesenzellen mit körnigem Plasma, zahlreichen, bisweilen randständigen, sonst regellos gelagerten Kernen. Im vorderen Augenpol plastische Iridocyclitis, Irisverdickung, Synechien, plastisches Pupillarexsudat, Ciliarkörperinfiltration, Ablösung des Corpus ciliare und des vorderen Teils der Chorioidea von der Sclera, Lockerung des subciliaren und subchorioidealen Gewebes, und Erfüllung der Hohlräume mit geronnener Eiweißsubstanz, Lymphzellen, roten Blutkörpern und gefäßhaltigem Bindegewebe.

27. WARNECKE (I, 114, p. 44) Enucleation wegen fortgesetzter Reizung eines vor vier Jahren erfolglos wegen *Cysticercus intraocularis* operierten Auges. Bulbus von der lateralen Seite her abgeplattet, lateral die von der ersten Operation herrührende narbige Einziehung sichtbar. Entsprechend dieser Stelle springt in das Innere des Bulbus ein mit zackigen Ausläufern versehenes Gebilde vor, welches den Eindruck einer an der Operationsstelle fixierten Retinalablösung macht. Das ganze Bulbusinnere durch ein geronnenes, subretinales Exsudat ausgefüllt. Die Veränderungen der hinteren Bulbushälfte, in welche die Operationsnarbe fällt, sind folgende: Die Schnittstelle wird markiert durch straffe, parallel und senkrecht zur Faserung des übrigen Scleralgewebes verlaufende Bindegewebsfasermassen, unregelmäßig gestaltete Pigmentklumpen an der Stelle, wo der Schnitt die Chorioidea durchtrennt hat. Von der verdichteten Chorioidea ziehen an vielen Stellen verästelte Pigmentfortsätze nach der Sclera zu. Rundzelleninfiltration in der Schicht der gröberen und feineren Gefäße sowie in der Suprachorioidea. Schwellung der Basalis der Chorioidea. Das Pigmentepithel der Chorioidea ist gewuchert, dislociert und in der Umgebung der zahlreichen kleineren oder größeren Drusen der Chorioidea kranzformig angeordnet. Die Pigmentzellen erscheinen teilweise oder ganz pigmentlos. Auswanderung der Pigmentkörnchen aus den Zellen in die Umgebung. Von der Chorioidea losgelöste, mit Pigment bedeckte Drusen zuweilen im Subretinalraum. An der total abgelosten, in viele Falten geworfenen Retina sind äußere und innere Kornerschicht sowie die äußere und innere granulierte Schicht stellenweise vollkommen gut erhalten;

an anderen Stellen Verlagerung der Körner in andere Schichten. An Stelle der Stäbchen- und Zapfenschicht findet man meist ein mit Körnerzellen erfülltes Lückengewebe, oder man sieht hier bald runde, bald ovale, bald kolbenförmig, bald langausgezogen-schlauchförmig gestaltete Gebilde von glänzender Beschaffenheit; diese an den Rändern mit Kernen begrenzt, sitzen meist dicht der inneren granulierten Schicht der Retina oder da, wo diese zu Grunde gegangen, der inneren Körnerschicht auf. Die Gebilde entsprechen z. T. den colloid entarteten Stäbchen und Zapfen, z. T. Drusenbildungen wie in der Chorioidea. An Stelle der zu Grunde gegangenen Ganglien- und Nervenfaserschicht ist ein mit ovalen Hohlräumen erfülltes, aus den hypertrophischen Radiärfasern gebildetes Lückengewebe getreten. In den hintersten Bulbusabschnitten circumscripte Bildungen von Osteoidgewebe, welches wohl der umgewandelten Chorioidea entspricht. Partielle, sektorenförmig gestaltete Atrophie des Opticus und der Ciliarnerven.

In den vorderen Bulbusabschnitten ist die Sclera nicht, dagegen die Chorioidea stärker afficiert als in den hinteren. Hochgradige Entwicklung von Drusen, welche vielfach zu langen, schlauchförmigen Bildungen zusammenfließen.

Starke Füllung der Gefäße, circumscripte hochgradige Rundzelleninfiltration am Beginn der Ora serrata. Ablösung der Chorioidea und des verdickten Corpus ciliare von der Sclera, bewirkt durch ein subretinal gelegenes Exsudat. Helle Exsudatmassen zwischen den Fasern des Musculus ciliaris. Die Pigmentzellen, welche die Processus ciliares überkleiden, zeigen, wie überall, Verlust des Pigments. Iris wenig rundzellig infiltriert, Pigmentzellen ihrer Rückfläche in gleicher Weise alteriert. Die Retina bietet ähnliche Veränderungen dar wie in den hinteren Bulbusabschnitten, Trennung der einzelnen Schichten der Retina voneinander. Innerhalb des stark gefalteten Retinaltrichters die Reste des an der Außenseite in ein stark vascularisiertes, kernreiches Granulationsgewebe umgewandelten Glaskörpers. Auf der Innenseite der Glaskórper zerklüftet; in seine z. T. homogene, z. T. fibrilläre und netzförmige Substanz Einsprengung von Retinalkörnern.

Linse von konischer Form, mit nach hinten gerichteter Spitze, Blaschenzellen in der Gegend des hinteren Poles, kugelförmige Gerinnungen in den mittleren Partien, Quellung der Linsenfasern. Das oben erwähnte subretinale Exsudat hat ein homogenes Aussehen, enthält rote Blutkórperchen und Kornchenzellen.

Von dem früher diagnostizierten *Cysticercus* war nirgends eine Spur zu finden, offenbar war derselbe im Laufe der Zeit völlig resorbiert worden, was, wenn das Entozoon noch in einem relativ jugendlichen Alter war, durchaus im Bereiche der Möglichkeit liegt.

28. Heldmann (II, 64). Enucleatio bulbi wegen Verdachts auf intraocularen Tumor. Vom Glaskórper findet sich nur zu den Seiten der Linse noch ein kleiner Rest; im übrigen wird das Augeninnere an der temporalen Seite von einer dickwandigen, fast bis zur hinteren Linsenfläche reichenden Cysticercusblase, an der medialen von einer aus gróberen und feineren Partien bestehenden Gewebsmasse eingenommen, welche nach vorn bis zur Gegend der Ora serrata und zum hinteren Linsenpol, nach hinten bis in die Nähe des Sehnerveneintrittes sich erstreckt. Die Blase ist rings umgeben von einer Gewebsmasse, in welcher stellenweise Falten der abgelösten Retina zu erkennen sind. Chorioidea innig mit den umgebenden Geweben verwachsen und nur schwer zu erkennen. In der Gegend des makroskopisch nicht veränderten Sehnerven eine große Hämorrhagie.

Mikroskopischer Befund: Mäßige Auflockerung des episcleralen Bindegewebes. Die Gefäße desselben sind stark gefüllt, ihre Wandungen zeigen z. T. Rundzelleninfiltration. Die gleichen Veränderungen zeigen die Gefäße der Sclera. Die der Chorioidea anliegenden Teile der Sclera sind stellenweise sclerosiert und verbreitert und zeigen Pigmenteinlagerungen. Das Maschenwerk des FONTANA'schen Raumes zeigt geringe Infiltration mit lymphoiden Zellen. Die Iris zeigt nur gegen das Corpus ciliare und Lig. pectinatum spärliche Rundzelleninfiltration. An einzelnen Stellen ist die Pigmentschicht der Iris verbreitert und gewuchert. Hier und da Rundzellen in der sonst normalen vorderen Linsenkapsel. Die Corticalis der Linse bietet ringsum die Zeichen kataraktöser Veränderungen. Corpus ciliare verbreitert und durch große, fibrinhaltige Transsudate von der Sclera abgedrängt. Bündel des Ciliarmuskels auseinandergedrängt, Rundzelleninfiltration im interfibrillären Bindegewebe. Pigmentzellen der Processus ciliares in Wucherung begriffen oder zerfallen. Die Cylinderzellen der Pars ciliaris retinae sind in lange, schmale Spindelzellen ausgewachsen und durch Rundzellen enthaltende Transsudate von dem Pigmentstroma der Chorioidea abgehoben. Es ziehen von hier, dem Verlaufe der Zonulafasern folgend, bindegewebige Stränge nach der vorderen und hinteren Linsenkapsel.

Die Retina hochgradig bindegewebig degeneriert, ihre Elemente sind völlig zu Grunde gegangen. In dem sclerotischen, reichlich rundzellig infiltrierten Bindegewebe finden sich Knochenplättchen. Der die Cysticercusblase umgebende Teil der Netzhaut zeigt eine dichte, eitrige Infiltration unter völligem Schwund der normalen Netzhautelemente. Tapetum nigrum fast überall in völliger Auflösung und durch eine Schicht neugebildeten, mit Pigment vermischten Bindegewebes ersetzt. Enorme Rundzelleninfiltration der Chorioidea, kolossale Verbreiterung der Chorioidea an der medialen Seite des Bulbus, Lockerung der Gewebslamellen der Membrana fusca und der Suprachorioidea. In den Gewebsmaschen die Chorioidealpigmentzellen, rote Blutkörperchen, zahlreiche Rundzellen und hier und da kleine fibrinöse Exsudate. HALLER'sche Schicht außerordentlich reich an großen, dickwandigen, stark gefüllten Venen und Arterien. Auch die Gefäße der Choriocapillaris sind mit roten Blutkörperchen überfüllt.

Weniger verändert erscheint die Uvea der anderen Seite, enorme Rundzelleninfiltration besteht indessen auch hier. Membrana elastica chorioideae häufig gefaltet und durchbrochen. Das die Cysticercusblase unmittelbar umgebende Gewebe zeigt eine annähernd concentrische Schichtung. Nächst den neugebildeten, meist reichlich vascularisierten Hüllen, welche die Blase zusammen mit der entarteten, von der Papille völlig losgerissenen und bis zur Ora serrata in toto abgehobenen Retina umgeben, folgt ringsherum eine in Zerfall begriffene Schicht, in der sich viele Riesenzellen befinden. Innerhalb der Riesenzellen findet sich zuweilen Pigment oder lymphoide Zellen. Zwischen dieser Riesenzellenschicht und der Cysticercusblase ein feinstes fibrinöses Netz mit kolossaler Rundzelleninfiltration und Einlagerung von roten Blutkörperchen. Rings um die Cysticercusblase concentrische, feine Bindegewebsringe, zwischen welchen massenhaft lymphoide Zellen liegen. Der Blasenwand selbst liegen Häufchen von Eiterkörperchen direkt an.

Im Gewebe der Papille zahlreiche Blutextravasate sowie teils reihenartig angeordnete, teils regellos eingestreute lymphoide Zellen.

Etwa 1 mm hinter der Papille erscheint der Opticus vollständig bindegewebig atrophiert.

29. PESCHEL (II, 71) untersuchte einen Bulbus, der etwa 19 Monate einen

Cysticercus im Glaskörper beherbergt haben musste. Der Glaskörper war stark geschrumpft, und in der Chorioidea befand sich eine kleine Knochenlamelle.

§ 136. Der Sitz des Entozoons war in 29 Fällen anatomischer Untersuchung an Augäpfeln, die wegen *Cysticercus intraocularis* enucleiert worden waren, 13 mal subretinal, 11 mal präretinal (1 mal saß der Wurm mitten im Corpus vitreum), 3 mal in der Retina, 1 mal war der mit Sicherheit klinisch diagnostizierte *Cysticercus* bei der anatomischen Untersuchung nicht zu finden (Warnecke). Partielle oder totale Netzhautablösung bestand in sämtlichen Fällen. In sechs Fällen war es zu circumscripten Knochenbildungen gekommen, und zwar 1 mal in der Organkapsel des *Cysticercus* (Saemisch), 2 mal an der Stelle einer Verwachsung zwischen Retina und Chorioidea, 1 mal in der bindegewebig degenerierten Retina, und 2 mal in der Chorioidea selbst (Wagenmann, Peschel).

Eitrige Prozesse, meist in der unmittelbaren Umgebung des *Cysticercus* sich abspielend, fanden sich in sieben Fällen vor.

In vier Fällen wurden Riesenzellen aufgefunden (Schroeder-Westphalen, Dolina, Wagenmann, Heldmann), und zwar 1 mal im Centrum des die Reste eines resorbierten *Cysticercus* enthaltenden Tumors, 1 mal längs der Netzhautoberfläche in den innersten Lagen der Faserschicht und an der Limitans interna, 1 mal der Chitinmembran des Entozoons anliegend, 1 mal in dem die Cysticercusblase umgebenden Granulationsgewebe. Außer den obengenannten Autoren fanden Hirschberg und de Vincentiis Riesenzellen in mehreren Fällen in der Organkapsel des Wurmes, sowohl wenn derselbe unter der Bindehaut, als auch wenn er im Augeninneren saß (Centralbl. f. Augenhkde. 1889. p. 319).

In allen Fällen kommt es bei längerer Anwesenheit des *Cysticercus*, der wie ein keimfreier Fremdkörper wirkt, in seiner Umgebung zu chronischen Entzündungen, zur Auswanderung weißer Blutkörperchen, zur Wucherung von Bindegewebszellen. Diese Prozesse tragen schließlich nicht nur zur Einkapselung des Wurmes bei, sondern erstrecken sich auch weit über die nächste Umgebung des Parasiten hinaus, denn durch eine Einkapselung des Entozoons werden dessen Lebensäußerungen zunächst nicht beeinträchtigt, es bleibt als lebendes Wesen entzündungserregend; seine Bewegungen, Nahrungsaufnahme, Exkretionsprodukte unterhalten den Entzündungsprozess, der in der Regel ein gutartiger ist; denn wird der Wurm operativ entfernt, so gehen auch die entzündlichen Erscheinungen zurück. Nur in einer im Vergleich mit den so häufigen Beobachtungen von intraocularem *Cysticercus* kleinen Reihe von Fällen kulminieren diese Prozesse — auffallenderweise meist erst in einer späten Periode der Erkrankung — zu eitrigen Entzündungen. Zwischen dem Beginne der Sehstörung und der eitrigen

Entzündung vergehen nach v. Graefe (II, 12, p. 187) 3—15 Monate; nach Leber 6—18 Monate.

Es ist durchaus unwahrscheinlich, dass diese eitrigen Entzündungen, welche sich stets in der unmittelbaren Umgebung des *Cysticercus* abspielen, durch Keime bedingt werden, welche dem Parasiten noch von seiner Wanderung aus dem Darmkanal her event. anhaften könnten; diese würden höchst wahrscheinlich, noch ehe der Cysticercuskeim das Augeninnere erreicht hat, bei dem Durchtritt durch die Gewebe abgestreift worden sein. Sollten aber Mikroorganismen mit dem Wurm in das Auge importiert werden können, so müsste eine eitrige Entzündung doch wohl bald nach der Invasion des Entozoons auftreten, ein derartiges Verhalten ist aber niemals beobachtet worden.

Leber hat in seiner Abhandlung »Cysticercusextraktion und Cysticercusentzündung« (I, 89) die Vermutung ausgesprochen, dass die eitrigen Entzündungen vielleicht erst durch zufällige sekundäre Einwanderung von Mikroorganismen in den durch den *Cysticercus* geschaffenen Locus minoris resistentiae zu erklären seien. Unseres Wissens sind aber, mit Ausnahme eines Falles, wo Leber ein positives Resultat eines Kulturversuches erzielte, Mikroorganismen — soweit daraufhin überhaupt untersucht wurde — in dem in der Umgebung des *Cysticercus* gebildeten Eiter nicht gefunden worden, d. h. solange die Bulbuskapsel weder durch eine accidentelle noch durch eine operative Verwundung eröffnet wurde.

Hat hingegen, wie in den Fällen von Treitel (I, 87) und Pincus (II, 61), vorher ein operativer Eingriff stattgefunden, welcher nicht ganz aseptisch gelungen ist, so ist der Befund an Kokken, wie in diesen beiden Fällen, leicht erklärlich.

Baumgarten fand in dem von Treitel operierten und später enucleierten Bulbus die Mikroben in dem die Cysticercusblase umgebenden Granulationsgewebe, allerdings nicht an der Operationsnarbe.

In dem von Pincus anatomisch untersuchten Augapfel wurden Kokken, wie bereits erwähnt, nicht nur in der Operationsnarbe, sondern sogar innerhalb des Sehnerven angetroffen.

Wir dürfen uns wohl der Ansicht Wagenmann's (I, 105) und im allgemeinen auch der von Leber (l. c.) anschließen, dass die circumscripten Eiterungsprozesse in der Umgebung intraocularer Cysticerken bei unverletztem Bulbus nicht bakterieller Natur, sondern als eine durch Summation chemischer Reize entstandene, höhergradige Entzündung aufzufassen sind. Diese Eiterung bleibt in der Regel eine lokale, denn rings um dieselbe entwickelt sich im weiteren Verlaufe eine Proliferation von neugebildetem Bindegewebe, wodurch eine Abkapselung des kleinen Abscesses gegen die Umgebung geschaffen wird.

In diesem die Cysticercusblase umgebenden, neugebildeten Granulationsgewebe finden sich, wie bei *Cysticercus* unter der Bindehaut, ziemlich häufig die in ihrer Bedeutung noch nicht ganz sicher charakterisierten Riesenzellen.

Neuerdings hat man dieselben vielfach in Analogie gestellt mit den bei Einheilung aseptischer Fremdkörper auftretenden Riesenzellenbildungen (DOLINA, KRÜCKMANN (III, 11)). Die Untersuchungen von E. MARCHAND (III, 12), F. MARCHAND (III, 13), LEBER (III, 14) und WAGENMANN (I, 105) haben gezeigt, dass den Riesenzellen ein resorbierender Einfluss auf die verschiedenartigsten Fremdkörper zuzuschreiben ist, mithin dürften dieselben auch bei der Resorption eines abgestorbenen *Cysticercus* eine gewisse Rolle spielen. Für die Resorptionsfähigkeit der Riesenzellen spricht auch die Beobachtung von HELDMANN (l. c.). Er konnte die Aufnahme von Pigment aus dem Tapetum nigrum durch dieselben konstatieren, welches sich gerade im Bereiche der Kerne fast ausschließlich und massenhaft vorfand.

v. SCHROEDER (I, 97) hielt irrtümlicherweise die Riesenzellen, die er in der neugebildeten Bindegewebskapsel um einen intraocularen, z. T. resorbierten *Cysticercus* fand, für Tuberkelriesenzellen, in der Annahme, dass es sich in dem Auge seines Patienten, welcher ein Jahr nach der Enucleation an Phthisis florida gestorben war, um eine tuberkulöse Neubildung handelte. Er schrieb den Riesenzellen einen schädigenden resp. abtötenden und dann resorbierenden Einfluss auf den zufällig anwesenden Parasiten zu.

Interessant sind die in einzelnen Fällen beobachteten Knochenbildungen im Inneren des Bulbus. In einem Falle (PILGRIM) konnte die Einwanderung des Entozoons in den Bulbus aus einem hinteren Ciliargefäße anatomisch nachgewiesen werden. Die den *Cysticercus* oft umgebende, neugebildete Kapsel besteht nicht immer, wie in dem STÖLTING'schen Falle (s. p. 131), nur aus der verdickten Retina, sondern es können zu ihrer Bildung Retina und neugebildetes Bindegewebe oder auch die Chorioidea (SAEMISCH) herangezogen werden.

DE VINCENTIIS (ref. Centralbl. 1897, p. 676) beobachtete einen in einer präretinalen, durch Membranen gebildeten Höhle liegenden *Cysticercus plurivesicularis* (ZENKER), der bisher am Auge nicht beschrieben worden ist. Man sah an Stelle des Halses eine zweite kleinere Blase mit dünnem Stiele, und an dieser befand sich ein Saugnapf.

Die übrigen Veränderungen in den hinteren und vorderen Bulbusabschnitten bei *Cysticercus intraocularis* sind aus den einzelnen oben mitgeteilten Beobachtungen ersichtlich und meist ohne weiteres verständlich. Sie sind der Ausdruck des tiefgreifenden entzündlichen Prozesses und der mechanischen Gewebsläsion, bedingt durch das Entozoon.

§ 137. Prognose. Die Vorhersage ist schlecht bei spontanem Ablauf der Erkrankung; früher oder später wird das Auge der vollständigen Erblindung anheimfallen. Der intraoculare Entzündungsprozess führt allmählich, jedoch ohne Ausnahme, zur vollständigen Destruktion des Bulbus. Selbst die äußere Form des Augapfels geht späterhin verloren, es entwickelt sich eine Phthisis bulbi. Die fortdauernden Reizzustände des Auges, die spontane Schmerzhaftigkeit desselben oder sympathische Irritationen des anderen Auges nötigen schließlich zur Enucleation.

Versuche, durch friedliche Mittel eine Abtötung des Parasiten herbeizuführen, sind ohne Resultat geblieben. In Anbetracht dieser Umstände erscheint daher ein auf operative Beseitigung der causa peccans (des Entozoons) gerichtetes Eingreifen stets gerechtfertigt.

§ 138. Wie gestaltet sich nun die Prognose der operativen Entfernung des Wurms hinsichtlich der Erhaltung eines noch brauchbaren Auges?

Die Antwort auf diese Frage muss verschieden ausfallen je nach dem Status, in welchem sich das Auge zur Zeit, als es zur Operation gelangte, befand. Haben sich infolge der Anwesenheit des Entozoons bereits hochgradige degenerative Veränderungen der inneren Bulbushäute, umfangreiche Ablösung der Netzhaut, schwere Glaskörperentzündung etc. entwickelt, so darf es uns nicht wunder nehmen, wenn selbst nach glücklicher operativer Entfernung der schädigenden Ursache hin und wieder allmählicher Verfall des Auges, sekundäre Iritis und Iridocyclitis, Linsentrübung und Schrumpfung des Bulbus zur Entwicklung kommen.

ALFRED GRAEFE und LEBER betonen indes ausdrücklich, dass selbst bei denjenigen Augen, in denen obengenannte Veränderungen bereits bestehen, die Entfernung des Entozoons durch einen meridionalen Scleralschnitt (denn um diesen Operationsmodus dürfte es sich in Zukunft bei Entfernung intraoculärer Cysticerken wohl stets handeln) mehr Aussicht auf Erhaltung des noch gebliebenen Restes von Sehvermögen und der äußeren Form des Bulbus hat, als in Fällen, in denen gleiche oder ähnliche Veränderungen durch andere ätiologische Momente zustande gekommen sind, ja, dass ab und zu trotz der weit über die nächste Umgebung des *Cysticercus* hinausgehenden bedeutenden Alterationen günstige Resultate zu beobachten sind. Für diese Ansicht sprechen zahlreiche Fälle der Beobachtungsreihe A. GRAEFE's (I, 82).

Sollte selbst infolge der irreparablen Veränderungen, die im Bulbus Platz gegriffen haben, von den Funktionen nichts mehr oder nicht mehr viel zu retten sein, so ist doch zunächst die Erhaltung eines äußerlich normal oder wenigstens noch ziemlich gut aussehenden Auges, das nicht mit chronischen Reizzuständen behaftet ist und andererseits ohne die Entfernung des Wurms dem sicheren Untergange geweiht ist, von großem Werte.

Für die Vorhersage der Wiederherstellung eines brauchbaren Sehvermögens sind selbstverständlich in jedem einzelnen Falle der Grad der bereits durch das Entozoon bewirkten Zerstörungen, sowie auch der jeweilige Sitz des *Cysticercus* von entscheidender Bedeutung.

Von großem Einflusse auf die Wiederherstellung der Funktionen ist ein namentlich von A. Graefe hervorgehobener Umstand, nämlich der, dass in zahlreichen Fällen die vor der Operation abgelösten Netzhautpartien sich nach der Operation wieder anlegen und ganz oder teilweise ihre Funktionen wieder aufnehmen.

Die Erfahrungen von A. Graefe, Leber, Hirschberg u. a. thun zur Genüge dar, dass hinsichtlich der Erhaltung oder Wiederherstellung des Sehvermögens fast stets annehmbare, wenn nicht gute Resultate erreicht wurden, die in einer Reihe von Fällen auch nach längerer Beobachtungsdauer noch konstatiert werden konnten. Verschiedene Operateure waren sogar so glücklich, die Erhaltung resp. Wiederherstellung einer vollen, normalen Sehkraft zu erzielen (A. Graefe in drei Fällen, Cohn, Mitvalský in je einem Falle).

Leber erzielte in einem Falle von *Cysticercus* im Glaskörper (die nur 4 mm im Durchmesser messende Blase war frühzeitig in den Glaskörper durchgebrochen, ehe die Netzhaut erheblich verändert und abgelöst war) $S = {}^{20}/_{30} - {}^{20}/_{20}$ No. 1. Se frei. Vor der Operation wurden Finger in 14 Fuß gezählt. Worte von 17 u. 16; Se nach oben innen beschränkt.

§ 139. A. Graefe hat abweichend von einer früher geäußerten Ansicht, dass die frei im Glaskörper befindlichen, jedoch an den Wandungen des Bulbus fixierten Cysticerusblasen die besten Chancen für das Gelingen der Operation und die Wiederherstellung der Funktionen bieten, neuerdings nachgewiesen, dass die günstigsten Erfolge in der Regel in denjenigen Fällen zu erreichen sind, wo das Entozoon subretinal gelagert ist und tiefgreifende sekundäre Veränderungen der Netzhaut, ausgedehnte, dichte Trübungen des Glaskörpers zur Zeit der Operation noch nicht bestehen.

Diese Bedingungen sind nun glücklicherweise in zahlreichen Fällen gegeben, da eben im Beginne der Erkrankung in der überwiegenden Mehrzahl der Beobachtungen das Entozoon zunächst diese für die Operation günstigste Lage einnimmt.

Die nächst beste Prognose für das Gelingen der Operation geben dann diejenigen Fälle, in denen das Entozoon an irgend einer Stelle der Bulbuswandung fixirt ist, weil sie eine genaue Ortsbestimmung ermöglichen.

Prognostisch am ungünstigsten erweisen sich die frei im Glaskörper schwebenden, beweglichen Cysticercusblasen, und unter diesen namentlich solche, welche bereits von dichten, membranösen Trübungen umhüllt sind. Eine exakte Ortsbestimmung ist hier kaum möglich — das Entozoon kann bei den geringfügigsten Bewegungen des Bulbus seine Lage ändern. Es ist mithin ziemlich gleichgültig, an welcher Stelle wir den Bulbus eröffnen; das Gelingen der Operation ist dem Spiel des Zufalles mehr oder weniger überlassen. Der Operateur wird für den Einschnitt eine solche Stelle wählen, welche ihm bequem zur Hand ist, also in der Regel die Sclera innerhalb des unteren äußeren oder oberen äußeren Quadranten des Bulbus eröffnen.

§ 140. Es kann nicht genug betont werden, dass wir bei *Cysticercus intraocularis* — sei das Entozoon subretinal, sei es primär im Glaskörper gelagert — so früh als möglich operieren sollen, zu einer Zeit, wo die Funktion noch wenig gelitten, das äußere Aussehen des Auges noch ein gutes ist, die sekundären Veränderungen der Netzhaut und des Glaskörpers noch geringfügig sind oder fast ganz fehlen. Solche Fälle haben, wenn alle übrigen äußeren Umstände zum Gelingen der Operation beitragen (Geschicklichkeit des Operateurs, Verhalten des Patienten, aseptische Wundheilung) und der Parasit nicht gerade die Stelle der Macula lutea occupierte, am meisten Chancen auf völlige und dauernde Wiederherstellung der Sehfunktionen und eines äußerlich normal aussehenden Auges. Wie schön und geradezu überraschend sich die Erfolge in dieser Beziehung gestalten können, illustrieren zahlreiche Fälle von A. Graefe, Leber, Hirschberg u. a.

Doch darf nicht geleugnet werden, dass in einzelnen Fällen durch den operativen Eingriff das noch vorhandene centrale Sehen infolge von Netzhautablösung, intraocularer Blutung etc. verloren gehen kann. Immerhin dürfte man dann wenigstens mit mehr Vertrauen die Erhaltung eines reizfreien, gut aussehenden Bulbus erwarten, als wenn das Leiden einen ungestörten Fortgang genommen hätte.

Ärztlichen Rat und Hilfe suchen die Kranken leider aber meist erst zu einer Zeit, wo durch vorgeschrittene entzündliche und degenerative Veränderungen der Netzhaut, Hyalitis etc. die Storungen der Sehfunktionen schon beträchtliche geworden sind, sodass wir des Vorteils eines frühzeitigen chirurgischen Eingreifens durch diesen Umstand oft verlustig gehen. Doch wird auch dann noch, nach Entfernung des Parasiten, eine Besserung des Sehvermögens oder wenigstens Erhaltung der zur Zeit der Operation noch vorhandenen Sehkraft häufig genug beobachtet.

A. Graefe, der Glücklichste auf dem Gebiete der Cysticercusoperationen, hat vom Januar 1877 bis Anfang August 1885 45 Fälle von intraocularen Cysticerken operiert. Es gelang ihm die Operation vollkommen 30 mal, also in ca. 67 $\%$ der Fälle.

Dieser Beobachtungsreihe der positiven Erfolge stehen etwa 33 $\%$ negative Resultate gegenüber, welche sich bei weitem zum größten Teil auf frei im Glaskorper schwebende Cysticerken beziehen.

Dieser Autor teilt mit, dass »die immediaten Effekte jener positiven Erfolge, mit einer Ausnahme, so vorzügliche waren, als sich bei der individuellen Form und Phase der einzelnen Erkrankungen überhaupt erwarten ließ, insbesondere zeigte sich zunächst an den Entlassungsterminen, welche durchschnittlich in die zweite Woche nach der Operation fielen, nichts von verdächtiger Reizung oder Konsistenzanomalie«.

Leber hatte in Göttingen 78 $\%$ Erfolge zu verzeichnen.

§ 141. Sind nun die so erreichten Resultate wirklich bleibende? Oder haben wir zu befürchten, dass nach kürzerer oder längerer Zeit die an

Cysticercus operierten Augen schließlich doch noch von schleichenden Entzündungen befallen werden, ihr gutes Aussehen und das nach der Operation zunächst erlangte Sehvermögen wieder einbüßen?

Es kann nicht geleugnet werden, dass ein Teil solcher Augen, trotz des momentanen günstigen Erfolgs der Operation, später an Netzhautablösung oder Iridocyclitis zu Grunde geht, und dass fortbestehende Reizzustände, andauernde Schmerzhaftigkeit zuweilen doch noch zur Enucleation des früher operierten Auges nötigen. Doch darf man wohl sagen, dass die Erfolge, namentlich wenn die Fälle in einer frühen Periode der Erkrankung zum Operateur gelangen, die Misserfolge entschieden überwiegen. LEBER konnte in Übereinstimmung mit den A. GRAEFE'schen Erfahrungen durch spätere kontrollierende Untersuchungen der von ihm wegen *Cysticercus intraocularis* operierten Augen konstatieren, dass dieselben frei von Entzündungen geblieben waren, sich nicht verkleinert hatten, durchaus keine Beschwerden verursachten, und, was noch mehr ist: in allen Fällen, wo durch die Operation überhaupt ein noch brauchbares Sehvermögen erhalten worden war, wurde dasselbe auch nach Jahren noch in der Regel unverändert gefunden; in einzelnen Fällen war eher noch eine geringe Besserung eingetreten.

Würden wir diejenigen Fälle, welche sich mit nahezu völlig verloren gegangenen Sehfunktionen und sehr hochgradigen intraocularen Entzündungsprozessen vorstellen, von der Beurteilung ganz ausschließen können, so würden unzweifelhaft die Statistiken noch lauter für die Cysticercusextraktion durch meridionalen Scleralschnitt sprechen, welche durch die Bemühungen ALFRED GRAEFE'S zu einer der schönsten und segensreichsten Operationen der modernen Ophthalmochirurgie geworden ist.

Allein wir können diese Fälle nicht sämtlich von der Beurteilung in der Statistik ausschließen — noch weniger von der Extraktion selbst, wie dies SCHOELER (II, 29) für derartige Fälle vorgeschlagen hat und anstatt der Extraktion des Parasiten die Neurotomia optico-ciliaris empfiehlt — wir müssen nur nicht mehr von der Cysticercusextraktion erwarten, als sie gegebenen Falles leisten kann.

Wir werden selbst dann, wenn absolute Amaurose eingetreten ist, die Extraktion des Wurms vornehmen, wenn der Bulbus von normaler Konsistenz ist, um wenigstens die Form des Auges zu erhalten; anderen Falles würde ja bestimmt Phthisis bulbi eintreten. Die beste Prothese aber ersetzt nicht ein natürliches, wenn auch amaurotisches Auge.

Sollte die Extraktion misslingen, oder nach gelungener Extraktion ausnahmsweise die Entzündung nicht zurückgehen, so könnte immer noch die Enucleation nachgeschickt werden.

Haben sich hingegen bereits die Zeichen der beginnenden Phthisis bulbi entwickelt, kämpft der Kranke mit heftigen Schmerzen, ist vielleicht schon sympathische Irritation des anderen Auges eingetreten, so wird es niemand einfallen, hier noch eine auf die Extraktion des *Cysticercus* abzielende Operation zu machen. Es kommt hier von vornherein nur noch die Enucleation in Betracht, die den Patienten rasch und dauernd von seinen oft unerträglichen Leiden befreit.

§ 142. Wir müssen noch eine wichtige Frage berühren, nämlich die, ob durch Cysticercuserkrankung völlige Erblindung des Menschen beobachtet wird. Dieser traurige Ausgang wäre denkbar, wenn es häufiger vorkäme, dass in beiden Augen je ein *Cysticercus* angetroffen würde. Ein derartiges Verhalten ist aber außerordentlich selten und bis jetzt nur einmal bei einem aus Italien stammenden Falle beobachtet worden. Andererseits ist es denkbar, dass ein Auge durch *Cysticercus intraocularis* zerstört worden wäre, während durch gleichzeitiges Vorhandensein von *Cysticercus* im Gehirn eine Stauungspapille mit konsekutiver Atrophie des Sehnerven des anderen Auges sich entwickelt hätte. Ein derartiger Fall ist unseres Wissens bis jetzt nicht bekannt.

Auch ist, wie es scheint, kein Fall bekannt, wo durch Cysticerken im Gehirn doppelseitige Erblindung beobachtet worden wäre.

Blindheit kann durch den Blasenwurm selbstverständlich auch in der Weise hervorgerufen werden, dass der Parasit in ein Auge eingedrungen ist, nachdem das zweite Auge bereits vorher durch eine andere Krankheit erblindet war.

So trat totale Erblindung durch Finnenkrankheit in einem Falle von Mitvalsky dadurch ein, dass die Finne ihren Sitz in dem früher ganz gesunden rechten Auge einer Kranken aufgeschlagen hatte, welche an ihrem linken Auge durch kongenitale Linsenluxation seit ihrer Geburt erblindet war.

§ 143. Operationsmethoden. Gehen wir in Folgendem näher auf die Operationsmethoden ein, wie sie sich von ihren Anfängen an bis zu ihrer jetzigen Vervollkommnung entwickelt haben.

Albrecht von Graefe hatte schon 1854, als der erste Fall von *Cysticercus* unter der Netzhaut in seine Behandlung kam, die Überzeugung, dass die Therapie bei *Cysticercus intraocularis* eine operative sein müsse. Er gab jedoch seinen ursprünglichen Plan, mit einer Kataraktnadel unter Leitung des Augenspiegels einzugehen, um den *Cysticercus* durch Anstechen abzutöten, wieder auf — einmal weil der Augenhintergrund bereits erhebliche Veränderungen zeigte, andererseits weil er befürchtete, dass die im Auge zurückbleibenden Reste des Wurms einen schädlichen Einfluss auf das Auge ausüben würden. Statt dessen versuchte er durch Einträufeln von anthelminthischen Mitteln (filicinsaurem Kalium und später einem Santoninpräparat) in den Conjunctivalsack, den Parasiten zum Absterben zu bringen.

Doch blieben dies Mittel auf die Lebensäußerungen des Tieres ohne jede Wirkung.

Zwei Jahre später, im Jahre 1856, führte ALBRECHT VON GRAEFE (I, 5, p. 312) zum ersten Male die Extraktion eines intraocularen *Cysticercus*, und zwar einer frei im Glaskörper beweglichen Blase, wegen Befürchtung einer sympathischen Entzündung des anderen Auges, in folgender Weise aus: Zunächst wurde durch ein großes Colobom nach unten innen die Pupille erweitert, um die Lage des Entozoons besser überblicken und die Bewegungen von Traktionsinstrumenten verfolgen zu können. Alsdann wurde mit einer mit breiten Flächen versehenen, geraden Reklinationsnadel, die wie zu einer Dislokation der Linse eingeführt wurde, die Sclera punktiert. Nach Erweiterung der Conjunctivalwunde mit der Cooper'schen Schere wurde nach einmaligem, vergeblichem Eingehen mit einer LUËR'schen Pince capsulaire das Corpus delicti herausgezogen; die zarte Blase war allerdings beim Durchtritt durch die enge Wunde geplatzt. Die Reaktion auf diesen Eingriff fiel gegen Erwarten gering aus, die Heilung nahm einen glatten Verlauf. Die staubförmigen Trübungen des Glaskörpers hellten sich auf. Das Sehvermögen dieses Auges blieb zunächst dasselbe wie vor der Operation. Patient zählte die Finger in 6—8 Fuß Entfernung. Ein halbes Jahr später stellte sich jedoch Katarakt auf diesem Auge ein. v. GRAEFE setzte zu dieser Zeit noch nicht viel Vertrauen in die Cysticercusextraktion und pflegte sie nur bei dringenden Indikationen, z. B. wenn es sich um eine sympathische Bedrohung des zweiten Auges handelte, zu versuchen; sonst schien er der Enucleation den Vorzug zu geben.

Nach diesem von v. GRAEFE geübten Verfahren wurde 1858 ein zweiter Extraktionsversuch an einem bereits amaurotischen Auge, das einen *Cysticercus* im Glaskörper beherbergte, von BUSCH in Bonn gemacht, um das betreffende Auge event. vor Phthisis zu bewahren. Es wurde, ungefähr 6 mm vom Hornhautrande entfernt, eine starke Starnadel senkrecht durch die Sclera und die inneren Bulbushäute in den Glaskörper gestoßen und durch die so gesetzte Scleralwunde eine Pince capsulaire eingeführt, welche, um den Wurm sicher fassen zu können, mit kleinen scharfen Zähnchen versehen worden war. Es gelang mit der Zange den Hals des Tieres zu fassen, das Tier folgte dem Zuge bis an die Scleralwunde, wie in dem v. GRAEFE'schen Falle, hier aber ließ die Zange plötzlich los, und das Tier wich in den Glaskörper zurück. Es wurde nun noch einmal mit der Zange eingegangen und die Blase zerdrückt, in der Meinung, dass das getötete Tier zerfallen und durch Resorption verschwinden werde.

Nach acht Wochen Auge äußerlich normal. Linse klar geblieben. Die Reste des *Cysticercus* fanden sich aber noch, zusammengeschrumpft, nach oben außen im Glaskörper vor. Das Auge war in seiner äußeren Form erhalten geblieben.

§ 144. Nach diesen wenig glücklichen Versuchen, die Blase durch die Sclera hindurch mit einer Luër'schen Pince capsulaire zu extrahieren, entschloss sich v. Graefe, als ein zweiter Fall von Glaskörpercysticercus mit noch teilweise erhaltenen Funktionen (es wurden Finger in 6—8 Fuß Entfernung erkannt und nach Jaeger No. 20 gelesen) in seine Behandlung kam, zur Extraktion desselben durch die Hornhaut. Um das Entozoon, das selbst bei künstlicher Mydriasis bei Tagesbeleuchtung nur undeutlich zu erkennen war, besser überblicken zu können, wurde zunächst, wie bei der Scleraloperation, eine Iridektomie vorausgeschickt, und zwar nach außen und unten, gerade dem Entozoon gegenüber.

Wenige Wochen später wurde durch einen Bogenschnitt nach unten die durchsichtige Linse entfernt; hierin lag der Haupteinwand gegen die Hornhautoperation. Das Sehvermögen hatte unterdessen durch Verschlimmerung des Glaskörperleidens noch mehr abgenommen, es wurden nur noch Finger in 3′ gezählt.

Nach weiteren sieben Wochen wurde der dritte und Hauptakt der Operation vorgenommen: Linearschnitt nach unten, mittelst eines spitzen Lanzenmessers, wobei die Spitze des Instruments gerade auf das Entozoon gerichtet wurde. Beim Zurückziehen des Messers rückte zugleich mit dem in den Kammerraum eintretenden Glaskörper die Wurmblase in die Nähe der Wunde, sodass sie mit einer geraden Irispinzette gefasst und extrahiert werden konnte. Nur geringer Glaskörperverlust. Die Heilung verlief glatt, das Auge wurde reizlos, noch Membranen im Glaskörper. Nach Ablauf von fünf Wochen hat sich der Glaskörper bedeutend aufgehellt, S gesteigert (liest Worte von Jaeger No. 16 u. 14), zählt Finger auf Stubenlänge.

In einer aus dem Jahre 1865 stammenden Publikation bezeichnet v. Graefe trotz des günstigen Verlaufs dieser Operation die Methode per corneam insofern als ungünstig, da sie immer als zweizeitige Operation ausgeführt werden müsse und die zunächst vielleicht günstigen Bedingungen für die Extraktion sich zwischen dem ersten und zweiten Eingriffe verschlechtern können.

Trotzdem giebt v. Graefe der Cornealmethode entschieden den Vorzug gegenüber der Scleralmethode, wenn es sich darum handelt, einen nackten *Cysticercus* aus dem Glaskörper zu extrahieren, und noch Aussicht auf Erhaltung des Sehvermögens vorhanden ist. Denn nach den gemachten Erfahrungen müsse der Schnitt bei der Extraktion des Wurms durch die Sclera so groß gemacht werden, dass man kaum mehr als eine Phthisis bulbi erwarten könne.

§ 145. Ist die Operation durch Cornealschnitt wegen sehr hochgradiger, das Entozoon umhüllender Glaskörperopacitäten unausführbar, so empfiehlt v. Graefe, wenn man nicht den spontanen Verlauf, das Absterben des Entozoons, das Aufhören der Entzündung abwarten wolle, nötigenfalls die Enucleation zu machen, oder aber die Entfernung des Parasiten durch Anlegen eines großen äquatorialen Scleralschnittes zu versuchen. Dieser Schnitt wurde mit einem großen Starmesser entsprechend dem vermuteten Sitz des Entozoons, parallel der Hornhautperipherie, gewöhnlich einige Millimeter vor dem Äquator bulbi angelegt, sodass er $^1/_5$—$^1/_6$ des zugehörigen Kreises beschrieb. Die Herausbeförderung des Entozoons gelang in allen so operierten Fällen entweder durch leichten Druck auf den Bulbus — wobei allerdings mehr oder weniger Glaskörperverlust eintrat — oder durch Eingehen mit der Pinzette.

Doch waren auch die Resultate nach dieser Methode nur unbefriedigende (II. 12). Die Erhaltung der Form des Bulbus oder die Erhaltung einer partiellen Sehkraft gelang nur in wenigen Fällen. In einigen Fällen trat mäßige, in anderen höhergradige indolente Atrophie des Bulbus ein.

Dass die nach diesem Eingriffe mitunter rasch sich einstellende Atrophie eine indolente war, wurde von v. Graefe noch als ein gewisser Vorteil erachtet, da bei Spontanverlauf die Atrophie langsam und unter Schmerzen erfolge. Auch hielt v. Graefe diesen Eingriff, der mit einer so ausgiebigen Eröffnung der Sclera verbunden war, wegen der großen Gefahr eitriger Entzündung für bedenklich.

§ 146. Seit dem Jahre 1868 hat v. Graefe die zweizeitige Operationsmethode durch die Cornea, deren ungünstige Prognose er bereits seit Jahren erkannt hatte, verlassen. Es wurde nunmehr in einer Sitzung, und zwar bei sitzender Stellung des Kranken, operiert.

Der periphere Linearschnitt wird wie bei der Staroperation ausgeführt, hier jedoch stets nach unten; alsdann Iridektomie, Kapseleröffnung, Entfernung der durchsichtigen Linse. Sodann dringt der Operateur mit einem stumpfen Traktionshaken in der Richtung auf das Entozoon in den Glaskörper vor und sucht vorsichtig, durch horizontal vorstoßende, dann nach der Wunde zurückziehende Bewegungen allmählich den Parasiten nach der Wunde hin zu befördern. Das Erscheinen trüber, fadenförmiger und membranöser Massen in der Wunde zeigt uns an, dass wir in der Nähe des *Cysticercus* mit dem Instrumente angelangt sind. Zeigt sich die Blase schließlich in der Wunde, so kann sie am besten durch einen leichten Druck auf den Bulbus zum Austreten gebracht werden, oder sie ist leicht mit einer Drahtschlinge oder einem Starlöffel zu entfernen. Die Herausbeförderung des Entozoons gelang, selbst bei tiefem Sitze desselben, immer auf diese Weise.

In einer aus dem Jahre 1868 stammenden Arbeit (I. 21) bezeichnet v. Graefe diese Art zu operieren als durchaus empfehlenswert und sagt: »Solange sich die Lage des Entozoons noch mit Sicherheit verrät, möchte ich jetzt niemals mehr von vornherein eine andere Schnittform wählen und würde zum äquatorialen Scleralschnitt, der natürlich weit geringere Chancen für Erhaltung des Auges gewährt, nur im äußersten Notfall flüchten.«

§ 147. Wenn auch die Operation zunächst bei diesem Verfahren gelang, so waren doch die Endresultate wenig glückliche.

So schreibt z. B. im Jahre 1876 HIRSCHBERG, welcher als Assistent v. GRAEFE's den Ausgang mehrerer der so operierten Fälle gesehen hat: »Sogar A. v. GRAEFE's geniale Versuche, das Terrain der Ophthalmochirurgie auf den Glaskörper auszudehnen, möchten uns mehr zur Bewunderung als zur Nachahmung anregen. Dies trifft besonders die Extraktion des *Cysticercus* aus dem Glaskörper. A. v. GRAEFE, dem wir diese kühne Encheirese verdanken, hat unter mehr als 20 Operationen wohl nur einmal einen leidlichen Seheffekt erzielt; bei mehreren seiner Operierten aber sah ich Zustände, welche eine sympathische Bedrohung des zweiten Auges bedeuten. Ich selber habe in den ersten Jahren meiner Praxis die Operation dreimal ausgeführt, einmal befriedigende Sehkraft, einmal die Form des Bulbus erhalten, einmal trat langsame Schrumpfung ein. Aber gerade in meinem besten Falle musste ich vier Jahre nach der Extraktion wegen einer plötzlich und spontan aufgetretenen Blutung in die Vorderkammer und Cyclitis den Augapfel enucleieren. Ich halte es für weit sicherer, unter solchen Umständen die Erblindung des befallenen Augapfels oder den Beginn des Reizzustandes abzuwarten, um dann sofort zur Enucleation zu schreiten, und glaube, dass wir es vorläufig unterlassen können, mit einer Extraktion des *Cysticercus* — wenigstens aus der Tiefe des Glaskörpers — unsere Sporen zu verdienen.«

Auch LEBER sagt: »Die unbefriedigenden Endresultate der Cysticercusoperationen, welche ich seiner Zeit in Berlin durch v. GRAEFE hatte ausführen sehen, hatten mich in den ersten Jahren meines Göttinger Aufenthaltes abgehalten, den Patienten im frühen Stadium eindringlich zur Operation zu raten, weshalb wohl damals manche Fälle unoperiert geblieben sind.«

Übrigens erklärte auch v. GRAEFE selbst die Cysticerken in den hintersten Teilen des Bulbus, insbesondere bei subretinalem Sitze, als völlig unangreifbar.

Unter den Ursachen der mangelhaften Erfolge kommt nicht zum wenigsten die in der damaligen Zeit mangelnde Antisepsis in Betracht.

Unter diesen Umständen war es natürlich, dass auch die anderen Fachgenossen sich scheuten, Cysticercusextraktionen vorzunehmen, sodass die Operation nur selten ausgeführt wurde.

§ 148. Erst einer neuen Operationsmethode in Verbindung mit der Antisepsis gelang es, einen Umschwung in den Anschauungen und Erfolgen herbeizuführen. v. Arlt in Wien schlug vor, den *Cysticercus* durch einen Scleralschnitt zugänglich zu machen, welcher nicht parallel dem Äquator, wie v. Graefe's Scleralschnitt, sondern meridional verlief. Die erste Veröffentlichung hierüber erfolgte 1874 in v. Arlt's Operationslehre (dieses Handbuch I. Aufl. Bd. III, p. 394).

v. Arlt hatte die Überzeugung gewonnen, dass meridionale Schnitte in der Sclera leichter heilen, dass sie weniger leicht zu Schrumpfung des Augapfels disponieren, dass die Wunde selbst bedeutend weniger klafft, und dass, wegen der geringeren Gefahr, die Gefäße quer zu treffen, weniger leicht Blutung eintritt, als bei äquatorialen Scleralschnitten.

Er wendete diese Methode zuerst bei einem in der Äquatorialgegend sitzenden subretinalen *Cysticercus* an. Er rollte den Bulbus aufwärts — der Parasit saß unten innen — und durchtrennte die Conjunctiva bulbi zwischen dem M. rectus internus und M. rectus inferior in meridionaler Richtung von vorn nach hinten. Die Conjunctiva wurde mit Häkchen auseinandergehalten. Dann wurde ein v. Graeee'sches Starmesser 2—3 mm vom Cornealrande in die freiliegende Sclera eingestoßen — der Rücken des Messers gegen den Bulbus gerichtet — und durch die Bulbuswandung gegen einen 5—6 mm in meridionaler Richtung weiter nach hinten gelegenen Punkt zur Kontrapunktion gebracht. Aus der mit Häkchen auseinandergehaltenen Scleralwunde trat der *Cysticercus* spontan aus.

§ 149. Alfred Graefe in Weimar, welchem während seiner langjährigen Thätigkeit in Halle ein reiches Material zur Verfügung stand, hat das Verdienst, die v. Arlt'sche Operationsmethode zu ihrer heutigen Vollkommenheit ausgebildet und in die Praxis eingeführt zu haben. Er hat die Indikation der Cysticercusoperation erweitert und uns gelehrt, auch die in der Nähe des hinteren Poles gelegenen intraocularen, subretinal gebetteten Cysticerken, die noch im Jahre 1868 A. v. Graefe von allen Operationsversuchen ausgeschlossen wissen wollte, der Operation zugänglich zu machen.

Um das Gelingen dieser delikaten Operationen zu sichern, suchte er vor allen Dingen eine genauere Bestimmung der Lage des Entozoons zu ermöglichen, indem er die Entfernung desselben von der Papilla optica in Papillendurchmessern schätzte. Für die Mehrzahl der Fälle gestattet diese Methode, mit hinreichender Genauigkeit den Sitz des Entozoons zu bestimmen und dem Operateur diejenige Stelle an der Bulbusoberfläche zu markieren, wo die Eröffnung der Sclera vorzunehmen ist. Später konstruierte A. Graefe, um eine noch genauere Ortsbestimmung zu ermöglichen, wodurch die Aussichten auf ein Gelingen der Operation sich noch günstiger gestalten, ein sogenanntes Orientierungs- oder Lokalisierungsophthalmoskop.

Das Instrument besteht aus einem kreisförmigen Hohlspiegel von 9″ Brennweite, einer ziemlich großen Öffnung und einem am Spiegel angebrachten schmalen, graduierten, um die Bohrung des Spiegels als Achse drehbaren Metallbogens von 12″ Radius. Auf dem Metallbogen ist ein Buchstabe verschiebbar. Die Anwendung des Instruments geschieht derart, dass, ausgehend von einer Primärstellung des untersuchten resp. zu untersuchenden Auges, durch Verschiebung des Buchstabens, sowie des letzteren selbst, eine derartige Sekundärstellung des untersuchten Auges angestrebt wird, dass der der Äquatorialregion nahe gelegene Krankheitsherd ins Gesichtsfeld des Beobachters gelangt. Durch Ablesen der Meridianlage am Rande des Spiegels, des Drehungswinkels an der Stellung des Buchstabens ist eine Bestimmung der Lage des Krankheitsherdes ermöglicht. Die Messung wird im umgekehrten Bilde bei möglichst genauer Einstellung auf eine Distanz von 12″ vorgenommen — entsprechend dem Krümmungsradius des Quadranten, dessen Centrum in das untersuchte Auge fallen muss.

Die Anwendung dieses Ophthalmoskops wird dadurch beschränkt, dass sie an das Vorhandensein der centralen Sehschärfe gebunden ist. Alfred Graefe hat das Instrument selbst nicht sehr häufig benutzt.

Was die von v. Arlt angegebene meridionale Schnittführung anbetrifft, so änderte A. Graefe dieselbe dahin ab, dass er die Schneide des v. Graefeschen Messers der Sclera zukehrte, um die Netzhaut selbst, bei subretinal gelagerten Cysticerken, womöglich nicht zu verletzen.

§ 150. Gehen wir nach diesem historischen Überblick auf die genauere Darstellung der Cysticercusextraktion, wie sie jetzt nach den von A. Graefe gemachten Angaben allgemein ausgeführt wird, selbst ein.

Wir haben bei Besprechung der Prognose drei Haupttypen der intraocularen Lagerung des *Cysticercus* unterschieden: 1. den subretinal gelagerten, 2. den an der inneren Bulbuswandung fixierten und 3. den im Glaskörperraum frei beweglichen Blasenwurm. Ebenso wurde schon dort hervorgehoben, dass die Chancen des Gelingens der Operation wesentlich von dem jeweiligen Sitze des Entozoons abhängen. Wie die Prognose, so ist auch das operative Vorgehen selbst je nach dem Sitze des Wurmes etwas verschieden.

Nehmen wir an, wir haben es zunächst mit dem ersten Typus, dem subretinal gebetteten Blasenwurm zu thun. — Die Hauptbedingung für das Erreichen des nächsten chirurgischen Ziels — die Herausbeförderung des Schmarotzers aus dem Auge — ist hier eine möglichst exakte Ortsbestimmung. Denn trifft der die Bulbuswandung eröffnende Schnitt nicht das Wurmlager selbst, so sind die Aussichten für Herausbeförderung des Parasiten erheblich ungünstigere, oder die Operation misslingt ganz.

In Fällen, wo der *Cysticercus* nahe dem Opticus liegt, dient der Papillendurchmesser (1,5 mm gerechnet) als Maßeinheit. Es ist dann leicht die Entfernung vom hinteren Pole oder vom Cornealrande zu bestimmen.

Man bedient sich zur Ortsbestimmung am besten eines Zirkels, welcher die Sehne misst. Diese Methode der Bestimmung der Lage des *Cysticercus* erlaubt in weitaus den meisten Fällen mit hinreichender Genauigkeit diejenige Stelle an der Bulbusoberfläche zu ermitteln, an der die Incision zu erfolgen hat.

Da bei mangelnder centraler Sehschärfe A. GRAEFE's Lokalisierungsophthalmoskop nicht verwendbar ist für eine genauere Ortsbestimmung des *Cysticercus*, hat COHN vorgeschlagen, den bei der perimetrischen Bestimmung sich ergebenden Gesichtsfeldsdefekt zur Lokalisierung zu verwerten. Doch ermöglicht diese Art der Ortsbestimmung nur im Anfang der Affektion eine einigermaßen sichere Lokalisation des Parasiten. Denn nicht gar selten besteht in einer etwas späteren Periode der Erkrankung der Defekt an dem primären Sitze des *Cysticercus*, während an dem durch Wanderung des Wurms bedingten sekundären Sitze desselben zur Zeit der Operation noch kein ausgesprochener Defekt vorhanden ist. Immerhin ist COHN's Vorschlag unter Berücksichtigung der etwa möglichen Fehlerquellen gegebenen Falles wohl verwertbar.

Es ist sehr darauf zu achten, dass während der Operation durch Rotierung des Bulbus nicht eine Verschiebung des gefundenen Meridians stattfindet, wodurch bei sonst günstigen Verhältnissen ein Misserfolg der Operation bedingt werden kann. FÖRSTER hat deshalb zur Kennzeichnung des Operationsmeridians die Tätowierung desselben mit einem gut haftenden, indifferenten Pigmente angeraten. Auch kann man sich durch Einlegen einer kleinen Fadenschlinge am Hornhautrande die Lage des betreffenden Meridians kennzeichnen oder, falls die Tenotomie eines geraden Augenmuskels der betreffenden Seite vorausgeschickt wurde, sich einigermaßen an der an der Sclera stehengebliebenen Sehnenleiste des Muskels orientieren.

Es ist zweckmäßig, dass der Operateur die Fixierung des Bulbus selbst übernimmt; er erleichtert sich hierdurch die Schnittführung und Orientierung.

Es ist durchaus notwendig, unmittelbar vor Beginn der Operation noch einmal den Sitz des Entozoons zu kontrollieren, da möglicherweise in letzter Stunde noch eine Lageveränderung desselben stattgefunden haben kann.

§ 151. Hat man auf die eine oder andere Weise möglichst exakt den Sitz des Wurms festgestellt, so wird eine sorgfältige Reinigung des Conjunctivalsackes mit Sublimatlösung $1/_{5000}$ vorgenommen. Dass im übrigen in jeder Hinsicht nach den Regeln der modernen Chirurgie peinlichste Antisepsis resp. Asepsis geübt werden muss, ist selbstverständlich.

Ob man unter Chloroform- oder Äthernarkose oder unter Cocainanästhesie operieren soll, ist wesentlich von dem Verhalten des Patienten abhängig.

Doch dürfte es im allgemeinen für einen so delikaten Eingriff vorzuziehen sein, unter Chloroformnarkose zu operieren. Wir sind mehr gegen Glaskörpervorfall geschützt und bei der Ausführung der Operation nicht durch Unruhe und Pressen des Patienten behindert. ALFRED GRAEFE operiert mit Chloroformnarkose.

Alsdann legt man über dem Operationsmeridian einen großen Conjunctivallappen von stumpfdreieckiger Form in der Weise an, dass die Conjunctivalwunde mit der nachher zu setzenden Wunde der Sclera nicht zusammenfällt.

Es ist zweckmäßig, die Suturen in die Conjunctiva vor der Eröffnung des Bulbus einzulegen. Man vermeidet dadurch Einrollen der Ränder derselben und es kann an diesen Fäden der Lappen bequem nach hinten zurückgeschlagen werden.

Um nun den Bulbus besser nach der· entgegengesetzten Richtung rotieren zu können, damit die Sclera so weit frei zu Tage liegt, wie es für die Ausführung der Operation erforderlich ist, wird meistens die temporäre Ablösung eines der vier geraden Augenmuskeln notwendig.

Sie wird nach dem Vorgehen A. GRAEFE's in der Weise ausgeführt, dass nach Aufladung der Sehne in ihrer ganzen Breite auf einen Muskelhaken, diese in ca. 1 mm Entfernung von ihrer scleralen Insertion durchtrennt wird. Die an dem Bulbus stehengebliebene Sehnenleiste liefert mittelst der an sie anzusetzenden Fixierpinzette eine gute Handhabe, um den Bulbus in diejenige Stellung zu bringen, welche für die Schnittführung erforderlich ist. Doch soll hier gleich bemerkt werden, dass trotz des mit der Ablösung des Muskels verbundenen Vorteils einer ausgiebigeren Rotation des Bulbus es verschiedenen Operateuren begegnet ist — namentlich wenn das Entozoon nahe dem hinteren Pole des Auges gelegen war — dass es ihnen nicht gelang, eine so weit nach hinten gelegene Stelle der Sclera nach vorn zu kehren, wie es nach der Berechnung für das Gelingen der Operation erforderlich gewesen wäre.

Wird der Radius des Auges als 12 mm lang angenommen und der halbe Hornhautdurchmesser als 6 mm, so muss der hintere Pol des Auges (da der Umfang $= 2\,r\,\pi = 2 \times 12 \times 3,1 =$ ca. 72 mm) etwa 30 mm vom äußeren Hornhautrande entfernt sein.

Bei der Operation eines nahe dem hinteren Pole gelegenen, subretinalen *Cysticercus* gelang es COHN (II, 26) bei stärkster Einwärtsrollung des Bulbus nur, einen Punkt der hinteren Bulbushälfte zum Einschnitt vor zu bekommen, der etwa 25 mm vom äußeren Cornealrande entfernt war, selbst wenn er am Sehnenstumpf den Bulbus fasste.

COHN meint, dass vielleicht die Rotierung bis zum hinteren Pole gelingen würde, wenn man sich einer über und unter dem Cornealrande anzusetzenden MONOYER'schen Doppelpinzette oder eines kleinen scharfen, in die Sclera eingeschlagenen Häkchens bediente.

Handelt es sich hingegen um Cysticerken, welche sich in der äquatorialen Zone selbst oder diesseits derselben befinden, so wissen wir, dass ein meridionaler Schnitt von ca. 9 mm Länge, der etwa 4—5 mm hinter dem Cornealrande seinen vorderen Ausgangspunkt nähme, unter allen Umständen in das Bereich des Krankheitsherdes fallen muss; denn der Äquator liegt nur ca. 12 mm weit hinter dem Hornhautrande.

§ 152. Kehren wir nach dieser Abschweifung zu der Operation zurück. Das Ende der abgelösten Muskelsehne wird nun in eine mit doppelter Nadel versehene Fadenschlinge gefasst, an welcher der Muskel in beliebiger Weise nach hinten abgezogen und zurückgelegt werden kann, sodass er die weitere Ausführung der Operation nicht behindert.

Nach genügender Freilegung der Sclera durch Unterminierung der Bindehaut und Einschneiden der episcleralen Gewebe, wobei in der Regel eine unbedeutende, leicht zu stillende Blutung zustande kommt, haben wir uns die mit dem Zirkel jetzt nochmals abgemessene Stelle, an der der Einschnitt erfolgen soll, ganz bequem zugänglich zu machen. Die Eröffnung des Bulbus hat erst nach vollständigem Stehen der Blutung zu geschehen. Hinter der gefährlichen Ciliarkörperregion beginnend wird der Schnitt mit einem v. GRAEFE'schen Schmalmesser — die Schneide der Sclera zugewendet — in der Äquatorialgegend des Auges, und zwar in meridionaler Richtung, durch die Bulbuswandung geführt. Man geht hierbei unter langsamen und vorsichtigen Zügen praeparando allmählich tiefer und durchtrennt zunächst, wenn möglich, nur Sclera und Chorioidea da, wo sie den Parasiten bergen. Die Länge des meridional anzulegenden Schnittes richtet sich nach der Größe des Entozoons; sie soll durchschnittlich ca. 8—9 mm betragen. Die Schonung der Netzhaut ist unter allen Umständen erwünscht, denn durch eine Zerreißung derselben werden nicht nur die Bedingungen für einen spontanen Austritt des Parasiten aus der Scleralwunde wesentlich ungünstiger — ja, die Extraktion des Wurms kann selbst mithilfe von Häkchen oder Pinzette unmöglich sein.

Es kann sich außer der gewöhnlichen, gelblichen subretinalen Flüssigkeit normaler Glaskörper in die Wunde einstellen; die Ränder der eingeschnittenen Retina können sich der Cysticercusblase als schützende Decke anlegen. Hat man gerade an der Stelle des Wurmlagers incidiert, wie es normalerweise bei richtiger Ortsbestimmung sein soll, so ist eine Durchtrennung der Retina ohne gleichzeitiges Anschneiden der Cysticercusblase kaum möglich. Die Chancen für die Herausbeförderung einer kollabierten Blase sind indessen stets geringer, als wenn die Blase intakt ist.

Selbstverständlich ist auch die Schonung der Netzhaut für die Erhaltung resp. Wiederherstellung der Sehfunktionen von großer Wichtigkeit, wenn der betreffende Fall noch Hoffnung in dieser Hinsicht bietet.

A. Graefe sah in vielen von ihm operierten Fällen subretinaler Cysticerken mit Beendigung der Schnittbildung das Entozoon, gefolgt von geringer Menge seröser Flüssigkeit, spontan austreten und konnte in diesen Fällen bei der wenige Tage später vorgenommenen ophthalmoskopischen Untersuchung konstatieren, dass der Austritt des Wurms in der That ohne instrumentelle Verletzung der Retina stattgefunden hatte.

Tritt das Entozoon nicht spontan aus, so kann es nach leichtem Auseinanderziehen der Wunde mithilfe einer Pinzette in der Regel ohne Schwierigkeit extrahiert werden. Ist hingegen die Blase unter der Netzhaut eingekapselt, wie in einem von Stölting (II. 45) beobachteten und operierten Falle, so tritt sie nach Anlegen des Schnittes natürlich niemals spontan aus. Sie folgt auch vielleicht nicht dem Zuge einer schwachen Pinzette, sondern es bedarf erst eines kräftigen Anziehens, um sie aus ihrem Lager zu entfernen. Hierbei reißt in der Regel die Blase ein, und es kann ein Stück der Chorioidea mitgerissen werden. Ist aber, wie das häufig der Fall ist, die Kapsel auch mit der Netzhaut verwachsen, oder besteht die Kapsel sogar, wie in der Stölting'schen Beobachtung, aus der umgeschlagenen und verdickten Retina selbst, so kann auch diese eingerissen werden.

Die Operation kann durch ein derartiges Verhalten der Wurmblase ungemein erschwert werden oder ganz misslingen.

§ 153. Ist die Entfernung des Entozoons gelungen, so hat zunächst die möglichst exakte Wiederanheftung eines etwa abgelösten Muskels an den Bulbus stattzufinden. Sie muss wegen des zu befürchtenden Glaskörperverlustes unter Vermeidung jeglichen Druckes auf den Bulbus bewerkstelligt werden. Es ist ferner darauf zu achten, dass die den Sehnenstumpf an den Bulbus fassenden Nadeln auch durch die noch anliegenden Teile der Conjunctiva bulbi nächst dem Hornhautrande hindurchgeführt werden.

Die Scleralwunde lässt man ohne Suturen, da sich die Wundränder bei dem meridionalen Schnitte gut aneinander legen. Nur die Conjunctivalwunde, die so angelegt war, dass sie nicht mit der Wunde der Sclera zusammenfällt, wird durch die event. schon vorher eingelegten Seidenfäden geschlossen. Alsdann Ausspülung mit Sublimat $^1/_{5000}$, Jodoform, leichter Druckverband. Die Suturen in der Conjunctiva können nach 4—8 Tagen entfernt werden, diejenigen aus der Muskelsehne etwa nach acht Tagen.

Bei gelungener Extraktion ist der Heilverlauf durchweg ein normaler, indem die Wunden per primam intentionem in 1—2 Wochen heilen.

Treitel macht in einer aus dem Jahre 1885 stammenden Veröffentlichung (I, 87) auf die Unterschiede aufmerksam, die myopische und hypermetropische Augen bezüglich der Leichtigkeit der Entfernung von Cysticerken aus den tiefsten Teilen des Auges und bezüglich des Heilverlaufs darbieten. Nach A. Graefe beträgt der sagittale Durchmesser des Augapfels = 24 mm, die halbe Corneal-basis = 5,8 mm; bei Hypermetropen wahrscheinlich weniger als 24 mm. Aus diesen Gründen könnte man, wie TREITEL ausführt, vermuten, dass die Entfernung von Cysticerken aus dem Augengrunde in hypermetropischen Augen leichter aus-zuführen sei als in myopischen. Bei letzteren, wenigstens bei höheren Graden von Myopie, könnte man a priori befürchten, dass die glatte Heilung des meridio-nalen Scleralschnittes durch die Verdünnung der Sclera erschwert würde, indem die Wundränder sich nicht immer genau aneinanderlegen.

§ 154. Es ist wiederholt beobachtet worden, dass während der Ope-ration oder zu Anfang, nachdem eben die Sclera eröffnet war, ein ge-ringerer oder größerer Bluterguss in die vordere Kammer sich ein-stellte. GERMELMANN (I, 80) fasst diese Blutung als eine ex vacuo ent-standene auf, d. h. als eine Folge davon, dass nach Abfluss des verflüssigten Glaskörpers und Austritt der Cysticercusblase die starre Sclera sich nicht so rasch dem verminderten Bulbusinhalt adaptieren kann. Aus den gleichen Gründen ist nach der Operation der Bulbus zuweilen etwas kollabiert, die Hornhaut leicht gefaltet, das Endresultat kann deswegen schließlich doch ein befriedigendes sein.

§ 155. Trotz der günstigen Chancen, welche die Operation subretinal gelagerter Cysticerken infolge der Möglichkeit einer präzisen Ortsbestimmung im allgemeinen bietet, dürfen wir nicht vergessen, dass man auch bei ge-nauester Abmessung des Wurmlagers, bei der Operation den Wurm doch verfehlen kann und ihn zuweilen überhaupt nicht herausbekommt, wie das auf diesem Gebiete durchaus erfahrenen Operateuren passiert ist.

STÖLTING (II, 46) bediente sich in einem von ihm operierten Falle von subretinalem *Cysticercus*, wo ihm wegen Kleinheit des Entozoons eine be-sonders genaue Ortsbestimmung erforderlich schien, diese aber mittelst ophthalmoskopischer Bestimmung nicht erreichbar war, um den Wurm sicher nicht zu verfehlen, einer kurzen Nadel mit knieförmigem Griff und mit einer nach Art der Discissionsnadel gebauten Schneide. Diese Nadel wurde mit der Fixierpinzette gefasst und in die Cysticercusblase einzustechen gesucht. Der Augenspiegel zeigte, dass es beim ersten Versuche nicht ge-lungen war, die Blase zu treffen: die Nadel saß wenige Millimeter vom *Cysticercus* entfernt. Sie wurde deshalb herausgezogen und an entspre-chender Stelle wieder eingestoßen. Diesmal war die Blase durch die Nadel angespießt worden. Sie war kollabiert und konnte dann, nach Eröffnung der Sclera an dieser Stelle, leicht entfernt werden. TREITEL bemerkt, dass die selbst durch wiederholtes Einstechen veranlasste Blutung geringfügig sei, dass einer Verletzung der Linse durch entsprechende Kürzung der Nadel vorgebeugt werden könne, und dass die Verminderung des intraocularen Druckes nicht in Betracht komme. Das Verfahren ist natürlich nur an-wendbar bei subretinal oder präretinal fixiertem Entozoon.

Dass die Blase durch das Anstechen mit der Nadel kollabiert, ist ein für ihre Extraktion, nach Anlegen des meridionalen Schnittes, leider nicht günstiger Umstand. Denn durch das Zusammenfallen der Wurmblase werden, nach den Erfahrungen A. GRAEFE's, stets die Chancen für ihre Herausbeförderung aus dem Auge verschlechtert; es kann sich sogar ereignen, dass man der zusammengefallenen Blase, trotz wiederholter Einführung geeigneter Instrumente, nicht habhaft wird.

Auch ist noch zu bemerken, dass es uns infolge eines Irrtums in der Diagnose, wie die folgende Beobachtung von DE VINCENTIIS (II, 63) darthut, begegnen kann, dass wir den vermuteten *Cysticercus* bei der Operation nicht finden, weil eben gar keiner im Auge vorhanden ist. Die Fassinstrumente bringen nur bindegewebige Massen, Glaskörperklümpchen, aber keinen *Cysticercus* zu Tage. Diese Enttäuschung ist außer DE VINCENTIIS einzelnen sehr refahrenen Ophthalmologen begegnet.

Es handelte sich in dem Falle von DE VINCENTIIS um einen 15jährigen Knaben, in dessen unterem Bulbusabschnitte des einen Auges eine blasenförmige, bläuliche Netzhautablösung zu erkennen war, in deren Centrum ein trübweißlicher, nierenförmiger, an einem Ende pigmentierter Körper, und in deren Umgebung weitere kleine Netzhautfalten zu erkennen waren. Das ganze Bild sprach für einen abgestorbenen, subretinalen *Cysticercus*. Bei der Extraktion durch die Sclera floss zunächst eine gelbliche Flüssigkeit ab. An dem Körper, der mit der WEBER'schen Schlinge geholt werden musste, haftete ein Stückchen Chorioidea. Die mikroskopische Untersuchung ergab jedoch, dass es sich um zwei enorme, aneinander gelagerte Drusen der Chorioidea handelte, hervorgegangen aus einer Wucherung und nachfolgender, meist körniger Degeneration und Verschmelzung der Pigmentzellen.

Andererseits beweisen Fälle von HIRSCHBERG und LEBER, dass die Extraktion selbst da gelingen kann — sei es, dass es sich um *Cysticercus* im Glaskörper, oder unter der Netzhaut handele — wo die Diagnose nur mit Wahrscheinlichkeit zu stellen und der Sitz des Wurmes nur ganz ungefähr zu bestimmen ist.

§ 156. So schön und geradezu ideal nun auch seit der Vervollkommnung des Operationsverfahrens durch A. GRAEFE die Erfolge der Cysticercusextraktion sein können, wenn das Entozoon noch subretinal gebettet ist' so unsicher sind diese Erfolge, wenn die Wurmblase im Glaskörper frei beweglich ist. Denn von 33 % Misserfolgen, welche A. GRAEFE auf 67 % gelungene Operationen zu verzeichnen hatte, sind die meisten auf frei im Glaskörper mobile Cysticerken zu beziehen.

Der Grund hierfür liegt, wie schon bei Besprechung der Prognose hervorgehoben wurde, in der Unmöglichkeit einer genauen Ortsbestimmung bei dieser Lokalisation des Parasiten. Zufolge der ausgedehnten Verflüssigung des Glaskörpers, wie sie in diesen Fällen fast immer besteht, sind die Lageveränderungen der Blase geradezu unberechenbar; sie werden durch jede Kopfbewegung des Kranken, durch leichtes Rotieren des Bulbus während der Operation selbst, bedingt. Das Gelingen der Operation ist hier mehr oder weniger von der Laune des Zufalls abhängig.

Aus diesen Gründen ist es auch zwecklos, den Bulbus an einer dem Blasenwurm entsprechenden Stelle zu incidieren, da man keineswegs sicher ist, dass sich der Parasit nach beendigtem Schnitt in unveränderter Lage befindet. Man wird den Bulbus an einer Stelle einschneiden, die dem Operateur für etwa notwendiges Einführen von Traktionsinstrumenten bequem zur Hand ist.

Treitel hat deshalb, um weniger dem Zufall preisgegeben zu sein, empfohlen, die Fassinstrumente unter Leitung des Augenspiegels einzuführen. Er ist der Ansicht, dass es dann häufiger als bisher gelingen wird, bewegliche Cysticerken aus dem Glaskörper zu extrahieren.

Der Patient befindet sich in sitzender Stellung dem Operateur gegenüber.

In ähnlicher Weise hat Herrenheiser operiert. Beiden Autoren gelang in dieser Weise die Extraktion des freibeweglichen Glaskörpercysticercus.

Zur Herausbeförderung der Cysticercusblase aus dem Glaskörper verdient, falls man nach letzterer in der Tiefe suchen muss, ein etwas kräftiges, scharfes Irishäkchen der Pinzette gegenüber den Vorzug, da es das Glaskörpergewebe weniger zerstört als letztere, welche, geschlossen eingeführt, innerhalb des Glaskörpers geöffnet und dann wieder geschlossen werden muss.

Albertotti (I. 68) hat zur Extraktion des *Cysticercus* aus dem Glaskörper ein nach Art der Geburtszange gebautes Instrument angegeben. Diese Zange dürfte, was die Läsion des Glaskörpers anbetrifft, vor der Pinzette kaum Vorteile bieten. Die Chancen auf definitive Erhaltung des Auges sind in jedem Falle ungünstige, wo wir mit Pinzette, Haken, Löffel etc. mühsam im Glaskörper herumfischen müssen, um wenigstens zunächst die Herausbeförderung des Entozoons aus dem Auge zu erreichen. Dieser Eingriff kann sich, wie wir wissen, noch nach Jahren durch Schrumpfung des so beleidigten Glaskörpers und Netzhautablösung rächen.

§ 157. Nach A. Graefe ist es ziemlich gleichgültig, welche Schnittführung man hier wählt, ob die Schneide des Messers der Sclera oder dem Operateur zugewendet ist (wie Treitel nach dem ursprünglich v. Arlt'schen Vorgehen Glaskörpercysticerken zu operieren pflegt), ob der Bulbus in meridionaler oder äquatorialer Richtung — wie neuerdings wieder empfohlen wurde — eröffnet wird. Doch wird man gut thun, auch hier die meridionale Schnittführung beizubehalten. Sie besitzt doch gegenüber der äquatorialen anerkannte Vorteile; Schonung der für die Stütze der Bulbuswandung wichtigen meridionalen Fasern der Sclera, geringere Blutung, da weniger Gefäße quer getroffen werden als bei der äquatorialen Schnittführung, bessere Wundheilung.

Die meisten Operateure bedienen sich zur Zeit mit Vorliebe für die Incision des Bulbus bei freibeweglichem Glaskörpercysticercus einer möglichst breiten, geraden Lanze, welche, in meridionaler Richtung eingestoßen, die Bulbushäute durchtrennt und, den Glaskörper tief spaltend, bis in die Nähe der Blase vordringt. Nach dem Zurückziehen der Lanze fließt, nachdem die Wunde durch stumpfe Häkchen zum Klaffen gebracht ist, anfangs etwas flüssiger Glaskörper aus, ein Zeichen, dass durch den Einstich die Gegend des *Cysticercus*, in dessen Umgebung der Glaskörper verflüssigt zu sein pflegt, getroffen sein muss. Häufig stellt sich dann auch sofort die Blase spontan ein und gleitet mit einem Strome flüssigen Glaskörpers durch die Wunde nach außen.

Tritt die Blase auch bei gelindem Druck auf den Bulbus nicht aus, so verlängere man die Incision mit einer geraden Schere. Hierbei stellt sich in der Regel ein geringer Glaskörperverlust ein. Zuweilen gelangt dann die Blase noch zur Einstellung.

Das Austreten des *Cysticercus* wird manchmal dadurch verhindert, dass sich dichtere Glaskörpermembranen vor ihm befinden, welche erst beiseite geschoben oder mit der Pinzette entfernt werden müssen. Oder es legt sich Retina oder Chorioidea vor die Wunde und ist dann vorsichtig abzutragen.

Gelingt es bei diesem Vorgehen, einen spontanen Austritt des Wurmes zu erzielen, so haben wir — soweit es an uns liegt — am sichersten einer späteren Schrumpfung des Glaskörpers und Ablösung der Netzhaut vorgebeugt. Doch ist diese Eventualität auch bei spontaner Entwicklung des Entozoons nicht ausgeschlossen, wenn das Glaskörperleiden schon vor der Operation einen hohen Grad erreicht hatte.

Unter Umständen kann auch hier durch temporäre Ablösung eines der geraden Augenmuskeln der Eingriff erleichtert werden.

Hat man Grund zu glauben, dass man den *Cysticercus* in der Nähe der Bulbuswand erreichen könne, so würde sich auch hier die Durchtrennung der Augapfelhäute mit dem GRAEFE'schen Messer empfehlen, das ein geringeres Trauma für den Glaskörper bedingt als die Spaltung desselben mit der Lanze.

Es empfiehlt sich bei freibeweglichen Glaskörpercysticerken, ihre Lageveränderungen bei den verschiedensten Blickrichtungen und Kopfhaltungen des Patienten genauer zu beobachten, um wenigstens einigermaßen ein Urteil darüber zu gewinnen, in welcher Richtung die ausgiebigsten Dislokationen bei bestimmten Bewegungen des Auges stattfinden.

Chibret (I, 104) versuchte in drei Fällen von *Cysticercus corporis vitrei* vergeblich die Extraktion durch den Schnitt von A. Graefe. Er kam deshalb auf den Gedanken, den *Cysticercus* anzusaugen. In dem dritten, vorher vergeblich nach Graefe operierten Falle eröffnete er daher nach drei Tagen wieder die Wunde, und es gelang ihm dann, mit einer Anel'schen Spritze mit großer Kanüle den *Cysticercus* zu aspirieren und so zu entfernen.

§ 158. Viel bessere Aussichten für das Gelingen der Operation bieten diejenigen Fälle, in denen das Entozoon frei in das Corpus vitreum prominiert, aber noch an einer Stelle mit der Innenfläche der Augenhäute in Kontakt ist.

Einmal bieten uns diese Fälle wieder den Vorteil einer genauen Ortsbestimmung, wie die subretinal gelagerten Cysticerken, andererseits stellt sich die Blase oft, auch wenn der Schnitt nicht ganz genau das Cysticercuslager trifft, wegen der in ihrer nächsten Umgebung erfolgten Verflüssigung des Glaskörpers spontan in die Wunde ein, indem sie von dem Flüssigkeitsstrom, der nach dem Ausgange zudrängt, mit fortgerissen wird.

In diesen Fällen bevorzugt A. Graefe noch immer seine bei subretinaler Lagerung geübte Operationsmethode.

§ 159. Es ist wenig empfehlenswert, in Fällen, wo es schon zu vollständiger Linsentrübung gekommen und der Sitz des Wurmes unbekannt ist, die Extraktion des Parasiten durch die Hornhaut vorzunehmen, etwa deshalb, um gleichzeitig die Katarakt mitzubeseitigen. Man wird mit den gleichen Aussichten auf Gelingen der Extraktion auch in diesen Fällen zu dem Meridionalschnitt greifen und auf die gleichzeitige Entfernung der Katarakt lieber verzichten.

Ist das Auge nach gelungener Entbindung des Wurms lange Zeit ohne Reaktion geblieben, so könnte man, wenn es aus kosmetischen Rücksichten gewünscht würde, die weiße Pupille durch eine Tätowierung der Hornhaut in dieser Ausdehnung verdecken.

Bei tiefergehenden Zerstörungen im Binnenraume des Bulbus kann sich Kataraktbildung, ohnedass die Linse bei der Operation verletzt wurde, nach gelungener Extraktion des *Cysticercus* früher oder später einstellen.

§ 160. In manchen Fällen verläuft die Heilung, die unter günstigen Umständen nach 10—14 Tagen erfolgt sein kann, fast reaktionslos; weder Schwellung noch Schmerzen treten ein. Schon 2—3 Tage nach der Operation kann das Auge blass und völlig reizlos sein.

In anderen Fällen treten heftige Schmerzen unmittelbar nach der Operation oder erst nach 1—2 Tagen auf; sie sind kontinuierlich oder nur vorübergehend, um in wenigen Tagen von selbst oder unter dem Einfluss der Therapie (Augeneisblase Morphium) zu verschwinden.

In einem von A. Graefe operierten Falle von subretinalem *Cysticercus* schleppten sich bei mäßiger Reaktion der Wundheilung leichte Supraorbital-schmerzen bis zum achten Tage hin.

Hin und wieder findet man leichte Chemose in der Gegend der Muskelnaht. Ödematöse Schwellung der Lider wurde nach schweren Ein-griffen beobachtet.

Die sonst prognostisch so ungünstigen Scleralwunden heilen hier nach sorgfältiger Deckung mit der Bindehaut auffallend leicht, ohne Sutur, sodass durch die Bindehaut hindurch später gar nichts oder nur eine glänzend weiße, feine Narbenlinie zu erkennen ist.

Abflachung der vorderen Kammer oder Bluterguss in dieselbe, wie dies während oder im Anschluss an die Operation beobachtet wird, sind belanglos. Die Kammer erlangt bald ihre normale Form und Tiefe wieder, das Blut wird resorbiert.

§ 161. Was die Veränderungen des Bulbusinneren nach der Ope-ration anbetrifft, so zeigt sich in vielen Fällen bald nach der Operation die Netzhaut überall anliegend, auch über der Chorioscleralnarbe. Oft ist dieser Stelle entsprechend die Retina blutig verfärbt. Neue Ablösungen der Netzhaut, als unmittelbare Folge der Operation, treten nur selten auf.

In einem von Cofler (II, 55) zunächst erfolgreich operierten Falle von *Cysti-cercus subretinalis* trat nach der Operation (vermutlich als Folge von wieder-holtem hartnäckigem Erbrechen nach der Chloroformnarkose) eine subretinale Blutung ein, durch welche eine beinahe vollständige Netzhautablösung, und damit Verlust des Sehvermögens, bedingt wurde.

Mäßige Blutung in den Glaskörper nach der Operation wurde zu-weilen beobachtet (II. 45). Sonst zeigt der Glaskörper flottierende Trübungen, wie vor der Operation.

Nach Wochen oder Monaten zeigt sich der Glaskörper in vielen Fällen bedeutend aufgehellt. Die bis dahin verschleierte Papille tritt deutlicher hervor. Nach und nach kann günstigen Falles völlige Aufhellung des Glas-körpers eintreten. Wie vor der Operation erkennt man an einem hellweiß glänzenden Reflex die Aderhautatrophie an der Stelle des früheren Sitzes des *Cysticercus*. Die Sclerochorioidealnarbe ist ophthalmoskopisch, soweit das Gesichtsfeld nach vorn reicht,[1] als ein mehr oder minder breiter, durch Zurückweichen der Chorioidea zu beiden Seiten des Einschnittes, weißer Streifen zu erkennen, dessen Ränder nicht selten blutig tingiert sind.

---

[1] Die vordere Grenze des mit dem Augenspiegel noch sichtbaren Fundus liegt nach den Untersuchungen von Groenouw (Arch. f. Ophth. Bd. XXIV. 1, p. 212) ca. 8,5 mm (wenn nicht 9,5 mm) hinter dem Hornhautrande, also kurz v o r dem Äquator des Bulbus. Der Äquator ist in dem schematischen Auge von 24 mm Länge ca. 12 mm in der Richtung der Sehne vom Cornealrande entfernt.

Das Bild ist dem einer frischen Chorioidealruptur nicht unähnlich. Das Gesichtsfeld kann nach der Operation entsprechend dieser Narbenstelle einen Defekt aufweisen.

Mit der Evacuation des ein Skotom im Gesichtsfeld bedingenden Entozoons, dem Sichwiederanlegen vorher abgelöster Netzhautpartien kann das Verschwinden dieses Skotoms, sowie eine Ausdehnung der Außengrenzen des Gesichtsfeldes bis zur Norm bedingt sein.

§ 162. Um uns noch einmal einen Gesamtüberblick über die Resultate der Cysticercusoperation zu verschaffen, möge eine Statistik WAGNER's (I. 119), welche den größten Teil der zur Operation gelangten Fälle der Gesamtlitteratur in sich schließt, hier mitgeteilt sein.

I. *Cysticercus corporis vitrei*, 60 Fälle.

In 11 Fällen misslang die Operation: Enucleation, Phthise oder Ausgang unbekannt.

In 5 Fällen gelang die Extraktion; wegen Beschwerden erfolgte später die Enucleation oder Neurotomie.

In 44 Fällen gelang die Extraktion mit Erhaltung des Auges ($73,04\,^0/_0$) und zwar:

In 21 Fällen war der Erfolg ein rein kosmetischer; das Sehvermögen wurde nicht gerettet;

In 4 Fällen blieb das noch vorhandene Sehvermögen erhalten;

In 19 Fällen wurde S erhöht (ergiebt in Berücksichtigung nur der gelungenen Extraktionen $43,13\,^0/_0$; in Berücksichtigung der sämtlichen 60 Fälle: $31,54\,^0/_0$).

A. GRAEFE erzielte Erhöhungen des Visus von $^1/_3$ auf $^3/_4$, von 1 m Fingerzahlen auf $S = {}^5/_9$ und von Fingerzählen in $^1/_3$ m auf $S = {}^5/_{24}$. Außerdem erreichte er Aufbessernng des Visus in einem Falle auf $^3/_8$ und in einem anderen Fingerzählen auf 5 m, wo vorher beide Male Fingerzählen in ca. 3 m vorhanden gewesen war.

LEBER erreichte in einem Falle die Erhöhung des Visus von $^1/_{10}$ auf $^4/_{10}$, ferner (von unbestimmten Angaben) auf $^2/_3$ und Fingerzählen auf 10'; in einem Falle wurden Handbewegungen in 10' erkannt, die vordem nur in nächster Nähe gesehen wurden.

Bei den Operationen HIRSCHBERG's stieg in einem Falle der Visus von $^1/_{20}$ auf $^1/_{12}$, in einem anderen Falle wurden Finger in 15' gezählt, vorher in 7'.

VOSSIUS erreichte einen Visus von $^1/_6$, wahrend vorher Finger nur dicht vor dem Auge erkannt wurden.

Bei zwei von HALTENHOFF operierten Fällen stieg der Visus auf $^1/_8$; in einem dieser Fälle war vorher nur noch quantitative Lichtempfindung vorhanden gewesen.

Der von SCHULECK operierte Patient, der vorher nur noch größte Buchstaben erkennen konnte, las nach der Operation JAEGER No. 20.

II. *Cysticercus subretinalis*, 44 Falle.

In 14 Fällen misslang die Extraktion, das Auge verfiel der Phthise oder Enucleation; nur in einem Falle blieb es trotzdem erhalten.

In 30 Fällen gelang die Extraktion ($68,1\,^0/_0$).

In 1 Falle Weiteres unbekannt;

In 1 Falle trat Phthisis ein;

In 10 Fällen war der Erfolg ein rein kosmetischer.

Grund der Amaurose war in den meisten Fällen Ablatio retinae.

In 9 Fallen S erhalten; darunter erhielt COHN einem seiner Patienten den Visus von $^1/_6$, LEBER zweimal Handbewegungen, MANZ S = $^1/_6$ und ALFRED GRAEFE einmal S = $^5/_{36}$ und viermal Fingerzahlen in $^3/_4$, 1, $1^1/_2$—2 und 2 m.

In 9 Fällen S erhöht, und zwar gelang es COHN und MITVALSKÝ in je einem Falle, den Visus = 1 zu erreichen; LEBER fand ihn bei einem Patienten etwas gebessert, in einem anderen Falle von $^1/_{20}$ auf $^2/_5$ gehoben. Günstig waren die Resultate A. GRAEFE's: Fingerzählen von $^1/_3$ auf 2 m, von $1^1/_2$ auf 3 m und von 4 auf 5—6 m. Ferner wurden JAEGER No. 6 und 3 gelesen, wo vorher kaum Fingerbewegungen in $3^1/_2$ und 2 m wahrgenommen werden konnten.

Die prozentische Berechnung der Fälle, in denen S erhalten oder erhöht wurde, ergiebt demnach im Verhältnis zu den gelungenen Extraktionen = 59,94 %, im Verhältnis zur Gesamtzahl der subretinalen Cysticerken = 40,86 %.

§ 163. Scheint wegen sehr hochgradiger, mit heftigen Schmerzen verbundener Entzündungserscheinungen und tiefgreifender intraocularer Veränderungen von vornherein nichts von einer auf die Konservierung des Auges abzielenden Behandlung (der Extraktion des Wurms) zu erhoffen, so müssen wir, als ultimum refugium, zu der gründlichsten und sichersten Methode, das Entozoon zu entfernen, zu der Enucleation des Bulbus oder zur Exenteration desselben schreiten.

Sind nach einem etwa vorausgegangenen operativen Eingriffe bereits sympathische Irritationen des anderen Auges aufgetreten, welche in diesem Falle eine wirkliche sympathische Ophthalmie bedeuten können, so ist das sicherste Mittel, um einer weiteren Gefahr des bereits affizierten zweiten Auges vorzubeugen, die unter antiseptischen Kautelen ausgeführte Enucleation.

Mit dem Bulbus ist ein möglichst großes Stück des Sehnerven mit zu entfernen.

Die Exenteration hat im allgemeinen den Vorzug, dass sie für die Beweglichkeit und gutes Sitzen der Prothese einen Stumpf liefert, dagegen den Nachteil der oft etwas langsameren Wundheilung, als bei der Enucleation.

§ 164. Wird die Enucleation verweigert, und soll doch irgend etwas geschehen, um den Kranken womöglich von seinen Schmerzen zu befreien und ihn wieder arbeitsfähig zu machen, so kann man nach dem Vorgehen SCHÖLER's (II. 29) die Neurotomia optico-ciliaris ausführen, durch welche, wenn es noch nicht zu eitriger Infiltration im Inneren des Bulbus gekommen ist, letzterer in seiner Form wohl in der großen Mehrzahl der Fälle erhalten werden kann.

In den ersten Tagen nach dieser Operation ist auf sorgfältigen Lidschluss zu achten, und der Verband ist nicht zu früh zu entfernen, um einer Keratitis neuroparalytica vorzubeugen.

Gegebenen Falles kann die Neurotomia optico-ciliaris von vornherein, anstatt der Entfernung des Auges, versucht werden. Sollte sich trotzdem der Bulbus später erheblich verkleinern und Beschwerden veranlassen, so kann seine Entfernung immer noch vorgenommen werden.

———

Ich schließe diese Abhandlung mit einem Ausspruche HIRSCHBERG's, eines der wenigen Fachgenossen, welche auf diesem Gebiete eigene, große Erfahrungen besitzen, und der neben A. v. GRAEFE und ALFRED GRAEFE wohl am meisten zum Aufbau unserer Kenntnisse über Cysticerken im Auge[1]) beigetragen hat, dass: »Wer eine Cysticercusextraktion übernimmt, sich darüber klar sein muss, dass eine derartige Operation nicht etwa mit einer Altersstaraausziehung zu vergleichen ist, und dass sie oft nicht in der Weise gelingt, wie wir sie uns vorgenommen haben.«

Glücklicherweise wird durch die in Deutschland jetzt fast überall vortrefflich gehandhabte Fleischschau der intraoculare *Cysticercus* — früher der häufigste und gefährlichste Schmarotzer des Auges — von Jahr zu Jahr seltener, sodass er bald, wenigstens in deutschen Gauen, eine Avis rara sein wird.

Litteratur.

I. Cysticercus im Glaskörper.

1853. 1. Coccius, Ad., Über die Anwendung d. Augenspiegels. Leipzig 1853, p. 93.
1854. 2. v. Graefe, Vier Fälle von Cysticercus in den tieferen Teilen des Auges. Arch. f. Ophthalm. Bd. I. 1, p. 457—465.
1855. 3. v. Graefe, Fälle von Cysticercus im Innern des Auges. Arch. f. Ophthalm. Bd. II. 1, p. 259—266 (resp. 263). (Fall von Arteria hyaloidea).
    4. Liebreich, R., Cysticercus im Glaskörper. Arch. f. Ophthalm. Bd. I. 2, p. 342 (Arteria hyaloidea).
1857. 5. v. Graefe, Fall von Cysticercus im Glaskörper. Arch. f. Ophthalm. Bd. III. 2, p. 312—328.
1858. 6. Busch, W., Cysticercus im Glaskörper. Arch. f. Ophthalm. Bd. IV. 2, p. 99—105.
    7. v. Graefe, Cysticercus im Glaskörper durch die Hornhaut extrahiert. Arch. f. Ophthalm. Bd. IV. 2, p. 171—183.
    7a. Williams, Cysticercus im Glaskörper. The Cincinnati Lancet and Observer, no. 5. may 1858.

———

1) Siehe seine zahlreichen grundlegenden Abhandlungen in den Litteraturverzeichnissen.

1860. 8. †v. Graefe und Schweigger, Über intraoculäre Cysticerken. Arch. f. Ophthalm. Bd. VII. 2, p. 48—57.

1863. 9. Liebreich, R., Cysticercus im Glaskörper. Atlas der Ophthalmoskopie. Taf. VII, Fig. 5, p. 18.

10. v. Graefe, Extraktion fremder Körper, reclinierter Linsen und Entozoen aus dem Glaskörperraume. Arch. f. Ophthalm. Bd. IX. 2, p. 79.

1865. 11. Becker, Cystic. cell. im Auge. Österr. Ztschr. f. prakt. Heilkde. XI. 46, p. 1046. Allgem. Wien. med. Ztg. 45, p. 370.

12. †Jacobson, J. und v. Recklinghausen, Zwei Fälle von intraoculären Cysticerken mit Sektionsbefund. Arch. f. Ophthalmologie. Bd. XI. 2, p. 147—165.

1866. 13. Teale, Pridgin, Cysticercus in the vitreous humour. Ophthalmic. hospital Reports. Vol. V, p. 318 (Arteria hyaloidea).

14. Bänziger, Arch. f. Ophthalm. Bd. XII. 2, p. 190, cit. in der Arbeit von v. Graefe: »Bemerkungen über Cysticercus«.

1867. 15. v. Graefe, Sitzungsberichte der Berl. med. Ges. (Sitzung v. 1. April 1867).

16. v. Arlt, F., Cysticercus im Auge, durch Operation entfernt. Wien. med. Wochenschr. XVII. 55, p. 872.

17. Becker, Otto, Cysticercus im Auge. Ibid. No. 56, p. 889.

1868. 18. Neeclon, Cysticercus im Glaskörper. Zeitschr. f. Med., Chir. u. Geburtsh. VII. 2, p. 398.

19. Landsberg, M., Cysticercus im Glaskörper eines erblindeten Auges. Abhandl. d. Naturforscher-Ges. zu Görlitz. XIII.

20. v. Graefe, Über Cysticerken in den tieferen Teilen des Auges. Berlin. klin. Wochenschr. No. 20, p. 218.

21. v. Graefe, Über anderweitige Anwendung des peripherischen Linear-schnittes. Arch. f. Ophthalm. Bd. XIV. 3, p. 143.

1869. 21a. Gradenigo, Cysticerque de l'oeil. Giornale d'oftalm. italiano. 1869, Fasc. 2.

1870. 22. †Saemisch, Sektionsbefund eines Auges mit intraocularem Cysticercus. Klin. Mon.-Bl. f. Augenhkde. VIII, p. 170—173.

23. Marini, Cysticerco nel vitreo. Giorn. d'oftalm. ital. p. 147.

24. L. de Wecker et E. de Jaeger, Traité des maladies du fond de l'oeil et atlas d'ophthalmoscopie. Paris et Vienne 1870.

1871. 25. †Hirschberg, J., Cysticercus intraocularis. Arch. f. Augen- u. Ohren-heilkde. II. 1, p. 227—239, mit Abbildung.

26. Hansen, Edmund, Tilfaelde af cysticercus i. corp. vitr. Extraction ig jennem cornea. Hosp. Tidende No. 12.

1872. 27. Hirschberg, Zwei Fälle von Extraktion des Cysticercus aus dem menschlichen Auge. Virchow's Arch. f. pathologische Anatomie, 54, p. 276—278.

28. Hirschberg, Fall von Extraktion eines Cysticercus aus dem Glaskörper. (Berlin. med. Ges. 3. Juli.) Berlin. klin. Wochenschr. IX. 40, p. 485. Ann. d'ocul. 68, p. 141.

29. Sichel (fils), A., Note sur un cas de cysticerque ladrique intraoculaire. Extraction de l'entozoaire intact et vivant hors de la cavité du corps vitré. Gaz. hebdomadaire de méd. No. 2, p. 21—25. Gaz. des Hôp. p. 386.

30. Schröder, C., Cysticercus corporis vitrei. Erster Bericht über die Augenklinik im Nerothal p. 19—20.

31. Ewers, Beobachtungen von Cysticercus. II. Jahresber. d. Ewers'schen Klinik, p. 7—11.

32. Carreras y Arago, Intraocularer Cysticercus. Ber. üb. d. ophthalm. Kongress in London am 1.—3. August 1872. Compte rendu p. 59, 67. (1873.)

1873. 33. Del Toro, Cisticerco celluloso del cuerpo vitreo; extrabismo optico. La
             Cronica oftalm. p. 106—109.
        34. Kosminski, Cysticercus im Corp. vitr. Medycyna I, p. 12.
1874. 35. Lemoine, Jules, Les parasites de l'appareil de la vision. Thèse
             de Paris.
        36. Hirschberg, J., Cysticercus intraocularis. Klinische Beobachtungen
             p. 14—17.
        37. Rocafult, Cysticerque celluleux dans le corps vitré. Ann. d'ocul. 78,
             p. 186.
1875. 38. Desmarres (père), Note sur un cas de cysticerque vivant observé dans
             le corps vitré d'un jeune homme de vingt-deux ans. Gaz. des hôp.
             No. 33, p. 257. Bull. de l'Acad. de Méd. No. 11, p. 291.
1876. 39. Hirschberg, Hygienisches aus der Augenklinik. Deutsche med. Wochen-
             schrift No. 36, p. 229.
        40. Hirschberg, Glaskörperoperationen. Arch. f. Ophthalm. Bd. XXII. 3,
             p. 146.
        41. Van der Laen, Cysticercus im Auge. Gazeta med. de Lisboa No. 23
             (3 Fälle).
1877. 42. Berger, Alb Maria, Cysticercus im Auge. Klin. Mon.-Bl. f. Augen-
             heilkde. XV, p. 257—261.
1878. 43. Leber, Th., Jugendlicher Cysticercus im Glaskörper. Bericht über die
             XI. Vers. d. Ophth. Ges. Heidelberg, p. 186.
        44. Hirschberg, Beiträge zur praktischen Augenheilkunde. III. Heft, p. 71
             (Leipzig, Veit & Comp.).
        45. Vigues, D'un ophthalmozoaire occupant l'humain vitré. Opération et
             guérison. Progrès méd. No. 9 et Gaz. des hôp. No. 31.
        46. Goldzieher, W., Cysticercus cellulosae im Corpus vitreum. Pester
             med.-chir. Presse. XIV, No. 29 und 30.
        47. Pollak, J., Cysticercus in dem Gehirn und dem Auge. Wien. med.
             Presse p. 1480.
        48. Landolt, Extraction d'un cysticerque de l'intérieur de l'oeil. Société
             de chirurgie. 1877.
        49. Eliasberg, J. S., Über die operative Behandlung des intraocularen
             Cysticercus cellulosae. Inaug.-Diss. Berlin.
        50. Graefe, Alf., Über die Entbindung von Cysticerken aus den tiefen und
             tiefsten Teilen des Bulbus mittelst meridionalen Scleralschnittes. Arch.
             f. Ophthalm. XXIV. 1, p. 209—232.
        51. Graefe, Alf., Weitere Bemerkungen über die Extraktion von Cysti-
             cerken. Arch. f. Ophthalm. XXIV. 3, p. 267—273.
1879. 52. †Vogler, E. (Hirschberg), Ein Fall von Cysticercus intraocularis.
             Arch. f. Augenheilkde. IX. 1, p. 27, mit 1 Holzschn.
        53. Pokrowsky, Ein Fall von Cysticercus im Auge. Kaukas. med. Ges.
             No. 7 (russisch).
        54. Hirschberg, Cysticercus cellulosae. Centralbl. f. praktische Augenheil-
             kunde, p. 173.
1880. 55. Hirschberg, Der Cysticercus im Auge. (Trad. de l'allem. par le Dr. Van
             Duyse.) Ann. Soc. méd. de Gand. LVIII, p. 147 und Eulenburg's Real-
             encycl. Lexic. Art. III, p. 594.
        56. Turnbull, C. S., Case of cysticercus within the human eye. Cinc.
             med. News. IX, p. 73.
        57. Moniez, R., Essai monographique sur les cysticerques. Paris.
1881. 58. Cohn, Über 5 Extraktionen von Cysticerken aus dem Augapfel. Breslauer
             ärztl. Zeitschr. No. 23 und 24.
        59. v. Hippel, Cysticercus im Glaskörper. Ber. d. ophth. Klinik zu Gießen,
             p. 24 (Stuttgart, F. Enke).

1881. 60. Leber, Th., Über die Wirkung von Fremdkörpern im Innern des Auges.
         Transact. of the internat. med. Congress. London. VIII, Vol. III, p. 15—19.
      61. Salm, M., A new case of cysticercus. Texas Med. and Surg. Rec.
         Glaveston. I, p. 310.
      62. Nimier, Observation du cysticerque du corps vitré. Gaz. des hôp. p. 834.
1882. 63. Jany, L., Über Einwanderung des Cysticercus cellulosae ins mensch-
         liche Auge. Eine Entgegnung auf den Vortrag des Herrn Prof. Cohn:
         »Über 5 Extraktionen von Cysticerken aus dem Augapfel«. Breslau.
         23 S. Genossenschafts-Druckerei.
      64. Cohn, Kurze Antwort auf die Broschüre des Herrn Dr. Jany: »Über
         Einwanderung des Cysticercus ins menschliche Auge«. Breslau.
      65. Burckhard, Zur Abwehr gegen Herrn Prof. Cohn. Breslau. 14 S.
      66. Cohn, Entgegnung auf die »Zur Abwehr« gegen mich gerichtete Broschüre
         des Herrn Dr. Burckhard. Breslau. 16 S.
      67. Graefe, Alf., Epikritische Bemerkungen über Cysticercus-Operationen
         und Beschreibung eines Lokalisierungsophthalmoskopes. Arch. f. Oph-
         thalm. XXVIII. 1, p. 187.
      68. Albertotti, Pinzette zur Extraktion des Cysticercus aus dem Glaskörper.
         Gazetta delle cliniche. Torino 1882. No. 37.
      69. Haase, C. G., Ein Fall von Cysticercus cell. im Glaskörper, Extraktion
         desselben; Erhaltung des Auges und des vorhandenen Sehvermögens.
         Arch. f. Augenheilkde. XI. 4, p. 396.
1883. 70. Haase, C. G., A case of cysticercus cell. in the vitreous body etc.
         Arch. of Ophthalm. XII. 1, p. 64.
      71. Hulke, J. W., Cysticercus in the vitreous body. Ophthalm. Soc. of
         Great Britain and Ireland. Juli. Transact. of the ophthalm. Soc. of
         the Unit. Kingd. III, p. 33.
      72. Sinclair, J. G., Remarks on a case of Cysticercus in the vitreous.
         Brit. med. Journ. II, p. 7.
      73. Bowater, J. Vernon, A case of cysticercus in the eye. Lancet I. 21,
         p. 904.
      73a. Souquières, Un cas de cystic. dans le corps vitré. Lyon médical.
         14. Nov. 1883.
1884. 74. Csapodi, St., Cysticercus elso esete az uvegestben magyar-brzzeigon.
         Szemészet IV, p. 80 (Der erste Fall von Cysticercus im Glaskörper in
         Ungarn) und Pester med.-chir. Presse p. 865. 1884.
      75. Schulek, Cysticercus cell. im Glaskörper. Wien. med. Wochenschrift
         No. 29 (Ges. d. Ärzte in Budapest). (Fall von Csapodi.)
      76. Souquières, J., Un caso de cysticerco no corpo vitreo. Arch. ophth.
         de Lisb. V, No. 2, p. 12.
      77. De Wecker et Landolt, Traité complet. T. II, p. 572. »Corps étrangers
         et entozoaires de l'humeur vitré.«
      78. Minor, James L., A case of cysticercus in the vitreous. New-York
         med. Record. XXVI. 26. Dec.
      79. Terrin, L., Étude sur le cysticerque de l'oeil. Thèse de Montpellier No. 78.
      80. Germelmann, Adolf, Beiträge zur Operation von Cysticercus im Auge.
         Inaug.-Diss. Göttingen.
1885. 81. †Hirschberg, Cysticercus im Auge. Eulenburg's Realencyclop. 1885.
         p. 663.
      81a. van Duyse, Un cas de cysticerque du corps vitré. Annal. d'oculist.
         T. XCIII, 13. Sér., p. 260. 5 et 6 et Ann. et Bull. de la Soc. de méd.
         de Gand. 51. année. 1885.
      82. Graefe, A., Weitere Mitteilungen von Extraktion von Cysticercus. Arch.
         f. Ophthalm. XXXI. 4, p. 33—52.
      83. Haltenhoff, Une Extraction de cysticerque du corps vitré. Annal.
         d'oculistique. T. XCIV, 14. Sér., 4, p. 236. 5 et 6.

1885. 84. **Krukow, A.**, Ein Fall von Cysticercus im Glaskörper. Westnik oftalm. Kieff. II, p. 31.

85. **Hirschberg**, Über Glaskörperoperationen. Berlin. klin. Wochenschr. XXII, No. 29, p. 457. Centralbl. f. prakt. Augenhkde. IX. 1885. p. 417.

86. **Lagleyze, P.** Oftalmo entozoarios; cisticerco en el vitreo. Rev. argent. d. cien. méd. Buenos-Aires. II, p. 3.

87. †**Treitel, Th.**, Bericht über 4 Operationen von Cysticercus intraocularis. Arch. f. Augenhkde. XV, p. 257.

1886. 88. **Haltenhoff**, Une Extraction de cysticerque du corps vitré. Revue méd. de la Suisse rom. VI. 1, p. 42. Jan.

89. **Leber, Th.**, Cysticercusextraktion und Cysticercusentzündung. Arch. f. Ophthalm. XXXII. 1, p. 281—315.

90. **Hirschberg**, »Pseudocysticercus«. Centralbl. f. Augenhkde. X, p. 265.

91. **de Wecker, L.**, Über Extraktion von Cysticerken. Entgegnung auf Prof. Alf. Graefe's »Weitere Mitteilungen über Extraktion von Cysticerken«. Arch. f. Ophthalm. XXXII. 1, p. 275.

92. **v. Zehender. W.**, Die parasitischen Erkrankungen des Auges (eine Bowman-Vorlesung in London). Ophth. Review p. 367. The Brit. med. Journ. 4. Dec. 1886. Deutsche med. Wochenschr. XIII, No. 50, 51 (1887).

1887. 93. **Saltini, G.**, Sopra un caso di cisticerco nel vitreo. Rassegua di scienc. med. Modena, p. 401.

94. **Saltini, G.**, Dal cisticerco endoculare. Rendiconto della soc. ottalmol. ital. p. 100.

94a. **Daubin, A. F. P.**, Des cysticerques du corps vitré et du fond de l'oeil. Bordeaux (Thèse).

1888. 95. **Dufour**, Zwei Cysticerken in einem Auge. Revue méd. de la Suisse romande. 1888, p. 453. (Soc. vaudoise de Méd. Séance de 7. juillet 1888.)

95a. †**Pilgrim, Carl**, Zwei Fälle von Vorkommen des Cysticercus cell. im Auge. Inaug.-Diss. München.

1889. 96. **Herrenheiser**, Über Cysticerken im Auge. Prager med. Wochenschr. No. 49 u. 51.

97. †**v. Schroeder, Th.** und W. **Westphalen**, Ein teilweise resorbierter Cysticercus in einer tuberkulösen Neubildung im Innern des Auges. Arch. f. Ophthalm. XXXV. 3, p. 97.

98. **Przibilsky, J.**, Fall von einem Parasiten im Glaskörper. Entozoon corporis vitrei. Tagebl. d. III. Kongr. d. russ. Ärzte, p. 224 u. Westnik oftalm. 1889. 1, p. 67.

99. **Romiée**, Note sur un cas de cysticerque dans le corps vitré. Bullet de l'Acad. roy. de Belgique, p. 335.

1890. 100. **Gast, R.**, Zur Casuistik des Cysticercus intraocularis. Klin. Mon.-Bl. f. Augenhkde. XXVIII, p. 10.

101. **Magawly, Graf J.**, Ein Fall von Cysticercus im Glaskörper. (Slulsch aj cysticerco w steklowi duom tele.) Westnik oftalm. VII. 1, p. 13. (Die erste Cysticercus-Extraktion in Russland.)

102. **Treitel, Th.**, Ein Fall von erfolgreicher Extraktion eines Cysticercus aus dem Glaskörper unter Leitung des Augenspiegels. Arch. f. Augenheilkde. XXI. 3, p. 269 und Arch. f. Ophthalm. p. 207 (1890).

103. **Vossius, A.**, Eine Cysticercusoperation. Berl. klin. Wochenschrift. XXVII. 1.

1891. 104. **Chibret**, De l'aspiration appliquée à l'extraction du cysticerque du corps vitré. Soc. d'Ophth. de Paris. 1891. Jan. 6.

105. †**Wagenmann**, Über das Vorkommen von Riesenzellen und eitriger Exsudation in der Umgebung des intraocularen Cysticercus. Arch. f. Ophthalm. XXXVII. 3, p. 125.

1892. 106. **Seyfert, R.**, Beiträge zur Operation des intraocularen Cysticercus. Inaug.-Diss. Leipzig 1892. Arch. f. Ophthalm. XXXVIII. 2, p. 112.

1892   107. Hirschberg, Über die Finnenkrankheit des menschl. Auges. Berlin.
            klin. Wochenschr. XXIX, 14, 15. Centralbl. f. prakt. Augenheilkunde.
            1892. p. 300.

       108. Fick, A. E., Ein Fall von Cysticercus im Glaskörper, durch Operation
            entfernt. Correspondenz-Bl. f. Schweizer Ärzte. 1892. p. 279 u. 350.

1893. 109. Graefe, Alf., Weitere Notiz, die Extraktion zweier Cysticerken be-
            treffend. Klin. Mon.-Bl. f. Augenhkde. XXXVI, p. 261. Juli.

       110. Hirschberg, Ein Fall von Finnenkrankheit des menschl. Augapfels.
            Berlin. klin. Wochenschr. XXX, No. 22.

       111. Hirschberg, Cysticercus des Augenhintergrundes. Berlin. klin. Wochen-
            schrift. XXX, No. 17, p. 415.

       112. Hirschberg, Über den schlauchartig eingekapselten Cysticercus des
            Glaskörpers. Centralbl. f. prakt. Augenhkde. 1893. p. 135.

       113. Mitvalský, J., Erfahrungen über Augencysticerken in Böhmen. Cen-
            tralbl. f. prakt. Augenhkde. p. 198 u. 230.

       114. †Warnecke, Georg, Beitrag zur Operation u. patholog. Anatomie des
            Cysticercus intraocularis. Inaug.-Diss. Göttingen. Vandenhoeck und
            Ruprecht.

1894. 115. De Vincentiis, C., Tenonite parziale suppurata du cisticerco. Boll.
            d. Clin. Milano. XI, p. 251.

       116. Cheatham, A case of cysticercus of the vitreous. Ann. of Ophth.
            and Otol. III. 2, p. 129.

       116a. Kaelin, Extraktion eines Cysticercus aus dem Glaskörper. Siebenter
            Jahresbericht des Theodosianum in Zürich, p. 3.

1895. 117. Schirmer, O., Cysticercus im Glaskörper. (In Diss. von R. Wagner.
            1895. Greifswald.)

       118. †Alcalaï, Sasson, Ein Fall von Cysticercus des Auges, Gehirns und
            Rückenmarks. Inaug.-Diss. Berlin. (Vergl. Hirschberg, Berl. klin.
            Wochenschr. 1892. No. 14. Fall 5.)

       119. Wagner, R., Über das Vorkommen des Cysticercus im menschl. Auge,
            seine Operation und Heilerfolge. Inaug.-Diss. Greifswald 1895.

1896. 120. Dor, H., Cysticerque dans le corps vitré. Soc. des sciences méd. de
            Lyon. Séance de jan. 1896. Annal. d'oculistique. 59. Jahrgang.
            T. CXV, p. 225.

       121. Hill-Griffith, Some Cases of intra-ocular Cysticercus and one case
            of intra-ocular hydatid. Trans. Ophth. Soc. of the United. Kingdom.
            Vol. XVII, p. 220. Ann. d'oculist. 59. Jahrg. T. CXVI, p. 446.

1897. 122. Krukow, Cysticercus im Glaskörper. Moskauer ophth. Ges., Sitzung
            am 8. Nov. 1897. Ophthalm. Klinik. 2. Jahrg. No. 1, p. 13.

II. Cysticercus unter der Netzhaut.

1854. 1. v. Graefe, Fälle von Cysticercus auf der Netzhaut. Arch. f. Ophthalm.
            I. 1, p. 457—465, Taf. III, Fig. 2 u. 3.

1855. 2. v. Graefe, Cysticercus in retina. Ibid. I. 2, p. 326—330.

       3. v. Graefe, Cysticercus hinter oder in der Netzhaut. Arch. f. Ophthalm.
            II. 1, p. 259—263.

1856. 4. v. Graefe, Zwei neue Fälle von Cysticercus in den tieferen Teilen des
            Auges. Ibidem II. 2, p. 334—343.

1857. 5. v. Graefe, Cysticercus im Augenhintergrunde. Arch. f. Ophthalm. III. 2,
            p. 328—336.

1854—58. 6. Desmarres, L. A., Cysticerque de la rétine. Traité théorique et
            pratique des maladies dex yeux. 2. édit. T. III, p. 756. Paris. (Die
            erste Beobachtung von Cysticercus in Frankreich im Innern des Auges.)

1859. 7. Nagel, A., Cysticercus auf der Netzhaut. Arch. f. Ophthalm. V. 2,
            p. 183—190.

1862. 8. †Soelberg-Wells, Case of Cysticercus within the eye (mit anatom. Befund von Bader). Ophthalm. Hosp. Reports. Vol. III, p. 324—326.

1863. 9. v. Graefe, Cysticercusblasen im Auge. Deutsche Klinik. No. 13, p. 130. (Verhandl. der Berlin. med. Ges.)

10. Alf. Graefe, Zur Casuistik des amaurotischen Katzenauges. Eingekapselter Cysticercus der Netzhaut. Klin. Mon.-Bl. f. Augenhkde. I, 233 resp. 237.

1865. 11. Becker, O., Cysticercus cell. im Auge. Österr. Zeitschr. f. prakt. Heilkunde. XI. 46, p. 1046.

1866. 12. v. Graefe, Bemerkungen über Cysticercus. Arch. f. Ophthalmologie. XII. 2, p. 174.

1868. 13. Mauthner (O. Becker), Lehrbuch der Ophthalmoskopie. Wien. p. 461 (3 Fälle).

1869. 14. †Hirschberg, J., Anatomische Untersuchung eines Augapfels mit subretinalem Cysticercus. Virchow's Archiv. XLV, p. 509—513.

15. v. Jaeger, E., Ophthalmoskopischer Handatlas. Taf. XVIII, Fig. 83.

1870. 16. †Hirschberg, J., Über Cysticercus intraocularis. Arch. f. Augen- und Ohrenhkde. I. 2, p. 138—143.

17. Hirschberg, Über Fremdbildungen im Auge. Berlin. klin. Wochenschr. No. 10, p. 122 (Berlin. med. Ges.).

18. Hirschberg, Cysticercus unter der Netzhaut. 1. Bericht über seine Augenklinik. Berl. klin. Wochenschr. No. 45, p. 542 (4).

1871. 19. Logetschnikow, L., Fall von Cysticercus subretinalis. Sitzungsber. d. phys. med. Ges. in Moskau (russisch).

1872. 20. †Giraud-Teulon, Cysticerque logé entre la choroïde et la rétine. Gaz. des Hôp. 2, p. 12. (Terrin, Thèse de Montpellier, p. 26.)

1874. 21. †Poncet, M., Note sur un cas de cysticerque de l'oeil logé entre la choroïde et la rétine. Gaz. méd. de Paris. No. 10.

1875. 22. †Ihlo, Ein Fall von Cysticercus cell. subretinalis. Inaug.-Diss. Königsberg. Leipzig H. Kessler.

23. Maklakoff, Ein Fall von Cysticercus im Auge. Ann. d. chirurg. Ges. in Moskau, p. 485 (russisch).

1876. 24. Jany, Cysticercus subretinalis in einem enucleierten Auge. Wien. med. Presse. XVII. 1, p. 14.

25. †Hirschberg, J., Einige Beobachtungen über Cysticercus cell. im Augengrunde. Arch. f. Ophthalm. XXII. 4, p. 126 (mit 2 Taf.).

1878. 26. Cohn, H., Cysticercus unter der Retina. Extraktion mit Erhaltung des Sehvermögens. Deutsche Zeitschr. f. prakt. Med. 32, p. 380. Centralbl. f. prakt. Augenhkde. II, p. 145.

27. Da Fonseca, F. C., Cysticercus unter der Netzhaut. Period. de ophthalm. Pract. I, No. 1, 2, 3. Centralbl. f. prakt. Augenheilkde. 1878. p. 48 und 1879. p. 366.

28. v. Kries, N., Extraktion eines subretinalen Cysticercus. Arch. f. Ophthalm. XXIV. 1. p. 151.

29. Schöler, Ein Beitrag zur Neurotomia optico-ciliaris. Berlin. klin. Wochenschr. No. 45, p. 663.

29a. †Becker, O., Atlas der patholog. Topographie des Auges. III. Wien.

1879. 30. Becker, O., Fall von Cysticercus in der Gegend des hinteren Augenpols. Extraktion. Arch. f. Augenhkde. VIII, p. 118.

1880. 31. Rampoldi, R., Cisticerco retroretinico, anatomicamente dimostrato alla sezione del bulbo, enucleato per fenomeni glaucomatosi secondari. Persenza della taenia solium nello stesso individuo. Ann. di Ottalm. IX, p. 264.

1882. 32. Kanweki, Subretinaler Cysticercus. Gaz. lek. 1882.

33. Peschel, Communicazione sopra un caso de cisticerco sottoretinale. Giorn. della R. Accad. di Med. di Torino. XLV, No. 10 u. 11.

34. Reymond, Fall von Cysticercus der Retina. Giorn. della R. Accad. di
    Med. di Torino. 14. Luglio.
1883. 35. Hock, J., Subretinaler Cysticercus cell. und Neuritis optica. Wien. med.
    Wochenschr. No. 52.
    36. Galezowski, Cysticerque sous-rétinien. Recueil d'Ophth. p. 211.
1884. 37. Spernino, F., Cisticerco retroretinico e suoi movimenti. Atti della
    R. Accad. di Med. di Torino. Vol. VI, p. 83.
    38. Manz, Ein Fall von Cysticercus subretinalis. Arch. f. Augenheilkunde.
    XIII, p. 200—207.
1885. 39. Treitel, Th., Cysticercus subretinalis. Arch. f. Augenhkde. XV, p. 260.
    40. Czapodi, Retina allati cysticercus. Szemészet III, p. 52.
    41. Dobrochotow, Subretinaler Cysticercus. Westnik oftalm. No. IV.
1886. 42. Landsberg, M., Zur Extraktion des subretinalen Cysticercus. Cen-
    tralbl. f. prakt. Augenhkde. X, p. 129.
1887. 43. De Vincentiis C., Cisticerchi oculari. Rendiconto della Soc. ottalm.
    ital. p. 41.
1888. 44. Ottava, J., Cysticercus im Auge. Szemészet p. 35.
    45. †Stölting, Entfernung eines eingekapselten Cysticercus aus dem Auge.
    Arch. f. Ophthalm. XXXIV. 4, p. 139.
1889. 46. Stölting, Beitrag zur Lehre von der Extraktion intraocularer Cysti-
    cerken. Berlin. klin. Wochenschr. XXVI, No. 42, p. 915.
    47. Albertotti, Contribuzione allo studio del distaceo retinico per cisti-
    cerco. Giorn. d. R. Accad. di Torino. LII. 6—7, p. 363.
    48. De Vincentiis, Nuove asservazioni sui cisticerchi intra- et extra-oculari.
    Ann. di Ottalm. XVIII. 4—5, p. 382. Arch. f. Augenhkde. XXI, p. 520.
    49. Denti, Einige Fälle von ocularem Cysticercus. Boll. Poliambulanza.
    Milano.
    50. †Musillani, Netzhautablösung durch Cysticercus. Sicilia medica. 1889.
    Fasc. 7.
    51. †Dolina, F., Zur pathologischen Anatomie des intraocularen Cysti-
    cercus. Inaug.-Diss. Königsberg i. Pr. Ziegler's Beitr. zur patholog.
    Anatomie u. allgem. Pathologie. Bd. V, Heft 3.
1890. 52. Schleich, G., Ein Fall von Cysticercus cell. subretinalis. Med. Korresp.-
    Blatt des Württemb. ärztl. Landesvereins. LX, No. 22.
1891. 53. Beccaria, Brevi cenni sopra due casi di cisticerco retroretinico. Ann.
    di Ottalmia. XX, p. 89.
    54. †Salzmann, Maxim., Eine Beobachtung früher Entwicklungsstufen
    des subretinalen Cysticercus. Klin. Mon.-Bl. f. Augenheilkde. XXIX,
    p. 302, mit Abbildung, p. 306.
    55. Cofler, Contribuzioni allo studio del Cisticerco oculare con speciale
    riflesso all' estrazione di quello intraoculare. Annal. di Ottalm.
    XX. 3, p. 186.
    56. Graefe, Alf., Über das Vorkommen von Cysticerken im Auge u. deren
    operative Behandlung. Verhandlungen deutscher Naturforscher und
    Ärzte zu Halle 1891. Centralbl. f. prakt. Augenhkde. 1892. p. 362—366.
    57. Denti, 3 Fälle von ocularem Cysticercus. Boll. della Poliambulanza,
    Milano 1891. (2 Fälle von subretin. Cysticercus, 1 Fall von subconj.
    Cysticercus.)
1892. 58. Zirm, E., Über die in einem Falle von subretinalem Cysticercus durch
    denselben hervorgerufenen frühzeitigen Veränderungen. Klin. Mon.-Bl.
    f. Augenhkde. XXX, p. 25.
1893. 59. Schöbl (Prag), Cysticercus subretinalis triplex. Eine vorläufige Mit-
    teilung. Centralbl. f. prakt. Augenhkde. XVII, p. 101.
    60. †Mitvalský, Erfahrungen über Augencysticerken in Böhmen. Cen-
    tralbl. f. prakt. Augenhkde. 1893. p 198 u. 201 (subretin. Cysticercus).

1894. 61. †Pincus, F., Anatomischer Befund von zwei sympathisierenden Augen, darunter eines mit Cysticercus intraocularis. Arch. f. Ophthalmologie. XL. 4, p. 231.

62. Woodruff, F. A., A dead cysticercus cell. subretinalis. Ann. of Ophthalm. and Otology. III. 2, p. 132.

1895. 63. De Vincentiis, C., Extrazione di un corpo dell' occhio, della parvenze di un cisticerco subretinico. Lavori della clin. ocul. della R. Univ. di Napoli. Vol. IV, Fasc. 2, p. 189.

1896. 64. †Heldmann, Rud., Ein Fall von Cysticercus subretinalis unter dem Bilde eines intraocularen Tumors (mit anatomischem Befund). Inaug.-Diss. Halle a. S.

65. Pergens, Ed. (Brüssel), Fall von doppeltem Cysticercus in einem Auge. Klin. Mon.-Bl. 1896. p. 434.

66. Sgrosso, P. Di un cisticerco tra la retina e la ialoidea. Lavori della clinica oculistica della R. Univ. di Napoli. Vol. IV, Fasc. 4, p. 308.

67. De Vincentiis, C., In proposito del cisticerco nel vitreo riferito dal Dott. Sgrosso. Lav. d. clin. ocul. d. R. Univ. di Napoli. Vol. IV, Fasc. 4, p. 312.

68. De Vincentiis, C., Cisticerco mostruoso apparentemente allogato sotto un distacco retinico con vasta lacerazione. Lavori della clin. ocul. della R. Univ. di Napoli. Vol. IV, Fasc. 4. p. 333.

1897. 69. Hirsch, Camill, Cysticercus subretinalis. Extraktion. Heilung. Prager med. Wochenschr. XXII, No. 19 u. 20.

70. Chailan, Un cas de cysticerque sous-rétinien. Marseille médicale. 1897.

71. †Peschel, M. Occhio enucleato con distacco totale della retina in seguito all' immigrazione d'un cisticerco. Giornale d. R. Acc. di med. di Torino. 26. Nov., ref. nach Riforma medica. IV, p. 677 in Nagel's Jahresber. 1897. p. 204.

1898. 72. Ljutkewitsch, Drei Fälle von subretinalem Cysticercus cellulosae. Wratsch 1898. No. 12.

III. Allgemeine Litteratur, Statistik etc.

1849. 1. Bremser, Lebende Würmer. Wien.

1863. 2. Dressel, Zur Statistik des Cysticercus cellulosae. Inaug.-Diss. Berlin.

1868. 2 a. Küchenmeister, Über die Cysticerken des Hirns und ihr Verhältnis zu Lähmungen, Epilepsie und Geisteskrankheiten. Österr. Zeitschr. f. prakt. Heilkde. 1868.

1877. 3. Weiß, Über die Tuberkulose des Auges. Arch. f. Ophthalm. XXIII, Heft 4, p. 76, Anmerkung.

1879. 4. Huber, J. Ch., Über die Verbreitung der Cestoden in Schwaben. Ärztl. Intelligenzbl. No. 27.

1881. 5. Zaeslein, Über die geographische Verbreitung und Häufigkeit der menschl. Entozoen in der Schweiz. Correspondenzbl. für Schweizer Ärzte. XI, No. 21.

1883. 6. Marchand, E., Über die Bildungsweise der Riesenzellen um Fremdkörper. Virch. Arch. Bd, XCIII.

1887. 7. Krabbe, 300 Fälle von Bandwurm. Nordiskt. medicinskt. Arch. XXIX. 1887, ref. im Centralbl. f. Bakt. und Parasitenkunde. II, p. 561.

1888. 8. Marchand, F., Untersuchungen über Einheilung von Fremdkörpern. Ziegler's Beiträge z. patholog. Anatomie und zur allgem. Pathologie. Bd. IV, Heft 1.

9. Friedrich, Arth., Über die Häufigkeit von tierischen Parasiten (Darmparasiten) beim Erwachsenen. Münch. med. Wochenschr. XXXIV, 47, 48.

1889. 10. Deutschmann, Über die Ophthalmia migratoria. Hamburg u. Leipzig.

11. Bollinger, Über Cysticercus im Gehirn des Menschen. Münch. med. Wochenschr. No. 31.

1890. 12. Haugg, Über den Cysticercus cellulosae. Inaug.-Diss. Erlangen.
1891. 13. Leber, Über die Entstehung der Entzündung und die Wirkung der entzündungserregenden Schädlichkeiten etc. Leipzig.
1892. 14. Huber, J. Ch., Bibliographie der klin. Helminthologie. München 1892.
Heft 3, 4. (Die Darmcestoden des Menschen.)
15. Keller, Über Cysticercus im Gehirn des Menschen. Diss. Bonn.
1894. 16. Mosler u. Peiper, Tierische Parasiten. Bd. VI d. spec. Pathologie u.
Therapie v. Nothnagel. Wien 1894.
1895. 17. Krückmann, Über Fremdkörpertuberkulose und Fremdkörperriesen-
zellen. E. Riesenzellenbildung um tierische Parasiten. Virch. Arch.
Bd. 138, p. 118.

Errata.

Lies anstatt κάλαξαι Seite 1, Zeile 5 von unten γάλαζαι.

Kapitel XIX.

Gesundheitspflege des Auges

von

Dr. A. Eugen Fick

in Zürich.

Mit 9 Figuren im Text.

———

Eingegangen im April 1899.

———

§ 1. Viele **Krankheiten lassen sich verhüten.** Die für diesen Zweck ersonnenen **Maßnahmen** und Einrichtungen bilden den Inhalt der **Gesundheitspflege oder Hygiene.** Natürlich lassen sich nur diejenigen Krankheiten verhüten, über deren Ursachen man einigermaßen zutreffende Vorstellungen hat. Die **Gesundheitspflege des Auges** hat es also heutzutage z. B. noch nicht mit dem grauen Altersstar zu thun, auch nicht mit dem grünen Star, mit Pigmententartung der Netzhaut und anderen Krankheiten dermalen noch unbekannter Herkunft. Die Gesundheitspflege des Auges wird sich auch nicht mit Krankheiten beschäftigen, die wie z. B. Scharlach und Unterleibstyphus nur gelegentlich einmal das Auge in Gefahr bringen; auch nicht mit Verletzungen des Auges durch Insektenstich, gegen den die Natur selber schon Schutzmittel geschaffen hat und die deshalb nur äußerst selten vorkommen. Als Stoff für die Gesundheitspflege des Auges bleiben also einmal Augenkrankheiten, deren Ursachen bekannt sind und beseitigt werden können; und zweitens Krankheiten des Gesamtkörpers von bekannter und verhütbarer Herkunft, falls sie das Auge regelmäßig und in erheblichem Grade in Mitleidenschaft ziehen.

Nach dem Gesagten ist es einleuchtend, dass die **angeborenen** Krankheiten des Auges nicht in den Bereich unserer Darstellung gehören. Ihre Ursachen sind ja in weitaus der Mehrzahl aller Fälle ganz in Dunkel gehüllt. Und selbst da, wo man das Stichwort »Vererbung« als »Ursache« gelten lassen will, kann ja von einer Verhütung keine Rede sein, solange das Recht, Nachkommen zu erzeugen, weder durch Gesetz noch durch die Sitten auf diejenigen Menschen beschränkt ist, die sich gesunder Augen und Glieder erfreuen.

Anders steht es mit den Augenkrankheiten, die erworben werden und zwar erworben durch den Gebrauch, d. h. durch unzweckmäßigen Gebrauch unserer Augen. Hier hat die Gesundheitspflege der Augen ein weites Feld, das gerade in den letzten Jahrzehnten mit großem Fleiße und Erfolge bearbeitet worden ist. Demgemäß wird ein großer Teil der folgenden Blätter sich mit dem Schutze der Augen beschäftigen: Erstens gegen die Folgen zu starker Belichtung; ganz besonders aber zweitens gegen die Folgen übermäßiger Nahearbeit. Als dritte Gruppe sollen die Beschädigungen der Augen durch Gifte besprochen werden. Und zwar wird selbstverständlich das furchtbare Volksgift unserer Rasse, der Weingeist, obenan stehen; dann folgen Tabak, Blei, Schwefelkohlenstoff, Nitrobenzol und andere Gifte, die auch zuweilen den Augen verderblich werden. Als vierte Gruppe sollen die Ansteckungen durch Spaltpilze und andere kleinste Lebewesen erörtert werden und zwar einmal die Ansteckung des Auges selbst, z. B. Blennorrhoe der Neugeborenen; andererseits Erkrankungen des Auges infolge einer Ansteckung des Gesamtkörpers, z. B. durch Pocken. Als weitere Gruppen wären die Verletzungen und die tierischen Schmarotzer zu behandeln. Da aber diese beiden Gruppen in besonderen Kapiteln dieses Handbuches Besprechung finden und dabei natürlich auch die Vorbeugungsmaßregeln erwähnt werden, so kann ihre Besprechung hier unterbleiben. Statt dessen will ich in einem letzten Abschnitte kurz aufzählen, durch welche Kurpfuschermaßregeln die Laien ihre Augen zu beschädigen pflegen.

I. Blendung.

§ 2. Allgemeines. Die Empfänglichkeit des Auges für Lichtreize ist außerordentlich groß. Schon Ätherschwingungen von sozusagen verschwindender Stärke sind imstande, die Netzhaut hinlänglich zu reizen, um eine Lichtempfindung zustande zu bringen. Andererseits kann aber das Auge eine wahre Flut von Lichtstrahlen aufnehmen, ohne hierdurch geschädigt zu werden. Wir können ein weißes Blatt Papier sehen bei dem schwachen Lichte des Sternenhimmels, und wir können es, wenn auch nicht lange betrachten, wenn die Sonne senkrecht darauf scheint. Im einen und im anderen Falle erscheint uns das Blatt sehr verschieden hell. Noch viel größer als der Unterschied unserer Empfindungen ist im einen und im anderen Falle der Unterschied der thatsächlichen Helligkeit. Das vom Sternenlicht schwach erhellte Papier bringt also eine verhältnismäßig starke Empfindung, das sonnenbeschienene eine verhältnismäßig schwache Empfindung hervor. Ermöglicht hat dies die Natur durch gewisse Einrichtungen, deren Spiel eine **Anpassung** des Auges an die gerade vorhandene Helligkeit bewirkt.

Diese Anpassung beruht nicht etwa auf dem Pupillenspiel. Allerdings sind ja unsere Sehlöcher weit, wenn wir uns im Dunkeln oder im Halbdunkel befinden; sie werden eng, wenn wir ins Helle gehen. Es könnte also die Lichtmenge, die im einen und im anderen Falle zur Netzhaut gelangt, die nämliche sein. Aber eine einfache Berechnung lehrt, dass das Sehloch bei stärkster Erweiterung nur etwa 60 mal so groß ist als bei stärkster Verengerung, während die Anpassung sich innerhalb viel weiterer Grenzen bewegt. Daraus folgt ohne weiteres, dass die Anpassung in Zunahme der Empfindlichkeit unseres Auges im Dunkeln und in Abnahme der Empfindlichkeit im Hellen besteht; und zwar beruht höchst wahrscheinlich die Abnahme der Empfindlichkeit hauptsächlich auf dem Ausbleichen des Netzhautpurpurs, die Zunahme der Empfindlichkeit auf Anhäufung von Purpur.

Aber alles hat seine Grenzen. Es giebt denn doch Helligkeiten, denen sich das Auge nicht anpassen kann und die es deshalb ohne Nachteil nicht zu ertragen vermag. Ja selbst eine mäßige Helligkeit kann schon Schaden anrichten, wenn sie ein Auge trifft, das für Dunkel oder wenigstens für eine wesentlich geringere Helligkeit angepasst ist; mit anderen Worten, ein plötzlicher Übergang aus dem Dunkeln bezw. aus mattem Lichte in grelles kann dem Auge schädlich werden. Der Leser wird ja gelegentlich an sich elber beobachtet haben, dass ein plötzlicher Übergang aus dem Dunkeln ins Helle mindestens sehr unangenehm ist, »den Augen wehe thut«; ganz besonders ist das der Fall, nachdem man längere Zeit im Dunkeln verweilt hat, z. B. wenn man morgens beim Aufstehen die Fensterläden öffnet. Wenn sich ein derartiger greller Wechsel zwischen Hell und Dunkel oft wiederholt, so kann er einen Reizzustand der Augen herbeiführen, der den Kranken zwingt, ärztliche Hilfe zu suchen. In den älteren Fachschriften, z. B. von Sömmering (VI, 3) werden derartige Fälle erwähnt. In neuerer Zeit sind ähnliche Beobachtungen nicht mitgeteilt worden und die alten in Vergessenheit geraten. Das sollte uns aber nicht abhalten, bei schmerzhafter Empfindlichkeit aus unbekannter Ursache nachzuforschen, ob nicht in der Lebensweise des Kranken eine Gelegenheit zur Blendung gegeben ist.

Wir wollen nun den allgemeinen Begriff der Blendung in verschiedene Krankheitsbilder zerlegen.

§ 3. **Schneeblindheit.** Schon von Galenus wird Schneeblindheit erwähnt. Auch in arktischen Reisebeschreibungen ist öfters von Schneeblindheit die Rede. Aus diesen mir unzugänglichen Werken sei erwähnt, dass

Schneeblindheit nicht bloß bei Menschen, sondern auch bei Seehunden, Hunden und Hasen beobachtet sein soll (WIDMARK, 39).

Das Wesen der Schneeblindheit lässt sich aus einigen Thatsachen erkennen, die REICH (16) im März 1880 im Kaukasus beobachtet hat. Es hatte vier Tage ohne Unterbrechung geschneit und nun beleuchtete eine strahlende Sonne die ungeheueren Schneemassen des Hochgebirges. »Dies lieferte ein solches Meer von grellem blendendem Lichte, dass ein ungewohntes Auge sehr bald ein höchst peinliches Gefühl empfand; der hellblaue Himmel erschien bald dunkelblau, ja sogar fast schwarz«. Eine große Zahl Schneeschaufler wurde angestellt, um die GEORGI'sche Militärstraße über die Pässe des Kaukasus frei zu machen. Bei diesen Arbeitern brach nun Schneeblindheit aus. Auf Drahtnachricht eilte REICH aus Tiflis herbei. Schon auf dem Wege nach Mleti begegneten ihm zahlreiche Arbeiter mit verbundenen Augen und Köpfen. Eine Untersuchung ergab bei allen heftige Lichtscheu, Thränenfluss, Röte der Lidbindehaut und bei einigen auch reichliche Schleimabsonderung; bei dreien sogar Chemose der Bindehaut des Auges und leichte Ciliarröte. In Mleti fand REICH 30 Mann in einer Kaserne; sie lagen auf einem erhöhten Bretterboden sämtlich auf dem Bauche, verhüllten das Gesicht mit den Händen oder Kleidungsstücken und stöhnten vor Schmerz. In tiefer Dämmerung konnten viele die Augen frei öffnen und ohne Führung einhergehen. Die Untersuchung der Kranken war durch ungemeine Lichtscheu, Lidkrampf und bei gewaltsamem Öffnen der Lider durch Ströme von Thränen und heftiges Nießen erschwert; schon das Licht einer Kerze brachte diese Wirkungen hervor. Die Hornhaut war nicht verändert. Das Sehloch war stark verengt; durch Atropin konnte es nicht erweitert werden (Versuch bei drei Kranken). Bei zweien von 73 Kranken war das Sehloch weit, die Netzhaut unterempfindlich, das Gesichtsfeld eingeengt, ohnedass übrigens Lichtscheu gefehlt hätte. Der Aufenthalt im Dunkeln wurde von allen Kranken als sehr wohlthuend empfunden, wenn auch die Schmerzen keineswegs sofort aufhörten. REICH sorgte nun schleunigst für Verteilung von rauchgrauen Schutzbrillen und Schleiern unter die noch arbeitsfähigen Schneeschaufler, die sich bisher, so gut es eben gehen wollte, durch ein enges Geflecht von Rosshaar oder unter den Hutrand gestecktes Heu geschützt hatten. Dank dieser besseren Schutzmittel kamen von jetzt ab nur noch sehr wenige Neuerkrankungen vor.

Die Schilderung REICH's deckt sich in allem Wesentlichen mit dem, was andere ärztliche Beobachter, HILDIGE (6), GARDNER (9) SCHIESS-GEMUSEUS (15) über Schneeblindheit berichtet haben. Nur muss hinzugefügt werden, dass es in schweren Fällen zu einer Farbenveränderung der Regenbogenhaut (HILDIGE), ja selbst zu Hornhautgeschwüren (GARDNER) kommen kann. Endlich sei erwähnt, dass in einem Teile der Fälle auch die Gesichtshaut in Mitleidenschaft gezogen war. Die Haut war nämlich rot, heiß, gespannt und schmerzhaft, also in einem Zustande ähnlich wie bei Rotlauf. Das Volk benennt diese Hautkrankheit Sonnenstich, die Ärzte nennen sie Erythema solare. Die Heilung der sonnengestochenen Haut erfolgt unter Abschuppung der Oberhaut.

Nach dem Gesagten ist Schneeblindheit eine heftige, schmerzhafte Reizung des vorderen Augenabschnittes infolge zu greller Belichtung; die Reizung befällt in erster Linie die Bindehaut der Lider, bei stärkerer Einwirkung des Lichtes die Bindehaut des Auges, dann die Regenbogenhaut und den Strahlenkörper und in den schlimmsten Fällen auch die Hornhaut. Die Reizung kann sich bis zu regelrechter Entzündung im pathologisch-anatomischen Sinne steigern. Sie erzeugt reflektorisch Thränenfluss und Lidkrampf; der Lidkrampf macht den Kranken unfähig zu sehen, also nach dem Sprachgebrauche der Laien »blind«. Da aber im augenärztlichen Sinne des Wortes hier von »Blindheit« nicht die Rede sein kann, so wäre ein anderer Name, etwa »Sonnenstich der Augen«, wohl zutreffender.

Der Verlauf der Krankheit ist fast ausnahmslos günstig. Schutz gegen Licht mildert sofort die Beschwerden; einige Tropfen Cocain lösen den Lidkrampf. In wenigen Tagen, bei den schwersten Fällen in einigen Wochen erfolgt Heilung, ohne jedes ärztliche Zuthun.

§ 4. **Elektrische Augenentzündung.** Die eben geschilderten Erscheinungen des Sonnenstiches können auch durch elektrisches Licht hervorgebracht werden und sind deshalb von einigen Schriftstellern als »elektrischer Sonnenstich« bezeichnet worden. In den Fachschriften sind bereits mehrere derartige Fälle beschrieben.

Meist handelt es sich um Ingenieure, Seeoffiziere oder Männer der Wissenschaft, die Beleuchtungsversuche anstellen oder im elektrischen Bogenlicht Metalle schmelzen wollten und dabei die üblichen Vorsichtsmaßregeln nicht oder wenigstens nicht ausgiebig genug angewendet hatten. Unmittelbar nach dem unvorsichtigen Hineinblicken in das Bogenlicht bezw. Arbeiten in seiner Nähe zeigten sich Störungen, die auf die Netzhaut bezogen werden müssen, nämlich Verminderung der Sehschärfe, farbige Nachbilder, Dunkelflecke, ja selbst zeitweilige Blindheit. In der Mehrzahl aller bis jetzt beobachteten Fälle waren das aber schnell vorübergehende Erscheinungen. Die Kranken gingen nach Beendigung der oft mehrstündigen Versuche ihren Geschäften nach, als ob nichts passiert wäre.

Nach 6—8 Stunden verwandelt sich aber die Scene[1]) Es stellen sich Kopf- und Augenschmerzen ein, die schnell an Heftigkeit zunehmen und im Verlaufe weiterer 6—8 Stunden eine furchtbare Höhe erreichen. Der

---

1 Schilderung nach TERRIER (17).

Kranke hat das Gefühl, als ob Tausende scharfkantiger Fremdkörper zwischen den Lidern und dem Auge hin- und herrollten. Ströme heißer Thränen quellen zwischen den krampfhaft geschlossenen Lidern vor, und jede Annäherung eines Lichtes steigert die Qualen des Kranken ins Unerträgliche.

In diesem Zustande kamen die Kranken meist in augenärztliche Behandlung. Der Arzt findet die Gesichtshaut, manchmal auch die Haut der Hände rot, gespannt, heiß und schmerzhaft, die Lider geschwollen, die Lidränder und die Bindehaut des Auges, soweit sie nicht von den Lidern bedeckt ist, stark gerötet, aber wenig oder gar keine Absonderung seitens der Bindehaut; ferner Ciliarröte und enge Sehlöcher, auch etwas Fieber.

Unter kühlenden Umschlägen und Cocaineinträufelungen gehen die Erscheinungen im Laufe des zweiten Krankheitstages zurück, um einige Tage später, unter Abschuppung der Haut, völlig zu verschwinden.

Aber nicht in allen Fällen war der Ausgang so erfreulich. Bei einigen der Kranken verschwanden die anfänglichen Zeichen von Beteiligung der Netzhaut nicht wieder, sondern gingen in schwere und bleibende Sehstörung über. So erzählt Little (30) von einem Kranken, der einen unvorsichtigen Blick in elektrisches Licht mit einer Neuroretinitis zu büßen hatte; Cassien (47) von einem Seeoffizier, der Sehnervenentzündung bekam mit Ausgang in Atrophie und völlige Erblindung. Es handelt sich also hier um eine andere Erkrankung, die in den Rahmen der »Schneeblindheit« nicht passt und eine Erklärung fordert, die in § 12 gegeben wird.

Fälle von elektrischem Sonnenstich kommen auch in meinem Wirkungskreise hier und da vor. Doch waren es bis jetzt stets leichte Fälle. So behandle ich gerade jetzt einen Arbeiter, der $^{1}/_{2}$ Stunde lang mit Ausbesserung einer Bogenlampe beschäftigt war und es unterlassen hatte, eine Schutzbrille aufzusetzen. Sofort nach Beendigung seiner Arbeit bemerkte er, dass ihm »alles rot aussehe«. Und vier Stunden später begann ein Gefühl von Trockenheit und Brennen in den Augen. Der objektive Befund beschränkte sich auf mäßige Rötung der Bindehaut der Augäpfel, der Lidränder und Lidwinkel.

§ 5. **Reizung der Augenoberfläche durch Blitz.** Da das Auge durch Sonnenlicht und durch starkes elektrisches Licht in Entzündung versetzt werden kann, so ist zu erwarten, dass auch ein Blitz das Auge »blenden« und dadurch beschädigen wird.

Freilich ist zwischen jenen drei Schädlichkeiten ein wesentlicher Unterschied. Das von Schnee, Eis oder einer Wasserfläche zerstreut abprallende Sonnenlicht bringt den Sonnenstich nur dann hervor, wenn es viele Stunden hintereinander in ungeschwächter Kraft einwirkt. Dem entspricht es wohl auch, dass bei der sogenannten Schneeblindheit die Miterkrankung der sehr anpassungsfähigen Netzhaut nur eine ganz untergeordnete Rolle spielt. Bei dem elektrischen Lichte ist das schon anders; die Versuche, bei denen es zu einem elektrischen Sonnenstiche kam, dauerten höchstens zwei Stunden; selbst kürzere Zeit war aber vollauf genügend. Die Wirkung des elektrischen Lichtes ist also viel heftiger als die des zurückgeworfenen Sonnenlichtes, und demgemäß sind Beschädigungen der lichtempfindlichen Teile des Auges schon häufiger.

Am heftigsten, geradezu platzend muss natürlich die Wirkung des Blitzes sein. Eine Person, die vom Blitze getroffen wird, oder in deren unmittelbarer Nähe ein Blitz niedergeht, wird sicherlich nicht bloß Lichtwirkungen der oben geschilderten Art zeigen, sondern daneben auch Verbrennung, Zertrümmerung und vielleicht sogar auch Blendung im engsten Sinne des Wortes (siehe § 12). Das Bild der Blitzwirkungen auf das Auge wird also jedenfalls ein ziemlich buntes sein. Immerhin lassen sich in diesem bunten Bilde ohne Schwierigkeit die oben geschilderten Wirkungen des Sonnen- und des elektrischen Lichtes wiedererkennen. Ja es sind einige Fälle von Augenverletzung durch Blitzschlag beschrieben worden, bei denen nur Lichtwirkungen der oben geschilderten Art zustande gekommen waren. So erzählt Purtscher (27), dass 15—20 Schritte von einer Frau der Blitz einschlug. Die Frau wurde für einige Minuten bewusstlos. Als sie zu sich kam, empfand sie heftiges Brennen im Gesicht und nahezu unerträgliches Beißen im Hinterkopf, Nacken und Rücken bis zu den Füßen herunter. Die ärztliche Untersuchung fand zwei Tage später statt und ergab Folgendes: Gesicht leicht gerötet und wärmer als normal, heftige Lichtscheu, Röte der Bindehaut des Auges sowohl als der Lider, keine Absonderung; Sehlöcher eng; Netzhautvenen etwas erweitert; keine Zeichen von Verbrennung, keine Sehstörung. Nach zwei Wochen war die Kranke bis auf etwas Drücken und Stechen in den Augen geheilt.

Ein von Silex (35) beobachteter Fall unterscheidet sich von dem eben erwähnten nur durch das Auftreten einiger strich- und punktförmiger Trübungen in der Hornhaut, auch einiger zartester Speichen in der Linse. Schon nach 8 Tagen waren Lider, Bindehaut, Hornhaut und Iris normal, die zarten Linsentrübungen verschwunden, dafür allerdings zwei neue Linsentrübungen entstanden. Immerhin ist auch in dem Silex'schen Falle das Gesamtbild der Erkrankung unverkennbar dasselbe wie beim elektrischen und beim wirklichen Sonnenstiche.

§ 6. Ursache des Sonnenstiches. Ohne Zweifel sind der Sonnenstich, der »elektrische Sonnenstich« und die eben erwähnten Erkrankungen durch Blitzschlag auf die nämliche Ursache, das Licht, zu beziehen. Es ist nur zu entscheiden, ob die überroten oder die sichtbaren Strahlen oder endlich die übervioletten jene eigentümliche Reizung der Haut und des vorderen Augenabschnittes hervorbringen.

Dass die überroten Strahlen nicht in Betracht kommen, braucht gar nicht durch besondere Versuche bewiesen zu werden. Es geht ja mit Bestimmtheit aus der Thatsache hervor, dass beim »elektrischen Sonnenstiche« die Reizerscheinungen erst 6—8 Stunden nach der Einwirkung des Lichtes bemerklich werden, während bekanntlich Verbrennung durch strahlende Wärme vom ersten Augenblicke an heftige Schmerzen macht und die Haut rötet. Es kann sich also nur um die sichtbaren oder die übervioletten Strahlen handeln. Zu Gunsten der übervioletten haben sich Foucault, Charcot, Regnault, Bouchardet, de Chardonnet, Nodier, Sous, Faucher, Dor, Bravais und Leroy (angeführt von Cassien, 47, und Terrier, 17) ausgesprochen. Regnault und de Chardonnet machten insbesondere auf die Fluorescenz der brechenden Mittel sowohl als der Netzhaut aufmerksam. Die Fluorescenz beweise, dass die übervioletten Strahlen nicht einfach durchgehen, sondern aufgesaugt und in eine andere Form von Ätherschwingungen umgewandelt werden. Diese Aufsaugung sei nun auf die Dauer ohne Schädigung der Gewebe nicht wohl möglich. Gegen diese Ansicht haben Martin (36), Emrys Jones (29) und in neuester Zeit Cassien (47) Einwendungen gemacht, und Terrier, dessen Arbeit (1888) bereits erwähnt wurde, erklärt die Frage wenigstens für ungelöst. Im Jahre 1888 war das auch in der That der Fall. Aber bereits in den unmittelbar folgenden Jahren wurde die Frage durch Widmark's mustergültige Untersuchungen (37, 39, 41) eindeutig beantwortet.

Widmark hat Versuche und zwar an Kaninchen angestellt. Er hat das Sonnenlicht bezw. das Licht einer elektrischen Lampe von 1200 Normalkerzen Leuchtkraft auf das Auge des Kaninchens einerseits, auf die rasierte Haut andererseits einwirken lassen. Um die überroten, die sichtbaren und die übervioletten Strahlen gesondert wirken zu lassen, bediente er sich des sogenannten Siebens. So giebt z. B. Licht beim Durchgange durch eine Alaunlösung fast alle seine überroten Strahlen an die Alaunlösung ab, und umgekehrt lässt ein Bergkrystall 92 % der überroten Strahlen durch; wenn man ihn berußt und damit für sichtbare und für überviolette Strahlen undurchlässig macht, so gehen also die überroten Strahlen allein hindurch. Die Versuche ergaben nun, dass die überroten Strahlen allein eine sofortige, aber geringe und in wenigen Stunden verschwindende Reizung hervorbringen, während das von seinen überroten Strahlen befreite Licht eine starke, mehrere Tage lang anhaltende Reizung bewirkt, die aber erst einige Stunden nach der Belichtung ihren Anfang nimmt. Andererseits hat Glas die Eigenschaft, überviolette Strahlen fast ganz zurückzubehalten. Wenn man also Licht durch Glas und dazu noch durch Wasser bezw. Alaunlösung gehen lässt, so werden die übervioletten und die überroten Strahlen zurückbehalten und lediglich die sichtbaren Strahlen bleiben übrig. So angestellte Versuche ergaben, dass sichtbare Strahlen allein die Bindehaut

und Hornhaut gar nicht, die Regenbogenhaut nur wenig reizen. Nebenbei
bemerkt, war das von vornherein zu erwarten, weil die sichtbaren Strahlen
von Hornhaut und Bindehaut durchgelassen werden, von der Regenbogenhaut aber nicht. Andererseits ergaben derartige Versuche, dass gleich
starkes Licht ohne überrote, aber mit übervioletten Strahlen eine heftige
Reizung der Bindehaut, Hornhaut und Regenbogenhaut bewirkte; die
Reizung hielt drei Tage an. Aus dem Mitgeteilten darf man den Schluss
ziehen, dass jene heftige Reizung den übervioletten Strahlen allein zuzuschreiben ist.

WIDMARK's Versuche brachten, wie noch einmal ausdrücklich hervorgehoben werden soll, mittelst übervioletter Strahlen an der Haut die
Zeichen des Sonnenstiches, am Auge die Zeichen der »Schneeblindheit«
hervor. Unter diesen Umständen darf man WIDMARK's Versuchsergebnisse
beim Kaninchen unbedenklich auf den Menschen übertragen und behaupten,
dass die sogenannte Schneeblindheit, der elektrische Sonnenstich und ein Teil der Beschädigungen durch Blitzschlag Wirkungen der übervioletten Strahlen sind.

Es bleibt noch zu erklären, warum die »Schneeblindheit« bloß im
Hochgebirge und im hohen Norden vorkommt, während es doch auch im
Tiefland von Mitteleuropa gelegentlich sonnenbeschienene Schneeflächen giebt.
Auch wäre zu erklären, warum die Erscheinungen des »elektrischen Sonnen-
stiches« nicht bei anderen starken Lichtquellen, sondern gerade nur bei
elektrischen beobachtet werden.

Auf diese Fragen giebt uns WIDMARK folgende Antworten. Das elektrische
Licht ist an übervioletten Strahlen reicher als irgend eine andere uns bekannte Lichtquelle. Auch der Blitz, ein elektrischer Funke in Riesenmaß,
enthält sehr viele überviolette Strahlen. Weniger reich an ihnen ist das
Sonnenlicht und zwar mit deshalb, weil die Luft einen ansehnlichen Teil
der übervioletten Strahlen aufsaugt. Ihre Menge muss also um so kleiner
werden, je dicker die Luftschicht war, die das Licht auf dem Wege zu
uns durchwandert hat. Auf hohen Bergen ist also der Gehalt des Lichtes
an übervioletten Strahlen größer als in der Tiefe, mittags größer als morgens
und abends, um Johanni größer als im Frühling und Herbst. Andererseits
haben die Untersuchungen CORNU's (13) ergeben, dass bei der nämlichen
Sonnenhöhe der Gehalt des Lichtes an übervioletten Strahlen im Winter
ungleich viel größer ist als im Sommer. Die Wärme vermehrt also offenbar die Fähigkeit der Luft, überviolette Strahlen zurückzubehalten. Wenn
nun auch noch nicht alles klar ist, namentlich noch nicht, worauf eigentlich die Fähigkeit der Luft zum Aufsaugen übervioletter Strahlen beruht,
so genügt das bis jetzt Bekannte doch vollkommen, um uns begreiflich zu
machen, dass Schneeblindheit keine bei uns im mitteleuropäischen Tieflande
tagtäglich vorkommende Krankheit sein kann.

§ 7. **Beschädigung der Linse.** Die Linse hat die Eigenschaft, überviolette Strahlen begierig aufzusaugen. Man darf daher erwarten, dass sehr kräftige und langdauernde Bestrahlung des Auges mit überviolettem Licht in der Linse krankhafte Veränderungen hervorrufen wird. Wenn bei der »Schneeblindheit« nichts hierüber zu melden war, so hat das wohl seinen Grund einmal in der Thatsache, dass das Sonnenlicht eben doch noch nicht den größten Reichtum an übervioletten Strahlen besitzt, und andererseits in der starken Verkleinerung des Sehloches, die dem weitaus größten Teile der ankommenden Lichtstrahlen noch vor der Linse Halt gebietet.

Bei Fällen von Blitzschlag liegt die Sache schon anders. Hier kommt das Sehloch mit seiner unwillkürlichen Verengerung viel zu spät, um den massenhaften Eintritt des Lichtes in das Innere des Auges zu verhindern. Thatsächlich sind denn auch Linsentrübungen nach Blitzschlag nichts Seltenes. So z. B. wurden Linsentrübungen von SILEX in dem oben erwähnten Falle gefunden, und HESS hat bei Tieren künstlich, durch Entladungen einer großen Leydener Flasche, Blitzstar hervorgebracht. Es ist nicht unmöglich, dass die übervioletten Strahlen bei Erzeugung des Blitzstares eine Rolle spielen. Andererseits darf aber auch nicht unerwähnt bleiben, dass HESS bei seinen geblitzten Tieren Zelltod des Linsenepitheles fand und diesen Umstand bezw. die durch ihn hervorgerufene Ernährungsstörung der Linse für eine Hauptursache der sich nachträglich entwickelnden Linsentrübung ansieht.

Die Fähigkeit der Linse, überviolette Strahlen aufzusaugen, ist höchst wahrscheinlich ein für die Netzhaut nützlicher Umstand. Ihm und dem Engwerden des Sehloches ist es vermutlich zu danken, dass die Netzhaut in so vielen Fällen unbeschädigt davonkommt, in denen überviolette Strahlen in schädlicher Menge auf das Auge einwirkt haben.

§ 8. **Verhütung des Sonnenstiches.** Das Schutzmittel gegen Schneeblindheit ist unter dem Namen Schneebrille den Bergsteigern wohl bekannt. Je nach Land und Leuten sind die Schneebrillen sehr verschiedenen Stempels. Es wurde bereits erwähnt, dass die Schneeschaufler des Kaukasus sich mit ein wenig Heu behalfen, das sie zwischen Stirn und Hut einklemmten. Die Rothäute der nordamerikanischen Steppen sollen ein Stück Büffelleder benutzen, in das sie eine enge Spalte als Sehloch schneiden. Bei uns bedient man sich ziemlich allgemein der rauchgrauen Brillen von Muschelform. Da Glas allein schon ein wirksamer Schutz gegen die übervioletten Strahlen ist, so brauchte für diesen Zweck die Schneebrille gar nicht dunkel zu sein. Die dunkle Färbung der Gläser empfiehlt sich aber aus einem anderen Grunde, der weiter unten zur Sprache kommt.

Dagegen reicht die gewöhnliche Schutzbrille nicht aus bei Seitenwendung des Blickes. Jetzt dringt ziemlich viel Licht an dem Brillenglas vorbei ins Auge und wird nun, wegen des Gegensatzes gegen das gedämpfte, von vorn kommende Licht, doppelt peinlich empfunden. Wer nicht sehr tief liegende Augen hat, thut deshalb gut, eine Art Scheuleder mit der Brille zu verbinden, d. h. dreieckige Läppchen, die mit der Grundfläche am Rande des Brillenglases, mit der Spitze am Halter befestigt sind.

Wer auch die Haut des Gesichtes gegen die Einwirkung der übervioletten Strahlen schützen will, bediene sich eines Schneeschleiers.

Gegen den elektrischen Sonnenstich schützt man das Auge durch eine Schutzbrille von der schwärzesten Glassorte. Durch ein solches Glas sieht das strahlend helle Bogenlicht wie ein fernes, bleiches Lichtfleckchen aus.

Auch gegen Blitzschlag giebt es wirkungsvolle Schutzmittel; doch gehört deren Erörterung nicht hierher.

§ 9. Nachtblindheit[1]). Im § 2 wurde auseinandergesetzt, dass zu starkes Licht dem Auge schaden kann. In den §§ 3 bis 7 ist der Anteil geschildert worden, den die übervioletten Strahlen an der Beschädigung des Auges nehmen. Es wäre nun zu erörtern, ob auch die sichtbaren Strahlen dem Auge verderblich werden können. Es ist wohl selbstverständlich, überdies durch WIDMARK's Versuche bewiesen, dass der vordere Augenabschnitt durch die sichtbaren Strahlen nicht angegriffen wird. Beschädigung durch sichtbare Strahlen kann also nur im Augenhintergrunde, an Netzhaut, Sehnerv oder Aderhaut zu finden sein. Bei Schilderung der »Schneeblindheit« (§ 3) wurden einige Erscheinungen erwähnt, die auf Blendung der Netzhaut hindeuten. Das ist z. B. bezüglich der Angabe REICH's (16) der Fall, dass der Himmel den Schneeblinden dunkelblau, ja schwarz erschienen sei; ferner, dass einige der Erkrankten Unterempfindlichkeit der Netzhaut besaßen nebst Einengung des Gesichtsfeldes. Auch in den Schilderungen anderer Schriftsteller kommt Ähnliches vor, z. B. die Angabe, dass die Schneeblinden alles in Nebel gehüllt sehen und dass bei bel einigen von ihnen Nachtblindheit aufgetreten sei. Unter Nachtblindheit versteht man einen Zustand von Unterempfindlichkeit der Netzhaut gegen schwache Lichtreize. Jedermann kann sich selber,

---

[1]) Nachtblindheit wird von vielen Schriftstellern Hemeralopie genannt. Die Ableitung des Wortes ist strittig. Es soll aus ἡμέρα Tag, α nicht, ἀλαό blind und ὤϕ Auge zusammengesetzt sein. Der Sinn des Wortes wäre demnach ein am Tage nicht blindes, also ein nachtblindes Auge. Um diesem Sinne zu entsprechen, müsste das Wort freilich Hemeranalaopsie heißen. Alle diese philologischen Schwierigkeiten fallen dahin, wenn man sich des unzweideutigen deutschen Wortes Nachtblindheit bedient. Vergl. d. Handbuch, 2. Aufl., Bd. XII, Kap. XXIII, p. 98—106.

für eine kurze Zeit wenigstens, in diesen Zustand versetzen. Man braucht nur abends, nachdem man bei heller Lampenbeleuchtung längere Zeit gelesen oder geschrieben hat, hinauszutreten in eine mäßig dunkle Nacht; man wird dann äußerst wenig sehen, so wenig, dass man nur unsicher tastend sich fortzubewegen wagt; man ist sozusagen nachtblind. In wenigen Minuten, höchstens in einer Viertelstunde ändert sich aber die Sachlage völlig; man erkennt jetzt alle größeren Gegenstände ganz gut: die Nachtblindheit ist verschwunden.

Natürlich wird man als nachtblind nicht einen Gesunden bezeichnen, der die eben geschilderten Erscheinungen an sich beobachtet, sondern nur solche Menschen, bei denen die Unterempfindlichkeit im Laufe einer Viertelstunde eben nicht weicht, sondern bleibt und damit sich als krankhaft zu erkennen giebt. Übrigens fallen nicht einmal alle Fälle von wirklicher Nachtblindheit in das Gebiet der Gesundheitspflege und damit in den Rahmen dieser Abhandlung. Auszuschließen sind vielmehr alle Fälle, bei denen die Nachtblindheit nicht die Krankheit selber, sondern nur Krankheitszeichen eines greifbaren Netzhaut- oder Aderhautleidens ist (z. B. der Pigmententartung der Netzhaut). Und selbst unter den Fällen von Nachtblindheit, bei denen Veränderungen im Augenhintergrund nicht nachzuweisen sind, wollen wir noch eine Auslese treffen. Wir wollen nämlich die an geborene Nachtblindheit außer acht lassen, uns also auf Besprechung der plötzlich entstandenen Nachtblindheit ohne Augenspiegelbefund beschränken.

Diese Form der Nachtblindheit tritt seuchenartig auf und zwar besonders häufig bei Soldaten und Seeleuten, denen bei großen körperlichen Anstrengungen nur einförmige, gesalzene oder gar ungenügende Nahrung zu Gebote steht. Aus den zahlreichen Berichten über derartige Seuchen sei Folgendes erwähnt. Augustin Vaucel (42) erzählt, dass in Besancon (1856) die Nachtblindheit unter den Truppen äußerst heftig aufgetreten sei; man habe jeden Abend eine Streifwache durch die Straßen schicken müssen, um diejenigen Soldaten aufzulesen, die bei Tage sehend ihre Kaserne verlassen hatten und nun, nach Einbruch der Nacht, den Heimweg nicht mehr finden konnten. Unter der Bemannung eines Schiffes und unter den Soldaten eines Truppenteiles sind es nun wieder die gar zu Jugendlichen oder aus anderem Grunde Schwächlichen, die von der Krankheit befallen werden. Die Kräftigen und gut Genährten, namentlich alle Offiziere und Unteroffiziere, bleiben verschont. Jn Russland erkrankt die schlecht genährte Landbevölkerung um Ostern massenhaft an Nachtblindheit; die Leute sind vor Ostern durch ihren Glauben zu strengem siebenwöchentlichem Fasten gezwungen. Dadurch leidet ihr ohnehin nicht glänzender Ernährungszustand natürlich sehr. Auch Bergleute sollen hier und da befallen werden (Dransart, 24); ferner die Insassen von Gefängnissen und

Waisenhäusern. Endlich sei erwähnt, dass gelbes Fieber, Sumpffieber, Skorbut und Leberkrankheiten mit Gelbsucht als Ursache der Nachtblindheit angeschuldigt werden.

Fast alle Schriftsteller stimmen nun darin überein, dass der schlechte Ernährungszustand allein noch nicht genügt, um Nachtblindheit hervorzubringen, dass vielmehr noch Blendung durch grelles Licht dazu kommen muss. Dafür spricht auch der Umstand, dass Nachtblindheit meist im Frühling beobachtet wird. So erzählt z. B. BUMKE (8), dass französische Kriegsgefangene 1871 in Lingen untergebracht waren; während des Winters befanden sie sich meist in den Baracken; im Hornung wurde das Wetter schön und deshalb die Gefangenen mit Arbeiten an einem Kanal beschäftigt. Dabei setzten die Gefangenen ihre des hellen Lichtes entwöhnten Augen mehrere Stunden lang dem grellen Sonnenlichte aus und kehrten nach der Arbeit in ihre dunkeln Wohnungen zurück. Die Folge war, dass eine größere Zahl an Nachtblindheit erkrankte. Ich erwähne die Mitteilung BUMKE's ausführlich, weil VAUCEL (42) die Nachtblindheit der in Deutschland verpflegten französischen Kriegsgefangenen anführt als Beweis für Entstehung der Krankheit lediglich durch schlechtes Allgemeinbefinden! VAUCEL ist eben einer der wenigen Schriftsteller, nach deren Ansicht die Nachtblindheit als bloße Ernährungsstörung aufzufassen ist. Er wird aber durch solche Beweisstücke die allgemeine Ansicht von der Mitwirkung des Lichtes schwerlich erschüttern.

Die vorstehend erwähnten Thatsachen lassen sich folgendermaßen zusammenfassen. Im Dunkeln nimmt die Empfindlichkeit der Netzhaut zu, im Hellen nimmt sie ab. Solange es sich um eine gut ernährte Netzhaut und um Lichtwirkungen mäßiger Stärke handelt, ist der Vorgang ein normaler und giebt zu Sehstörung im Dämmerlichte höchstens für ganz kurze Zeit Anlass. Wenn aber die Netzhaut schlecht ernährt ist oder wenn das Licht gar zu stark und zu lange einwirkt, ganz besonders aber wenn diese beiden Umstände zusammentreffen, wird die Abnahme der Empfindlichkeit durch das Licht eine krankhafte, die Wiederherstellung erfolgt nicht oder nur unvollkommen, und damit ist ein Zustand vorhanden, den man Nachtblindheit nennt.

§ 10. Wesen der Nachtblindheit. Das Gesagte ist Ausdruck der Thatsachen, aber noch keine Erklärung der Nachtblindheit. Eine Erklärung ist erst seit neuester Zeit möglich und zwar auf Grund der wichtigen Arbeiten J. v. KRIES's über die Leistung der Stäbchen. J. v. KRIES hat bekanntlich die Lehre MAX SCHULTZE's und PARINAUD's ausgebaut und siegreich vertreten, dass die Zapfen der Netzhaut ein Hellapparat sind, der von schwachem Lichte gar nicht angesprochen wird, also nachtblind ist, dafür aber eine gute Sehschärfe und den Farbensinn besitzt; dass die

Stäbchen dagegen ein Dunkelapparat sind, die vermöge ihres Netzhautpurpurs eine äußerst feine Empfindlichkeit für die schwächsten Lichtreize besitzen, dafür aber eine schlechte Sehschärfe und keinen Farbensinn; ja für langwelliges Licht sind die Stäbchen überhaupt unempfindlich. Da man nun seit BOLL weiß, dass der Netzhautpurpur im Tageslichte schnell verbleicht, so darf man annehmen, dass die Verminderung der Empfindlichkeit des Auges im Hellen auf dem Verbleichen des Purpurs beruht, die Zunahme der Empfindlichkeit im Dunklen auf der Wiederherstellung des Purpurs, und dass nachtblind[1]) eine Auge ist, das die Fähigkeit der Wiederherstellung des verbrauchten Purpurs ganz oder teilweise eingebüßt hat. (PARINAUD, 19; GUAITA, 38).

Im Lichte dieses Satzes werden nun manche am Kranken gemachte Beobachtungen überhaupt erst verständlich. Sehr leicht zu verstehen ist der Einfluss eines schlechten Ernährungszustandes. Wir wissen durch KÜHNE, dass der Netzhautpurpur nicht etwa von den Stäbchen selber, sondern von den Zellen des Pigmentepithels erzeugt wird. Andererseits zeigt uns die Gefäßverteilung in der Aderhaut, dass das Pigmentepithel der Netzhaut sozusagen in strömendem Blute gebadet sein muss, um seinen Aufgaben gerecht zu werden. Da ist es denn kein großer Gedankensprung zu der Annahme, dass eine Verschlechterung der Blutmischung sich sofort durch eine verminderte Leistungsfähigkeit des Pigmentepithels rächen wird.

Ferner ist ohne weiteres verständlich, dass die Sehschärfe und der Farbensinn des Auges bei Tage, d. h. bei guter Beleuchtung nicht vermindert sind. Bei guter Beleuchtung sieht man eben mithilfe der Zapfen, die keinen Purpur haben und wohl deshalb von dem Pigmentepithel und überhaupt von der Blutspeisung nicht ganz so abhängig sind wie die Stäbchen. Prüft man nun die Sehschärfe bei sinkender Beleuchtung, so zeigt es sich, dass die Sehschärfe bei dem Nachtblinden nicht schneller abnimmt als bei dem Gesunden (MICHEL, 22; PARINAUD, 19), weil eben die Zapfen an der Erkrankung nicht beteiligt sind. Fährt man fort, die Probebuchstaben schwächer und immer schwächer zu beleuchten, so kommt ein Augenblick, wo allerdings der Nachtblinde und der Gesunde sich voneinander unterscheiden (REYMOND, 10). Der Gesunde nämlich erkennt trotz der Dunkelheit immer noch die großen Buchstaben, weil deren Bild über den nur zapfenhaltigen gelben Fleck hinausgreift und von den mittlerweile purpurgeladenen Stäbchen empfunden wird. Dem Nachtblinden dagegen fehlt die Möglichkeit, durch Vergrößerung des Gesichtswinkels für den Mangel an Helligkeit Ersatz zu schaffen: er sieht jetzt gar nichts mehr.

Ganz ebenso ist eine Erscheinung zu deuten, die COMME (erwähnt von VAUCEL, 42) beobachtet hat. Wenn man einem Nachtblinden in der Abend-

---

1) In der eingeschränkten Bedeutung, die sich aus S. 12 ergiebt.

dämmerung eine Hand auf 40 cm Abstand vorhält, so sieht er sie nicht; und wenn man ihm versichert, es sei etwas da, so sucht er unter Hin- und Herdrehen des Kopfes, findet aber meistens die Hand nicht. Wenn man jetzt die Hand in größerem Abstande zeigt, so findet er sie ganz plötzlich und sieht sie nunmehr so genau, dass er sogar die Finger zählen kann. Offenbar ist die Hand aus der Nähe nicht zu erkennen, weil ihr Bild über den gelben Fleck hinübergreift und großenteils auf stäbchenhaltige Netzhaut fällt. Entfernt man die Hand so weit, dass ihr Bild sich auf den nur zapfenhaltigen gelben Fleck beschränkt, so wird sie mithilfe der hier dichtgedrängten Zapfen erkannt. Weiter draußen fehlt es ja freilich nicht ganz an Zapfen; aber da sie hier dünn gesät sind, so ist hier die Sehschärfe für Fingerzählen im Dämmerlichte zu klein.

Wenn in dieser Darstellung die Nachtblindheit als eine reine Stäbchenkrankheit erscheint, so ist das nicht allzu ausschließlich aufzufassen. Es wäre wunderbar, wenn bei sehr hohen Graden der Krankheit nicht auch die Zapfen leiden sollten. Man wird eben abwarten müssen, bis neue Beobachtungen über Nachtblindheit vorliegen, bei denen Stäbchen und Zapfen gesondert untersucht werden, was auf den von v. KRIES angegebenen Wegen durchaus im Bereiche der Möglichkeit liegt.

§ 11. Bei Verhütung der Nachtblindheit spielt eine reichliche, gute und abwechslungsreiche Ernährung die Hauptrolle. Das nämliche Mittel ist anzuwenden, falls die Krankheit bereits ausgebrochen ist. Ganz besonders wird von manchen Schriftstellern der Leberthran gerühmt. Ja in Russland soll es Ortschaften geben, wo der Leberthran das »Öl gegen die Blindheit« genannt wird. Außerdem ist aber auch dafür zu sorgen, dass die Augen nicht zu grellem Lichte und nicht zu plötzlichen Übergängen ausgesetzt werden.

§ 12. Blendung[1] im engeren Sinne. Bei den bis jetzt besprochenen Formen von Blendung durch Sonnenlicht, bei Schneeblindheit und Nachtblindheit, hat es sich um Licht gehandelt, das von Schnee, Wasser, Sand oder Felsen zerstreut zurückgeworfen wird. Es wäre nun zu erörtern, was für Folgen es hat, wenn ein Sonnenbildchen auf die Netzhaut zu liegen kommt, sei es dass die Lichtstrahlen der Sonne geraden Wegs auf die Hornhaut fallen und beim Durchgang durch die brechenden

---

1) H. COHN erwähnt in seinem Buche: »Hygiene des Auges«, S. 625, dass im Altertum die Strafe der Blendung durch Annäherung eines glühenden Kohlenbeckens an die Augen vollzogen worden sei; dadurch sei nicht die ganze Sehkraft verloren gegangen, sondern meist Lichtempfindung übrig geblieben. Ich möchte vermuten, dass es bei dieser Blendung sich nicht um Lichtwirkungen auf die Netzhaut, sondern um Trübung der Hornhaut durch strahlende Wärme gehandelt hat.

Mittel des Auges zu einem Bilde vereinigt werden, oder aber, dass die
Lichtstrahlen zunächst von einer spiegelnden Fläche abprallen, ein Spiegel-
bild der Sonne erzeugen, das nun seinerseits auf dem Hintergrunde des
Auges abgebildet wird.

Die Folgen eines solchen Ereignisses hat mancher in verkleinertem
Maßstabe an sich selber erlebt. Durch einen Zufall geschieht es nicht
so gar selten, dass die Sonnenstrahlen durch eine Fensterscheibe, ein Brillenglas oder eine Wasserfläche in unser Auge gespiegelt werden. Die erste
Folge ist eine sehr peinliche Empfindung, die schleunigsten unwillkürlichen
Lidschluss herbeiführt; dann bemerkt man ein Nachbild, das ziemlich lange
bestehen bleiben kann und das zuweilen die Form eines Streifens hat, weil
das Auge während der Blendung sich bewegt hat und das Sonnenbildchen
deshalb über die Netzhaut hinglitt. Man sollte meinen, dass durch derartige gelegentliche Erfahrungen die Gefährlichkeit eines unmittelbaren An-
schauens der Sonne hinlänglich bekannt sei. Merkwürdigerweise ist das
nicht der Fall. Bei jeder Sonnenfinsternis giebt es Leute, die leichtsinnig
oder unwissend genug sind, um ohne passende Schutzvorrichtung die Sonne
anzublicken. Die Folgen sind natürlich höchst verderblich. In den Fachschriften sind mehrere Fälle beschrieben, bei denen das centrale Sehen
gänzlich verloren ging. Außerdem erwähnen JÄGER (3), ARLT (5), SULZER (26)
und andere Beobachter Fälle von schwerer Erkrankung infolge einer solchen
Blendung. In neuerer Zeit haben DUFOUR (18, 21) und HAAB (23) wieder solche
Blendungen beobachtet und beschrieben. Von all diesen Kranken, sowohl den
schwer als den leicht Betroffenen, wurde über einen centralen Dunkelfleck geklagt. Im Gebiete dieses Dunkelfleckes war die Sehschärfe herabgesetzt oder ganz aufgehoben. Der Dunkelfleck wird als solcher vom
Kranken empfunden, »positives Skotom«. Blickt der Kranke auf eine
helle Fläche, so bemerkt er ein Zittern oder Drehen in der nächsten
Umgebung des Dunkelfleckes (HAAB); im Dunkeln wird dies Flimmern nicht
wahrgenommen.

Der Augenspiegelbefund ist je nach der Schwere des Falles verschieden.
Hat der Kranke, wie wohl meistens der Fall, sich durch die peinliche
Empfindung sehr schnell von weiterem Hinschauen abschrecken lassen, so
ist am gelben Fleck mit dem Augenspiegel gar keine Veränderung oder nur
eine dunklere Färbung zu sehen. Hat aber der Kranke den unwillkürlichen
Lidschluss gewaltsam unterdrückt und hartnäckig fixiert, so erscheint der
gelbe Fleck tief dunkelrot, fast blutrot und in seiner Mitte ein gelbweißes
oder gelbgraues Scheibchen, das Lichtbild der Sonnenscheibe. Ja HAAB (40 a)
erzählt, dass er bei einer Sonnenfinsternis Gelegenheit gehabt habe, in
dem Scheibchen einen Ausschnitt zu sehen, der ganz genau der Stellung
des Mondes im Augenblicke der verhängnisvollen Beobachtung entsprochen
habe.

Der Verlauf der Erkrankung richtet sich natürlich nach der Länge der »Aussetzungszeit«. Gewöhnlich hebt sich die Sehschärfe im Laufe einiger Wochen ganz erheblich, z. B. von $^1/_{20}$ auf $^1/_2$ (Dufour), erreicht aber nur in den leichtesten Fällen wieder die frühere Höhe.

Wie es scheint, kann durch derartige Blendung nicht bloß Verlust des centralen Sehens, sondern sogar völlige Blindheit hervorgebracht werden; denn, wie Mackenzie (2) berichtet, herrscht in Ostindien die Sitte, Blendung durch Sonnenlicht als Strafe zu verhängen. Der Verurteilte wird gezwungen, in einen Hohlspiegel aus poliertem Stahle zu starren, in den die tropische Sonne hineinscheint. Wahrscheinlich sei dies Verfahren noch heute (1840) im Gebrauch. Denn viele der indischen Fürsten, die von ihren glücklichen Nebenbuhlern zur Blindheit verdammt worden seien, hätten Augen, denen man die Blindheit nicht ansehen könne.

Vorausgesetzt, dass diese Erzählung thatsächlich begründet ist, hätte man die völlige Erblindung wohl auf eine Zerstörung der Sehnervenscheibe zu beziehen; denn ihre Lage am hinteren Augenpole, hart neben dem gelben Flecke, ist wohl geeignet, sie in den Bereich des scharfrichterlichen Sonnenbildchens zu bringen.

Selbst durch die geschlossenen Augenlider kann direktes Sonnenlicht den lichtempfindenden Teilen des Auges Schaden thun. Besonders leicht möglich ist dies bei Kindern in den ersten Lebensmonaten. Die Lider des Neugeborenen sind ja sehr dünn und durchscheinend, die Wimpern blass und zart; die Regenbogenhaut ist noch arm an Pigment und endlich, das Kind ist noch zu hülflos, um durch passende Bewegungen seine Lage so zu ändern, dass die Sonne das Auge nicht mehr trifft. Es ist nicht unmöglich, dass manche erst später zu Tage tretende »Stumpfsichtigkeit ohne Befund« mit einer solchen Blendung im zartesten Kindesalter zusammenhängt.

Auch das ungeschützte Betrachten starker künstlicher Lichter kann zu dauernder Beschädigung der Netzhaut führen. So berichtet z. B. Cassien (47) von einem Seemann, der zwei Tage mit elektrischen Lampen zu arbeiten hatte und infolgedessen an Sehnervenatrophie erblindete. Fuchs (33) erwähnt einen Schustergesellen, der in einer Circusvorstellung eine »elektrische Sonne« so andächtig betrachtete, dass ein bleibender centraler Dunkelfleck die Folge war. Ähnliches berichtet Arlt (2a).

§ 13. Wesen der Blendung. Es kann wohl als selbstverständlich gelten, dass es die sichtbaren Strahlen sind, die der Netzhaut verderblich werden. Die überroten Strahlen werden ja vom Kammerwasser und Glaskörper verschluckt, und die übervioletten werden zum größten Teile von der Oberfläche des Auges und von der Linse zurückgehalten; nur die sichtbaren Strahlen gehen in fast unverminderter Stärke durch alle brechenden Mittel bis zur Netzhaut. Diese Auffassung ist durch Tierversuche bestätigt worden. Czerny (7), der als erster Tierversuche über Blendung der Netzhaut angestellt hat, fand, dass Sonnenstrahlen, die durch kaltes Wasser hindurchgegangen sind und somit ihre überroten Strahlen verloren haben, gerade so gut Blendungsherde hervorbringen wie ungesiebtes Sonnenlicht. Und dass die übervioletten Strahlen zu einem Erfolge der Blendung nicht nötig sind, ist zwar nicht durch besondere Versuche geprüft worden, aber nach Czerny's Versuchsanordnung mit Bestimmtheit anzunehmen; denn Czerny fing die Sonnenstrahlen in einem Hohlspiegel auf und sammelte sie dann in einer Glaslinse. Das Glas hat aber, wie wir heutzutage wissen, die Eigenschaft, die übervioletten Strahlen fast ganz zurückzuhalten.

Die anatomischen Wirkungen der Blendung sind von Czerny (7) und von Deutschmann (25) untersucht worden. Beide sind etwa zum gleichen Ergebnisse gelangt. An der Stelle des Blendungsherdes geht das Gefüge der Netzhaut zu Grunde und wird in eine gleichmäßige Masse glänzender Tröpfchen umgewandelt. In der Umgebung des eigentlichen Herdes ist die Zerstörung des Netzhautgefüges weniger vollständig. Im Laufe einiger Wochen erholen sich nun die noch lebensfähigen Zellen wieder, im Gebiete des Herdes selber aber verwandelt sich die Netzhaut in ein dünnes Bindegewebshäutchen. Wir haben es nach Czerny's Ansicht hier mit den Folgen einer Verbrennung zu thun. Die Energie der sichtbaren Strahlen verwandelt sich nämlich an der getroffenen Netzhautstelle zum Teil in Wärme, und die Wärme bringt das Eiweiß zur Gerinnung, was selbstverständlich den Tod der Zellen und ihren späteren Ersatz durch Bindegewebe zur Folge hat. Ein Nachweis dieser vermuteten Wärmeentwickelung im lebenden Gewebe steht aber einstweilen noch aus.

§ 14. Verhütung der Blendung. Blendungen durch Beobachtungen einer Sonnenfinsternis würden wesentlich seltener vorkommen, wenn alle Menschen von der Gefährlichkeit derartiger Beobachtungen eine richtige Vorstellung hätten. Es ist daher anzustreben, dass grundsätzlich alle Mitteilungen über eine bevorstehende Sonnenfinsternis in Kalendern, Zeitungen und in Schulen mit einer eindringlichen Warnung vor Betrachten der Sonne mit ungeschütztem Auge begleitet werden. Ein völlig ausreichendes Schutzmittel lässt sich jederzeit durch Berußen einer Glasplatte aus dem Stegreife herstellen. Etwas sauberer und ebenso wirksam ist ein Satz mehrerer komplementär gefärbter Glasplatten. Ganz verschwinden würden die Blendungen natürlich nicht, selbst wenn man jedem Zeitungsberichte über eine bevorstehende Sonnenfinsternis eine berußte Glasplatte beilegte. Denn es giebt ja immer Menschen, die auf Warnungen nicht hören wollen.

Auch zum Betrachten sehr heller künstlicher Lichter benutze man schützende Gläser, dunkele Brillen, berußte Glasplatten oder komplementär gefärbte Gläserpaare.

§ 15. Leichtere Blendungen durch Sonnen- und Tageslicht; Verhütung. Bisher haben wir uns mit Blendungen beschäftigt, die schwere, zuweilen sogar verhängnisvolle Beschädigungen des Auges herbeiführen. Viel häufiger als solche Vorkommnisse ist eine Beschädigung des Auges durch zu grelles Tageslicht, die sich nicht in einer sofort ausbrechenden schweren Krankheit äußert, sondern nur einen Reizzustand der Augen oder ein Gefühl von schmerzhafter Ermüdung hervorruft. Dafür ist aber tagtäglich Gelegenheit zu derartigen leichteren Blendungen gegeben, die bei überarbeiteten oder sonstwie schadhaften Augen doch recht merklich ins Gewicht fallen können. Dabei ist zu berücksichtigen, dass die Widerstandsfähigkeit der einzelnen Menschen gegen Blendung wie gegen andere schädliche Einflüsse auch außerordentlich verschieden ist. Vermutlich spielt dabei unter anderem der Pigmentgehalt der Augenhäute eine Rolle.

Durch die geschlossenen Augenlider kann sehr viel Licht in das Auge gelangen. Das Schlafzimmer sei daher dunkel, nicht bloß weil dann das Auge gründlicher ausruht, sondern auch weil der Schlaf dadurch tiefer und angenehmer wird. Hat man aus diesem oder jenem Grunde (Kinder- oder Krankenpflege) ein Nachtlicht nötig, so stelle man es so auf, dass die Schlafenden im Schatten sind. Am Morgen ist natürlich die Empfindlichkeit des ausgeruhten Auges sehr groß. Es ist daher Sorge zu tragen, dass nicht morgens plötzlich helles Licht auf die Augen fällt. Zu dem Ende soll das Schlafzimmer nicht nach Osten liegen oder wenigstens das Bett so gestellt werden, dass das Gesicht des Schlafenden von der aufgehenden Sonne nicht beschienen wird. BEER (VI, 2) erzählt, er habe dutzendweise Fälle beobachtet, bei denen ein heftiger Reizzustand der Augen lediglich durch den Umstand verursacht wurde, dass die Morgensonne dem Schlafenden auf das Gesicht schien, und es sei Heilung erfolgt ohne jede arzneiliche Behandlung, lediglich durch veränderte Stellung des Bettes oder Abblendung der Morgensonne durch Fensterläden bezw. Vorhänge.

Die Arbeitsräume legt man mit Vorliebe nach Süden; ein Zimmer, in das die Sonne gerade hineinscheint, ist wärmer und »frohmütiger«, man darf geradezu sagen, gesünder als ein nach Norden gelegenes. Für die Pflege der Augen hat aber eine Südlage des Arbeitsraumes auch gewisse Nachteile, die sich freilich in unserem sonnenarmen Klima nicht gerade sehr oft bemerklich machen. Das Lesen, Schreiben, Weißnähen und ähnliche feine Arbeiten im Sonnenlichte sind nämlich unbedingt schädlich. Wer also sein Arbeitszimmer nach Süden hat, muss den Arbeitsplatz bei Sonnenschein vom Fenster weg und in den Schatten legen oder aber die unmittelbare Besonnung durch geeignete Vorhänge verhindern. Ein dichtgewebter, mattgelber Leinen- oder Baumwollenstoff (Cohn, 45) dürfte dazu genügen. H. Cohn rühmt einen amerikanischen Vorhang, dessen Stange in der Mitte des Fensters angebracht und so eingerichtet ist, dass man nach Belieben die obere oder untere Hälfte des Fensters allein verdecken kann, selbstverständlich auch beide Hälften gleichzeitig.

Schubert (52) empfiehlt eine Einrichtung, die an Schaufenstern vielfach in Verwendung ist, nämlich senkrecht gestellte Leinenstreifen in eisernen Rahmen; die Streifen können um eine senkrechte Achse gedreht werden. Scheint die Sonne senkrecht auf die Fensterfläche, so stellt man die Streifen so, dass sie mit der Fensterfläche einen Winkel von 30° bilden. Die Sonne scheint dann nicht in das Zimmer, und doch ist zwischen den Streifen der Ausblick auf den Himmel frei, also auch Zutritt zerstreuten Tageslichtes in das Zimmer möglich. Ferner wurden auf Schubert's Anregung in Nürnberg Versuche mit Scheiben aus Cathedralglas, d. i. Glas mit rauher Oberfläche angestellt. Diese Scheiben sind in Rahmen befestigt und für gewöhnlich im untersten Viertel des Fensters hintereinander gesteckt. Im Bedarfsfalle werden sie heraufgeschoben und in jeder beliebigen Höhe festgestellt.

Auf der Straße wird manchem im Hochsommer das Sonnenlicht lästig, wenn es vom Straßenpflaster, von weißgetünchten Häusern oder von einer Wasserfläche auf ihn einflutet. Denn nach unten und nach den Seiten ist unser Auge nicht so geschützt wie nach oben, wo die vorspringende Stirn, die Augenbrauen und das obere Lid mit seinen starkentwickelten Wimpern eine Art Sonnendach bilden, das wir noch durch die Krempe unseres Hutes vervollständigen. Wer sich nun durch das von unten und von der Seite kommende Licht geblendet fühlt, der lasse sich durch Eitelkeit nicht abhalten, zu einer Schutzbrille zu greifen.

Als Schutzbrillen sind jetzt allgemein Brillen mit muschelförmigen, rauchgrauen Gläsern im Gebrauch[1]). Man hat sie in fünf oder sechs verschiedenen Stufen der Helligkeit. Sie dämpfen das Licht, ohne es in seiner Farbe merklich zu ändern[2]). Früher hat man vielfach farbige Brillen, meistens blaue, hier und da auch grüne oder gelbe empfohlen, nicht auf Grund planmäßiger Untersuchungen, sondern auf theoretische Überlegungen

---

1) Die Gläser sind von parallelen Flächen begrenzt; die Vorderfläche ist gewölbt, die hintere hohl. Da die hintere, dem Auge zugekehrte Fläche behufs Parallelität einen kleineren Krümmungshalbmesser haben muss als die vordere, so wirkt das Glas wie eine schwache Zerstreuungslinse, was dem Zwecke des Glases nicht entspricht und gewöhnlich unbeachtet bleibt.

2) Allerdings hat H. Cohn gezeigt, dass eine Gasflamme durch mehrere aufeinandergelegte graue Gläser purpurrot aussieht, dass also die Durchlässigkeit des grauen Glases für Lichter verschiedener Wellenlänge doch nicht völlig gleich ist.

hin. Ich meine nun, dass gerade theoretische Erwägungen sehr deutlich zu Gunsten farbloser Brillen sprechen. Die Lehre vom gesunden und die Erfahrungen am kranken Auge lassen nämlich vermuten, dass die Farbenempfindungen die entwickeltste Leistung unserer Netzhaut ist. Die Farbenempfindungen sind gewissermaßen eine Würze und Zugabe zu dem Werkeltagssehen von Farbloshell. Unser Sehen hört deshalb auf, ein naturgemäßes zu sein, wenn das ganze Gesichtsfeld von einer Farbe und noch dazu von einer sehr lebhaften Farbe erfüllt wird. Die Unnatürlichkeit dieses Zustandes, die Störung des Gleichgewichtes in der Photochemie der Netzhaut giebt sich deutlich genug durch das Auftreten gegenfarbiger Nachbilder zu erkennen. Mehr Gewicht noch als auf diese theoretischen Überlegungen möchte ich auf das persönliche Empfinden legen. Dies sagt mir, dass die Welt durch ein rotes Glas zwar sehr rot, wenn man will, sehr schön aussieht, dass man aber keineswegs das Gefühl von Behagen hat, wie beim Durchblicken durch ein graues Glas. Den grauen Gläsern am nächsten stehen meinem Empfinden nach die blauen. Diese mit Kobaltoxydul gefärbten Gläser haben nämlich keineswegs die Eigenschaft, nur blaue Strahlen durchzulassen. Vielmehr hat die Untersuchung ergeben, dass die kobaltblauen Gläser lediglich einen Teil der roten, gelben und orangen Strahlen verschlucken und demgemäß das Mengenverhältnis der Strahlenarten nur wenig verändern (Mauthner, 12).

Wenn die Sonne sich zum Untergange neigt, blendet sie nicht mehr; ungestraft können wir jetzt, wenigstens in unseren Breiten, den Feuerball anblicken. Aber, wenn man dies auch nur für wenige Sekunden gethan hat, so bemerkt man ein Nachbild der Sonne. Jedes Nachbild beweist, dass man seinem Auge etwas zugemutet hat, das nach den Regeln der Gesundheitspflege eigentlich unzulässig ist. Bei physiologischen Versuchen kommt man freilich oft in die Lage, absichtlich Nachbilder hervorzurufen. Wenn man das aber Wochen und Monate lang wiederholt, so stellen sich allmählich peinliche Empfindungen und eine große Reizbarkeit ein, die dann dringend mahnen, derartige Versuche einzustellen. Wer sich dadurch nicht warnen lässt, kann eine schwere Netzhauterkrankung davontragen. Man erzählt, dass Purkinje durch unvorsichtige Nachbilderversuche erblindet sei.

§ 16. **Ansprüche an künstliche Beleuchtung.** Bei uns verschläft ein Erwachsener täglich etwa acht Stunden. Da die Nacht während eines großen Teiles des Jahres länger dauert als acht Stunden, so sind wir auf künstliche Beleuchtung angewiesen. Das Bedürfnis nach künstlicher Beleuchtung wird noch wesentlich erhöht durch die Sitte oder Unsitte, bis in die Mitte der Nacht wach zu bleiben und dafür tief in den Tag hinein zu schlafen.

Die künstliche Beleuchtung ist den Augen viel weniger zuträglich als die Tagesbelichtung, vor allem deshalb, weil bei der künstlichen große Gegensätze von Hell und Dunkel hart nebeneinander vorkommen. Man werfe nur. abends einen Blick in eine großstädtisch beleuchtete Straße; man sieht zahlreiche helle Punkte, nämlich Gasflammen oder Gasglühlichter oder elektrische Glühlichter; und gleichwohl sind die Räume zwischen diesen Lichtpunkten schwarz. In einem Zimmer ist es nicht viel besser. Auf dem Schreibtische steht eine Steinöllampe; unmittelbar neben ihr herrscht eine erfreuliche Helligkeit; aber schon zwei Meter davon ist es so dunkel, dass man Zeitungsdruck nur noch mit Mühe und auf kurzen Abstand lesen kann. Das Unruhige, Ungleichmäßige und Stechende der künstlichen Beleuchtung erreicht seinen Höhepunkt in festlich erleuchteten Räumen, Theatern, Ballsälen u. s. w., wo zahlreiche goldglänzende Verzierungen Flächen bilden, an denen sich die Lichter des Raumes hundertfältig wiederspiegeln und unseren Augenhintergrund mit grellen Lichtpunkten besäen. Die Gesundheitspflege fordert eine ganz andere Beleuchtung, eine Beleuchtung, die in jeder Hinsicht, also nach Helligkeit, Farbe und Gleichmäßigkeit dem Tageslichte möglichst nahekommt. Natürlich, in einer Beziehung bleibt zwischen Tageslicht und künstlicher Beleuchtung ein wesentlicher Unterschied. Wenn wir im Tageslicht eine Zeitung lesen wollen, so vermeiden wir sorgfältig eine unmittelbare Bestrahlung des Blattes; wir halten das Blatt »in den Schatten«, d. h. wir begnügen uns mit einer mittelbaren Beleuchtung des Blattes durch Licht, das von Häusern, Bäumen, Zimmerwänden oder Luftstäubchen abgeprallt ist. Bei künstlicher Beleuchtung muss gerade umgekehrt die Zeitung »ins Licht« gehalten werden, da die künstlichen Lichtquellen meist viel zu schwach sind, um auf mittelbarem Wege eine genügende Beleuchtung zu liefern. Erst in allerneuester Zeit hat die Kunst der Lichterzeugung solche Fortschritte gemacht, dass man auch bei künstlichem Lichte an mittelbare Beleuchtung denken kann.

§ 17. Lichtmessung. Mit den Fortschritten in der Beschaffung künstlichen Lichtes ist das Bedürfnis entstanden, die verschiedenen Lichtquellen nach ihrer Helligkeit zu vergleichen, mit anderen Worten, ihre Helligkeit zu messen. Da der Begriff der Helligkeit mit dem Vorhandensein eines lichtempfindenden Organes unlöslich verbunden ist, so hat es keinen Sinn, die Helligkeit einer Lichtquelle auf rein physikalischem Wege, d. h. an der kinetischen Energie ihrer Ätherschwingungen messen zu wollen. Denn einmal giebt es unsichtbare Lichtstrahlen, und andererseits sind selbst die sichtbaren Strahlen sehr ungleiche Reize für unser Auge; so erscheint z. B. gelbes Licht unserem Auge ganz bedeutend heller, als grünes und blaues Licht von gleicher kinetischer Energie. Von einer Proportionalität zwischen »Lichtstärke« im physikalischen Sinne und Stärke unserer Empfindung kann also nicht die Rede sein.

Man lässt deshalb die Lichtstärke im physikalischen Sinne ganz außer Spiel und vergleicht die Lichter nach ihrer Helligkeit. Der oberste Richter für Messung von Helligkeiten ist unser Auge. Es ist namentlich im indirekten Sehen ganz vorzüglich geeignet, Unterschiede in der Helligkeit zweier Lichter wahrzunehmen, vorausgesetzt, dass die zu vergleichenden Lichter genau gleicher Farbe sind. Zu einer Lichtmessung braucht man nun außer dem Auge

1. ein Vergleichslicht von unveränderlicher Helligkeit, das geeignet ist, als Einheit und Maß für das Licht zu dienen, wie das Meter für Längen, das Gramm für Gewichte.

2. ein Gerät, das uns erlaubt, ein zu messendes Licht durch gewisse Eingriffe, z. B. durch Einschalten verdunkelnder Gläser, auf die gleiche Helligkeit zu bringen wie das Vergleichslicht; aus Zahl und Beschaffenheit der Gläser könnte dann berechnet werden, wieviel heller das Licht ist als das Vergleichs- oder Normallicht.

Die Aufgabe, ein Normallicht zu finden, das unveränderlich ist und jederzeit und überall leicht hergestellt werden kann, das also zum Lichtmaß geeignet erscheint, diese Aufgabe ist bis jetzt ungelöst. Man behilft sich einstweilen mit Normallichtern, deren Helligkeit ziemlich stark schwankt, um 3%, 5%, selbst 7%. In Deutschland und England ist das gebräuchliche Normallicht eine Kerze, in Frankreich eine Lampe.

In Süddeutschland ist die »Normalkerze« aus Stearin, wiegt $^1/_6$ Pfund, hat 20 mm Durchmesser, eine Flamme von 50 mm Höhe und verbrennt 10 g Stearin in der Stunde. Die Paraffinkerze oder »norddeutsche Vereinskerze« besteht aus krystallisiertem Paraffin von 55° C. Schmelzpunkt, hat eine Flamme von 50 mm Höhe und verbrennt 7,7 g in der Stunde. Der Docht besteht aus 24 Baumwollfäden und wiegt 0,668 g der Meter. Die Wallratkerze ist in England gebräuchlich, wiegt $^1/_6$ Pfund, hat eine Flamme von 45 mm Höhe und verbrennt 7,8 g in der Stunde.

Nach Krüss (34a) verhalten sich die Helligkeiten der drei Normalkerzen folgendermaßen:

Stearinkerzen bei 44,5 mm Flammenhöhe: 100, bei normaler: 100,
Paraffinkerzen » » » » : 106, » » : 97,6,
Wallratkerzen » » » » : 104,5, » » : 85,8.

Die mittleren Schwankungen in der Helligkeit sind

bei Stearink. von 44,5 mm Flammenhöhe: $5,6\%$, von normaler: $5,4\%$,
» Paraffink. » » » » : $4,3\%$, » » : $7,7\%$,
» Wallratk. » » » » : $3,0\%$, » » : $3,0\%$.

Die englische Normalkerze wäre demnach die stetigste.

Das Normallicht der Franzosen ist eine Rüböllampe, nach ihrem Erfinder »Carcel« genannt. Die Helligkeit von 1 Carcel entspricht etwa der von 10 Normalkerzen.

Um die Helligkeit einer beleuchteten Fläche zu messen, hat L. Weber (28) den Begriff der »Meterkerze[1])«, MK, in die Wissenschaft eingeführt. Man versteht darunter die Helligkeit eines weißen Papieres, das aus einem Meter Abstand von einer »Normalkerze« senkrecht bestrahlt wird.

Für augenärztliche Zwecke kommt es in der Regel nicht darauf an, die Helligkeit einer Lichtquelle, sondern ihren Beleuchtungswert festzustellen, z. B. die Helligkeit, die jenes Licht einer bestimmten Fläche in bestimmtem Abstande zu geben vermag. So ist z. B. für uns die Frage gleichgültig, wieviel Normalkerzen die Sonne hat; dagegen ist die Frage sehr wichtig, wieviel Meterkerzen im zerstreuten Tageslichte an einem bestimmten Arbeitsplatze vorhanden sind. Die Beantwortung dieser Frage ist durch ein Gerät ermöglicht, das L. Weber ersonnen und Photometer benannt hat.

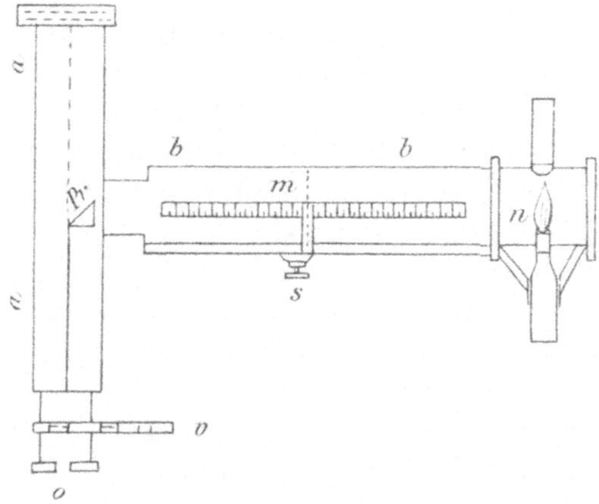

Fig. 1. Weber's Photometer.

Es besteht aus zwei Röhren, die im rechten Winkel aufeinander stehen. Die eine Röhre $a\,a$ ist durch eine Scheidewand bis zum Prisma Pr in zwei gleiche Hälften geteilt. Blickt man in das Ocular o der Röhre $a\,a$, so sieht man in der linken Hälfte des Gesichtsfeldes die jenseits der Röhre aufgestellte Fläche, deren Helligkeit gemessen werden soll. In der rechten Hälfte ist ein Reflexionsprisma Pr angebracht, das dem Beobachter eine in der

---

1) Ursprünglich hat L. Weber »Meternormalkerze« gesagt, später aber das »normal« fallen lassen.

Röhre bb befindliche Milchglasplatte m zeigt. Sie ist durch ein Normallicht n erhellt. Man kann nun mittelst eines Schraubentriebes s die Platte m gerade in die Entfernung von dem Normallichte n rücken, dass die Helligkeit der Platte m genau dieselbe wird wie die der zu untersuchenden Fläche. Aus dem Abstande des Normallichtes n vom Milchglase m kann man die Helligkeit dieses Milchglases und folglich die ja gleich große Helligkeit der zu prüfenden Fläche berechnen. Allerdings setzt der Versuch gleiche Farbe der beiden hellen Flächen voraus. Da nun das Tageslicht sich gerade durch seine Farbe von dem künstlichen Vergleichslichte unterscheidet, so hat WEBER an dem Ocularende o des Rohres aa eine Vorrichtung v angebracht, um ein rotes und ein grünes Glas vorschieben zu können. Da das rote Glas nur die roten Strahlen durchlässt, so erscheinen jetzt beide Hälften des Gesichtsfeldes im Rohre aa gleich gefärbt, und zwar rot. Die Einstellung auf gleiche Helligkeit, d. h. auf vollkommene Gleichheit beider Gesichtsfeldhälften gelingt nun leicht. Hierauf liest man den Abstand der Scheibe im Rohre bb von der Kerze ab und berechnet daraus in Meterkerzen die Helligkeit der roten Komponente der zu untersuchenden Fläche. Um nun die Gesamthelligkeit zu finden, muss diese rote Komponente mit einem Faktor vervielfacht werden. Für Lichtquellen, die weißlicher sind als das Vergleichslicht (Benzinflamme n), ist dieser Faktor ein unechter Bruch zwischen 1 und $2^3/_4$. Zu seiner Ermittelung bedarf es zweierlei, einmal einer Helligkeitsmessung der zu prüfenden Fläche mit grünem Glase im Ocular des Photometers, und zweitens einer Tabelle, die von der Fabrik für jedes Instrument besonders berechnet wird. Diese Tabelle, ferner ein Verzeichnis der Konstanten des Instrumentes und endlich eine Anweisung für Gebrauch und Berechnung wird jedem Photometer beigegeben.

Ehe das Photometer erfunden war, hat H. COHN (VI, 49) den Gedanken ausgesprochen, das Auge unmittelbar, ohne Mitwirkung physikalischer Geräte, als Lichtmesser zu benutzen. Diesen Gedanken hat II. v. HOFFMANN (10a) weiter verfolgt. Die Sehleistung des Auges steigt und fällt nämlich mit der Beleuchtung der betrachteten Dinge. Bringt man z. B. an den Ort, dessen Helligkeit gemessen werden soll, feinen Zeitungsdruck, dessen Größe etwa gleich 1,0 Snellen ist, so kann man bei 50 MK aus 1 m Entfernung 16 Zeilen in der Minute laut vorlesen, bei 10 MK dagegen nur 12 Zeilen. Sinkt die Helligkeit unter 10 MK, so wird das Lesen noch langsamer und zugleich mühsam (COHN, 32).

Die Sehleistung ist von der Helligkeit des Probegegenstandes zwar abhängig, ihr aber keineswegs einfach proportional. Das Gesetz der Abhängigkeit ist vielmehr so verwickelt, dass alle Versuche seiner mathematischen Formulierung bis jetzt fehlgeschlagen sind. Vorläufig hat man sich damit begnügen müssen, die Änderungen der Sehleistung bei Änderungen der Beleuchtung durch Versuche zu ermitteln und das Gefundene graphisch darzustellen. Derartige von Uhthoff (34) angestellte Versuche ergaben für ihn und einige seiner Mitarbeiter, dass eine Beleuchtung von 33 MK nötig war, um das Höchstmaß der Sehleistung herbeizuführen. Eine allgemeine Gültigkeit kommt aber dieser Zahl, wie es scheint, nicht zu, da H. Cohn (48) gefunden hat, dass große, persönliche Unterschiede vorhanden sind. So fand Cohn bei einem seiner Untersuchten $S = 1$ bei nur 1,6 MK Helligkeit, während ein anderer erst bei 16,7 MK $S = 1$ hatte.

Diese Angabe Cohn's steht mit einer früheren nicht recht im Einklange, dass schnellstes Lesen eine Helligkeit von 50 MK, unter allen Umständen aber mehr als 10 MK erfordert. Vielleicht erklärt sich der scheinbare Widerspruch so: das auf kurzen Abstand lesende Augenpaar war hell adaptiert, das auf großen Abstand buchstabierende Auge dunkel adaptiert. Ferner kann in Betracht kommen, dass beim lesenden Augenpaar die seitlichen Netzhautstellen und die Augenbewegungen eine Rolle spielen, beim Fixieren einzelner, 5 m entfernter Buchstaben dagegen nur das Centralgrübchen und Augenbewegungen anderer Art. Aus ähnlichen Gründen sind wohl die Versuche Uhthoff's und Cohn's nicht ohne weiteres vergleichbar.

Jedenfalls lehrt Cohn's Beobachtung, dass nicht alle Menschen die nämliche Helligkeit für ihren Arbeitsplatz nötig haben. Das Lichtbedürfnis des Einzelnen ist also durch besonderen Versuch festzustellen, und zwar scheint es das theoretisch Richtige, eine Beleuchtung zu verlangen, bei der das betreffende Augenpaar seine volle Sehschärfe hat (Cohn II, 45). Um das zu ermitteln, lege man feinen Druck, etwa Jäger Nr. 1 oder Snellen 0,5 auf den Arbeitsplatz und suche den Abstand, bei dem der betreffende Mensch diesen Druck noch fließend lesen kann. Geschieht dies bei Jäger Nr. 1 auf 30 cm, bei Snellen 0,5 auf 50 cm, so ist die Beleuchtung vollauf genügend; denn bei gewöhnlichem Lesen und Schreiben werden ja weit geringere Ansprüche an die Sehleistung gestellt.

Wenn ich den oben beschriebenen Versuch an mir selber anstelle, so finde ich, dass ich 28 MK brauche, um Jäger Nr. 1 auf 30 cm einigermaßen fließend zu lesen. Jäger Nr. 4 lese ich fließend bei 8,3 MK. Da der Druck der meisten Bücher beträchtlich größer ist als Jäger Nr. 4, so würden für mich 6 MK an einem Arbeitsplatze zur Not genügen. Thatsächlich habe ich bis jetzt 10 MK benutzt, die mir von einer Auerlampe aus 1,25 m Höhenabstand und 0,9 m Seitenabstand geliefert werden. Freilich bin ich durch Feststellung dieser Thatsache[1]) veranlasst worden, eine

---

[1]) Da mir ein Weber'sches Photometer nicht zu Gebote steht, so hat Herr Prof. Erismann auf meine Bitte die Güte gehabt, mit einem Photometer des hygienischen Institutes die erwähnten Messungen vorzunehmen.

andere Einrichtung zu machen, wodurch die Helligkeit meines Arbeitsplatzes auf 50 bis 60 MK erhöht wird.

§ 18. Herstellung künstlicher Beleuchtung. Bekanntlich erzeugte man Licht bis vor kurzem ganz allgemein durch Verbrennung von kohlenstoffhaltigen Körpern, z. B. Kienspähnen, Fackeln, Talg, tierischen und pflanzlichen Ölen, Steinöl oder Gas. Die festen Stoffe werden zunächst durch die Verbrennungswärme gasförmig gemacht. Das so entstandene Gas bezw. das bereits als Gas zugeführte Leuchtmaterial spaltet sich in Kohlenstoff und Wasserstoff, um dann zu Kohlenoxyd und schließlich zu Kohlensäure zu verbrennen. Während die Kohlenstoffteilchen frei sind, glühen sie und werden dadurch befähigt, leuchtende Strahlen auszusenden (KERSTENsche Theorie).

Nur ein sehr kleiner Teil der im Beleuchtungsstoffe vorhandenen Spannkraft kommt dem gewollten Zwecke, der Lichterzeugung, zu gute. Ein Teil wird verbraucht bei der Überführung des festen Stoffes in den Gaszustand. Ein weiterer und zwar sehr großer Teil verwandelt sich in Wärme der Luft und der Verbrennungsgase. Wieder ein Teil wird zur Wasserverdampfung verbraucht. Endlich wird ein sehr ansehnlicher Bruchteil der Energie in Ätherschwingungen verwandelt, die unsichtbar sind, in die sogenannten überroten oder Wärmestrahlen und in die übervioletten oder chemischen Strahlen, und nur ein verschwindender Bruchteil wird als leuchtende Strahlung nutzbar. Selbstverständlich haben die hier aufgezählten Posten bei den verschiedenen Beleuchtungsstoffen verschiedene Werte. Der eine Stoff giebt eben mehr »Licht« als der andere. Wie sich die Menge der überroten Strahlen zu der Menge der leuchtenden verhält, wird schon durch die Farbe des Lichtes einigermaßen verraten. Je röter ein Licht aussieht, desto reicher ist es an langwelligen Strahlen, einschließlich der Wärmestrahlen; je weißer ein Licht, desto mehr herrschen die kurzwelligen Strahlen vor.

Die hier aufgezählten Lichtquellen brennen also sämtlich sehr verschwenderisch. Es bedeutete deshalb einen großen Fortschritt, als man auf den Gedanken kam, die Verbrennung durch reichliche Luftzufuhr zu vervollkommnen und mittelst der hierbei erzeugten Wärme einen besonderen, in der Flamme aufgehängten Körper zum Glühen zu bringen. Bei richtiger Beschaffenheit dieses Glühkörpers entsteht dann vorwiegend kurzwelliges Licht und nur in mäßiger Menge langwelliges, einschließlich der Wärmestrahlen. Dieser Gedanke hat in dem Gasglühlichte seine Verwirklichung gefunden. Es stellt aber noch immer nicht das Höchste, bis jetzt Erreichte, geschweige denn das höchste Erreichbare dar. Denn in dem elektrischen Strome fand sich ein Mittel, einen Körper ins Glühen zu versetzen, ohnedass überhaupt erst eine Verbrennung stattfinden muss. Der Versuch lehrt, dass auf diesem Wege mehr als 10 mal so viel von der verbrauchten Gesamtenergie in Licht, und zwar in kurzwelliges Licht verwandelt wird wie bei den früheren Lichtarten. Die Richtigkeit des Gesagten ergiebt sich aus folgender Tabelle RUBNER's (49):

Leuchtende Strahlung in %
der Gesamtenergie:

Paraffin	0,446
Gas, Schnittbrenner	0,352
Gas, Glühlicht	0,750
Elektrisches Glühlicht	7,144.

§ 19. Lichtquellen: Steinöllampe. Prüfen wir nun, wieweit die gebräuchlichsten Beleuchtungsmittel den Forderungen der Gesundheitspflege entsprechen.

Ohne Zweifel erfreut sich dermalen noch die Steinöllampe der größten Verbreitung. Ihr Licht ist nicht weiß, sondern rotgelb. Dem könnte man durch einen blauen Glascylinder abhelfen. Aber es ist zu beachten, dass der blaue Cylinder der Flamme nicht etwas giebt, sondern etwas nimmt, und dass also die Farbe etwas weißlicher wird, aber auf Kosten der Lichtstärke. Das Steinöllicht ist nun ohnehin schon zu schwach, so schwach, dass wir das Buch, die Näherei oder was sonst gerade deutlich gesehen werden soll, in die Nähe der Lampe bringen müssen. Man kann die Wirkung der Lampe ganz wesentlich durch Lampenglocken (H. COHN, 32) verstärken, die einen großen Teil der nach oben gehenden Strahlen zurückwerfen und nach unten, auf den Arbeitsplatz hinlenken. Selbst mit dieser Verbesserung liefert z. B. eine Steinölflamme von 13 Normalkerzen Lichtstärke nur auf sehr beschränktem Gebiete eine genügende Helligkeit; es herrscht nämlich, wenn die Flamme sich 0,3 m über der Tischfläche befindet, 0,5 m neben der Lampe auf dem Tische eine Helligkeit von 12,7 MK; in 0,75 m Seitenabstand nur noch 6 MK (COHN, 32). Dieser Umstand zwingt uns also, mit allen feineren Arbeiten nahe an die Lampe heranzugehen. Das hat aber wieder zwei Nachteile, einmal Blendung, weil die (links stehende) Lampe selbst bei Senkung des Kopfes, der Blickrichtung und damit auch der Augenlider doch nicht ganz außer dem Bereiche des (linken) Gesichtsfeldes steht, bei jeder Erhebung des Blickes aber dem Arbeitenden voll in die Augen scheint. Der zweite Übelstand ist Erhitzung des Kopfes, weil ja der Kopf in der Nähe des Buches und also auch der Lampe sein muss. Die Wirkung der Wärmestrahlung macht sich sehr bald durch ein lästiges Hitzegefühl in Kopf und Augen bemerklich, das sich bei Fortdauer der Schädlichkeit zu Kopfweh und Augenbrennen steigern kann.

Gegen die Blendung und Erhitzung kann man sich übrigens schützen.

Man braucht nur einen passenden Schirm anzubringen. Einen solchen Schirm hat der Optiker Wolff ersonnen und auf den Namen »Augenschutz« getauft. Der Schirm besteht aus zwei Wänden, die einen Abstand von 1,5 cm haben; der Schirm ist also ein sehr flaches Kästchen. Die schmale obere und untere Seite dieses Kästchens hat mehrere runde Löcher von 1 cm Durchmesser. Wird der Schirm an der Lampe befestigt, so erwärmt sich die der Lampe zugekehrte Wand und dadurch auch die Luft zwischen den Wänden. Die erwärmte Luft entweicht durch die oberen Löcher und wird durch kühlere, von unten nachdringende Luft ersetzt. So bleibt die dem Arbeitenden zugewandte Seite des Schirmes dauernd kühl. Die der Lampe zugekehrte Wand des Schirmes ist weiß und glänzend; das von ihr abprallende Licht geht nach unten und kommt der Helligkeit des Arbeitsplatzes zu gute.

Die Steinöllampe hat noch einige andere Untugenden, die freilich nicht in erster Linie augenärztliche Bedeutung haben. Sie verdirbt die Luft des Zimmers durch die unvermeidliche Entwickelung von Kohlensäure, ferner durch übelriechende Verbrennungsgase oder Ruß, falls der Lampendocht zu niedrig oder zu hoch geschraubt ist. Außerdem ist das Steinöl gefährlich; fast keine Woche vergeht, ohnedass der Zeitungsleser Berichte über Brandunglück durch Steinöl zu sehen bekommt.

§ 20. Gasbeleuchtung. Die aufgezählten Nachteile haben das Steinöl noch nicht vom Arbeitstische und aus dem Familienzimmer zu verdrängen vermocht, wohl aber aus den Schulen, Hörsälen, Fabrikräumen und anderen Orten, wo nicht der einzelne seine eigene Lampe haben, überwachen und nach dem eigenen Lichtbedürfnisse höher oder niedriger schrauben, näher oder ferner aufstellen kann. Für Massenbeleuchtung ist das Steinöl jetzt ziemlich allgemein durch Leuchtgas ersetzt. Zunächst brannte man das Gas in offenen Flammen, in sogenannten Schnitt- oder Schmetterlingsbrennern. Allein diese Flammen waren noch reicher an langwelligen Strahlen als das Steinöllicht und zeigten obendrein einen Nachteil, von dem die Steinöllampe völlig frei war, das Flackern und Zucken. Dieser schnelle Wechsel der Helligkeit ist für die Augen höchst peinlich. Man ging deshalb zu dem Rund- oder Argandbrenner über, dessen Flamme in einen Glascylinder eingeschlossen ist, ruhig brennt und bei dem gleichen Gasverbrauch wesentlich mehr Licht spendet als die offene Flamme. Eine weitere Verbesserung brachte der »Regenerativbrenner«, d. h. eine Einrichtung, um Gas und Luft in vorgewärmtem Zustande der Flamme zuzuführen. Den wichtigsten Fortschritt brachte aber die Einführung des Gasglühlichtes. Es besteht aus einer durch reichliche Zufuhr von Luft lichtlos brennenden, einer »Bunsenschen« Flamme, in der ein Leuchtkörper zur Weißglut erhitzt wird. Die Herstellung passender Glühkörper ist außerordentlich schwierig. Am vollkommensten ist diese Aufgabe von AUER gelöst worden; daher nennt man das. Gasglühlicht auch geradezu Auerlicht. Sein Leuchtkörper ist ein Gewebe von Baumwollfäden, die mit gewissen Salzen getränkt sind; die Baumwolle wird verbrannt, und die Asche der Salze bleibt als Leuchtkörper, als sogenanntes Strümpfchen zurück. Es soll Lanthan, Thorium, Zirkonium und andere seltene Elemente enthalten.

Mithilfe des Auerlichtes lässt sich eine Beleuchtung herstellen, die nahezu den Forderungen der Gesundheitspflege entspricht. Denn das Auerlicht ist weiß, wenigstens im Vergleich mit dem rotgelben Gas- und Steinöllicht. Es brennt ruhig; es brennt so hell, dass man die Lampe 1,5 m von dem Arbeitsplatze entfernt aufstellen darf, ohnedass die Helligkeit ungenügend wird. Ja, die Helligkeit des Auerlichtes ist sogar groß genug für mittelbare Beleuchtung, deren Vorteil von RENK (44), KERMAUNER und PRAUSNITZ (50) und von ERISMANN (51) überzeugend nachgewiesen ist. Will man mittelbar beleuchten, so muss die Decke und das obere Drittel der Zimmerwände weiß sein; die Lampen werden etwa 1 m unter der Decke angebracht; unterhalb der Lampe ist ein undurchsichtiger Teller, der alles Licht nach oben wirft und die Lampe selbst für die im Zimmer Anwesenden verdeckt. Die Tische erhalten also nur Licht, das von der Decke des Zimmers abgeprallt ist[1]). Selbstverständlich ist der Verbrauch an Licht bei mittelbarer Beleuchtung größer als bei unmittelbarer. Man hat sich daher bis jetzt meist damit begnügt, das Auerlicht nach unten mit einem Kegel von Mattglas zu umgeben, von oben mit einem Schirm von Milchglas zuzudecken. Diese Einrichtung giebt ein Gemisch von unmittelbarer und mittelbarer Beleuchtung und liefert nicht bloß genügendes Licht auf den Arbeitsplatz, sondern auch eine sehr schöne und gleichmäßige Helligkeit im ganzen Zimmer. Allerdings der Hauptnachteil einer unmittelbaren Beleuchtung, der von Kopf und Hand des Schreibenden erzeugte Schatten, tritt hierbei wieder hervor, wenn auch nicht ganz in dem Maße, wie bei bloß unmittelbarer Beleuchtung.

Beim Auerlicht wird man von Wärmestrahlen nicht belästigt, einmal weil die Wärmestrahlung viel geringer ist als bei Gas oder Steinöl, und andererseits weil die Lichtstärke gestattet, uns in genügender Entfernung zu halten.

Auch bezüglich der Luftverderbnis durch Verbrennungsgase ist das Auerlicht dem Gas- und dem Steinöllicht weit vorzuziehen. Das Auerlicht brennt nämlich viel sparsamer, wie aus folgender Zusammenstellung (S. 31) hervorgeht; bei der gleichen Lichtmenge liefert also das Auerlicht bedeutend weniger CO_2 als Gas, Steinöl oder gar Kerzen.

---

1) Hier in Zürich ist ein bekannter Damenkleiderladen durch Bogenlampen auf diese Weise beleuchtet.

Es entspricht die Helligkeit von 100 englischen Normalkerzen in der Stunde nach Geelmuyden (46) folgenden Zahlen:

Beleuchtungsart	Verbrauchter Stoff	Erzeugtes Wasser in g	Erzeugte CO_2 in g	Erzeugte Wärme in kg Kalorien	Kosten in $\mathcal{M}$ abgerundet
Gas, Schmetterlingsbrenner	1160 l	1044	805	6380	0,189
Gas, Argandbrenner	876 »	808	683	4820	0,147
Gas, Regenerativbrenner	430 »	387	335	2370	0,073
Gasglühlicht	200 »	180	156	1100	0,035
Stearinkerzen	830 g	847	2316	7140	1,422
Gute Petroleumlampe	343 »	398	980	3440	0,053
Elektr. Glühlicht	—	—	—	299	0,269

Bei den Zahlen der letzten Spalte ist zu beachten, dass die Preise der Natur der Sache nach sehr schwanken.

Der vorstehenden Tabelle füge ich noch einige Zahlen bei, die Herr Prof. Erismann durch photometrische Messung für mich bestimmt hat.

Auf 1 m Abstand von der beleuchteten Fläche lieferten:

1. Ein Schnittbrenner   15,2 MK
2. Ein Gasglühlicht, mit bereits längere Zeit gebrauchtem Strümpfchen   33,3 »
3. Eine Steinöllampe, Rundbrenner, kleines Kaliber   6,8 »
4. Ein Spiritusglühlicht   12,0 »

Auch das Leuchtgas ist ein gefährlicher Beleuchtungsstoff. Es enthält ziemlich viel des äußerst giftigen Kohlenoxydgases. Todesfälle, beabsichtigte und zufällige, durch Gasvergiftung sind keine Seltenheit. Außerdem verpufft Gas, wenn es mit einer gewissen Menge Luft gemischt ist. Auch dieser Umstand hat schon viel Unheil angerichtet.

§ 21. Spiritusglühlicht und Acetylen. In neuester Zeit werden auch Spiritusglühlichter in den Handel gebracht. Was ich darüber durch Erkundigungen in einem Lampengeschäft und durch eigene Beobachtungen ermitteln konnte, ist folgendes.

Das Licht sieht etwa aus wie ein Auerlicht, ist aber bedeutend weniger stetig und auch weniger hell. Die Einrichtung der Spirituslampe ist eine äußerst verwickelte und der Verbrauch von Cylindern und Strümpfchen ein ärgerlich großer. Endlich ist der Preis des Brennspiritus so hoch, dass zur Zeit von einem Ersatz des Erdöllichtes durch Spirituslicht nicht die Rede sein kann. Über Unglücksfälle durch Spirituslicht ist mir nichts zu Ohren gekommen. Aber selbst wenn die Feuersgefahr gleich Null oder wenigstens erheblich geringer wäre, als bei Gas und

Steinöl, selbst dann würde das Mitgeteilte genügen, um das Urteil abzugeben, dass vorläufig das Spiritusglühlicht keine große Rolle spielen kann.

Ein weiterer Beleuchtungsstoff der Neuzeit ist das Acetylen, C_2H_2. Es wird gewonnen durch Eintauchen von Calciumcarbid in Wasser ($CaC_2 + H_2O = CaO + C_2H_2$). Dieses Gas soll beim Verbrennen ein ausgezeichnet schönes und ein weißeres Licht geben als irgend eine andere Lichtquelle, das elektrische Bogenlicht nicht ausgenommen. Es hat vor dem Leuchtgas den großen Vorzug, auch im Kleinen herstellbar zu sein. So hat man z. B. Lampen gebaut, in deren Fuß ein Behälter für Calciumcarbid und eine Einrichtung für Zutropfen von Wasser untergebracht ist; das sich bildende Gas tritt dann unter einem Lampenschirme aus, um in einer leuchtenden Flamme zu verbrennen. Da das Calciumcarbid ein trockner, fester Körper ist und sich luftbeständig herstellen lässt, so wird Acetylen vermutlich in kleinen Orten, in einzeln stehenden Häusern, namentlich in Neuländern Verwendung finden, kurz überall da, wo die Menschen nicht so dicht bei einander wohnen, um Gaswerke oder elektrische Anlagen im Großen zu ermöglichen. Der Verwendung stehen bis jetzt noch allerhand Schwierigkeiten im Wege. Die Entwickelung des Gases ist ungleichmäßig, anfangs zu stark, nach einiger Zeit zu langsam; ferner ist das Gas nicht rein und die Beimischungen riechen schlecht; endlich ist auch die Verpuffungsgefahr, bei Mischung des Acetylens (10%) mit Luft (90%), ein Übelstand. Der rastlosen Thätigkeit der Fabrikanten soll es aber bereits gelungen sein, dieser Schwierigkeiten so weit Herr zu werden, dass Acetylen »nicht mehr das Licht der Zukunft, sondern das schönste Licht der Gegenwart genannt werden müsse« (GERSTER, 53).

§ 22. Elektrisches Licht. Die Neuzeit hat uns eine Lichtquelle geschenkt, bei der eine Luftverderbnis durch Verbrennungsgase ganz ausgeschlossen ist, das elektrische Licht. Es wird als Glühlicht und als Bogenlicht benutzt. Das Glühlicht ist ein Kohlenfaden, der zum Schutze gegen Verbrennung in ein luftleeres Glasgefäß eingeschlossen und durch einen elektrischen Strom ins Glühen versetzt wird. Das Bogenlicht entsteht durch Überspringen des elektrischen Funkens zwischen 2 Kohlenspitzen; wenn die Stärke der Stromspannung und der Abstand der Kohlenspitzen richtig gewählt sind, so verwandelt sich das Überspringen in ein Fließen, d. h. es entsteht eine gleichmäßige Flamme von riesenhafter Helligkeit, das sogenannte Bogenlicht. Es liefert weitaus die beste künstliche Beleuchtung. Seine Farbe gleicht der des Mondlichtes. O. MEYER (14) hat Bogenlicht und Gaslicht spektroskopisch untersucht, mit Sonnenlicht verglichen und dabei Folgendes gefunden. Denkt man sich ein künstliches Licht, dessen Spektrum im Gelb dieselbe Helligkeit hat wie das Sonnenspektrum, nämlich 1, dann sind die übrigen Strahlenarten in folgenden Mengen vertreten:

	bei Gas:	bei Bogenlicht:
Rot	1,2	0,6
Gelb	1,0	1,0
Grün	0,5	0,6
Blau	0,5	0,6
Violett	0,3	0,3

Mit Tageslicht verglichen sieht also das Gaslicht rotgelb aus, das Bogenlicht dagegen blassgelb. Demgemäß verändern farbige Gegenstände ihr Aussehen bei elektrischer Beleuchtung fast gar nicht, was bekanntlich in Gaslicht und Steinöllicht in hohem Maße der Fall ist. Ja die Erkennbarkeit der Farben soll im Bogenlichte sogar noch besser sein als im Tageslichte (H. Cohn, 15a).

Das Bogenlicht brennt ruhig, ohne Zuckungen, vorausgesetzt, dass die Apparate vollkommen arbeiten, was freilich nicht immer der Fall. Das Bogenlicht hat sehr wenig Wärmestrahlen; es verdirbt die Luft nicht, da ja eine nennenswerte Verbrennung von Kohlenstoff überhaupt nicht stattfindet. Wenn gleichwohl seine Verwendung bis jetzt auf Bahnhöfe, Plätze, Theater, Straßen und große Verkaufsläden beschränkt blieb, so ist das seiner ungeheueren Lichtstärke zuzuschreiben, die bei kleinen Räumen eine unsinnige Lichtverschwendung bedeuten würde, von Geldverschwendung nicht zu reden.

Dagegen wird das elektrische Glühlicht vielfach auch in Privatwohnungen verwandt. Es giebt ein rötlicheres Licht als die Bogenlampe und liefert je nach Länge des Kohlenfadens und Stärke des Stromes 1 bis 200 MK. Die am häufigsten in Zimmern verwandte Lampe giebt 16 MK. Auf Straßen werden die stärkeren Lampen, von 100 bis 200 MK, gebraucht.

Ganz frei von Gefahren sind beide Arten des elektrischen Lichtes nicht, wegen der hohen Stromspannung; das Bogenlicht ist natürlich das gefährlichere. Wo der Preis nicht ein Hindernis bildet, wird die elektrische Beleuchtung ohne Zweifel alle bis jetzt gebräuchlichen Beleuchtungsarten aus dem Felde schlagen. Natürlich ist das aber nur da möglich, wo Elektrizitätswerke vorhanden sind. In kleinen Städten und auf dem Lande wird für absehbare Zeit weder elektrisches Licht noch Gas zur Einführung kommen, sondern es wird Steinöl das landesübliche Beleuchtungsmittel bleiben, vielleicht auch das Acetylen es werden.

Fachschriften[1].

I.

1803. 1. **Sömmering, S. Th.,** Über einige wichtige Pflichten gegen die Augen. Frankfurt a. M.
1840. 2. **Mackenzie, W.,** Practical treatise on the diseases of the eye. 3. Ausg.
1846. 2a. **Arlt, F.,** Die Pflege der Augen. Prag.

---

1) Das Verzeichnis macht keinen Anspruch auf Vollständigkeit. Nur die benutzten Arbeiten sind vollständig aufgeführt. Doch habe ich auch manche der

1854. 3. **Jäger, E.**, Über Star und Staroperationen. Wien. S. 73.

1856. 4. **Foucault, L.**, Effects de la lumière électrique. Bull. soc. phil.

1857. 4a. **Förster, R.**, Über Hemeralopie. Habilitationsschrift. Breslau.

1859. 5. **Arlt, Ferd.**, Die Krankheiten des Auges. III. Band, S. 127.

1861. 6. **Hildige,** Fall von Schneeblindheit. Medical Times and Gazette. S. 83.

1867. 7. **Czerny,** Über Blendung der Netzhaut durch Sonnenlicht. Sitzungsbericht der Wiener Akademie. Bd. LVI, Teil II, S. 409.

1871. 8. **Bumke,** Die Nachtblindheit unter den französischen Kriegsgefangenen zu Lingen. Virchow's Archiv 52, S. 570.

9. **Gardner,** Account of a severe ophthalmia caused by exposure to the intense light reflected from a dazzling surface of snow. Americ. Journal of the med. sciences. S. 334.

1872. 10. **Reymond, C.**, Annotazione sul torpore della retina. Annali di Ottalm. II, S. 24—53.

1873. 10a. **Hoffmann, H. v.**, Augenuntersuchung in vier Wiesbadener Schulen und Vergleichung der Resultate mit den an anderen Orten gewonnenen Zahlen. Klin. Monatsbl. f. Augenhkde. S. 269.

1875. 11. **Reymond, C.**, Stato torpido e stati emeralopici della acuità visiva col rischiaramento. Annali di Ottalm. IV, S. 40—112.

1876. 12. **Mauthner,** Vorlesungen über die optischen Fehler des Auges. Wien S. 675—678.

1878. 13. **Cornu,** Etudes du spectre solaire. Comptes rendus des séances de l'Acad. des Sciences.

1879. 14. **Meyer, O.**, Die Helligkeit der einzelnen Farben im Tageslicht, Gaslicht und elektrischen Licht. Arch. f. Augenhkde. Bd. 8. S. 421.

15. **Schiess-Gemuseus,** Über Schneeblindheit. Arch. f. Ophth. Bd. XXV. 3. S. 173.

15a. **Cohn, H.**, Vergleichende Messungen der Sehschärfe und des Farbensinnes bei Tages-, Gas und elektrischem Lichte. Arch. f. Augenhkde. Bd. VIII. S. 408.

1880. 16. **Reich, M.**, Die Neurose des nervösen Sehapparates, hervorgerufen durch anhaltende Wirkung grellen Lichtes. Arch. f. Ophth. Bd. XXVI. 3. S. 135.

17. **Terrier,** Pathogénie de l'ophthalmie électrique. Ann. d'oculist. S. 31.

1881. 18. **Dufour,** Bulletin de la Société Médicale de la Suisse romande 1879. S. 267. Referiert im Centralbl. f. Augenhkde. Juli 1881.

19. **Parinaud,** L'héméralopie et les fonctions du pourpre visuel. Gaz. méd. de Paris. No. 34.

1882. 20. **Krüss,** Die Grundlagen der Photometrie. Verhandl. des naturw. Ver. in Hamburg.

21. **Dufour,** Bull. de la société Méd. de la Suisse romande 1879. S. 267. 1882. S. 380.

22. **Michel,** Bericht über das Vorkommen der Nachtblindheit im Arbeitshause Rebdorf. Bair. ärztl. Intelligenzblatt, No. 30.

23. **Haab,** Die Blendung des Auges durch Sonnenlicht. Correspondenzblatt f. Schweizer Ärzte. S. 383.

24. **Dransart,** Du nystagmus et de l'héméralopie chez les mineurs. Ann. d'oculist. T. 88.

25. **Deutschmann,** Über die Blendung der Netzhaut durch direktes Sonnenlicht. Arch. f. Ophth. Bd. XXVIII. 3. S. 244.

---

mir unzugänglichen und der nicht verwendbaren Arbeiten erwähnt, um dem Leser einen Überblick zu geben. Diejenigen Arbeiten, welche ein reiches Fachschriftenverzeichnis besitzen, sind durch * gekennzeichnet.

1882. **25**a. Leber, Th., Über Katarakt und sonstige Augenaffektionen durch Blitzschlag. Arch. f. Ophth. Bd. XXVIII. 3. S. 255.

1883. **26.** Sulzer, Vier Fälle von Retinaaffektion durch direkte Beobachtung der Eklipse vom 16. Mai 1882. Klin. Monatsbl. f. Augenhlkde. S. 129.

27. Purtscher, O., Ein Fall von Augenaffektion durch Blitzschlag. Arch. f. Ophth. Bd. XXIX. 4. S. 195.

28. Weber, L., Centralzeit. für Optik und Mechanik No. 16 und 17 und Wiedemann's Annalen N. F. Bd. XX. S. 326.

29. Emrys-Jones, The effects of electric light on the eye. Ophthalmic Review. April S. 106.

30. Little, D., The effects of strong light upon the eye. Ophthalmic Review. Juli S. 196.

1884. **31.** Cohn, H., Tageslichtmessungen in Schulen. Deutsche med. Wochenschr. Nr. 38.

31a. Pagenstecher, H., Augenaffektion nach Blitzschlag. Arch. f. Augenhlkde. Bd. 13. S. 146.

1885. **32.** Cohn, H., Über den Beleuchtungswert der Lampenglocken, Wiesbaden.

33. Fuchs, Die Ursachen und die Verhütung der Blindheit. Wiesbaden S. 199.

1886. **34.** Uhthoff, W., Über das Abhängigkeitsverhältnis der Sehschärfe von der Beleuchtungsintensität. Arch. f. Ophth. XXXII. 1. S. 171.

34a. Krüss, Die elektrotechnische Photometrie. Wien S. 102.

1888. **35.** Silex, P., Beitrag zur Kasuistik der Augenaffektionen infolge von Blitzschlag. Arch. f. Augenhlkde. Bd. 18. S. 65.

36. Martin, Pathogenèse de l'ophthalmie électrique. Annales d'oculistique. Tome C. S. 25.

36a. Hess, C., Experimentelles über Blitzkatarakt. VII. Period. internat. Ophthalmologen-Kongress. S. 308.

1889. **37.** Widmark, E. J., Über den Einfluss des Lichtes auf die Haut. Hygiea. Festband.

38. Guaita, Nulla distinzione ottalmoscopica del pigmento retinico e coroideale e sulla patogenesi della emeralopia. Annali di Ottalm. XVII. 6. S. 501.

39. Widmark, E. J., Über den Einfluss des Lichtes auf die vorderen Medien des Auges. Skandinavisches Archiv für Physiologie. Erster Band, S. 264.

1890. **40.** Dammer, Handwörterbuch der öffentlichen und privaten Gesundheitspflege. S. 102.

40a. Haab, O., Optogramme der Sonne im menschlichen Auge. Correspondenzbl. f. Schweizer Ärzte. S. 558.

1891. **41.** Widmark, E. J., Über die Durchdringlichkeit der Augenmedien für ultraviolette Strahlen. Skandinavisches Archiv für Physiologie. Dritter Band, S. 14.

42. Vaucel, Contribution à l'étude de l'étiologie de l'héméralopie épidémique et de ses rapports avec le scorbut. Thèse de Bordeaux.

43. Schirmer, Über das Wesen der Hemeralopie. Deutsche med. Wochenschrift. No. 3.

1892. **44.** Renk, Über die künstliche Beleuchtung von Hörsälen. Preisverkündigungsprogramm der Universität Halle-Wittenberg.

1894. **45.** Cohn, H., Über Fenstervorhänge in Schulen. Deutsche med. Wochenschrift. 1894. S. 876.

1894 (?). **46.** Geelmuyden, Vergleich der verschiedenen Beleuchtungsarten. Untersuch. im physiol. Inst. in Christiania.

47. Cassien, Accidents produits sur l'appareil de la vision par l'électricité à bord des navires de guérrre. Thèse de Bordeaux.

1895. 48. **Cohn, H.**, Einige Vorversuche über die Abhängigkeit der Sehschärfe von
der Helligkeit. Arch. f. Augenhlkde. Bd. XXXI. Ergänzungsheft.
49. **Rubner**, Die strahlende Wärme irdischer Lichtquellen in hygienischer
Hinsicht. Arch. f. Hygiene XXIII. I. S. 87, II. S. 193. III. S. 297. IV.
S. 343.
1897. 50. **Kermauner u. Prausnitz.**, Untersuchungen über indirekte (diffuse)
Beleuchtung von Schulzimmern, Hörsälen, Werkstätten mit Auer'schem
Gasglühlicht. Arch. f. Hygiene Bd. XXIX. S. 107.
51. **Erismann**, Die künstliche Beleuchtung der Schulzimmer. Zeitschr. f.
Schulgesundheitspflege Bd. X. S. 529.
1898. 52. **Schubert, P.**, Über Schulfenster und Vorhänge. Münch. med. Wochen-
schr. No. 14.
1899. 53. **Gerster**, Acetylen und seine Verwendbarkeit als Lichtquelle für Ärzte.
Correspondenzbl. f. Schweizer Ärzte. S. 79.

II. Kurzsichtigkeit.

1. Entstehung der Kurzsichtigkeit.

§ 23. Nachteile der Kurzsichtigkeit. Es giebt manchen Kurzsichtigen, der mit seiner Hohlbrille für Nähe und Ferne ebenso leistungs-
fähig ist wie ein Gesunder. Trotzdem möchte ich nicht die Behauptung
mancher Schriftsteller unterschreiben, dass Kurzsichtigkeit mäßigen Grades
keine Krankheit, ja für viel Berufe sogar ganz zweckmäßig sei. Es ist
bezeichnend, dass die Lobredner der Kurzsichtigkeit meistens selber nicht
kurzsichtig gewesen sind. Wären sie es, ihr Urteil würde wohl anders
lauten. Denn zeitlebens ein Paar Glasscherben im Gesicht herumtragen zu
müssen, ist weder eine Verschönerung noch eine Annehmlichkeit. Das
Erste darf man wohl aus dem Umstande schließen, dass wir Deutsche in
englichen und französischen Zerrbildern regelmäßig mit Brille abgebildet
werden. Eine Französin, der ich einst eine Brille verschrieb, erklärte mir
rund heraus, sie trage keine Brille, sie wolle nicht aussehen »wie ein
Prussien«. Von den Unannehmlichkeiten will ich, zur Überzeugung der
Nichtbrillenträger, nur Folgendes erwähnen: Wenn man die Brille verlegt,
vergessen oder zerbrochen hat, ist man in Verlegenheit, ja geradezu hilflos;
so musste ich einst einen Freund, der 6 D M hatte, am Arme zum Brillen-
händler führen, weil seine Brille beim Baden in den See gefallen war.
Kommt man im Winter aus dem Freien ins warme Zimmer, so beschlägt
sich die Brille gerade in dem Augenblicke, wo man sie am nötigsten
braucht, um die im Zimmer Anwesenden zu unterscheiden und zu be-
grüßen. Auch beim Reiten und anderen körperlichen Übungen beschlagen
sich gern die kalten Brillengläser mit dem von schwitzender Haut gelieferten
Wasser. Bei sonnigem Wetter giebt das Brillenglas nicht selten Anlass zu

Blendung, indem es die hinter uns stehende Sonne durch einmalige Reflexion, die vor uns stehende durch zweimalige Reflexion gerade in das Auge spiegelt. Kurz, es giebt eine Menge von Lagen, in denen ein bebrillter Kurzsichtiger nicht bloß Unannehmlichkeiten zu tragen, sondern sogar Gefahren zu bestehen hat; Unglücksfälle infolge von Kurzsichtigkeit sind ja häufige Vorkommnisse.

Das bewaffnete Auge des Kurzsichtigen kann einem gesunden Auge gleichwertig sein. Aber nur zu oft zeigt es sich, dass dies nicht der Fall, dass vielmehr die Sehschärfe des kurzsichtigen Auges trotz ausgleichender Brille herabgesetzt ist. Über die Häufigkeit dieses Vorkommnisses giebt folgendes Täfelchen Aufschluss, das ich SCHMIDT-RIMPLER (73) entlehne.

	$S \geqq 1$	$S \geqq 1/2$	$S < 1/2$
Emmetropie	89 %	9,1 %	1,8 %
Kurzsichtigkeit von 1—3 D	60,3 »	35,0 »	4,6 »
»　　　　» 3—6 D	41 »	50,2 »	8,6 »
»　　　　» > 6 D	16,2 »	65 »	18,7 »

Ja SEGGEL (86) nimmt an, dass sogar bei Kurzsichtigen mit $S \geqq 1$ die S eine herabgesetzte ist, mit anderen Worten, dass sie größer war, bevor das Auge kurzsichtig wurde. Auch andere Beobachter haben die Beschädigung der S durch Kurzsichtigkeit nachgewiesen.

Die Verminderung der S wird von vielen Kurzsichtigen zunächst gar nicht bemerkt und deshalb dem Arzte nicht geklagt. Wohl aber hat auch der in mäßigem Grade Kurzsichtige allerhand zu klagen, das bereits ausgesprochen »krankhaft« ist.

Besonders im zweiten Jahrzehnt, in den Jahren, wo die Kurzsichtigkeit zunimmt, wird über fliegende Mücken, über Mangel an Ausdauer, selbst über ein peinliches Gefühl von Druck und Spannung geklagt. Auf dieser Stufe der Krankheit findet man bei augenärztlicher Untersuchung nicht viel Krankhaftes, vielleicht nur etwas Röte der Lidränder und der Sehnervenscheiben. Aber die Krankheit Kurzsichtigkeit hat einen sehr schleppenden Verlauf. Im dritten, vierten und fünften Jahrzehnt des Lebens treten ganz allmählich immer bedenklichere Erscheinungen hervor. Der Kranke bemerkt vielleicht jetzt erst, dass seine Sehkraft (trotz der ausgleichenden Brille) nicht mehr so groß ist wie früher. Er klagt ferner über Funkensehen, Verzerrtsehen und schließlich über eine Wolke, die ihm das halbe Gesichtsfeld verdeckt. Der Augenarzt findet dementsprechend mannigfache Veränderungen in Linse, Glaskörper und in dem Augenhintergrund, unter denen die Erkrankung des gelben Fleckes und Netzhautablösung die verhängnisvollsten sind. Von der Häufigkeit der Hintergrundsveränderungen infolge von Kurzsichtigkeit weiß jeder zu erzählen, der Augenspiegelfälle für den Unterricht zusammensucht: während die mannigfachen Erkrankungen anderer

Art nur schwer aufzutreiben sind, bieten sich die von Kurzsichtigkeit herrührenden in Hülle und Fülle.

Die Thatsache, dass nicht alle Kurzsichtigen in reiferen Jahren von schweren Augenleiden befallen oder gar blind werden, hat dazu geführt, eine gutartige und eine bösartige Kurzsichtigkeit zu unterscheiden. Die gutartige ist nur während des allgemeinen Körperwachstums »fortschreitend«, kommt in den 20er Jahren zum Stillstande, bewirkt nur eine harmlose Hintergrundsveränderung (Staphyloma posticum) und verhindert nicht die volle Leistungsfähigkeit für jeden beliebigen Beruf. Die bösartige Kurzsichtigkeit dagegen führt zu mannigfachen und sogar verhängnisvollen Erkrankungen der inneren Augenhäute.

Ob diese schulmäßige Scheidung in gutartige und bösartige Kurzsichtigkeit zulässig ist oder nicht, darf der Gesundheitspflege ziemlich gleichgültig sein, aus dem einfachen Grunde, weil es kein Mittel giebt, einem Auge mit geringer oder mittlerer Kurzsichtigkeit anzumerken, ob die Kurzsichtigkeit stillstehen oder aber sich zu den höheren Graden, von 6 D und mehr entwickeln und damit die Eigenschaft der Bösartigkeit erwerben wird. Die Gesundheitspflege betrachtet j e d e Kurzsichtigkeit als Krankheit, wenn es sich um Personen handelt, die noch nicht ausgewachsen sind; und bei Ausgewachsenen wenigstens alle Kurzsichtigkeiten mittleren Grades, von 2 bis 6 D, und natürlich erst recht die höheren Grade, von 6 D und mehr.

Als ungefährdet oder, wenn man will, als gesund darf man nur Ausgewachsene betrachten, deren Kurzsichtigkeit gering (unter 2 D) ist. Aber selbst unter diesen findet sich noch manche Ausnahme der Regel, dass geringe Kurzsichtigkeit nach vollendetem Körperwachstum nicht mehr zunimmt.

Die Regeln der Gesundheitspflege gegen Kurzsichtigkeit gehen also so ziemlich alle Kurzsichtigen an.

§ 24. Die Ursache der Kurzsichtigkeit ist Nahearbeit. Schon im Anfange dieses Jahrhunderts hat WARE (1), ein englischer Arzt, die Bemerkung gemacht, dass Kurzsichtigkeit bei den verschiedenen Ständen sehr ungleich oft vorkomme; während sie bei den Mannschaften dreier Regimenter fast unbekannt war, kam sie bei den Insassen eines Oxforder College so häufig vor, dass ein Viertel der jungen Leute Brillen tragen musste. In Deutschland kam die Kurzsichtigkeit in den gelehrten Schulen sogar so häufig vor, dass die badische Regierung sich in den 40er Jahren veranlasst fand, die Sache untersuchen zu lassen. Es ergab sich, dass in den badischen Bürgerschulen etwa $^{1}/_{20}$, in den Gelehrtenschulen etwa $^{1}/_{5}$ der Schüler kurzsichtig war.

Diese Thatsache legte Folgerungen nahe, die für die Gesundheitspflege der Augen von äußerster Wichtigkeit gewesen wären. Aber niemand zog die Folgerungen. Es musste wohl erst ein klarerer Einblick in das Wesen der Kurzsichtigkeit gewonnen werden, um den Wunsch nach ihrer Verhütung wachzurufen. Diesen Einblick brachte DONDERS's berühmtes Buch »Die Anomalien der Refraktion und Accommodation«. Darin hat DONDERS (wie schon ARLT einige Jahre früher) den Satz ausgesprochen, der noch heute der Kernpunkt unseres Wissens über Entstehung der Kurzsichtigkeit ist, dass **Kurzsichtigkeit durch angestrengte Nahearbeit entsteht, und dass eine bereits vorhandene Kurzsichtigkeit durch angestrengte Nahearbeit stärker wird.** Auch diese wichtigen Sätze hatten zunächst keine praktischen Folgen.

Erst H. COHN's (3) »Untersuchungen der Augen von 10060 Schulkindern nebst Vorschlägen zur Verbesserung der den Augen nachteiligen Schuleinrichtungen« bewirkten eine Umwälzung. Sie bestätigten, dass anstrengende Nahearbeit kurzsichtig macht. Sie zeigten, dass besonders wirksam in dieser Richtung eine ganz bestimmte Art von Nahearbeit ist und zwar leider gerade die im Kulturleben der Jetztzeit notwendigste, das Lesen und Schreiben [1]). Alles, was nun den Leser veranlasst, sich dem Buche stärker zu nähern, erschwert die Nahearbeit und steigert ihren verderblichen Einfluss. Am häufigsten geben folgende Umstände Anlass zu übermäßiger Annäherung:

1. Kleinheit der Schrift oder des Druckes;
2. ungenügende Sehschärfe infolge von Hornhauttrübungen, Astigmatismus und anderen Fehlern des Auges;
3. ungenügende Beleuchtung;
4. unzweckmäßiger Sitz; er kann durch übermäßige Inanspruchnahme der Rumpf- und Halsmuskeln Veranlassung geben zu einem Hinabsinken des Kopfes auf das Buch.

Bei Kindern kommt endlich noch die Neigung hinzu, sich dem Buche oder Blatte bis auf ein Dutzend Centimeter und weniger zu nähern, selbst wenn der Druck groß, die Beleuchtung gut, der Sitz zweckmäßig und die Sehschärfe normal oder übernormal, mit einem Wort, wenn ein triftiger Grund für starke Annäherung überhaupt nicht vorhanden ist. Der Grund dieser »üblen Angewohnheit« unserer Kinder kommt in §§ 48 und 49 zur Sprache.

§ 25. Die Schule macht kurzsichtig. H. COHN (3) hat das große Verdienst, die schädliche Wirkung der Schule bekannt gemacht zu haben.

---

1) Durch spätere Arbeiten COHN's u. a. ist nachgewiesen, dass Uhrmacher und Goldarbeiter nicht kurzsichtig werden, obgleich sie ja den ganzen Tag mit anstrengender Nahearbeit beschäftigt sind. Wohl aber sind Schriftsetzer von Kurzsichtigkeit ebenso stark heimgesucht wie Gymnasiasten. Es ist also in der That die eine bestimmte Art der Nahearbeit, das Lesen und Schreiben, für die Augen so besonders nachteilig. Der vermutliche Grund davon kommt in § 26 zur Erörterung.

Die Wichtigkeit des Gegenstandes erfordert es, dass einige der von Cohn festgestellten Thatsachen zahlenmäßig hier wiedergegeben werden.

In den Dorfschulen fand Cohn nur wenig Kurzsichtige, durchschnittlich 1,4 % der Schüler. In den Stadtschulen gab es etwa achtmal soviel Kurzsichtige, nämlich 11,4 %.

Die Zahl der Kurzsichtigen nahm in stetiger Reihe von den niederen zu den höheren Schulen zu; es gab nämlich

$$
\begin{array}{ll}
\text{in den Elementarschulen.} & 6,7\ \% \\
\text{in den Mittelschulen . .} & 10,3\ \% \\
\text{in den Realschulen . .} & 19,7\ \% \\
\text{in den Gymnasien. . .} & 26,2\ \%
\end{array}
$$

Die Zahl der Kurzsichtigen nahm in ein und derselben Art von Schule mit dem Jahrgange zu. Denn in 5 Dorfschulen gab es Kurzsichtige

$$
\begin{array}{ll}
\text{im ersten Halbjahre. . . . . . .} & 0\ \ \% \\
\text{im zweiten bis vierten Halbjahre .} & 1\ \ \% \\
\text{im dritten und vierten Schuljahre .} & 1,5\ \% \\
\text{im fünften und sechsten Schuljahre.} & 1,6\ \% \\
\text{im siebenten und achten Schuljahre} & 3,2\ \%.
\end{array}
$$

In 9 Elementarschulen gab es Kurzsichtige

$$
\begin{array}{lll}
\text{im ersten Jahrgange} & 2,9\ \% \\
\text{im zweiten} & » & 5,1\ \% \\
\text{im dritten} & » & 8,9\ \% \\
\text{im vierten} & » & 8,9\ \%
\end{array}
$$

In den Gymnasien stieg die Zahl der Kurzsichtigen von 12,5 % in der Sexta auf 55,8 % in der Prima; in einem anderen Gymnasium sogar auf 64,8 % in der Prima.

Der Grad der Kurzsichtigkeit hängt von denselben Ursachen ab wie ihre Häufigkeit. Nur ein Viertel der kurzsichtigen Dorfkinder hatte mehr als 2 Dioptrien. In den Mittelschulen hatte bereits die Hälfte der Kurzsichtigen mehr als 2 D. In den Gymnasien hatten über $^2/_3$ der Kurzsichtigen mehr als 2 D, ja es kamen jetzt 5, 6 und 7 D vor, Grade, die in den niederen Schulen äußerst selten waren oder völlig fehlten.

Die bahnbrechende Untersuchung H. Cohn's wurde von Erismann (5), v. Reuss (12, 17), Ott und Ritzmann (14), Burgl (14a), v. Hoffmann (I, 10a), Pflüger (18, 19), Seggel (27), Schmidt-Rimpler (58, 73) u. a. m. wiederholt und in allen wesentlichen Punkten bestätigt.

Nur ein Einwand wurde gemacht, nämlich dass Entstehung bezw. Zunahme der Kurzsichtigkeit und Naharbeit nicht in ursächlichem Zusammenhang zu stehen brauchten. Es könnte ja, so meinte man, Kurzsichtigkeit eine Krankheit sein, die sich im Laufe der Jahre bei den dazu beanlagten

Personen entwickele, gleichgültig, was ihre Beschäftigung sei. Dieser Einwand wurde durch Cohn's Untersuchung (20) der Augen verschiedener Berufsarten, ganz besonders schlagend aber durch Seggel widerlegt. Seggel (86) untersuchte 1600 Soldaten und Unteroffiziere der Münchener Besatzung auf Kurzsichtigkeit und teilte diese 1600 Männer nach ihrer früheren Beschäftigung in sechs Gruppen. Es fanden sich

1. bei den Bauern . . . . 2 % Kurzsichtige
2. bei Tagelöhnern und Städtern . . . . 4 % »
3. bei Handwerkern und Gewerbsleuten . . 9 % »
4. bei Kaufleuten, Schreibern, Schriftsetzern. 44 % »
5. bei Einjährig-Freiwilligen . . . . . . 58 % »
6. bei Absolventen von Gymnasien . . . . 65$^1/_2$ % »

Sapienti sat!

§ 26. **Wirkung der Nahearbeit.** Die Kurzsichtigkeit beruht auf »Langbau«, d. h. auf Verlängerung des Auges in der Richtung von vorn nach hinten. Bei vielen Kranken ist die Verlängerung schon an dem Vortreten des Auges aus der Augenhöhle und an der Tiefe der vorderen Kammer zu erkennen. Das kurzsichtige Auge ist meist in allen Richtungen größer als das gesunde. In anderen Fällen beruht der Langbau lediglich auf einer Ausbuchtung des hinteren Augenpoles, auf »Sclerectasia posterior«. Endlich giebt es Fälle, wo beides nebeneinander vorhanden ist.

Vor Beginn der Schulzeit sind die Augen der Kinder in der Mehrzahl übersichtig. Im Laufe der Schulzeit entwickelt sich nun die Kurzsichtigkeit, d. h. der Langbau der Augen. Eine befriedigende Erklärung dieses Vorganges lässt sich dermalen noch nicht geben, soviel auch darüber gearbeitet und geschrieben worden.

Unter den angeschuldigten Ursachen steht obenan der **Druck der äußeren Augenmuskeln.** Sie sind nicht bloß beim Lesen und Schreiben, sondern überhaupt bei jedem Gebrauche unserer Augen in unaufhörlicher Thätigkeit. Sogar wenn wir irgend einen Gegenstand fixieren, bewegen sich unsere Augen, um den Gegenstand unserer Aufmerksamkeit sozusagen abzutasten. Diese unaufhörlichen Bewegungen sind dem Auge gewiss nicht nachteilig, im Gegenteil, sie sind nützlich. Sie bewirken nicht bloß, dass die Netzhautbilder beständig den Ort wechseln, und dadurch den stark belichteten Netzhautstellen Gelegenheit zur Erholung gegeben wird; die Bewegungen begünstigen auch unmittelbar den Umlauf von Blut und Gewebssaft in der Netzhaut.

Während die Augenbewegungen beim zwanglosen Gebrauche der Augen mannigfaltig sind nach Richtung und Ausmaß, werden beim Lesen und Schreiben immer die nämlichen Bewegungen gebraucht; kleine zuckende Sprünge nach rechts, während der Blick über die Zeile gleitet und ein größerer Sprung nach links und ein wenig nach unten beim Beginn einer neuen Zeile. Diese Sprünge müssen, wenn das Lesen glatt von statten gehen soll, sehr genau abgemessen sein. Um das zu ermöglichen, muss man die Augenmuskeln gut gespannt halten, etwa wie ein Reiter, der die Zügel kurz fasst und mit den Schenkeln das Pferd fest gegen die Zügel stellt, wenn er kurze Wendungen machen will. Dazu kommt, dass die Blickebene gesenkt, oft stark gesenkt ist, was eine kräftige Zusammenziehung der Blicksenker voraussetzt, wodurch naturnotwendig die Heber gedehnt und also gespannt werden. Endlich sind auch die inneren Geraden zusammengezogen, um die nötige Konvergenz der Blicklinien hervorzubringen. Kurz, sämtliche Muskeln sind teils kräftig zusammengezogen, teils durch Dehnung gespannt und in fortwährender, zuckender Thätigkeit.

Es fragt sich, ob dieses unaufhörliche Spiel der Augenmuskeln geeignet ist, die Kugelgestalt des Auges in eine eiförmige umzuwandeln. Wenn man sich die Anordnung der Muskeln vergegenwärtigt, so erkennt man sofort, dass die vier Geraden allerdings auf vier Stellen des Äquators drücken und also wohl imstande wären, ein frei in der Luft schwebendes Auge in sagittaler Richtung zu verlängern. Aber das Auge schwebt nicht frei in der Luft, sondern wird durch die vier geraden Muskeln gegen das Fettpolster der Augenhöhle angepresst. Eine Verlängerung nach hinten kann also nicht eintreten. Ganz anders wäre es, wenn eine Muskelschlinge das Auge im Äquator umfasste. Eine solche Schlinge müsste in der That das Auge verlängern, da es ja nicht gehindert wäre, sich nach vorn zu verschieben. Nun bilden die beiden Schiefen wirklich eine solche Schlinge, aber nur bei stärkster Drehung des Auges nach außen, also bei einer Stellung, die bei der Nahearbeit gerade nicht vorkommt. Bei Drehung der Augen gegen die Nase zu stehen die beiden schiefen Muskeln bezw. ihre Sehnen so, dass ihr Druck das Auge keineswegs verlängern wird. Wohl aber ziehen die Schiefen das Auge nach vorn und verhindern somit die Anpressung des Auges an das Fett der Augenhöhle oder schwächen sie wenigstens ab. Wenn aber der hintere Augenpol keine Stütze mehr findet, dann ist er allerdings der Gefahr ausgesetzt, durch gesteigerten Binnendruck gedehnt zu werden.

Die hier gegebene Erklärung ist keineswegs völlig befriedigend. Man hat daher noch auf andere Umstände hingewiesen, die bei der Entstehung des Langbaues mit in Betracht kommen können.

Ein Organ, das in lebhafter Thätigkeit ist, rötet sich, weil seine Schlagadern sich stärker mit Blut füllen (Arbeitshyperämie). Dass das Auge von dieser Regel keine Ausnahme macht, ist bekannt und an »reizbaren« Augen jederzeit nachzuweisen. Die Röte eines mit Nahearbeit sich abmühenden Auges ist aber nicht bloß arterieller Natur. Sie beruht auch auf Behinderung des Blutabflusses durch die Venen, einmal wegen der Senkung des Kopfes, andererseits wegen der Zusammenziehung des Accommodationsmuskels. Der Ciliarmuskel zieht nämlich den vorderen Abschnitt der Aderhaut nach vorn, was natürlich nicht möglich ist ohne Dehnung des hinteren Abschnittes der Aderhaut. Dieser Vorgang kann nun sehr leicht die Strudelvenen an ihrer Eintrittsstelle in die Lederhaut abknicken oder wenigstens etwas beengen.

Andererseits muss eine Zusammenziehung des Ciliarmuskels den Binnendruck des Auges steigern. Dieser vermehrte Druck wird nun von der mittleren Augenhaut getragen, aber doch wohl nur da, wo sie reich mit Muskelzellen ausgestattet ist, also vorn, während im hinteren Teile des Auges der Druck seine dehnende Wirkung auf die ungeschützte Lederhaut entfalten kann.

Die Drucksteigerung als Folge der aufgezählten Umstände mag physikalisch genommen gering sein[1]). Wenn sie sich aber jahraus jahrein tagtäglich acht, zehn und noch mehr Stunden wiederholt, so wird sie auf die Form des Auges nicht ohne Einfluss bleiben, besonders falls die Lederhaut noch jugendlich weich und bildsam oder aus anderen Gründen nachgiebig ist.

§ 27. **Einfluss der Konvergenz, Accommodation und der Arbeitshyperämie.** In den Fachschriften ist viel darüber gestritten worden, ob der eine oder der andere Umstand, ob z. B. Konvergenz oder Accommodation die eigentliche Ursache der Kurzsichtigkeit sei. Diese Streitfrage ist wohl ziemlich gegenstandslos. Nach den Darlegungen des vorigen § arbeiten sich eben äußerer Muskeldruck, Accommodation und vor allem die Arbeitshyperämie in die Hände. Dass Konvergenz den Anspruch an die Leistungen der Augenmuskeln erhöht, ist ja selbstverständlich. Aber die Konvergenz allein, ja sogar im Verein mit Accommodation macht noch nicht kurzsichtig; der dritte Umstand, die Arbeitshyperämie, muss unbedingt noch dazukommen. Ich kann mein eignes Augenpaar als Beweis anführen: Mein linkes Auge ist emmetropisch geblieben, obwohl es die Bewegungen und Accommodation des rechten mitgemacht hat, offenbar deshalb, weil das linke wegen ungenügender Sehschärfe und ungenauer Stellung an der Nahearbeit des rechten nicht teilnimmt. Andererseits sind Beispiele in den Fachschriften verzeichnet, bei denen ein Auge wegen Augenmuskellähmung an den Bewegungen des anderen nicht teilnahm; von einer Konvergenz« konnte überhaupt nicht die Rede sein; und doch wurde das arbeitende Auge kurzsichtig.

Ebenso übertrieben bezw. einseitig dürfte die Ansicht derer sein, welche

---

[1]) Sie wird von manchen Schriftstellern ganz geleugnet.

die Accommodation als die Ursache der Kurzsichtigkeit betrachten. Ein Hauptgrund, der dafür zu sprechen schien, ist der »Accommodationskrampf« der Kurzsichtigen. Mit diesem Namen hat man die Thatsache belegt, dass es jugendliche Kurzsichtige giebt, die für das Lesen der SNELLEN'schen Probebuchstaben stärkere Hohlgläser brauchen, als der thatsächlich vorhandenen Kurzsichtigkeit entspricht. Ob man daraus ohne weiteres auf einen »Krampf« des Accommodationsmuskels schließen darf, scheint doch recht fraglich. Denn bei nichtfixierendem Blicke in die Ferne und beim Fixieren naher Gegenstände ist der »Krampf« sofort verschwunden. Der Thatbestand wäre also mit dem Namen »unzweckmäßiges Accommodieren« jedenfalls zutreffender bezeichnet[1]).

Dieses unzweckmäßige Accommodieren kann man sich folgendermaßen erklären. In den ersten Lebensjahren sind sehr viele, wenn nicht die meisten Kinder übersichtig. Beim Erlernen des Fixierens ferner Gegenstände gewöhnt sich das Kind an, gerade so stark zu accommodieren, dass die Übersichtigkeit ausgeglichen wird. Wenn z. B. ein Kind eine H von 2 D und eine A = 20 D hat, so braucht es ein Zehntel seiner Accommodationskraft, um sich für ferne Gegenstände dioptrisch einzustellen. Wenn nun das Kind in die Schule geht und kurzsichtig wird, so fährt es ruhig fort, beim Fixieren eines fernen Gegenstandes den altgewohnten Willensanstoß zum Ciliarmuskel zu senden. Dieser Anstoß hat zwar nicht mehr den früheren Erfolg; die A ist ja infolge von Verdichtung der Linse kleiner geworden, sagen wir auf 14 D gesunken; der alte Anstoß wird also jetzt nur 1,4 D Zunahme an Brechkraft bewirken. Aber diese Zunahme muss eben durch ein Brillenglas von — 1,4 D ausgeglichen werden, wenn die beste S erreicht werden soll. Nach dieser Auffassung wäre also »das unzweckmäßige Accommodieren« der Kurzsichtigen nicht die Ursache einer kommenden, sondern die Folge einer bereits eingetretenen Verlängerung des Auges. Es wäre das Seitenstück zu dem unzweckmäßigen Accommodieren des jugendlichen Übersichtigen, der wegen Abnahme der ursprünglichen A beim Fixieren ferner Gegenstände zu schwach accommodiert und darum schlecht sieht, obgleich seine A über und über genügt, die genaue Einstellung für ferne Gegenstände zustande zu bringen.

Dass weder der Kurzsichtige noch der Übersichtige fehlerhaft accommodiert beim Betrachten naher Gegenstände, ist leicht zu erklären. Bei der Nahearbeit wird man durch das Verschwimmen der Buchstaben auf den Fehler aufmerksam gemacht und lässt unwillkürlich den Ciliarmuskel spielen, bis man die richtige Einstellung hat. Beim Blicke in die Ferne

---

1) Damit soll nicht behauptet sein, dass ein wirklicher Accommodationskrampf nicht vorkomme. Ein wirklicher Krampf (z B. durch Eserin) wird aber natürlich auch beim gedankenlosen in die Ferne Starren fortbestehen und mithin bei der Augenspiegeluntersuchung nicht fehlen.

dagegen wird eine ganz allmählich eintretende Verschleierung gar nicht bemerkt.

Diese Deutung des »Accommodationskrampfes« der Kurzsichtigen wurde im wesentlichen bereits von HINRICHSEN (38) gegeben. Sie ist, wie es scheint, wenig beachtet worden, vielleicht deshalb, weil HINRICHSEN das irreleitende Wort »Krampf« beibehalten hat. Im Jahre 1886 hat G. HOFMANN (60), dessen Arbeit mir nicht in der Urschrift zugänglich ist, die scheinbare Kurzsichtigkeit als »Accommodationsirrtum« bezeichnet, der durch dauerndes Fixieren naher Gegenstände hervorgerufen werde.

§ 28. Es giebt eine Anlage zur Kurzsichtigkeit. Die Nahearbeit ist jedenfalls nicht die einzige Ursache der Kurzsichtigkeit, da die Krankheit auch bei Bauern, Tagelöhnern und anderen vorkommt, die weder berufsmäßig noch zum Vergnügen Nahearbeit betreiben, ja, die vielleicht nie gelernt haben, ihren eignen Namen zu schreiben. Auffallenderweise handelt es sich gerade bei Leuten dieser Art in der Regel um sehr hochgradige Kurzsichtigkeit. Manche Schriftsteller, z. B. HOOR (80) und TSCHERNING (43) haben sogar behauptet, hochgradige Kurzsichtigkeit käme unter ungebildeten Menschen häufiger vor als unter gebildeten. (?) Andererseits werden nicht alle Nahearbeiter, z. B. nicht alle Schüler eines Gymnasiums kurzsichtig. Man hat also anzunehmen, dass sie entweder in sehr ungleichem Maße der krankmachenden Schädlichkeit ausgesetzt oder aber ungleich widerstandsfähig sind. Das Erste ist, wie v. REUSS betont hat, zweifellos der Fall. Schon im Gymnasium selber hat der eine Schüler einen hellen, der andere einen dunklen Platz; die Bank passt zur Körpergröße des einen Schülers gut, zu der des anderen schlecht; der eine hat die »üble Angewohnheit« zu starker Annäherung in hohem, der andere in geringem Maße. Noch größer ist die Ungleichheit bezüglich Arbeits- und Lesezeit, Beleuchtung und · Körperhaltung außerhalb der Schulstunden, zu Hause.

Gleichwohl ist man berechtigt, eine Anlage zur Kurzsichtigkeit anzunehmen, die sich auf die Nachkommenschaft vererbt. Denn verschiedene Untersucher, z. B. COHN, RITZMANN, TSCHERNING, KNIES, SCHMIDT-RIMPLER, PFLÜGER, KIRCHNER (74) haben gefunden, dass Kinder kurzsichtiger Eltern stärker gefährdet sind als die Kinder von Emmetropen oder Übersichtigen. Die Zahlen, die von diesen Forschern angeführt werden, weichen freilich außerordentlich voneinander ab. Es genüge daher als Beispiel die Angabe KIRCHNER's (74), dass ein Kind kurzsichtiger Eltern mehr als doppelt so viel Aussicht habe, kurzsichtig zu werden, als ein Kind von Emmetropen oder Übersichtigen.

Manche Augen besitzen oder erwerben die Anlage zur Kurzsichtigkeit in so hohem Maße, dass sie selbst ohne Nahearbeit, lediglich durch das Sehen in die Ferne und auf Armeslänge kurzsichtig werden.

§ 29. Worin besteht die Anlage? Selbstverständlich wird man sie in anatomischen Eigenschaften des Auges oder seiner Umgebung suchen. Es können in Betracht kommen:

1. Die Form des Schädels und die davon abhängige Anordnung der Augenmuskeln;

2. Die Dicke und Dehnbarkeit der Lederhaut;

3. Der Bau des Ciliarmuskels;

4. Die Länge des Sehnerven.

In der Schädelform haben MANNHARDT (7) und STILLING (56, 65a) die Anlage zur Kurzsichtigkeit gesucht. MANNHARDT ging von der Ansicht aus, dass Konvergenz die eigentliche Ursache der Kurzsichtigkeit sei. Ein Augenpaar muss nun beim Fixieren eines in bestimmtem Abstande befindlichen Punktes um so stärker konvergieren, je weiter die Augen auseinander stehen. Folglich muss nach MANNHARDT's Ansicht ein breiter Schädel (ein großer Augenabstand) zur Kurzsichtigkeit veranlagen. Mit dieser Lehre ständen die Thatsachen im Einklang; denn Kurzsichtige hätten stets einen größeren Augenabstand als den Durchschnitt von 64 mm; und Erleichterung der Konvergenz, durch Rücklagerung der äußeren geraden Augenmuskeln (A. v. GRAEFE) oder durch Prismen sei ein sicheres Mittel, die Kurzsichtigkeit zum Stillstand, ja zum Rückgang zu bringen. Der von MANNHARDT geführte Beweis hat sich bei näherem Zusehen nicht als stichhaltig erwiesen. Zwar hat PFLÜGER (16) bei 2000 Schulkindern gefunden, dass der Pupillenabstand bei Kurzsichtigkeit in der That durchschnittlich 0,9 mm größer, bei Übersichtigkeit 0,6 mm kleiner ist als bei Emmetropie. Auch SCHNELLER (59) fand den Pupillenabstand bei M durchschnittlich 1,5 mm größer als bei E. Aber PFLÜGER sowohl als O. BECKER, der ebenfalls solche Messungen angestellt hat, erwähnen, dass die größten und die kleinsten Pupillenabstände bei jedem beliebigen Brechzustande gefunden werden. Da ist es denn begreiflich, dass EMMERT die MANNHARDT'sche Lehre gänzlich verwirft und dass sie jetzt ziemlich vergessen ist.

Während MANNHARDT in der Lage der Augenhöhle den Schlüssel des Geheimnisses sah, vertrat STILLING die Ansicht, dass die Form der Augenhöhle maßgebend sei. Diese Lehre hat jedenfalls den Vorzug, nicht gleich zu versagen, wenn die Kurzsichtigkeit auf ein Auge beschränkt ist, denn es könnte ja die Form der beiden Augenhöhlen ebenfalls ungleich sein. Den Zusammenhang zwischen Form der Augenhöhle und Kurzsichtigkeit denkt sich STILLING folgendermaßen. Wenn die Augenhöhle hoch ist, so zieht die Sehne des Rollmuskels von der Rolle steil zum Auge herab und drückt nicht auf das Auge. Ist dagegen die Augenhöhle niedrig, so liegt die Sehne des Rollmuskels mehr oder weniger wagerecht und drückt im gespannten Zustande auf das Auge. Dieser Druck soll dem Drucke der anderen Muskeln »die Richtung geben«(?); so komme als Folge des »Wachstumes unter Muskeldruck« der Langbau des Auges zustande. STILLING hat versucht, seine Lehre durch Messungen an mehr als 1000 Augen von Lebenden und durch anatomische Untersuchung von Leichenaugen zu beweisen.

Diesem Beweise ist aber von SCHMIDT-RIMPLER (67) und WEISS (65) widersprochen worden und SEGGEL (73a) und JANKOWSKI (76a) haben die Folgerungen STILLING's wenigstens erheblich eingeschränkt. Nach JANKOWSKI's Untersuchungen wird ja allerdings eine hohe Augenhöhle bei Emmetropen und Übersichtigen häufiger gefunden als bei Kurzsichtigen. Aber ausgesprochen niedrige Augenhöhlen fanden sich nur bei 26,9 % der Kurzsichtigen, während mehr als die Hälfte, 53,6 %, mittelhohe und ein Fünftel, 19,5 %, sogar ausgesprochen hohe Augenhöhlen hatte. Es mag also immerhin sein, dass eine niedrige Augenhöhle die Entstehung von Kurzsichtigkeit begünstigt; ausschlaggebend ist aber dieser Umstand jedenfalls nicht, was ja durch zahlreiche Fälle von Anisometropie schlagend bewiesen wird[1]. (WEISS, SCHMIDT-RIMPLER, KIRCHNER, 74).

Über den zweiten Umstand, nämlich die Beschaffenheit der Lederhaut, lässt sich zur Zeit nicht viel sagen. Man weiß, dass bei stark kurzsichtigen Augen die Lederhaut erheblich dünner ist als bei gesunden. Aber diese Verdünnung ist ohne Zweifel Folge, nicht Ursache des Langbaues. Wenn man wissen will, ob die Beschaffenheit der Lederhaut bei der Entstehung der Kurzsichtigkeit eine ursächliche Rolle spielt, dann muss man kindliche Lederhaut vor Entwickelung der Kurzsichtigkeit auf Dehnbarkeit und Dicke untersuchen. Sollten sich dabei erhebliche Unterschiede finden oder etwa gar geringere Dicke und größere Dehnbarkeit bei Kindern kurzsichtiger Eltern, so wäre wenigstens eine thatsächliche Grundlage geschaffen für die Annahme, dass Anlage zur Kurzsichtigkeit auf Schwäche der Lederhaut beruhe. Vielleicht entsteht auch zuweilen Schwäche der Lederhaut durch Entzündungen im hinteren Augenabschnitte. Wenigstens hat man beobachtet, dass vorher gesunde Augen Erwachsener nach einer schweren Erkrankung ganz plötzlich hochgradig kurzsichtig geworden sind.

Auch bezüglich des dritten Umstandes, des Baues des Ciliarmuskels, fehlt es noch sehr an Thatsachen. Einstweilen wissen wir nur (JWANOFF und ARNOLD, 13a), dass die einzelnen Teile des Ciliarmuskels bei verschiedenen Augen sehr ungleich entwickelt sind. Die größten Schwankungen zeigen die MÜLLER'schen, d. h. die ringförmig angeordneten, und die BRÜCKE'schen, d. h. die meridianal gestellten Fasern. In kurzsichtigen Augen besteht der ganze Muskel fast ausschließlich aus meridianalen Fasern. In übersichtigen Augen ist der MÜLLER'sche Muskel meistens (aber nicht ausnahmslos) so stark

---

1) Ich selber bin hierfür ein Beispiel. Prof. STILLING maß im Jahre 1888 meine Augenhöhlen und sagte dann: »Sie sind natürlich kurzsichtig«. »Jawohl«, erwiderte ich, »aber nur auf einem Auge, das andere ist emmetropisch«.

entwickelt, dass die wenigen Meridianalfasern daneben ganz zurücktreten. Lässt sich daraus etwas über den Werdegang der Kurzsichtigkeit entnehmen?

Der Ciliarmuskel hat die Aufgabe, das Aufhängeband der Linse zu entspannen. Würde man einen Mechaniker, der den Bau des Ciliarmuskels nicht kennt, beauftragen, die Zonula künstlich zu entspannen, er würde wohl kaum auf den Gedanken kommen, durch einen meridianal gerichteten Zug die Aufgabe zu lösen. Offenbar würde er eine Einrichtung treffen, wie sie uns von der Natur im MÜLLER'schen Muskel gegeben ist. In der That wird ja, wie ein Blick auf einen Augendurchschnitt lehrt, die Zusammen-ziehung des MÜLLER'schen Ringmuskels ganz unmittelbar das Aufhängeband entspannen und zwar ohne auf den Glaskörper zu drücken und ohne die Aderhaut nach vorn zu ziehen. Ganz anders der BRÜCKE'sche Muskel. Er kann überhaupt nur dadurch die Zonula entspannen, dass er die Ader-haut nach vorne zieht, wobei ein Druck auf den Glaskörper, also Steigerung des Binnendruckes unvermeidlich ist. Wir kommen demnach zu dem Schlusse, dass ein Auge entschieden besser daran ist, wenn es die Ein-stellung für nahe Gegenstände durch den MÜLLER'schen Muskel bewirkt. Dieser Muskel wird dann bei reichlicher Arbeit hypertrophieren, aber dem Auge wird daraus kein Nachteil erwachsen. Umgekehrt, falls das Auge vermöge seiner anatomischen oder nervenphysiologischen Eigenschaften auf den BRÜCKE'schen Muskel angewiesen ist, wird sich dieser bei reichlicher Naharbeit massig entwickeln, gleichzeitig aber Nebenwirkungen hervorbringen, die zum Langbau des Auges führen oder wenigstens mithelfen. Das hier Gesagte ist bloße Vermutung. Ich habe mich vor Jahren bemüht, dieser Vermutung eine thatsächliche Unterlage zu geben durch Untersuchung kindlicher Augen auf etwaige Verschiedenheiten im Baue des Ciliarmuskels. Leider bin ich aber zu keinem Ergebnisse gekommen. Es erwies sich eben als unmöglich, eine genügende Anzahl kindlicher Augen aufzutreiben.

Der vierte Umstand, ungenügende Länge des Sehnerven innerhalb der Augenhöhle, ist von WEISS (65) betont worden. Nach seiner Ansicht bewirkt Konvergenz bei kurzer Abrollungsstrecke des Sehnerven eine Zerrung am hinteren Pole des Auges; infolge davon entstehen Gewebsveränderungen am Sehnervenkopfe und Behinderung des Lymphabflusses nach rückwärts; diese beiden Umstände begünstigen das Entstehen von Kurzsichtigkeit.

Die Lehre hat, wie mir scheint, wenig innere Wahrscheinlichkeit. Beim Blick nach rechts oder links macht das Auge Ausschläge, die selbst bei starker Konvergenz nie verlangt werden. Wenn wirklich eine zu kurze Ab-rollungsstrecke des Sehnerven ein so häufiges Vorkommnis wäre wie die Anlage zur Kurzsichtigkeit, dann müsste die Bewegungsbahn des Auges nach einwärts meist merklich kleiner sein, als sie thatsächlich ist.

Die Frage nach der Veranlagung zur Kurzsichtigkeit ist also noch nicht endgültig gelöst. Doch wissen wir, dass die Anlage ungemein verbreitet ist. Bei uns kann man so ziemlich jedes jugendliche Auge durch gründliche Misshandlung mit Lesen und Schreiben kurzsichtig machen. Man hat also guten Grund, die Vorbeugungsmaßregeln gegen Kurzsichtigkeit bei allen jugendlichen Personen in Anwendung zu bringen.

2. Verhütung.

§ 30. Allgemeine Regeln. Es ist nicht schwer, einige Gebote zu formen, deren Befolgung wenigstens alle diejenigen vor Kurzsichtigkeit schützen würde, die nicht eine ganz besonders starke Anlage dazu mit auf die Welt bringen oder erwerben. Dieser Gebote sind es drei. Sie lauten:

1. Bei Nahearbeit (Lesen, Schreiben, Nähen u. s. w.) ist stets ein Abstand von mindestens $^1/_2$ m einzuhalten und Schiefhaltung des Kopfes und starke Senkung der Blickebene zu vermeiden.

2. Die äußeren Umstände müssen so beschaffen sein, dass die Leistungsfähigkeit der Augen nicht voll in Anspruch genommen wird, dass z. B. eine Verminderung der Helligkeit oder eine Verkleinerung der Buchstaben noch zulässig ist, ohne das Lesen beschwerlich oder gar unmöglich zu machen. Denn Höchstleistungen sind für jedes Organ angreifend und nur für kurze Zeit möglich.

3. Die Nahearbeit darf nicht zu lange fortgesetzt werden.

So einleuchtend, ja selbstverständlich diese drei Regeln sind, so schwierig ist es, die dazu gehörigen Ausführungsbestimmungen festzulegen. Und selbst wenn man sich hierüber bis in alle Einzelheiten geeinigt hat, bleibt noch das Allerschwierigste, nämlich die Befolgung der guten Lehren zu erzwingen. Denn dabei haben außer dem Arzte auch der Staat, die Gemeinde, die Lehrer und die Eltern mitzureden. Ja leider liegen die Verhältnisse heutzutage eigentlich noch so, dass der Arzt nicht mitzureden hat, und dass seine Mahnungen vielfach als ungebetenes, ja unbefugtes Dreinreden empfunden werden. Wir müssen also darauf gefasst sein, dass von den ärztlichen Forderungen mancherlei abgestrichen wird.

a. Abstandhalten.

§ 31. Schulbank. Eine gute Schulbank muss dem Schüler ermöglichen, stundenlang ohne zu ermüden in passendem Abstande vom Buche zu lesen und zu schreiben. Man hat nun sehr zahlreiche und sorgfältige Untersuchungen angestellt, um herauszubringen, wie eine Schulbank beschaffen sein muss, um das Verlangte zu leisten. In allen wesentlichen Punkten sind die verschiedenen Forscher zu übereinstimmenden Ergebnissen gelangt. Die Einführung dieser ärztlichen Lehren in das praktische

Schulleben erwies sich aber nicht als ganz einfach, weil die Lehrer allerlei »pädagogische« Einwendungen zu machen hatten, die ihnen wichtiger erschienen als Rücksichten auf die Gesundheit. Eine Hauptsorge der »Pädagogik« war, dass die Einrichtung der Schulbank dem Schüler ein rasches Aufspringen und Sichgeradehinstellen gestatte, wenn der Herr Lehrer das Wort an ihn richtet. Es galt also, Schulbänke zu bauen, die den Forderungen der Ärzte und der Lehrer gleichmäßig gerecht werden.

Wenn man sich gerade auf einen Stuhl setzt, so liegt der Schwerpunkt des Körpers über einer Fläche, die nach hinten durch die Verbindungslinie der Sitzhöcker, nach vorne durch den Rand des Stuhles, nach rechts und links durch die Oberschenkelknochen begrenzt ist. Diesen geraden Sitz kann auch ein erwachsener und muskelstarker Mensch nicht längere Zeit beibehalten, weil durch Muskelarbeit verhindert werden muss, dass der Schwerpunkt vor oder hinter diese Unterstützungsfläche fällt. Wir pflegen uns daher, wenn wir lesen wollen, nach rückwärts anzulehnen. Dadurch wird die Unterstützungsfläche nach hinten vergrößert. Wenn die Lehne richtig gebaut ist, d. h. hoch genug und leicht nach rückwärts geneigt, mit einer vorspringenden Wölbung für die Lendengegend, dann kann man ohne nennenswerte Muskelarbeit und darum ohne Ermüdung beliebig lange in dieser Haltung ausharren. Wenn wir schreiben wollen, so geben wir gleichfalls den geraden Sitz auf. Wir vertauschen ihn mit dem »Schreibsitz«, d. h. wir lehnen uns nach vorne und legen die Vorderarme auf die Tischplatte. Dadurch wird dem Schwerpunkt des Oberkörpers eine Unterstützungsfläche gegeben, die so weit nach vorne reicht wie die aufliegenden Teile der Vorderarme. Dieser Schreibsitz kann von Erwachsenen ohne Nachteil stundenlang eingehalten werden, von Kindern aber nicht. Denn der Schwerpunkt des Kopfes fällt bei der vornüber gebeugten Haltung vor die Wirbelsäule; der Kopf muss also durch die Nackenmuskeln gehalten werden. Bei einem Kinde ermüden die Nackenmuskeln aber bald und der Kopf senkt sich tiefer und tiefer auf das Blatt herab, ja es wird schließlich wohl die linke Wange ganz auf die Tischplatte gelegt, sodass nun bloß noch das rechte Auge der Feder folgen kann.

Es folgt hieraus, dass es zweckmäßig ist, das Kind nicht bloß beim Lesen, sondern auch beim Schreiben einen Sitz mit Anlehnung nach hinten, oder kurz, den Lehnsitz einnehmen zu lassen (SCHENK, 58a). Dazu ist vor allem nötig, dass der Stuhl ein Stück weit (7—12 cm) unter den Tisch geschoben wird, sodass die Brust des Schreibenden hart an den Rand der Tischplatte zu stehen kommt. Zweitens darf die Tischplatte nicht wagerecht liegen, sondern sie muss geneigt sein. Außerdem muss sie sich in der richtigen Höhe befinden, d. h. es muss ihre innere, der Brust des Schreibenden zugekehrte Kante gerade so hoch stehen, dass die Ellenbogen bei herabhängenden Oberarmen auf der Tischplatte Stütze finden.

Dazu kommen noch einige andere Forderungen. Vor allem ist der senkrechte Abstand zwischen Tisch und Bank, $a\,b$ in Fig. 2, zu bestimmen. Er sollte gleich sein dem Abstande des herabhängenden Ellenbogens vom Sitzhöcker, d. h. $= \frac{1}{8}$ der Körperlänge. Nun ist aber zu berücksichtigen, dass die Kleider, bei Mädchen wenigstens, mehrere Centimeter auftragen; ferner, dass beim Schreiben die Oberarme nicht genau senkrecht herunterhängen, sondern ein wenig nach vorne und seitwärts gehoben sind.

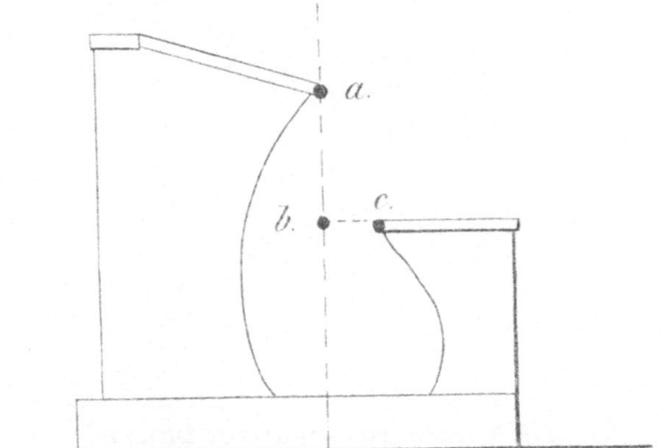

Fig. 2. Bank mit positiver Distanz.

Man hat daher den Abstand $a\,b$ der Fig. 2 einige Centimeter (3—7 cm) größer verlangt als $\frac{1}{8}$ der Körpergröße bei Knaben; bei Mädchen soll $a\,b = \frac{1}{7}$ der Körpergröße sein.

Es muss ferner die Sitzfläche des Stuhles ebenso breit oder, besser gesagt, ebenso tief sein, wie der Oberschenkel lang ist, nämlich $= \frac{1}{5}$ der Körpergröße. Die Sitzfläche muss so hoch über dem Boden bezw. über einer Fußbank liegen, dass die ganze Fußsohle aufstehen kann bei senkrecht herabhängendem Unterschenkel; diese Forderung ist erfüllt, wenn die Sitzfläche um $\frac{2}{7}$ der Körperlänge von dem Boden bezw. von einer ihn ersetzenden Fußbank entfernt ist. Endlich muss die Tischplatte genügenden Platz bieten, um das Auflegen der beiden Unterarme in ihrer ganzen Länge zu gestatten.

Die hier aufgestellten Forderungen können in einer Schule selbstverständlich nur dann erfüllt werden, wenn man Tische und Stühle bezw. Bänke in verschiedenen Größen beschafft, die Körperlänge der Kinder misst und jedem Kinde einen seiner Größe entsprechenden Platz giebt.

Für das Sitzen in der Schule muss aber andererseits die Forderung der Lehrer erfüllt werden, dass das Kind leicht aufstehen kann, was nebenbei bemerkt auch gesundheitlich durchaus empfehlenswert ist. Denken wir

4*

uns das Kind in dem oben geschilderten Lehnsitz auf einem Stuhle, so würde es beim Aufstehen den Stuhl nach rückwärts schieben müssen; das dabei unvermeidliche Geräusch würde den Unterricht stören. Daher baut

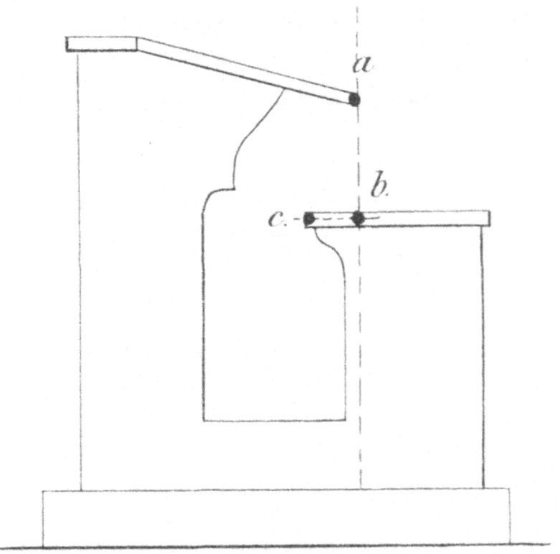

Fig. 3. Bank mit negativer Distanz.

man für die Schule »Subsellien«, d. h. Tisch und Bank in fester Verbindung. Um das Stehen in diesem »Subsellium« zu ermöglichen, hat man früher die Bank und den Tisch auseinandergerückt, sodass in wagerechter Richtung ein positiver Abstand (bc, Fig. 2) vorhanden war. Nun brauchen wir

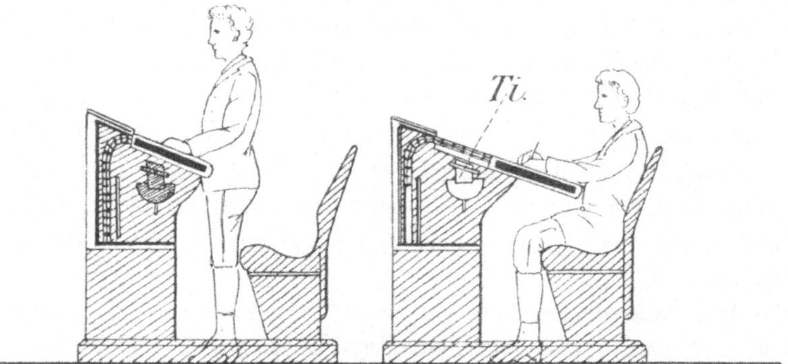

Fig. 4.   Fig. 5.
Lorenz'sche Bank.

aber für den Lehnsitz einen negativen Abstand (bc, Fig. 3). Folglich muss der Abstand zwischen Tischrand und Rand des Sitzes veränderlich sein. Das lässt sich auf verschiedenen Wegen erreichen; entweder macht man die Tischplatte beweglich, oder die Sitzplatte, oder endlich beide. Alle diese Wege sind begangen worden. So ist eine stattliche Anzahl von Schulbänken entstanden, deren Aufzählung und Beschreibung natürlich nicht hierher gehört, sondern in den Urschriften von HIPPAUF (28), SCHENK (58a), LORENZ (68), H. COHN (VI, 49) u. A. nachzulesen ist.

Nur des Beispieles wegen zeige ich in Fig. 4 und 5 eine dieser Bänke. Sie ist von LORENZ ersonnen und von KÜFFEL ausgeführt worden. Der Sitz ist unbeweglich; er ist ausgehöhlt und leicht nach hinten geneigt; die Lehne ist um 12° nach hinten geneigt, reicht bis über die Schulterblätter hinauf und hat eine Wölbung für die Höhlung der Lendenwirbelsäule. Die Tischplatte hat eine Neigung von 20°, um starke Senkung der Blickebene unnötig zu machen. Die Platte besteht aus einem festen und einem gegliederten Stücke. Das gegliederte Stück verschwindet (Fig. 4) bei zurückgeschobener Platte nach unten in einer Holzverschalung. Der wagerechte Abstand zwischen Tisch und Bank ist jetzt positiv, und zwar 10 cm groß, bietet also reichlich Platz zum Stehen. Bei vorgezogener Platte (Fig. 5) entsteht ein negativer Abstand zwischen Tisch und Bank von 12 cm. Nur bei völlig ausgezogener Platte wird das Tintenfass (*Ti*) zugänglich und somit das Schreiben möglich. Will der Schüler nicht mehr schreiben, aber auch nicht aufstehen, so schiebt er die Tischplatte nur halb zurück. Er bekommt dadurch genügend Spielraum, um den Oberkörper frei bewegen zu können.

§ 32. Maße der Schulbank. Um die hier geschilderten Grundsätze auf den Bau der Schulbänke anzuwenden, musste man die Körpergröße, den Oberschenkel, den Unterschenkel und den Abstand des hängenden Ellenbogens vom Sitzhöcker bei vielen Schulkindern messen. Das ist denn auch wiederholt geschehen. Es ergab sich, dass Schüler von 6 bis 18 Jahren eine Körperlänge zwischen 100 und 180 cm haben. Selbstverständlich kann nicht für jedes Mehr von 1 cm Körperlänge eine besondere Schulbank gefordert werden. Man teilt also die Schüler in Gruppen, deren jede eine Schulbank von besonderer Größe bekommt. KOLLER (26) teilte die Schüler von 6 bis 14 Jahren in 8 Gruppen; die Fabrikanten ELSÄSSER und LICKROTH teilten die Schüler von 6 bis 18 Jahren in 6 Gruppen; COHN (VI, 49) verlangt für 6 bis 18 Jahre 8 Banknummern; PRIESTLEY-SMITH (erwähnt von COHN VI, 49) glaubt, dass 4 Banknummern genügen.

Auch über die einzelnen Maße geht die Einhelligkeit nicht bis in alle Einzelheiten. Um eine Vorstellung davon zu geben, stelle ich die wichtigsten Maße der Schulbank von drei Verfassern in einer Tabelle zusammen.

KOLLER: Maße für Schulen in Zürich.

Nummer der Schulbank	Alter der Schüler in Jahren	Größe der Schüler in cm	Senkrechter Abstand von Tisch zu Bank in cm	von Bank zu Fußbrett in cm
1	6—7	101—110	19	26
2	7—8	111—120	20	30
3	8—9	121—130	21	34
4	9—10	131—140	22	37
5	10—11	141—150	23	40
6	11—12	151—160	24	43
7	12—13	161—170	26	46
8	13—14	171—180	28	49

Nummer der Schul-bank	Alter der Schüler in Jahren	ELSÄSSER			LICKROTH		
		Mittlere Körpergröße der Schüler in cm	Senkrechter Abstand von Tisch zu Bank in cm	von Bank zu Fuß-brett in cm	Körpergröße der Schüler in cm	Senkrechter Abstand von Tisch zu Bank in cm	von Bank zu Fuß-brett in cm
1	6—8	115	22	30	110—115	21	31
2	8—10	127	23,5	32	116—130	23	34
3	10—12	136	24	36	131—140	25	38
4	12—14	145	25,5	40	141—156	27	42
5	14—16	156	27	43	157—168	29	45
6	16—18	168	29	46	169—180	32	47

Die anderen Maße sind von geringerer Wichtigkeit. Die Höhe der Tischplatte über dem Fußboden kann, dem Wunsche der Lehrer gemäß, bei Bänken aller Größen dieselbe sein; nur muss dann selbstredend bei den kleineren Nummern eine Fußbank in passender Höhe angebracht werden. Die Tiefe der Tischplatte, ihre Teilung in einen schmalen wagerechten und in einen breiten geneigten Teil (Fig. 2 und 3), ferner die Frage, ob die Schulbank zweisitzig oder viersitzig sein soll, ob der einzelne Schüler sich über 50 cm oder mehr ausbreiten soll, all das sind Fragen, die augenärztlich wenig Belang haben und deshalb hier übergangen werden können.

§ 33. Heftlage und Schriftrichtung. H. COHN macht die treffende Bemerkung, dass man in einer fehlerhaft gebauten Schulbank schlecht sitzen muss, aber auch in der besten schlecht sitzen kann. Die richtige Schulbank allein thut es also nicht. Es müssen noch andere Umstände berücksichtigt werden, die erfahrungsgemäß auf die Haltung des Schülers Einfluss haben, vor allem Heftlage und Schriftrichtung.

Man unterscheidet eine Mittenlage und eine Rechtslage des Heftes (SCHUBERT, 72). Bei der Mittenlage liegt das Heft genau vor dem Schreibenden, bei Rechtslage mehr oder weniger rechts; Linkslage kommt bei rechtshändigem Schreiben nicht vor. In beiden Lagen kann nun das Heft gerade oder schräg liegen; es giebt also eine gerade und eine schräge Mittenlage, eine gerade und eine schräge Rechtslage. Bei allen Schräglagen ist das Heft so gedreht, dass sein unterer Rand mit der Tischkante einen nach rechts offenen Winkel bildet; die Größe dieses Winkels schwankt zwischen 10° und 45°.

Mit der Heftlage steht die Schriftrichtung in ursächlichem Zusammenhang. Bei gerader Mittenlage entsteht Steilschrift, d. h. eine Schrift, deren Abstriche senkrecht auf der Zeile stehen. Bei den Schräglagen entsteht die rechtsschiefe Schrift. Sie hat sich erst in den letzten beiden Jahrhunderten eingebürgert, und zwar zum Zwecke (oder als Folge?) des Schnellschreibens. Für die Gesundheitspflege ist Schnellschreiben natürlich kein Gesichtspunkt. Sie hat es nur mit der Frage zu thun, welche Heftlage und Schriftrichtung für die Augen am zweckmäßigsten ist.

Die Frage ist von zahlreichen Forschern mit großem Fleiße bearbeitet worden, und zwar durch anatomische Versuche, durch theoretische Erwägungen und endlich durch Beobachtung schreibender Schulkinder. Alle Untersucher sind darin einig, die Rechtslagen unbedingt zu verwerfen. Die Gründe sind ja auch leicht einzusehen. Wenn man sich in gerader Haltung an den Tisch setzt und das Heft in gerader Rechtslage betrachtet, so muss man die Augen stark nach rechts und unten drehen. Das hält man aber aus doppeltem Grunde nicht lange aus; einmal, weil beim Fixieren des nach rechts gelegenen Zeilenendes nahezu die ganze überhaupt mögliche Rechtswendung gebraucht wird; und zweitens, weil Fixieren nach rechts unten auf kurzen Abstand den Augen eine »Tertiärstellung« zumutet, die mit Raddrehung verbunden und deshalb überhaupt auf die Dauer unbequem ist. Man giebt also von vornherein die gerade Kopfhaltung auf; man dreht den Kopf nach rechts und unten. Aber auch diese Kopfhaltung ist aus anatomischen Gründen nicht lange auszuhalten. Das Kind nimmt daher Rumpfbewegungen zu Hilfe. Bei Ermüdung der dazu benutzten Muskeln sinkt nun der Kopf tiefer und tiefer, bis er schließlich mit der linken Wange auf der linken Hand ruht. Gegen die Rechtslage des Heftes kommt ferner in Betracht, dass der fixierte Punkt dem rechten Auge näher steht als dem linken. Infolgedessen wird das rechte Auge stärker in Anspruch genommen, was zu Anisometropie, und zwar zu stärkerer Kurzsichtigkeit des rechten Auges führen kann. Nach einer Zusammenstellung SCHUBERT's, die sich auf 21949 Personen erstreckt, hatten 24% der Untersuchten ungleiche Brechkraft, und zwar war bei 61,6% dieser Anisometropen das rechte Auge das stärker brechende, bei 38,4% das linke.

Es bleibt also nur zu entscheiden, ob gerade oder schräge Mittenlage zweckmäßiger ist. Die Mehrzahl der Untersucher hat sich zu Gunsten der geraden Mittenlage ausgesprochen bezw. zu ihr bekehrt, weil Versuche sowohl als auch die an Schulkindern gesammelten Erfahrungen gelehrt haben, dass steilschreibende Kinder eine bessere Haltung und etwas größeren Abstand einhalten als schrägschreibende. Diesen jetzt ziemlich allge-

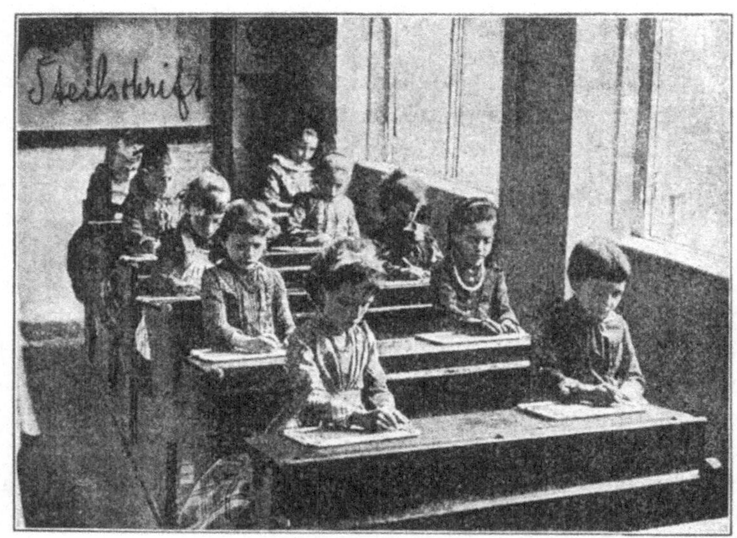

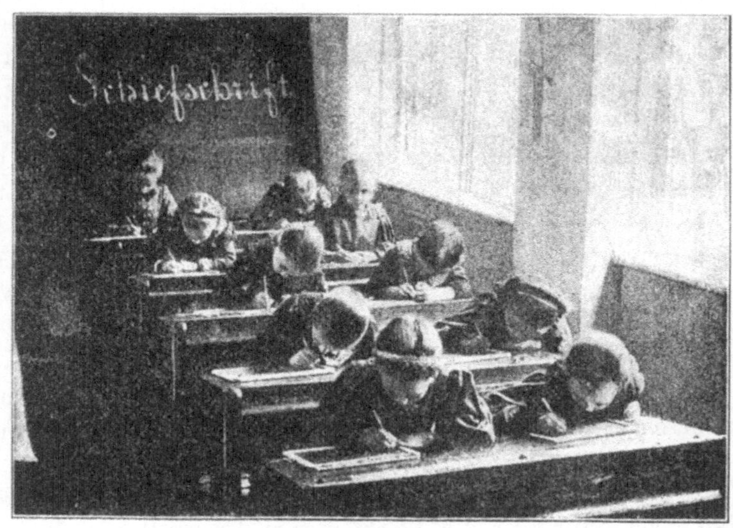

Fig. 6.

mein anerkannten Satz beweist SCHUBERT durch Lichtbilder steilschreibender und schrägschreibender Schulkinder, siehe Fig. 6. Auch den Grund der besseren Haltung beim Steilschreiben hat SCHUBERT aufgedeckt. Durch genaue Messungen konnte er nachweisen, dass man beim Schreiben unwillkürlich dem Kopfe eine Stellung giebt, bei welcher die Zeile annähernd in die Blickebene fällt, d. h. in eine Ebene, die durch den fixierten Punkt und die beiden Drehpunkte der Augen bestimmt ist[1]). Bei dieser Stellung folgt eben das Augenpaar der Zeile durch reine Rechtswendung, während bei gerader Kopfhaltung die Augen einer schrägen Zeile in Tertiärstellungen folgen müssten. Mit der Schiefhaltung des Kopfes ist nun aber, aus den oben dargelegten Gründen, Anlass gegeben, sich immer schlechter zu halten und immer stärker dem Hefte zu nähern.

In der Schrägschrift steckt ein Umstand, der eine schlechte Haltung geradezu herbeiführt. Bei der Steilschrift ist das Gleiche nicht der Fall. Im Gegenteil, da man steil nur bei gerader Mittenlage des Blattes schreiben kann, so wird dem Steilschreiber die Schrift unter den Fingern schräg, wenn er schief und krumm sitzt. Das Schiefwerden der Schrift zwingt dann den Steilschreiber, seine Haltung oder die Heftlage oder beides zu verbessern.

Dagegen ist der Abstand der Augen vom Schreibhefte beim Steilschreiben nicht merklich größer als beim Schrägschreiben (RITZMANN, SCHULTHESS und WIPF, 77). Es sei das ausdrücklich hervorgehoben, weil die Fig. 6 leicht die Meinung erwecken könnte, als ob Steilschreiben auch eine Bürgschaft für guten Abstand bilde. Das ist aber keineswegs der Fall. Was uns die obere Hälfte der SCHUBERT'schen Fig. 6 zeigt, ist eben nicht Wirkung der Steilschrift allein, sondern in erster Linie Wirkung der Erziehung. Und nur soviel lässt sich zu Gunsten der Steilschrift sagen, dass das Erziehen zu gutem Abstandhalten bei Steilschreibern leichter gelingt als bei Schrägschreibern.

§ 34. Geradehalter. Selbst bei richtig gebauten Schulbänken und bei gerader Mittenlage des Schulheftes hat der Lehrer seine liebe Not, den angehenden Schülern eine gute Haltung beizubringen. Immer wieder fühlt sich das Kind versucht, den Kopf rechts oder links zu neigen und auf das Buch hinabzusenken. Der Grund liegt wohl in den Schwierigkeiten, mit denen der Anfänger beim Lesen und Schreiben zu kämpfen hat. Man hat oft Gelegenheit, zu beobachten, dass ein Kind in leidlicher Haltung eine Zeile liest; nun kommt ein dem Leser nicht geläufiges Wort, sogleich nähert er, fast ruckweise, seine Augen dem Buche, um wieder etwas zurückzugehen,

---

¹) Wenigstens gilt das für solche, die des Schreibens bereits mächtig sind. Anfänger im Schreiben machen jeden Auf- und Abstrich sehr langsam, folgen der Federspitze mit dem Blick und werden deshalb durch die Zeilenrichtung weniger beeinflusst.

wenn der Stein des Anstoßes glücklich überwunden ist. Je größer die
Schwierigkeiten, desto mächtiger der Trieb zum Annähern des Kopfes an
das Buch. Durch Ermahnungen, selbst Strafen lässt sich der Übelstand
nicht immer beseitigen. Man ist daher auf den Gedanken gekommen,
schlechte Haltung und zu starke Annäherung durch mechanische Mittel,
durch Geradehalter unmöglich zu machen. An sich ist es ja natürlich
für das Auge einerlei, ob guter Abstand selbstthätig eingehalten oder durch
eine Zwangsjacke erzwungen wird. Aber den Geradehalter hat das Kind
nicht immer bei sich und wird ihn, selbst wenn er zur Hand ist, wohl am
liebsten beiseite liegen lassen. Einen wirklichen oder wenigstens einen
dauernden Nutzen wird also der Geradehalter nur dann stiften, wenn er
die schlechte Haltung nicht bloß verhindert, sondern gleichzeitig das Kind
dazu erzieht, eine gute Haltung selbstthätig anzunehmen.

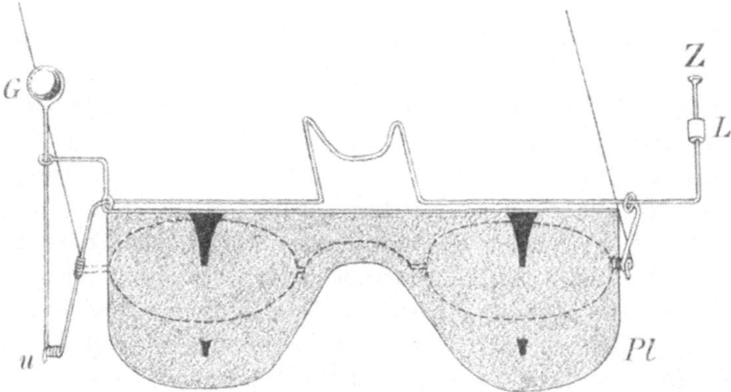

Fig. 7. Müller's Klappenbrille.

Am vollkommensten wird das, wie mir scheint, durch ein kleines Geräte erreicht, das von einem Lehrer Müller in Basel ersonnen ist[1]. Es
besteht (Fig. 7) aus einer undurchsichtigen leichten Platte (*Pl*), die an einer
Art Brillengestell befestigt ist. Setzt man diese Klappenbrille auf und blickt
mit richtiger Kopfhaltung auf das Buch, so steht die undurchsichtige Platte
vor der Stirn. Neigt man den Kopf ungebührlich nach vorne, so fällt die
Platte herunter und deckt die Augen zu; richtet man den Kopf wieder auf,
so geht die Platte in ihre alte Lage zurück und das Blickfeld wird wieder
frei. Die Bewegungen der Platte werden durch die Schwerkraft herbeigeführt. Die Platte ist nämlich mit einem Gewicht *G* verbunden, das in *u*
seinen Unterstützungspunkt hat. Wenn durch Neigung des Kopfes nach

---

[1] Zu beziehen vom Optiker Goldberg, Freiestraße 60 in Basel. für 3,50 fr.

vorne das Gewicht G vor seinen Unterstützungspunkt rückt, so fällt es vornüber und nimmt die Platte mit. Beim Aufrichten des Kopfes geht das Gewicht und damit auch die Platte in die alte Lage zurück. Um nun das Geräte für verschiedene Kopfneigungen einstellen zu können, ist auf der anderen Seite des Gestelles ein Laufgewicht L auf einem Schraubengewinde angebracht. Je weiter man das Gewicht L nach Z zu verschiebt, um so stärker muss die Kopfneigung werden, ehe die Platte herunterfällt.

Von den Geradehaltern im engeren Sinne ist ohne Zweifel der von Dürr (Fig. 8) ersonnene der zweckmäßigste. Er besteht aus einem eisernen Winkelstabe, dessen beide senkrechte Schenkel an der Tischplatte festgeschraubt sind. Der wagerechte Schenkel ist mit Gummischlauch überzogen. Er wird so gestellt, dass die Stirne des Schreibenden sich an ihn lehnt, falls der Schreibende den Kopf zu stark nach vorne neigt.

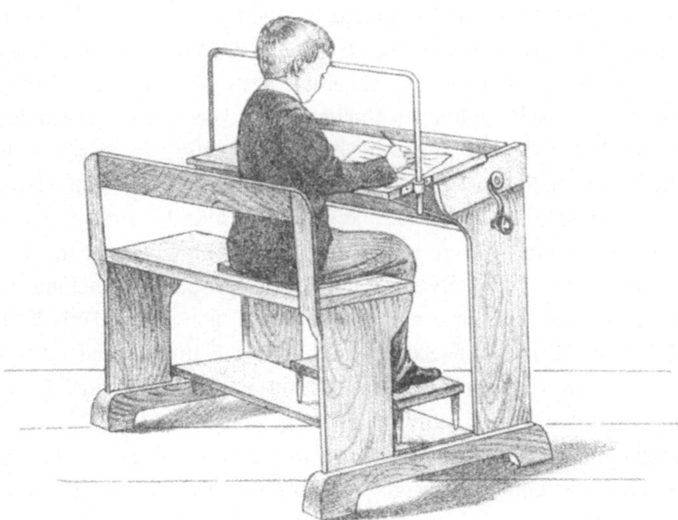

Fig. 8. Dürr's Geradehalter.

Die wirkungsvollsten Geradehalter sind der Lehrer und die Eltern. Wenn sie nicht von der Wichtigkeit der Sache durchdrungen sind und Selbstverleugnung genug haben, die Kinder mit eiserner Strenge immer und immer wieder zu gutem Sitze anzuhalten, so helfen alle Schulbänke und Geradehalter der Welt nichts. Dass häufige Ermahnungen selbst bei ganz jugendlichen Personen nicht fruchtlos sind, davon konnte ich mich erst kürzlich überzeugen: ich besuchte die öffentliche Prüfung einer hiesigen Volksschule; unter den Buben einer Klasse saß beim Schreiben nur einer leidlich gerade, nämlich mein Sohn, den ich zu Hause unzähligemal wegen schlechter Haltung angerufen hatte.

b. Mäfsige Inanspruchnahme der Sehschärfe.

§ 35. Die zweite Forderung der Gesundheitspflege lautet auf mäßige Inanspruchnahme der Sehschärfe. Denn jedes Organ, von dem man Höchstleistung verlangt, muss bald ermüden und, wenn trotz der Ermüdung weiter gearbeitet wird, Schaden leiden. Für das Auge folgt hieraus, dass die Buchstaben nicht unter dem kleinsten Gesichtswinkel erscheinen dürfen, der das Lesen eben noch gestattet, dass die Buchstaben eine leicht kenntliche und gut begrenzte Form haben, dass sie sich durch Schwärze oder Farbe scharf gegen einen hellen Grund abheben und endlich dass sie ausreichend beleuchtet sind. Diese vier Umstände sind nun des genaueren zu erörtern.

§ 36. Größe der Buchstaben. Ein normales Auge kann Buchstaben erkennen, die mindestens unter einem Gesichtswinkel von 5 Minuten erscheinen und deren Liniendicke gleich einem Fünftel ihrer Höhe ist. Das Lesen zusammenhängender Worte scheint etwas schwieriger zu sein als das Erkennen vereinzelt stehender Buchstaben. Wenigstens erscheint das n von JÄGER Nr. 1 auf 30 cm (d. h. in der Entfernung, in der ein normales Auge JÄGER Nr. 1 noch liest) unter einem Gesichtswinkel von etwas mehr als 7 Minuten; anders ausgedrückt, JÄGER Nr. 1 müsste auf 45 cm Abstand gelesen werden, wenn sein n unter einem Gesichtswinkel von 5 Minuten erscheinen soll. Auch die SNELLEN'schen Leseproben erscheinen in ihren spezifischen Abständen unter etwas größerem Gesichtswinkel als 5 Minuten; so erscheint z. B. das n von SNELLEN 0,5 auf 0,5 m Abstand unter einem Gesichtswinkel von $5\frac{1}{2}$ Minuten, das n von SNELLEN 0,8 auf 0,8 m unter einem Gesichtswinkel von 6 Minuten.

Jedenfalls stellt das Lesen zusammenhängender Worte und Sätze dem Auge eine andere Aufgabe als das Erkennen einzelner Buchstaben. Das ist leicht einzusehen. Der Teil unserer Netzhaut, der sich voller Sehschärfe erfreut (dessen $S \geqq 1$), ist äußerst klein. Das Netzhautbild eines gedruckten Wortes wird also, je nach Länge, Buchstabengröße und Abstand vom Auge mehr oder weniger weit über die sehschärfste Netzhautstelle hinüber greifen. Erscheint nun der einzelne Buchstabe unter einem Gesichtswinkel, der bei genau centraler Fixierung das Erkennen eben noch ermöglicht, so werden von dem fixierenden Auge nicht alle Buchstaben des Wortes erkannt; um auch die anderen zu entziffern, muss das Auge seine Blickrichtung ändern. Beim zusammenhängenden Lesen kommen also die Augenbewegungen in Betracht. Für sie gilt aber dasselbe wie für die Sehschärfe: die Höchstleistung, d. h. kleinste und dabei genau abgemessene Ausschläge sind höchst angreifend und daher nur kurze Zeit möglich (E. LANDOLT, 74a). Zusammenhängendes Lesen erfordert also, dass

1. die Buchstaben unter hinlänglich großem Gesichtswinkel erscheinen, um auch für eine etwas excentrische Netzhautstelle erkennbar zu sein; und dass

2. die verlangten Augenbewegungen nicht zu nahe an der Grenze des überhaupt Möglichen liegen.

Beim Lesen werden die Augen ruckweise oder sprungweise bewegt. Die Größe des einzelnen Sprunges hängt keineswegs bloß von dem Gesichtswinkel ab, unter dem die Buchstaben erscheinen. Einen sehr wesentlichen Einfluss hat die Verständlichkeit des Gelesenen. So ergaben Versuche von LANDOLT (74a), dass eine 14 cm lange Zeile deutschen Textes von einem Deutschen mit 6 Sprüngen gelesen wurde, eine sonst gleiche Zeile französischen Textes mit 10 Sprüngen. Beim Lesen einer Reihe von Zahlen gab es ebenso viele Sprünge als Zahlen. Die Größe des Sprunges wurde dabei natürlich sehr klein, bei LANDOLT's Versuchen etwa $^1/_4{}^{\circ}$, während beim Lesen leicht verständlichen Textes Sprünge bis 5° vorkamen. Während der Erwachsene einen leicht verständlichen Text »überfliegt« und dabei sogar weniger Sprünge macht, als die Zeile Worte hat, muss das Kind beim Erlernen des Lesens Buchstaben für Buchstaben fixieren, also ebenso viele Sprünge machen, als die Zeile Buchstaben hat. Die Sprünge werden nun sofort größer, wenn man das Auge dem Buche nähert. Dies ist vielleicht einer der Gründe, warum gerade Kinder bezw. Anfänger im Lesen eine so unwiderstehliche Neigung zu starker Annäherung haben.

Über die Mindestgröße der Buchstaben sind von JAVAL (31) und von M. WEBER (35) Versuche angestellt worden. Selbstverständlich waren die Versuche nicht etwa darauf angelegt, ob beim Lesen des einen Druckes früher Ermüdungsgefühl eintritt als beim andern. Das wäre ein zu unsicheres Kennzeichen gewesen. Vielmehr hat WEBER die Schnelligkeit des Lesens als Maß für die Brauchbarkeit des Druckes gewählt. WEBER's Versuche ergaben nun, dass bei einer Größe der kurzen Buchstaben (n, o, m, e) von 1,5 mm das Lesen am schnellsten von statten geht. Vergrößerung der Buchstaben über 1,5 mm hinaus nützt nichts. Ja Vergrößerung über 2 mm (JÄGER Nr. 11) verlangsamte das Lesen sogar. Man wird hieraus mit WEBER und H. COHN die Forderung ziehen, dass kein Druck geduldet werden sollte, dessen kurze Buchstaben kleiner als 1,5 mm[1]) sind. Dagegen kann ich es durchaus nicht für begründet halten, wenn WEBER Drucksorten über 2 mm verwirft. Dass diese größeren Drucksorten das Lesen etwas verlangsamen, beweist noch keineswegs etwas gegen ihre Zweckmäßigkeit.

---

1) Der Kleindruck dieses Handbuches ist also unzulässig; denn seine kurzen Buchstaben haben nur 1,4 mm Höhe. Aus diesem Grunde ist der Kleindruck wenigstens in diesem Kapitel fast ganz vermieden.

Ja, bei Anfängern im Lesen ist es sogar durchaus notwendig, größeren Druck zu verwenden, weil der Anfänger in ganz anderer Weise liest wie der Geübte; der Anfänger betastet gleichsam den einzelnen Buchstaben mit seinen Augen, während der Geübte die Wortbilder als Ganzes nur flüchtig berührt. Thatsächlich sind denn auch für die Fibeln der A B C-Schützen Buchstaben von 2 mm Höhe (des n) und 0,4 mm Liniendicke im Gebrauche; wenigstens ist das bei den Züricher Fibeln der Fall.

§ 37. Liniendicke. Die Versuche Javal's, M. Weber's und H. Cohn's (33, 34) haben gezeigt, dass die Geläufigkeit des Lesens nicht bloß von der Größe des Druckes (streng genommen, der Größe des Gesichtswinkels) abhängig ist. Es kommen vielmehr noch

1. die Liniendicke,
2. die Form,
3. die Zwischenräume zwischen den einzelnen Buchstaben und Wörtern,
4. der Abstand der Zeilen voneinander, und endlich
5. die Länge der Zeilen in Betracht.

Über die zweckmäßigste Liniendicke hat K. Stettler (82 a) unter meiner Leitung Versuche angestellt und zwar mit einfachen Haken $\sqsubset$ von quadratischer Form. Die Versuche ergaben, dass die von Snellen gewählte Liniendicke $= \frac{1}{5}$ der Höhe[1] am zweckmäßigsten ist. Vermehrung dieser Liniendicke brachte keinen nennenswerten Vorteil, ja bei der Hälfte der untersuchten Personen überhaupt keinen Vorteil. Verminderung der Liniendicke auf $\frac{1}{6,6}$ der Höhe erschwerte das Erkennen der Haken. Es ist anzunehmen, dass das Ergebnis dieser Versuche auch für Buchstaben und zusammenhängendes Lesen gültig ist, allerdings unter der Voraussetzung, dass bei Liniendicke $= \frac{1}{5}$ der Länge die weißen Flächen innerhalb der schwarzen Linien nicht zu klein werden. Die Gefahr dafür liegt bei den Drucksorten nahe, die Buchstaben mit sehr schlanker Form führen, bei denen also die Höhe eines n beträchtlich größer ist als seine Breite. Die zweckmäßigste Form wäre also wohl die quadratische, d. h. eine Form, bei der die kurzen Buchstaben (n, a, e, r, s, u) annähernd ebenso breit wie hoch sind.

In Cohn's Lehrbuch der Hygiene des Auges finde ich die Liniendicke $= 0,3$ mm, bei einer Höhe des n von 1,8 mm. Cohn selber sagt, dass diese Liniendicke noch etwas zu klein ist (S. 479). Wäre sie $= 0,4$ mm, so würde sie ein klein wenig mehr als $\frac{1}{5}$ der Länge sein und somit dem Snellen'schen Verhältnis ziemlich genau entsprechen. Bei den Buchstaben

---

1) H. Cohn verlangt eine Liniendicke von mindestens $\frac{1}{6}$ der Höhe.

dieses Handbuches ist das n 1,6 mm hoch bei einer Liniendicke von 0,3 mm, also ungefähr das SNELLEN'sche Verhältnis.

§ 38. **Form.** Die Besprechung der Form der Buchstaben nötigt uns, in dem alten Streite zwischen deutschen und lateinischen Buchstaben Stellung zu nehmen. Unsere heutigen »deutschen« Buchstaben sind die lateinischen in der verschnörkelten Form, die ihnen von den Mönchen im Mittelalter gegeben wurde. Diese Mönchsschrift war bis zum Beginn des 16. Jahrhunderts auch in Frankreich und England üblich. Dann kehrte man dort zu der früheren Schrift zurück. Nur in Deutschland und teilweise in Dänemark hat sich die Mönchsschrift bis heute erhalten.

Man hat vielfach darüber gestritten, ob deutsche oder lateinische Schrift leserlicher bezw. den Augen nachteiliger sei. Die Frage ist nicht ganz leicht zu beantworten. Als selbstverständlich darf gelten, dass ein deutscher und ein lateinischer Buchstabe von der nämlichen Größe und Liniendicke gleich gut zu erkennen sind, vorausgessetzt, dass die einzelnen Linienstücke durch genügend viel weiße Fläche voneinander getrennt sind. Außer der Größe und Liniendicke spielt also doch auch die **Form** des Buchstabens eine Rolle. Sieht man sich nun daraufhin deutschen und lateinischen Druck genau an, so wird man sofort bemerken, dass die Liniendicke bei ein und demselben Buchstaben sich nicht gleich bleibt; so sind z. B. in diesem e die senkrechten Linienstücke an den dicksten Stellen etwas über 0,3 mm dick, die wagerechten dagegen noch nicht einmal 0,1 mm. Oder nehmen wir das deutsche Schluss-s der SNELLEN'schen Leseprobe VI (2,0), so finden wir Linienstücke von 0,8 mm und ein anderes von 0,1 mm Dicke. Nur bei den großen lateinischen Buchstaben, z. B. bei denen der SNELLEN'schen Probetafel ist dieser Umstand vermieden, so dass hier wirklich jedes einzelne Linienstückchen den fünften Teil so dick ist, wie der ganze Buchstabe hoch.

Vergleicht man nun das deutsche und das lateinische Alphabet auf seine Leserlichkeit, so kann zunächst darüber kein Zweifel sein, dass die großen 𝔅𝔘ℭℌ𝔖𝔗𝔄𝔅𝔈ℜ in Deutsch ungleich viel schwerer leserlich sind als die großen B U C H S T A B E N in Lateinisch. Diese Thatsache ist offenbar der Grund, dass man überall da, wo man kleine Buchstaben wegen ihrer ungleichen Länge vermeiden muss, z. B. auf Münzen, ganz allgemein die lateinischen Buchstaben wählt.

Aber selbst bei dem gewöhnlichen, aus kleinen Buchstaben und großen Anfangsbuchstaben gemischten Drucke wird dem unbefangenen Beobachter ein Unterschied der Kenntlichkeit und zwar zu Ungunsten des deutschen Druckes nicht entgehen. Man vergleiche doch nur das lange ſ mit dem f; diese beiden Buchstaben unterscheiden sich lediglich durch das wagerechte, nach rechts vorspringende Linienstückchen, das nicht $\frac{1}{5}$, sondern nur $\frac{1}{10}$ der Buchstabenlänge lang und noch weniger dick ist. Oder man vergleiche

das n mit dem u, das e mit dem c, das w mit dem m, das v mit dem u;
man gebe sich Rechenschaft, ob ein r oder ein gleich großes s wirklich
gleich weit zu erkennen sind. Das r hat ja zwar auch dünne Linienstückchen an den Ecken, aber sie sind nicht wichtig für das Erkennen
des r. Beim s dagegen giebt es halbdünne, spitz zulaufende und ganz
dünne Linienstücke, die zum Erkennen des ganzen Buchstabens unerlässlich sind.

Man kann hiergegen einwenden, dass ein Lesender nicht wie ein
Schulkind die Worte buchstabiert, sondern die Wortbilder als Ganzes auf-
fasst, und dass es deshalb gar nicht darauf ankomme, wenn einige der
Buchstaben etwas undeutlich sind. Diesen Einwand kann man nicht ohne
weiteres von der Hand weisen. Ich habe daher besondere Versuche an-
gestellt, um festzustellen, ob das zusammenhängende Lesen deutschen
Druckes mehr Schwierigkeit mache als das Lesen gleich großen lateinischen
Druckes.

Zu dem Ende habe ich mir zehn Seiten drucken lassen. Der Inhalt
des Gedruckten ist eine fortlaufende Erzählung leicht fasslichen Inhaltes.
Jede Seite hat 55 Linien; jede Linie ist 99 mm lang. Der Abstand
zweier Linien voneinander, d. h. der Abstand vom unteren Rande
eines kurzen Buchstabens zum oberen eines kurzen der nächsten Zeile ist
1,7—1,8 mm.

Die Seiten 1 und 2, 5 und 6, 9 und 10 sind deutsch, die Seiten 3 und 4,
7 und 8 lateinisch gedruckt. Da unter allen mir zur Wahl vorgelegten
Drucksorten ein lateinischer Cursivdruck dem Deutschen am genauesten an
Größe und Liniendicke gleich kam, so wurde jener Cursivdruck gewählt.
Die Länge des n ist 1,3 mm, seine Liniendicke 0,2 mm, bei beiden Drucksorten. Da eine Auszählung ergab, dass eine deutsche Zeile durchschnittlich 73 Buchstaben, eine lateinische nur 70 Buchstaben hat, so wurden
von jeder zweiten deutschen Seite zwei Zeilen weggestrichen.

Der Versuch bestand nun darin, bei guter unveränderlicher Beleuchtung zwei deutsche Seiten (leise) zu lesen; nach 5 Minuten Ruhe zwei
lateinische und so fort, bis alle 10 Seiten gelesen waren. Ein Beobachter
stellte fest, wieviel Sekunden zum Lesen jeder Seite verbraucht wurden.
Es ergab sich, dass ich zum Lesen einer deutschen Seite durchschnittlich
2 Minuten 51 Sekunden brauche, zu einer lateinischen 2 Minuten 46 Sekunden. Auch ist mir das Lesen des lateinischen Druckes behaglicher wie
das des deutschen. Den nämlichen Versuch habe ich mit 15 anderen Personen angestellt, von denen ich glaubte voraussetzen zu dürfen, dass ihnen
deutscher und lateinischer Druck gleich geläufig sei.

Hier das Ergebnis.

Nummer der untersuchten Person	Es wird durchschnittlich gebraucht zum Lesen einer		Unterschied zu Gunsten der	
	deutschen Seite	lateinischen Seite	deutschen	lateinischen
	Min. Sek.	Min. Sek.	Sek.	Sek.
1	4 15	4 4	—	11
2	3 20	3 21	1	—
3	3 36	3 17	—	19
4	3 4	3 48	44	—
5	2 36	2 37	1	—
6	3 24	3 32	8	—
7	3 39	3 27	—	12
8	3 17	3 9	—	8
9	2 26	2 14	—	12
10	2 39	2 31	—	8
11	3 13	3 2	—	11
12	4 24	3 13	—	11
13	2 41	2 41	—	0
14	2 59	3 14	15	—
15	3 40	3 37	—	3

Zu dieser Tafel ist noch zu bemerken, dass der Abstrich von je zwei deutschen Zeilen auf eine Doppelseite erst von dem vierten Versuche an gemacht worden ist. Ferner sei bemerkt, dass die Personen Nr. 3, 7, 8, 9, 12, 13 den lateinischen Druck als angenehmer lobten, die Personen Nr. 4, 5, 6, 10, 11, 14, 15 dagegen den deutschen. Mithin stimmte das persönliche Empfinden 9 mal mit dem objektiven Sachverhalt überein, und 3 mal widersprach es ihm. Endlich muss erwähnt werden, dass die Person Nr. 4 von selber angab, dass sie im Lateinlesen wenig geübt sei. Sie war also für den Versuch überhaupt nicht geeignet und soll bei dem Schluss, den wir aus den Versuchen ziehen, unberücksichtigt bleiben.

Dieser Schluss kann meines Erachtens nur folgendermaßen lauten: Es ist zweifellos, dass lateinischer Druck sich etwas schneller, also »leichter« liest als deutscher von derselben Größe. Aber der Unterschied zu Gunsten des lateinischen ist so gering, dass die Fehde zwischen deutschem und lateinischem Druck als ein Streit um des Kaisers Bart erscheint. Wenn wir Deutsche mehr unter Kurzsichtigkeit zu leiden haben als Franzosen und Engländer, so liegt das nicht daran, dass »deutscher Druck« an sich schlechter ist als lateinischer, sondern dass bei uns schlechter gedruckt und mehr gelesen wird als bei den anderen Rassen. Namentlich die deutschen Zeitungen stehen hinsichtlich der Güte des Papieres und der Schärfe des Druckes weit hinter den englischen z. B. zurück.

Bei dem Streite zwischen deutschen und lateinischen Buchstaben spielen nun Umstände mit, die augenärztlich gar nichts zu bedeuten haben. Einmal giebt es Männer, die den Standpunkt vertreten, dass wir aus volklichen Gründen die deutsche Schrift festhalten müssen. Ihnen ist namentlich auch von Cohn (VI, 49) erwidert worden, dass ja unsere Buchstaben gar nicht » deutsche « seien, also auch keine volkliche Bedeutung hätten. Diesen Einwand kann ich nicht anerkennen. Wenn 70 Millionen Menschen eine besondere Schrift benutzen, so darf man diese Schrift wohl als volklich eigenartig bezeichnen, die Entwicklungsgeschichte der Schrift sei wie sie will. Aber ich bezweifele, dass unsere » deutsche « Schrift ein volklicher Vorteil ist. Sie erschwert, wie ich aus eigenen Erlebnissen weiß, die Verbreitung unserer Sprache, unserer Bücher und Zeitungen und damit auch unseres Einflusses unter anders redenden Völkern.

Übrigens möchte ich sehr bezweifeln, dass die unter uns Deutschen ja äußerst matte volkliche Gesinnung der wirkliche Grund des Festhaltens an der deutschen Schrift ist. Ich glaube vielmehr, der Grund liegt in der Trägheit, im Hängen am Althergebrachten und wohl auch in der Thatsache, dass die Rückkehr zur alten Lateinschrift heutzutage viel schwieriger ist als vor 200, 300 und 400 Jahren, weil heute ungeheure Vorräte von deutsch gedruckten Werken und von deutschen Typen vorhanden sind. Jedenfalls wäre zu wünschen, dass die Verteidiger der » deutschen « Schrift sich einen passenderen Gegenstand zur Bethätigung volklicher Gesinnung suchten.

§ 39. Zwischenräume. Über die Zwischenräume zwischen den einzelnen Buchstaben und zwischen den Wörtern liegen einige Angaben von Weber (35) vor. Er fand, dass auf einer Zeile von 10 cm Länge nicht mehr als 60 Buchstaben (von 1,5 mm Höhe) und nicht weniger als 40 stehen dürfen, ohne dass sich Erschwerung des Lesens bemerklich macht. Dass zu große Zwischenräume zwischen den einzelnen Buchstaben stören, ist nach dem oben Gesagten (S. 60 und 61) klar; dass zu dicht stehen der Buchstaben stört, beruht wohl auf Störung der Deutlichkeit. Denn nur der Buchstabe kann deutlich gesehen werden, der von genügender weißer Fläche umgeben ist.

Dass die Wörter einer Zeile durch deutliche Zwischenräume sich abheben müssen, bedarf keiner Erläuterung.

§ 40. Über Zeilenlänge und Abstand der Zeilen von einander sind die Ansichten sehr geteilt. H. Cohn (34) verlangt Zeilen von 90 bis höchstens 100 mm. Weber erklärt eine Zeilenlänge von 130 mm für zweckmäßig. In den Zeitungen sind Zeilen von 70, 60, selbst 50 mm gebräuchlich und von Pflüger (62) gelobt worden. Vor mir liegt eine französische Bibel mit einer Zeilenlänge von 32 mm; einen Lobredner dieser Zeilenkürze vermag ich nicht zu nennen.

So viel mir bekannt, hat nur Schubert daran gedacht, dass die Zeilenlänge vom Zeilenabstand[1]) abhängig ist. Je länger eine Zeile, desto größer muss ihr Abstand von der folgenden sein, wenn das Auffinden des neuen Zeilenanfanges dem Leser keine Schwierigkeit machen soll. Die Zeitungen werden also nicht um unserer Augen willen mit kurzen Zeilen gedruckt, sondern aus Sparsamkeit. Denn nur so ist es statthaft, die Zeilen dicht aneinander zu rücken.

H. Cohn fordert einen Abstand von 3, mindestens aber 2,5 mm zwischen den kurzen Buchstaben zweier Zeilen. Diese Forderung ist für eine Zeilenlänge von 100 mm gewiss nicht übertrieben. Für die kurzen Zeilen der Zeitungen ist dieser Abstand vielleicht nicht erforderlich, jedenfalls nicht üblich. In der Neuen Züricher Zeitung ist der Zeilenabstand 2 mm, im Kleindruck sogar nur 1,5 mm. In der eben erwähnten Bibel ist der Zeilenabstand nur 0,8—0,9 mm. Der Zeilenabstand dieses Handbuches ist 2,7 bis 2,8 mm, d. h. für eine Zeilenlänge von 114 mm wohl genügend. Das Wesentliche ist jedenfalls nicht eine bestimmte Länge der Zeile, sondern ein richtiges Verhältnis zwischen Zeilenlänge und Zeilenabstand, etwa 40 : 1.

§ 44. Schwärze. Die Forderung eines starken Gegensatzes zwischen dem Schwarz des Buchstabens und dem Weiß des Papieres ist bei gedruckten Büchern in der Regel erfüllt. Wo sie nicht erfüllt ist, spricht man von schlecht gedruckten Büchern; und von »schlechtem Papiere« spricht man, wenn die gedruckten Buchstaben durchschimmern. Schlecht gedruckte Bücher sollten nicht geduldet werden. Der Druck sei möglichst tiefschwarz, das Papier möglichst reinweiß, dabei aber matt und ohne Glanz. Diese Regeln sind so selbstverständlich, dass sie einer besonderen Begründung nicht bedürfen[2]).

Leider werden sie beim Schreiben nur allzu oft mit Füßen getreten. Das Kind beginnt seine ersten Schreibversuche mit Schiefertafel und Griffel. Mit dem Griffel schreibt man aber grau auf etwas dunkler grauem Grunde. Der Gegensatz zwischen Buchstabe und Grund ist also sehr gering.

Horner (24) hat untersucht, auf welche Entfernungen man Tintenschrift, Bleistiftschrift und Griffelschrift lesen kann. Es ergab sich Folgendes: wenn ein mit Tinte geschriebener Buchstabe auf 4 Fuß erkannt wird,

---

1) Als »Zeilenabstand« bezeichne ich die Entfernung von der unteren Grenze einer Zeile zur oberen der nächsten, ohne Rücksicht auf die langen Buchstaben.

2) Javal (29) hat vorgeschlagen, auf gelbes oder wenigstens gelbliches, statt auf weißes Papier zu drucken. Dieser Vorschlag hat eine unvorhergesehene Stütze gefunden in der Beobachtung Uhthoff's, dass manche Menschen bei monochromatisch-gelber Beleuchtung eine geringere Helligkeit nötig haben zu voller Sehschärfe, als bei weißem Licht. Doch haben Cohn, Kolbe u. A. sich gegen das gelbe Papier ausgesprochen. Die Frage scheint mir von geringer Wichtigkeit.

so wird ein gleich großer mit Bleistift geschriebener erst auf 3,5, der gleich große Griffelbuchstabe sogar erst auf 3 Fuß erkannt. Horner schlug daher den Züricher Schulbehörden vor, Schiefertafel und Griffel ganz abzuschaffen und die Kinder von vornherein nur mit Tinte und Feder schreiben zu lassen. Dieser Vorschlag ist befolgt worden, allerdings erst seit Ostern 1888, also erst nach 19 Jahren!!

Die Narrheit der Menschen bringt es freilich auch fertig, bei Papier und Tinte den Gegensatz zwischen Buchstabe und Grund zu verwischen. Irgend ein Fabrikant ist auf den geistreichen Einfall gekommen, dunkelgraues Briefpapier herzustellen für Leute, die Trauer haben! Ich erhielt kürzlich einen solchen Brief, von Damenhand, in lauter Haarstrichen mit blasser Tinte geschrieben. Die Schrift war buchstäblich an der Grenze der Lesbarkeit.

§ 42. **Beleuchtung.** Die beste Beleuchtung für Nahearbeiten giebt das Tageslicht. Jedermann weiß, dass die Tageshelligkeit ungemein verschieden ist, je nach dem Stande der Sonne, nach Grad und Art der Bewölkung, nach dem Gehalte der Luft an Dunst, Staub und Wasser. An einem trüben Novembertage oder während eines Regenschauers wird es zuweilen so düster, dass wir an das Fenster treten, oder gar Licht anzünden müssen, um die Zeitung zu lesen.

Das tägliche Leben hat uns also bereits gelehrt, dass die Helligkeit am Fenster am größten ist und mit der Entfernung vom Fenster abnimmt. In der eigenen Wohnung pflegt man sich deshalb zum Lesen an ein Fenster oder wenigstens in die Nähe eines Fensters zu setzen; und zum Schreiben setzt man sich so, dass man das Fenster links hat. Käme das Licht von rechts, so würde der Schatten der Hand und des Federhalters gerade die Stelle des Blattes decken, die beschrieben werden soll.

Man sollte meinen, dass diese beiden Allerweltserfahrungen bei der Einrichtung von Schulen gewissenhaft berücksichtigt würden. Allein das ist keineswegs überall der Fall. H. Cohn fand noch vor nicht gar langer Zeit Schulzimmer, deren Fenster den Schülern zur Rechten waren; in anderen Schulzimmern gar nach vorne von den Schülern. Und geradezu massenhaft fand Cohn die Arbeitsplätze so weit von den Fenstern entfernt, dass die Helligkeit der Plätze durchaus ungenügend war.

Bezüglich dessen, was als »genügende« Beleuchtung zu gelten hat, kann auf § 17 verwiesen werden. Ergänzend sei hier noch bemerkt, dass H. Cohn (VI, 49) jeden Arbeitsplatz für ungenügend beleuchtet hält, der nicht auch an trüben Tagen eine Helligkeit von mindestens 10 MK aufweist. In dem § 17 sind ferner 2 Verfahren angegeben, um die Helligkeit eines Arbeitsplatzes zu messen. Wir können daher ohne weiteres zur Besprechung der Punkte übergehen, die bei dem Baue eines Schulhauses berücksichtigt werden müssen, damit auf alle Plätze sämtlicher Schul-

zimmer genügend Licht fällt. Denn in der Schule kann man nicht, wie zu
Hause, ans Fenster rücken, wenn es aus irgend einem Grunde dunkelt; in
der Schule ist jedes Kind ein für allemal an seinen Platz festgebannt.

Das einfachste Mittel, ein Zimmer in allen seinen Teilen gleichmäßig
und reichlich mit Tageslicht zu versehen, ist das Deckenoberlicht, z. B.
in Form des »Sheddaches« oder Sägedaches, Fig. 9. Diese Beleuchtungs-
art wird in Fabriken mit vorzüglichem Erfolge verwendet. Auch für Schulen
ist das Oberlicht von H. Cohn, von Gross und von Weber (35) verlangt, bis jetzt aber noch nicht eingeführt worden[1]). Die Hindernisse,
welche dieser zweifellos besten Beleuchtung im Wege stehen, sind wirtschaftlicher Natur. Man kann nämlich nur ein Stockwerk in jedem

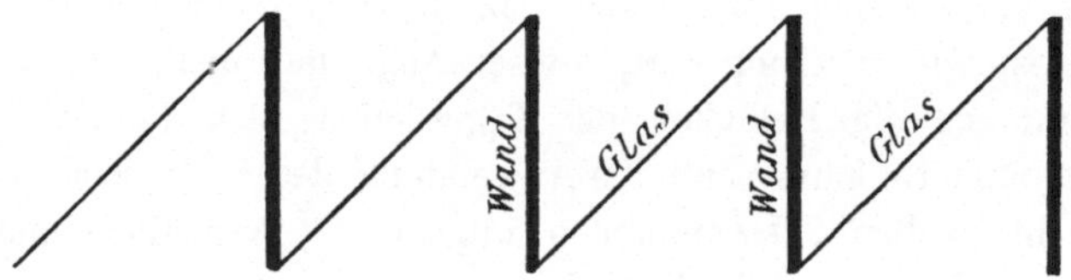

Fig. 9. Shed- oder Sägedach.

Gebäude mit Deckenfenstern versehen. Folglich müssten die Schulzimmer,
die jetzt in verschiedenen Stockwerken desselben Gebäudes über einander
angebracht sind, neben einander gelegt werden. Das bedeutet aber beträchtliche Mehrkosten, besonders in großen Städten, wo der Boden sehr
teuer, ja oft gar nicht zu haben ist. Man hat also vorläufig noch damit
zu rechnen, dass die Schulzimmer durch die gewöhnlichen Wandfenster
erleuchtet werden.

§ 43. Stellung des Schulhauses. Ehe wir uns mit Größe, Zahl
und Lage der Fenster beschäftigen, muss kurz die Stellung des Schulhauses
bezüglich der Himmelsrichtung und die Umgebung des Schulhauses erörtert
werden.

Wenn man die Fachschriften durchblättert, wird es nicht schwer, für
jede Richtung der Windrose einen oder einige Vertreter zu finden. Lassen
wir das Unwesentliche bei Seite, so stellt sich die Frage so: soll das
Schulzimmer nach der Sonne zu oder aber umgekehrt von der Sonne
weg gelegt werden? Zu Gunsten einer Lage nach Nord, Nordost oder
Nordwest hat man geltend gemacht, dass nur so Gleichmäßigkeit der
Beleuchtung zu erzielen sei, und Blendung durch unmittelbares Sonnenlicht vermieden werde. Zu Gunsten der Sonnenlage, also nach Süd, Süd-

---

1) Eine Notiz in Dammer's Handwörterbuch der Gesundheitspflege scheint zu
sagen, dass in amerikanischen Schulen Oberlicht in Verwendung ist.

ost oder Südwest spricht der Umstand, dass nur so eine reichliche Beleuchtung zu gewinnen ist; die Nachteile einer unmittelbaren Besonnung können ja durch Vorhänge vermieden werden.

Ich zögere keinen Augenblick, mich den Freunden der Sonnenlage zuzugesellen. Ich sehe dabei ganz ab von den allgemeinen gesundheitlichen Erwägungen, dass ein sonniges Zimmer wärmer, trockener, besser gelüftet und ärmer an Spaltpilzen ist als ein sonnenloses. Die Vorteile der Sonnenlage für das Auge sind allein schon entscheidend. Wir wissen durch H. Cohn, dass die Kurzsichtigkeit sich besonders viele Opfer aus dunklen Schulzimmern holt. Dagegen hat noch niemand nachgewiesen, dass Schwankungen der Helligkeit kurzsichtig machen. Es ist das auch sehr unwahrscheinlich, da unser Auge vortrefflich dafür eingerichtet ist, sich einer wechselnden Beleuchtung anzupassen. Ja diese Anpassung arbeitet so vollkommen, dass, wie H. Cohn sagt, »unser Auge gar nicht ahnt«, in welch riesigem Umfange die Helligkeit des Tageslichtes sich binnen Bruchteilen einer Minute ändern kann; erst die Anwendung des L. Weber'schen Photometers hat die großen Schwankungen aufgedeckt. Nebenbei bemerkt fehlen sie selbstverständlich auch in Nordzimmern nicht ganz.

Ist denn ein nach der Sonnenseite gelegenes Zimmer auch bei bedecktem Himmel heller als ein Nordzimmer? Jeder unbefangene Laie wird diese Frage unbedenklich mit ja beantworten. Einige Schriftsteller stehen gleichfalls auf diesem Standpunkte, ja halten es für ganz überflüssig, darüber viel Worte zu machen. Andere bezweifeln aber eine größere Helligkeit der Südzimmer. Wieder Andere, z. B. H. Cohn und Boubnoff (76), haben über diese Frage Versuche angestellt. So hat Boubnoff mittelst des L. Weber'schen Photometers gezeigt, dass ein Südwestzimmer um Hunderte, ja Tausende von Meterkerzen heller war als ein sonst gleiches Nordostzimmer, und zwar sowohl bei wolkenlosem als bei bedecktem Himmel. Nun steckt zwar in der Boubnoff'schen Untersuchung ein grundsätzlicher Fehler: die vergleichenden Messungen sind nicht gleichzeitig, ja nicht einmal an demselben Tage gemacht worden. Da aber die Helligkeit des Tageslichtes sehr wechselt, so könnte man die gefundenen Unterschiede zu Gunsten des Südwestzimmers für zufällige erklären, wenn sie nicht bei allen Messungen Boubnoff's, 500 an der Zahl, sich gezeigt hätten. Um den letzten Zweifel zu besiegen, müssten ein Nordzimmer und ein sonst gleiches Südzimmer gleichzeitig photometriert werden, wozu allerdings zwei Beobachter und zwei Photometer nötig wären.

Bei Südlage der Fenster kann nun allerdings die Sonne unmittelbar in das Zimmer und auf die Schulbänke scheinen. Selbstverständlich darf das nicht geduldet werden. Aber es kommt ja selten genug vor, einmal weil bei uns die Sonne überhaupt meist durch Wolken verschleiert ist, und

dann, weil gerade in den Hochsommer die längsten Ferien fallen. Schubert
(I, 52) hat berechnet, dass in Nürnberg etwa 13 Tage im Jahre die Sonne
für die Schulzimmer lästig wird. Gegen diese Belästigung stehen uns Vorhänge zu Gebote, siehe § 15. Man hat nun wieder eingewendet, dass Vorhänge zu viel Licht, bis zu 89% (H. Cohn), wegnehmen. Das mag sein,
schadet aber gar nichts, wenn man an mehreren Wänden des Zimmers
Fenster anbringt, wovon weiter unten (§ 45) mehr.

§ 44. Umgebung des Schulhauses. Ein Schulhaus soll, wenn irgend möglich, frei stehen, also weder durch Bäume, noch Gebäude, noch
durch Bergwand vom Himmelslicht abgesperrt werden. Denn die Lichtmenge, die von benachbarten Häusern oder gar von Bäumen und von
einer mit Pflanzenwuchs bedeckten Bergwand abprallt, kommt kaum in Betracht neben der Lichtmenge, die uns von weißen Wolken und vom wolken-
losen Himmel zugeht. Nur wenn eine weiß getünchte Wand von der
Sonne beschienen wird, wird die Wand zu einer starken Lichtquelle. Wo
ein Schulbau sich die Nachbarhäuser nicht genügend fernhalten kann,
sollte wenigstens auf weißen Anstrich ihrer Wände gehalten werden. Selbst
bei trübem Wetter wäre das nicht ganz wirkungslos. Jedenfalls ist die
Helligkeit eines Arbeitsplatzes um so größer, je mehr Himmel von ihm
aus zu sehen ist.

Um das sichtbare Himmelsstück messen zu können, denken wir uns
von einem bestimmten Punkte c des Arbeitsplatzes Linien gezogen, die auf
die Grenze des sichtbaren Himmelsstückes zielen; nach oben, nach rechts
und nach links wird die Lage dieser Linien durch das Fenster bestimmt;
nach unten in vielen Fällen nicht durch die Grenze des Fensters, sondern
durch die Dachkante eines benachbarten Gebäudes. Diese Linien begrenzen
eine körperliche Ecke oder, wie L. Weber (49) sagt, den »Raumwinkel« des
Punktes c. Die Größe des Raumwinkels misst man in einer Einheit,
die L. Weber eigens ersonnen hat, nämlich in »Quadratgraden«. Unter
einem Quadratgrad ist eine körperliche Ecke zu verstehen, die vier ebene
Seitenflächen hat, jede Fläche von $1°$ Öffnung. Denkt man sich eine solche
körperliche Ecke in 114 mm Abstand von ihrer Spitze durch eine Ebene
senkrecht geschnitten, so ist die Durchschnittsfigur ein Quadrat von 2 mm
Seite.

Der »Raumwinkelmesser« von L. Weber ist nun nichts anderes
als eine Sammellinse von 114 mm Brennweite und ein Papierblatt, das in
Quadrate von 2 mm Seite eingeteilt ist. Bringt man die Sammellinse an
den Punkt c und das Papierblatt auf die dem Himmel entgegengesetzte
Seite und in 114 mm Abstand von der Linse, so entsteht auf dem Papiere
ein umgekehrtes, verkleinertes Bild des sichtbaren Himmelsstückes. Man
braucht jetzt nur abzuzählen, wieviele der kleinen Quadrate von dem

umgekehrten Himmelsbilde gedeckt sind, und man hat den Raumwinkel des Punktes c in Quadratgraden.

Dabei ist allerdings noch ein Umstand zu berücksichtigen. Es muss die Achse des Kegels (wenn wir uns den Raumwinkel der Einfachheit halber kegelförmig vorstellen) senkrecht stehen auf der Linsenoberfläche und, geradlinig verlängert, auch das Papier senkrecht schneiden. Wir sind also genötigt, dem Papier eine andere Stellung zu geben, je nachdem es sich um die Messung eines Himmelsstückchens (in Quadratgraden) hoch oben am Himmelsgewölbe handelt oder aber in der Nähe des Horizontes. Liegt das Himmelsstückchen im Horizont, so muss das Papier senkrecht stehen. Liegt das Himmelsstückchen in der Mitte zwischen Horizont und Scheitel des Himmelsgewölbes, so muss das Papier um 45° aus der senkrechten Stellung geneigt werden. Hätten wir nun im ersten Falle n, im zweiten 3 n Quadratgrade gefunden, so wäre der Beleuchtungswert im zweiten Falle 3 mal so groß für eine um 45° geneigte, wie im ersten für eine senkrechte Fläche. Das ist aber gar nicht, was wir wissen möchten. Es kommt uns vielmehr darauf an, den Beleuchtungswert der beiden gefundenen Raumwinkel für eine wagerechte Fläche zu vergleichen. Dieser gesuchte Beleuchtungswert ist $B = w \cdot \sin \alpha$, wenn w den Raumwinkel in Quadratgraden und α den Einfallswinkel des Lichtes bezw. den gleichgroßen Winkel der Papierfläche mit einer senkrechten Ebene bedeutet. Liegt das gemessene Himmelsstückchen im Scheitel des Himmelsgewölbes, so wird $\sin \alpha = \sin 90° = 1$, d. h. der Beleuchtungswert ist möglichst groß. Liegt ein Himmelsstückchen im Horizont, so wird $\sin \alpha = \sin 0° = 0$, d. h. es kommt eine Beleuchtung der wagerechten Tischplatte überhaupt nicht zustande.

H. Cohn (51) hat nun in verschiedenen Schulen an jedem Arbeitsplatze den Raumwinkel $w \cdot \sin \alpha$ einerseits, die Helligkeit andererseits gemessen und zwar sowohl bei trübem als bei heiterem Wetter. Es ergab sich, dass Plätze mit Raumwinkel $= 0$ bei trübem Wetter nur 1—3 MK, also völlig ungenügende Helligkeit hatten. Plätze mit weniger als 50 Quadratgraden Raumwinkel hatten an trüben Tagen weniger als 10 MK. Endlich Plätze mit 50 Quadratgraden Raumwinkel hatten auch an trüben Tagen mehr als 10 MK, waren also mit dem Mindestmaß von Licht versehen.

Weitere Untersuchungen von Gillert (75) und von Erismann (78) haben nun allerdings gezeigt, dass man den Raumwinkel eines Platzes doch nicht geradezu als Maß seiner Beleuchtung ansehen darf. Denn der Beleuchtungswert von $w \cdot \sin \alpha$ ist keine stetige Größe, sondern ändert sich, von Bewölkung ganz abgesehen, mit dem Sonnenstande (Cohn). So hat z. B. ein Quadratgrad in der Nähe des Horizontes morgens und abends einen viel größeren Beleuchtungswert als mittags, und umgekehrt, die hoch am

Himmelsgewölbe gelegenen Quadratgrade haben bei hohem Sonnenstande die größten Beleuchtungswerte. Deswegen sind die »Fernplätze« eines Schulzimmers bei tiefem Sonnenstande, also morgens und abends sowie zur Winterszeit besser beleuchtet, als nach ihrem kleinen Raumwinkel zu erwarten wäre.

Andererseits spielt die mittelbare Beleuchtung, das von Häuserwänden, Zimmerwänden u. s. w. abgeprallte Licht eine zu ungleiche Rolle, als dass dieser Umstand bei der Beurteilung eines Platzes außer Rechnung bleiben dürfte. So fand ERISMANN in einer frei stehenden Schule auf den Fernplätzen mit nur 20—25 Quadratgraden doch eine Platzhelligkeit von 244 MK. Er schließt daraus, dass ein Arbeitsplatz um so mehr auf den Raumwinkel, d. h. auf eine unmittelbare Belichtung vom Himmel aus angewiesen ist, je schlechter die Beleuchtungsverhältnisse des Zimmers im ganzen sind.

Jedenfalls kann der Raumwinkelmesser das Photometer nur da ersetzen, wo es auf Genauigkeit nicht sehr ankommt.

§ 45. Fenster. Nach dem Gesagten können wir uns bezüglich der Fenster kurz fassen. Die einseitige Beleuchtung, die so viele Anhänger gehabt hat und wohl noch hat, ist mindestens für große Zimmer zu verwerfen. Denn Raumwinkel und Helligkeit nehmen von der Fensterwand nach dem Inneren des Zimmers zu schnell ab und sind auf den Fernplätzen ganz ungenügend. Die theoretisch erwarteten Nachteile von zwei- und dreiseitiger Beleuchtung, z. B. Störung durch doppelte Schatten, haben sich in der Praxis nicht bemerklich gemacht. Hier in Zürich werden z. B. vielfach die neuen Schulhäuser so gebaut, dass die Zimmer durch die ganze Tiefe des Hauses reichen und auf drei Seiten mit Fenstern versehen sind. Die Zimmer sind dadurch nicht nur sehr hell, sondern auch von den kleinen Nachteilen der Sonnenlage befreit; bei sonnigem Wetter lässt man auf der Sonnenseite die Vorhänge bezw. Schaltern herunter und hat dann von den beiden anderen Seiten her noch reichlich Licht. Es ist selbstverständlich, dass die drei Fensterwände links, rechts und hinten (vom Schüler gerechnet) liegen müssen.

Über die nötige Größe der Fensterfläche gelten in den verschiedenen Staaten Europas nicht ganz die gleichen Vorschriften. In Italien und Frankreich ist eine Fensterfläche vorgeschrieben von $1/4$ der Bodenfläche des Zimmers; in Bayern und Württemberg von $1/6$, in Preußen $1/5$, in Russland $1/5$ bis $1/6$. Dazu sei bemerkt, dass unter »Fensterfläche« nur die Glasfläche gemeint ist, dass also von der Fensterfläche im weiteren Wortsinne die Fensterkreuze und sonstigen Holzteile in Abzug zu bringen sind. Aus § 44 geht deutlich hervor, was FÖRSTER schon 1884 hervorgehoben hat, dass eine große Fensterfläche noch keine große Helligkeit gewährleistet, man geht daher sicherer, die Vorschrift nicht auf die Fensterfläche, sondern auf ein Mindestmaß von Raumwinkel für jeden Arbeitsplatz lauten zu lassen, und zwar soll w . sin α mindestens gleich 50 Quadratgraden für jeden Platz sein, (H. Cohn). Der Winkel α und damit die Werte von w . sin α werden aber um so größer, je höher das Fenster angebracht ist. Das Fenster reiche deshalb bis zur Decke.

Ergänzend sei bemerkt, dass die Wände des Zimmers möglichst viel Licht zurückwerfen sollen, also hell gestrichen oder tapeziert sein müssen. Es ist das für Plätze mit kleinem Raumwinkel von besonderer Wichtigkeit. Sinkt auf diesen Plätzen bei trübem Wetter die Helligkeit so weit, dass ein normales Auge Jäger Nr. 1 auf 30 cm nicht mehr fließend lesen kann, so ist alle Nahearbeit einzustellen.

Bei Neubauten werden die hier gegebenen Regeln wohl ziemlich allgemein befolgt. Bei Schulen, die aus der Mitte dieses Jahrhunderts stammen oder gar noch älter sind, liegt aber die Beleuchtung noch vielfach im Argen. So bestehen z. B. die Fenster der hiesigen Kantonsschule aus je drei Glasstreifen, die durch breite Steinpfeiler getrennt sind; dicht vor den Fenstern stehen hohe Bäume. Wenn man die breiten Steinpfeiler durch schmale Eisenpfeiler ersetzte und die Bäume fällte, würde man viel Licht gewinnen.

Alten, ungenügend beleuchteten Schulzimmern kann man etwas mehr Licht zuführen, wenn man vor den Fenstern in passender Weise Spiegel oder Prismen (Förster, 54) anbringt. Das Verfahren hat allerhand technische Schwierigkeiten; die Prismen sind ziemlich teuer und, wie es scheint, noch wenig verwendet worden.

§ 46. Künstliche Beleuchtung sollte in Schulen gar nicht angewendet werden. Bei uns sind selbst die kürzesten Wintertage lang genug, um den ganzen Schulunterricht bei Tageslicht zu erledigen, wenigstens wenn man auch die Stunden von 12 bis 2 zum Unterricht benutzt, anstatt wie jetzt üblich, zur Hauptmahlzeit, die besser auf den frühen Abend zu verlegen wäre. Auch müsste man während der ersten und letzten Schulstunde die Schüler mit Singen, Turnen, Kopfrechnen oder sonst etwas beschäftigen, was die Augen nicht anstrengt. Wo sich künstliche Beleuchtung nicht umgehen lässt, gilt das in §§ 16 bis 22 Gesagte.

c. Dauer der Nahearbeit.

§ 47. Überbürdung. Nehmen wir an, es gäbe eine Schule, in der alle Schüler bei der Nahearbeit genügenden Abstand (35 cm) hielten und bei guter Beleuchtung in gut gedruckten Büchern läsen und mit guter Tinte auf weißes Papier schrieben, mit einem Wort, eine Schule, in der den Augen die Nahearbeit leicht gemacht ist. Würde in einer solchen Schule die Kurzsichtigkeit

ganz ausbleiben? Gewiss nicht! Denn es ist bekannt, dass ein Jahr Gymnasial-
unterricht mehr Kurzsichtige macht als ein Jahr Kadettenhaus und viel mehr
als ein Jahr Volksschule. Während z. B. sechs Schuljahre der Volksschule nur
5—10% der Kinder kurzsichtig machen, vermehren die sechs letzten Jahre
des Gymnasiums den Bestand an Kurzsichtigen um 30—40%. Da nun kein
Grund vorliegt, anzunehmen, dass Beleuchtung, Schulbänke, Druck u. s. w. in
den höheren Schulen noch schlechter sind als in den niederen, da wir ferner
mit gutem Grunde annehmen, dass die Widerstandsfähigkeit der Augen bei
jüngeren Kindern sogar noch geringer ist als bei den halberwachsenen
Gymnasiasten, so muss die häufigere Kurzsichtigkeit der höheren Schul-
klassen einem größeren Maße von Nahearbeit zugeschrieben werden.

Dass die Menge der Nahearbeit mit den Jahrgängen und mit dem
Range der Schule zunimmt, bedarf wohl keines besonderen Beweises. Es
ergiebt sich nicht bloß aus der Stundenzahl und den Gegenständen des
Unterrichtes, sondern vor allem aus den Ansprüchen an den häuslichen
Fleiß der Schüler. Während auf das erste Jahr der Volksschule (hier in
Zürich) nur 16—18 Schulstunden wöchentlich und gar keine häuslichen
Arbeitsstunden fallen, müssen die ältesten Jahrgänge des Gymnasiums und
der Realschulen (in Dresden, NIEDNER 23a) 9—12 Stunden täglich (!) über
den Büchern sitzen. Und die häuslichen Arbeiten sind im allgemeinen
noch nachteiliger als die Nahearbeit im Schulzimmer, weil zu Hause noch
weniger Rücksicht auf die Augen genommen wird als in einer neuzeitlichen
Schule.

Einen anderen Hinweis auf Entstehung der Kurzsichtigkeit durch ein
Zuviel von Nahearbeit kann man in zwei Thatsachen sehen, die ursächlich
zusammenhängen: 1) dass wir Deutsche den bedauerlichen Ruhm haben,
am stärksten an Kurzsichtigkeit zu leiden, und 2) dass bei uns den Schülern weit mehr Nahearbeit zugemutet wird als bei anderen Völkern.

Nach einer Zusammenstellung DÜRR's (47a) erwirbt ein Gymnasiast das
Reifezeugnis für die Hochschule

in Deutschland mit 20,000 bis 25,000 Schul- und Hausarbeitsstunden und
mit 650 Turnstunden,

in Frankreich mit etwa 19,000 Schul- und Hausarbeitsstunden und mit 1300
Turnstunden,

in England mit etwa 16,500 Schul- und Hausarbeitsstunden und mit 4500
Turnstunden.

Es wäre nun zu ermitteln, wieviel Stunden täglicher Nahearbeit man
einem Schüler unter günstigen Bedingungen (Abstand, Beleuchtung u. s. w.)
zumuten darf, ohne dass er Gefahr läuft, kurzsichtig zu werden. Diese
Frage lässt sich zur Zeit nicht bestimmt beantworten. Einstweilen nehmen
wir mit gutem Grunde an, dass Nahearbeit um so gefährlicher ist, je jugendlicher die Augen, und andererseits wissen wir, dass die Widerstandskraft

gleichaltriger Augen ungemein verschieden ist. Selbst unter den augenmörderischen Ansprüchen der oberen Gymnasialklassen bleibt eine Minderheit der Augen von Kurzsichtigkeit verschont. Natürlich sollen aber die Einrichtungen der Schule der durchschnittlichen Widerstandskraft der Schüler angepasst sein. Folglich ist man berechtigt, dermalen von Überbürdung der Schüler zn reden.

Die Überbürdungsfrage ist von verschiedenen Kommissionen und Kongressen erörtert worden (LAQUEUR, 41). Das Ergebnis dieser Erörterungen kann nur ein vorläufiges sein, da ja noch keine Erfahrungen über Schulen vorliegen, in denen das Zuviel an Nahearbeit allein anzuschuldigen ist. Immerhin wäre es sehr zu wünschen, dass Regierungen und Schulbehörden folgende Forderungen der Gesundheitspflege erfüllten.

Der Schulunterricht sollte nicht vor dem vollendeten 7. Lebensjahre beginnen; hier in Zürich beginnt er schon nach dem vollendeten 6. Lebensjahre. Vielleicht ist das eine der Ursachen für die verhältnismäßig hohe Ziffer der Kurzsichtigen in den Züricher Stadtschulen (s. § 49). Im ersten Schuljahre sollen nicht mehr als 16—18 wöchentliche Unterrichtsstunden erteilt werden, in Gruppen von nicht mehr als zwei Stunden. Zwischen die beiden Stunden einer Gruppe ist eine Pause von $\frac{1}{4}$ Stunde einzuschieben. Beim Unterricht ist zwischen Nahearbeit (Lesen, Zeichnen, Schreiben) und sonstigem Unterricht (Lernen durch das Ohr, Turnen, Singen) zu unterscheiden; die Nahearbeit darf nicht länger als $\frac{1}{2}$ Stunde auf einmal dauern. Für die folgenden Jahrgänge darf die Stundenzahl allmählich steigen. Doch ist nach jeder Schulstunde $\frac{1}{4}$ Stunde Pause, nach je zwei Schulstunden eine Pause von $\frac{1}{2}$ Stunde einzuschieben und auf regelmäßigen Wechsel zwischen Nahearbeit und anderem Unterricht zu achten. Niemals, auch in den obersten Klassen nicht, darf die Zahl von 32 Schulstunden und von 14 Stunden häuslicher, also von 46 Stunden wöchentlicher Gesamtarbeit überschritten werden[1]).

Es ist nicht unsere, der Ärzte Sache, zu untersuchen, ob und wie sich in diesem Rahmen das Ziel der Schule erreichen lässt. Das müssen die Schulmänner und die Regierungen unter sich ausmachen. Gleichwohl kann ich einige darauf bezügliche Bemerkungen nicht unterdrücken.

---

[1]) In dem »ärztl. Gutachten über das höhere Schulwesen Elsass-Lothringens« (1882, Klin. Monatsbl. f. A.) wird folgende Liste als die Grenze des Zulässigen bezeichnet:

Klasse	Lebensjahr	Sitzstunden	Singen	Turnen	Häusliche Arbeitsstunden	Gesamtarbeitszeit einer Woche
IX, VIII	7 u. 8	18	$^2/_2$	$^4/_2$—$^5/_2$	$^6/_2$	24—24$^1/_2$
VII	9	20	$^2/_2$	$^4/_2$—$^5/_2$	5—6	28—29$^1/_2$
VI, V	10 u. 11	24	2	2—3	8	36—37
IV, III	12, 13 u. 14	26	2	2	12	42
II, I	15 bis 18	30	2	2	12 bis 18	46—52

Die Erfolge eines Lehrers werden um so kleiner, je mehr Schüler er auf einmal zu unterrichten hat. Der Satz bedarf wohl keines Beweises. Mit der wachsenden Schülerzahl nimmt aber die Nahearbeit für den einzelnen Schüler zu. Da der Lehrer sich mit ihm nicht viel beschäftigen kann, muss der Schüler mit schriftlichen Arbeiten dem Lehrer zeigen, dass er eine gewisse Aufgabe gelöst hat; er muss durch das Auge lernen, was er bei kleiner Schülerzahl durch das Ohr lernen könnte. Klassen mit kleiner Schülerzahl erlauben also eine Verminderung der Stundenzahl und der Nahearbeit, ohne dass das Ziel niedriger gesteckt werden müsste.

Die Menge der Nahearbeit ließe sich ferner für die Volksschule etwas vermindern, wenn man sich entschlösse, die »deutsche« Schrift ganz und gar aufzugeben. Das wäre wohl möglich, da ja das Schreiben mit deutschen Buchstaben von niemandem verlangt wird. Nur muss man einstweilen noch imstande sein, deutsche Schrift zu lesen. Das ist aber mit weniger Aufwand an Nahearbeit zu erlernen als das Lesen und Schreiben. Zudem würde auch das Lesen von deutscher Schrift allmählich überflüssig werden, wenn das Schreiben in deutscher Schrift in der Volksschule nicht mehr gelehrt würde und allmählich ausstürbe.

Die schlimmste Brutstätte für Kurzsichtigkeit ist das Gymnasium. Für uns Deutsche ist das ein besonders großes Unglück, weil bei uns die Zulassung zu allen höheren Staatsämtern und vielen anderen begehrten Lebensstellungen an das Reifezeugnis des Gymnasiums gebunden ist. Der Geist des Gymnasiums macht sich deshalb im Fühlen und Denken unseres Volkes deutlich bemerkbar, einmal in der Überschätzung des Wissens überhaupt und des Philologischen im besonderen, und andererseits in der Misshandlung unserer Muttersprache durch Satzbildungen, die nur im Griechischen und Lateinischen zulässig sind. Es weht eben auch heute noch im Gymnasium der Geist jener Zeit, in der Latein die allgemeine Gelehrtensprache und so sehr in Ansehen war, dass man sogar die Familiennamen vielfach verlateinte.

Mittlerweile förderten nun aber Leute, denen die Partikel ἄν und andere Feinheiten der griechischen Grammatik kein Kopfzerbrechen machten, solche Dinge wie Dampfmaschinen, Telegraphen, Telephon, Röntgenstrahlen zu Tage, denen selbst der klassischste Philologe einige Wichtigkeit zuerkennen wird. Andererseits werden die Hervorbringungen des menschlichen Geistes nicht mehr in einer gemeinsamen Gelehrtensprache, sondern in den verschiedenen neueren Sprachen niedergeschrieben, was Veranlassung gab, auch die neueren Sprachen oder wenigstens eine neuere Sprache in den Lehrplan des Gymnasiums aufzunehmen. Der Unterrichtsstoff des heutigen Gymnasiums ist also gegen früher verdreifacht.

Heute soll ein Jüngling von 19 Jahren die »alten« Sprachen soweit beherrschen, dass er die »Klassiker« in der Ursprache lesen und hierdurch in den Geist des Altertumes eindringen kann. Er soll zur formalen Bildung seines Geistes ansehnliche Kenntnisse in der Mathematik besitzen. Und endlich soll er außer der eignen Sprache noch eine neuere, meist die französische in Wort und Schrift einigermaßen beherrschen. Wird diese drei- bezw. vierfache Aufgabe denn auch wirklich gelöst? Einige Erfahrungen aus meinem Leben mögen die Antwort geben.

In meinem Gymnasium war es Sitte, dass man nach glücklich be- standener Reifeprüfung ein Freudenfeuer anzündete aus — den griechischen und lateinischen Grammatiken und Klassikern! Niemals ist es mir oder meinen Altersgenossen eingefallen (Philologen von Fach natürlich ausgenommen) im späteren Leben ein griechisches oder lateinisches Buch in die Hand zu nehmen. Freilich habe ich später Homer und Sophokles, Tacitus und Josephus und zwar mit unendlich viel mehr Genuss und Nutzen gelesen als auf dem Gymnasium, aber stets in deutscher Übersetzung. Im Verkehr mit Studenten kann ich jetzt täglich beobachten, dass die Erfolge des heutigen Gymnasiums bezüglich des Griechischen und Lateinischen kein Haar besser sind als vor 28 Jahren: die Studenten sind fast nie im- stande, aus dem Schatze ihres Gymnasialwissens die Bedeutung eines medi- zinischen Kunstausdruckes zu enträtseln.

Mit der mathematischen und naturwissenschaftlichen Bildung des Gym- nasiasten kommen wir Lehrer der Augenheilkunde in Berührung, wenn wir irgend eine optische Frage zu besprechen haben: die Antworten, die man dabei von seinen Zuhörern bekommt, sind oft geradezu niederschmetternd, was übrigens schon oft genug beklagt worden ist (A. Fick, 42, Schmidt- Rimpler).

Über die Erfolge meines Gymnasiums in »neueren Sprachen« kann ich Folgendes berichten. Im Oktober 1870 marschierte ich nach Frankreich. Wenn ich nun einem Franzosen sagen wollte, dass ich ein Stück Seife kaufen oder ein Hemd gewaschen haben wollte, so reichte mein Französisch nicht aus, trotz meines nagelneuen Reifezeugnisses; ich war dann gezwungen, bei einem Kameraden eine Anleihe zu machen, der im »Civilverhältnis« — Kellner war. Auch von den Offizieren meiner Kompagnie sprach nur einer geläufig französisch, nämlich ein Reserveoffizier, der im bürgerlichen Leben Kaufmann war.

Meiner Überzeugung nach erreicht das Gymnasium sein Ziel nicht und kann es nicht erreichen, trotz aller Erbarmungslosigkeit gegen die Gesund- heit der Jünglinge. Für jeden, dem nicht der »historisch gewordene Zopf mehr gilt als nüchterne Überlegung«, kann es nicht zweifelhaft sein, dass das Griechische aus dem Lehrplan verschwinden muss. Es würde weder die »Humanität« und »Idealität« noch die »allgemeine Bildung« der Jüng- linge dadurch verlieren, ihre Gesundheit dagegen und wohl auch ihre Kenntnisse in Latein und Mathematik gewinnen. Einen Hoffnungsschimmer in dieser Richtung giebt die Thatsache, dass die Kadettenhäuser den Lehrplan eines Realgymnasiums, also kein Griechisch besitzen. Von Kadettenhäusern wissen wir (SEGGEL, 27), dass sie weniger Kurzsichtigkeit züchten als die Gymnasien und gleichwohl eine durchaus genügende »allgemeine Bildung« vermitteln. Für diejenigen, die sich von dem Vorurteile nicht frei machen können, dass griechische Sprachkenntnis zur »allgemeinen Bildung«, zur »Idealität«, zur »Humanität« unerlässlich seien, will ich an die herrlichste Idealgestalt der neudeutschen Geschichte, an Moltke erinnern, der in einem Kadettenhause aufwuchs, wo nicht einmal Latein, sondern nur Deutsch, Dänisch und Französisch gelehrt wurde.

§ 48. Bisherige Erfolge der Augenpflege in den Schulen. Wenn die oben gegebene Darstellung über das Entstehen der Kurzsichtigkeit richtig ist, dann muss durch Einführung der vorbeugenden Maßregeln die Häufigkeit der Kurzsichtigkeit merklich abnehmen. Leider sind nun aber in den meisten Schulen die oben geschilderten vorbeugenden Maßregeln nur bruchstückweise zur »Einführung« gelangt, was nebenbei bemerkt mit wirklicher Durchführung noch keineswegs gleichbedeutend ist. Es fehlt deshalb noch sehr an Siegesberichten in dem Kampfe gegen die Kurzsichtigkeit. Allenfalls darf man die Beobachtungen v. HIPPEL's (71) hierher rechnen.

In Gießen war bis zum Ende des Jahres 1878 das Gymnasium in einem alten Gebäude untergebracht, dessen niedrige, ungenügend beleuchtete, überfüllte und mit schlechten Schulbänken ausgestattete Zimmer so recht geeignet waren, Kurzsichtigkeit im großen zu züchten. Mit dem Januar 1879 siedelte das Gymnasium in ein neues Heim über, das den damaligen Regeln der Gesundheitspflege gemäß gebaut und eingerichtet war. Auch gegen Überbürdung war Vorsorge getroffen durch Beschränkung des Unterrichts auf den Vormittag, durch Pausen, durch Wechsel zwischen Nahearbeit und sonstigem Unterricht, endlich durch Beschränkung der häuslichen Aufgaben. Der Erfolg war denn auch unverkennbar, wie aus folgender Liste hervorgeht, die ich aus v. HIPPEL's Tabellen, S. 25 bis 27, zusammenstelle.

Kurzsichtige Augen, in % der untersuchten Augen:

	Jahrgang 1881.	Jahrgang 1889.	Unterschied
Sextaner	0	1,3	+ 1,3
Quintaner	12,5	9,1	— 3,4
Quartaner	15,5	9,5	— 6,0
Untertertianer	19	16,7	— 2,3
Obertertianer	36,4	21,7	— 14,7

	Jahrgang 1881	Jahrgang 1889	Unterschied
Untersekundaner	57,6	36	— 21,6
Obersekundaner	36,7	21,4	— 15,3
Unterprimaner	54,1	28,5	— 25,6
Oberprimaner	78,6	28,5	— 50,1

Mit Ausnahme der Sexta haben also alle Klassen im Jahre 1889 weniger Kurzsichtige gehabt als im Jahre 1881, was in erster Linie jedenfalls auf die Thatsache zu beziehen ist, dass die Schüler des Jahrganges 1881 zum großen Teile noch in dem alten Gebäude gesessen hatten, die Schüler des Jahrganges 1889 aber nicht.

Ebenso deutlich zeigt sich der Einfluss günstiger hygienischer Verhältnisse, wenn man die Kurzsichtigen des Gießener Gymnasiums (v. Hippel, S. 29) mit denen von Frankfurt, Montabaur und Fulda (Schmidt-Rimpler, 58) vergleicht.

	Gießen	Frankfurt	Montabaur	Fulda
Sextaner	4,8	16	0	16
Quintaner	9	16	10	20
Quartaner	14	20	21	20
Untertertianer	18,8	27,5	26	51
Obertertianer	24	38	19	34
Untersekundaner	33,6	52,5	47	42
Obersekundaner	40	41,5	54	71
Unterprimaner	43,2	57,5	40	58
Oberprimaner	49,6	62	55	60

Immerhin ist auch in Gießen die Zahl der Kurzsichtigen noch erschreckend groß. Der Grund kann darin liegen, dass die Einrichtungen des Gießener Gymnasiums wohl dem 1878er Stand unserer Kenntnisse, nicht aber dem 1898er entsprechen. So erwähnt z. B. v. Hippel bezüglich der Beleuchtung (S. 6), dass das Licht überall von links her komme und genügend sei, um »gewöhnlichen Druck« in 40 cm Abstand zu lesen. Falls unter »gewöhnlichen Druck« Snellen 1,1 gemeint ist, so dürfte mit jener Bemerkung keineswegs eine genügende Beleuchtung verbürgt sein. Denn Snellen 1,1 kann ein Auge, dessen $S = 1$ ist, bei guter Beleuchtung in 110 cm Entfernung lesen, in 40 cm aber auch bei ungenügender Beleuchtung (siehe S. 25 und 26). Auch die Angabe, dass die Schulräume (zum Teil) nach Nordost und Nordwest gelegen, dass vor der Schule städtische Anlagen, (also Bäume!), hinter ihr ein »mit Bäumen bepflanzter Spielplatz« liegen, entsprechen den heutigen Ansprüchen an tadellose Beleuchtung nicht. Vor allem aber finde ich in der v. Hippel'schen Arbeit keine Bemerkung, die

darauf hin deutet, dass die Haltung der Schüler beim Lesen und
Schreiben überwacht worden ist. Es ist also nicht ausgeschlossen, ja
es ist sogar wahrscheinlich, dass die Schüler trotz Lickroth'scher Schulbänke zu nahe auf das Buch geschaut, dass sie zu Hause vielfach bei
schlechter Beleuchtung und in schlechter Haltung für die Schule gearbeitet
und zu ihrer Unterhaltung gelesen haben, mit einem Worte, dass die
Regeln der Augenpflege thatsächlich gar nicht befolgt worden
sind.

§ 49. Von der Durchführung der Regeln zur Verhütung der Kurz-
sichtigkeit habe ich mir eine Anschauung zu verschaffen gesucht. Zu dem
Ende erbat ich von der Centralschulpflege der Stadt Zürich die Erlaub-
nis, die städtischen Schulen während des Unterrichts besuchen zu dürfen.
Da Zürich sich eines hochentwickelten Schulwesens erfreut (die Stadt giebt
im Jahre über $2^1/_2$ Millionen Franken für ihre Schulen aus) und da die
Augenpflege in der Schule sozusagen von Zürich ausgegangen ist (Fahrner's
Schulbank, 1a), so darf man erwarten, die Zustände hier besser, jedenfalls
nicht schlechter zu finden als anderwärts.

Zunächst eine Bemerkung über die Häufigkeit der Kurzsichtigkeit in
den Züricher Volksschulen. Hierüber giebt der Geschäftsbericht der Centralschulpflege Aufschluss. Er stützt sich auf die Untersuchungen der Schulkinder durch Horner, Haab und Ritzmann. Diese Augenärzte haben die
Schulkinder beim Eintritte in die Volksschule untersucht und sechs Jahre
später beim Austritte abermals, soweit eben die nämlichen Schulkinder
noch vorhanden waren. Es ergab sich, dass

in 1893	10,9 %	der Austretenden kurzsichtig waren,	beim Eintritt	5,2 %
» 1894	7,7 %	»	»	»	»	»	»	0,9 %
» 1895	8,2 %	»	»	»	»	»	»	1,5 %
» 1896	7,5 %	»	»	»	»	»	»	3,4 %

Mittel: 8,6 %   Mittel: 2,75 %

mit andern Worten, es wurden im Laufe von sechs Schuljahren durchschnittlich 5 % bis 6 % gesund eingetretener Schüler zu kurzsichtigen.
Das sind aber ziemlich dieselben Zahlen, die H. Cohn (3) im Jahre
1867, also vor Beginn des Kampfes gegen die Schulkurzsichtigkeit, als Durchschnittszahl in 20 Elementarschulen gefunden hat.

Der Grund dieser entmutigenden Thatsache wurde mir sofort klar, als
ich meine Wanderungen durch einige Stadtschulen begann. Es zeigte sich
nämlich, dass die im Vorstehenden aufgezählten Gebote der Gesundheitspflege bald hier bald da übertreten werden. Hier einige Beispiele!

In den neueren Schulhäusern Zürichs ist vom Baumeister für Fenster
reichlich gesorgt. Aber die guten Absichten des Baumeisters wurden gar
nicht selten vom Gärtner oder vom Lehrer durchkreuzt. So fand ich

einzelne Schulzimmer ungenügend beleuchtet, weil große Bäume den Raumwinkel unter das zulässige Maß herabdrückten. In einem anderen Schul-
hause fand ich folgende Sachlage: der Baumeister hat große, durch die
ganze Tiefe des Hauses reichende Zimmer hergestellt, die auf je 3 Seiten
reichlich mit Fenstern ausgestattet sind; offenbar hatte der Baumeister gemeint, die Kinder sollten mit dem Gesicht gegen die vierte, die fensterlose
Wand sitzen. Die Lehrer hatten aber die Bänke so aufstellen lassen, dass
die Kinder gegen die eine Fensterwand blickten. Natürlich waren sie
geblendet und konnten das an die Wandtafel Geschriebene nicht lesen. Es
blieb also nichts übrig, als die ganze eine Fensterwand durch Vorhänge zu
verdunkeln, d. h. zu opfern. Natürlich war nun bei trübem Wetter das
Zimmer ungenügend erleuchtet. In einer nur wenig älteren Schule war
die Beleuchtung wegen zu naher Häuser und Bäume durchaus ungenügend;
und trotzdem fand ich hier die obersten, d. h. die wertvollsten Teile der
Fensterscheiben durch unzweckmäßig angebrachte Vorhänge und Rollläden
vergeudet.

Mit der Bestuhlung stand es nicht besser. In einer Schule fand ich
Bänke mit kleinem negativem Abstand, andere mit Nullabstand, wieder
andere mit positivem Abstand, sogar bis zu 6 cm. Und das in Zürich,
30 Jahre nach Dr. Fahrner's (1a) Weckruf!

Die Verteilung der Kinder in die Schulbänke verschiedener Größe ist
vorläufig noch Sache der Lehrer. Meist stellen sie, der besseren Übersicht
wegen, die größeren Banknummern nach hinten, die kleineren nach vorn.
Für die Verteilung der Schüler ist nun der Gesichtspunkt maßgebend, dass
die, welche schlecht sehen oder hören, nach vorn kommen. Eine Übereinstimmung zwischen Schülergröße und Bankgröße ist also ausgeschlossen!

Kurz, selbst in neuen, gut eingerichteten Schulen begegnet man Ver-
stößen gegen die Regeln der Gesundheitspflege, die sich ganz leicht vermeiden ließen. Geradezu in allen von mir besuchten Klassen aber fand
ich einen Fehler, der, wie mir scheint, allein und vollauf genügt, um die
Häufigkeit der Schulkurzsichtigkeit zu erklären, nämlich eine geradezu
erbärmliche Schreibhaltung der Kinder. Man hat 30 Jahre gegen
die schlechte Schreibhaltung der Kinder gekämpft, durch Verbesserung der
Schulbänke, der Beleuchtung, der Heftlage, des Druckes u. s. w. Wenn die
äußeren Umstände den Regeln der Gesundheitspflege entsprechen, dann ist
— und darin liegt ein großer Fortschritt — der Zwang zu einer schlechten
Schreibhaltung zwar aufgehoben, aber deshalb noch lange kein Zwang
zu einer guten Schreibhaltung eingeführt. Denn in dem Kinde
selber steckt ein Trieb zu ungebürlicher Annäherung des Auges an das
Blatt, auch wenn die äußeren Umstände dazu durchaus keinen Anlass
geben. Diesen Trieb hat man als »schlechte Gewohnheit« bezeichnet. Ich
kann nicht finden, dass mit diesem Worte der Trieb erklärt wäre. Ich

möchte die triebmäßige Annäherung an Buch oder Heft anders bezeichnen, nämlich als eine Mitbewegung.

Unzweckmäßige Mitbewegungen sind eine allbekannte Erscheinung. Wir haben mit ihnen beim Turnen, Schwimmen, Reiten, Fechten, kurz bei allen schwierigen Hantierungen zu kämpfen. Beim Schwimmen besteht das ganze Kunststück eigentlich nur darin, dass man es lernt, Mitbewegungen zu unterlassen; denn die Schwimmbewegungen selbst sind weder schwierig noch anstrengend. Beim Schreiben bestehen die Mitbewegungen in Herausstrecken der Zunge und anderen Grimassen, in Kopfdrehungen und Neigungen, und vor allem in Annäherung der Augen an die Schreibfläche. Wie ein Magnet zieht das entstehende Wort die Augen des kleinen Schreibers zu sich hinab; je ungewohnter dem Schreiber seine Arbeit ist und je mehr er sich abmüht, seine Sache gut zu machen, desto unwiderstehlicher ist der Drang der Annäherung. Dieser Drang kann durch keine Schulbank, Beleuchtung oder sonstige äußere Einrichtung überwunden werden, sondern nur durch Erziehung.

§ 50. Künftige Erfolge. Im Kampfe gegen die Kurzsichtigkeit ist also die Hauptarbeit noch zu thun, d. h. es müssen die Regeln der Gesundheitspflege nun wirklich ein- und streng durchgeführt werden. Diese Aufgabe kann natürlich nur durch Männer erfüllt werden, denen die Regeln der Gesundheitspflege bekannt sind und die das Recht und die Macht haben, die Befolgung der Regeln zu erzwingen. Zwei Wege führen zu diesem Ziele.

Einmal könnte man die Vorbildung der Lehrer so einrichten, dass jeder Lehrer in der Gesundheitspflege der Augen hinlänglich bewandert wäre, um selbst die Durchführung der Regeln in die Hand zu nehmen. Dieser Weg wird von v. HIPPEL (71) und BERTRAM befürwortet und dabei stillschweigend vorausgesetzt, dass der Lehrer mit den Kenntnissen in der Gesundheitspflege auch das Interesse für sie und die Thatkraft zu ihrer Durchführung erwerbe. Der andere Weg bestände darin, besonderen Ärzten, Schulärzten, die Handhabung der Gesundheitspflege in der Schule anzuvertrauen. Selbstverständlich müssten diese Schulärzte die Eigenschaft von Beamten und das Recht haben, jederzeit und nach eigenem Ermessen dem Schulunterrichte beizuwohnen. Ob sie dabei das Recht haben sollten, selbständige Anordnungen zu treffen, oder ob sie nur Ratschläge erteilen dürfen, darüber sind die Ansichten noch geteilt. Für das Recht zu selbständigen Anordnungen spricht die bekannte Erfahrung, dass der nur mahnende Herr Pfarrer nicht viel durchsetzt, wohl aber der befehlende Unteroffizier. Gegen die selbständigen Anordnungen des Schularztes spricht die Erwägung, dass die Lehrer und Schulleiter sich eine ärztliche Nebenregierung wahrscheinlich nicht gefallen ließen. Vielleicht ist die Streitfrage ohne große Wichtigkeit. Wenn der Schularzt Beamter ist und Sitz und Stimme in der Schulverwaltung hat, dann bekommt sein Rat so viel Gewicht, dass sich gar manches ebenso schnell und glatt erledigen wird, als ob der Schularzt das Recht zum »Anordnen« hätte. Selbstverständlich würde die Aufgabe des Schularztes sich nicht auf die Augenpflege beschränken, sondern Heizung, Lüftung, Reinlichkeit, Schutz vor Ansteckung, kurz Alles umfassen, was für das Wohl der Schüler von Bedeutung ist.

In vielen Ländern sind Schulärzte bereits in Thätigkeit, so in Schweden, Norwegen, Frankreich, Belgien, Holland, England, in einigen Kantonen der Schweiz; ja sogar Länder wie Russland, Japan, Chile und Ungarn sind in dieser Beziehung dem deutschen Reiche voraus. Im deutschen Reiche, ganz besonders in Preußen, ist nämlich noch wenig geschehen. Nur vereinzelte Städte sind mit gutem Beispiele vorangegangen.

So hat z. B. Dresden (Krug, 87) bereits 1867 drei Schulärzte angestellt. Seit 1894 giebt es in Dresden 7 Schulärzte, je einen für fünf Schulen, bezw. für 5000 Schüler. Eine Dienstordnung bestimmt die Rechte und Pflichten der Schulärzte. Bemerkenswert ist der Schluss des § 5 dieser Dienstordnung; er lautet: »Ein Recht zu selbständigen Anweisungen an die Direktoren oder an die Lehrer sowie an die Schulbediensteten (Hausmänner, Heizer) haben die Schulärzte nicht.« Ferner ist bemerkenswert, dass das Wörtlein Auge in den 12 Paragraphen der Dienstordnung nicht vorkommt.

Die Stadt Leipzig hat im Jahre 1892 fünfzehn Schulärzte angestellt, je einen Schularzt für 3000—4000 Schüler. Auch die Leipziger Dienstordnung spricht den Leipziger Schulärzten das Recht zu selbständigen Anweisungen ab. Die nur beratende Thätigkeit der Schulärzte soll übrigens schon günstig gewirkt haben.

Wiesbaden hat seit 1897 sechs Schulärzte angestellt, je einen Arzt auf eine Schule mit durchschnittlich 1500 Schülern. Aus der Dienstordnung sei erwähnt, dass alle Kinder beim Eintritt in die Schule untersucht werden, unter anderem auch »Augen und Sehschärfe«; ferner, dass die Ärzte im Winter den Lehrern schulhygienische Vorträge zu halten haben.

Endlich sei erwähnt, dass in Frankfurt a. M. ein Schularzt an den Sitzungen der städtischen Schulbehörden mit »beratender Stimme« teilnimmt. Auch finden monatliche Zusammenkünfte der Schulbehörden, des Stadtrates und des Stadtarztes statt, auf denen schulhygienische Fragen besprochen werden. Eine ähnliche Einrichtung besteht in Stuttgart (Edel, 85).

Es ist wohl nur eine Frage der Zeit, dass alle Städte Schulärzte anstellen, sei es mit, sei es ohne das Recht zu selbständigem Anordnen. Dagegen ist vorläufig bei uns noch wenig Aussicht vorhanden für schulärztliche Überwachung aller, auch der Landschulen. In Frankreich ist dies Ziel bereits seit 1893 erreicht.

Die Thätigkeit des Schularztes wird sich, der Natur der Sache nach, hauptsächlich mit den äußeren Bedingungen der Augenpflege befassen. Der Kampf gegen die innere Ursache einer schlechten Schreibhaltung, gegen die Mitbewegungen, wird Sache des Lehrers bleiben. Dieser Kampf muss durch eine planmäßige Erziehung der Kinder geführt und die Erfolge müssen durch stetige Überwachung der Schreibhaltung geschützt und befestigt werden.

Selbstverständlich muss diese Erziehung in das erste Jahr des Schulunterrichtes gelegt werden. Wesentlich erleichtern kann man den Kindern und dem Lehrer die Arbeit dadurch, dass man die Schwierigkeiten des Schreibens und damit auch den Drang zu unzweckmäßigen Mitbewegungen vermindert. Beim Unterricht, wie er jetzt ist, häufen sich die Schwierigkeiten, weil man zwei Dinge mit einander lernen lässt, deren jedes für sich allein schon schwierig genug ist, ich meine die Kenntnis von der Buchstabenform einerseits und andererseits die Fähigkeit, die Form des Buchstabens mit der Feder auf das Papier zu zeichnen. Diese beiden Aufgaben kann man aber recht gut getrennt lösen. Man beginne damit, den Anfänger fingerlange Buchstaben mit einem Stücke Kreide auf eine matt schwarze Tafel malen zu lassen. Das Kreidestück soll kurz sein und mit den fünf Fingerspitzen gefasst werden, also mit einem Griffe, den der Schüler von frühester Jugend auf geübt hat, also jetzt nicht erst zu erlernen braucht. Erst wenn dem Schüler die Formen der Buchstaben geläufig sind, gehe man einen Schritt weiter und lasse die Buchstaben mit einem Kreidestift schreiben, der gehalten wird wie ein Federhalter. Und zuletzt erst komme die schwierigste Aufgabe, das Schreiben mit der Feder. Es ist selbstverständlich, dass während all' dieser Übungen der Lehrer seine Schüler beständig überwachen und die unwillkürliche Annäherung der Augen an die Schreibfläche durch Anrufen der Fehlbaren verhindern muss. Das kann aber nur solchen Lehrern zugemutet werden, die bloß einen Jahrgang von Schülern unterrichten. Wenn der Lehrer den Schreibenden den Rücken kehrt, weil er mit einem anderen Jahrgange zu rechnen oder zu lesen hat, dann kann seine Einwirkung auf die Schreibenden nicht ausreichen.

Ferner dürfte es sich empfehlen, einen Schüler der ersten Klasse nicht in die zweite zu versetzen, so lange er nicht gelernt hat, beim Schreiben eine richtige Haltung zu bewahren. Diese Maßregel würde mit einem Schlage bei Schülern und ihren Eltern für gute Schreibhaltung Teilnahme wecken und bewirken, dass auch zu Hause die Schreib- und Lesehaltung der Kinder überwacht würde. Überhaupt ist es ja ein zwar oft bekämpftes, aber keineswegs ausgerottetes Vorurteil, dass die Schule allein an der Kurzsichtigkeit (»Schulkurzsichtigkeit«) schuld sei. Das Elternhaus mit seinem Mangel an Aufsicht über die nötigen und die unnötigen Nahearbeiten der Kinder hat seinen vollen Anteil an der Schuld. Auch da ist durch allmähliche Belehrung nicht viel zu erreichen. Nur empfindliche Strafen werden etwas ausrichten gegen Gleichgiltigkeit und Trägheit der Eltern. Die einfachste und wirkungsvollste Strafe wäre es, alle Kinder, die in einem bestimmten Alter einen bestimmten Grad von Kurzsichtigkeit erreicht haben (z.B. mit 14 Jahren oder früher 5 Dioptrien) vom Weiterbesuche der Schule auszuschließen. Selbstverständlich darf aber eine so einschneidende Maßregel nur von solchen Schulbehörden gehandhabt werden, die selber ihre Pflichten gegen die Augen der Kinder in vollem Umfange erfüllen.

Dazu gehören aber nicht bloß die im Vorstehenden anempfohlenen Maßregeln, sondern auch eine sehr sorgfältige Körperbildung durch Turnen, Bewegungsspiele und Fußwanderungen. Denn die akute Entstehung von Kurzsichtigkeit nach schwächenden Krankheiten legt den Gedanken nahe, dass unter sonst gleichen Bedingungen ein schlaffes bleiches Kind in höherem Maße der Kurzsichtigkeit ausgesetzt ist, als ein strammer Junge mit roten Backen und prallen Waden.

Fachschriften.

II.

1843.　1. Ware, J., Observations relative to the near and distant sight of different persons. Philosoph. transactions of the Royal Society of London. I. S. 31.

1865.　1a. Fahrner, Das Kind und der Schultisch. Zürich.

1866.　2. Donders, F. C., Die Anomalien der Refraktion und Accommodation des Auges. Deutsch v. O. Becker. II. Auflage 1888.

1867.　3. Cohn, H., Untersuchungen der Augen von 10060 Schulkindern. Nebst Vorschlägen zur Verbesserung der den Augen nachteiligen Schuleinrichtungen. Eine ätiologische Studie. Leipzig.

1870.　4. Kugel, Über akute Entwickelung der Myopie. Arch. f. Ophth. Bd. 16. 1. S. 323.

1871.　5. Erismann, Fr., Ein Beitrag zur Entwicklungsgeschichte der Myopie, gestützt auf die Untersuchung der Augen von 4358 Schülern und Schülerinnen. Arch. f. Ophth. Bd. 17. 1.

　6. Cohn, Die Refraktion der Augen von 240 atropinisierten Dorfschulkindern. Arch. f. Ophth. Bd. 17. 2.

　6a. Cohn, H., Bemerkungen zu Dr. Erismann's Untersuchungen der Augen der Schulkinder. Arch. f. Ophth. Bd. 17. 2.

　7. Mannhardt, Muskuläre Asthenopie und Myopie. Arch. f. Ophth. Bd. 17. 2.

1872.　8. Cohn, H., Die Augen der Schüler des Kgl. Friedrichs-Gymnasiums und ihre Veränderungen im Laufe von 1½ Jahren. Jahresbericht des Gymnasiums.

1874.　9. Malling, L., Die mechanischen Momente bei der Entstehung der Myopie. I.-D. Kiel.

　10. v. Reuss, A., Über die Schulbankfrage. Wiener med. Presse.

　11. Schnabel, J., Zur Lehre von den Ursachen der Kurzsichtigkeit. Arch. f. Ophth. Bd. 20. 2.

　12. v. Reuss, Die Augen der Schüler des Leopoldstädter Kommunal-, Real- und Obergymnasiums in Wien. Jahresber. der betreff. Anstalt.

1874. 13. Werth, R., Ein Beitrag zur Lehre von der Myopie. I.-D. Kiel.

13a. Iwanoff und Arnold, Mikroskopische Anatomie des Uvealtractus u. der Linse. Handbuch der gesamt. Augenhlkde. von Gräfe-Sämisch. Bd. I. Erste Auflage.

14. Ott, A. und E. Ritzmann, Untersuchung der Augen der Gymnasiasten in Schaffhausen. Correspondenzbl. f. Schweiz. Ärzte. No. 12.

14a. Burgl, M., Beiträge zur Ätiologie der Kurzsichtigkeit. Bayr. ärztl. Intell.-Bl.

1875. 15. Hoffmann, D., Die Refraktion der Augen der Schulkinder in verschiedenen Städten Europas. I.-D. Breslau.

16. Pflüger, Über Pupillendistanz. Bericht der ophth. Gesellschaft zu Heidelberg.

1876. 17. v. Reuss, A., Beiträge zur Kenntnis der Refraktionsveränderungen im jugendlichen Auge. Arch. f. Ophth. Bd. 22. 1.

18. Pflüger, Untersuchung der Augen der Luzerner Schuljugend. Arch. f. Ophth. Bd. 22. 4.

1877. 19. Pflüger, E., Refraktion und Schuljahre. Centralbl. f. prakt. Augenhlkde.

20. Cohn, H., Die Augen der Uhrmacher, Goldarbeiter, Juweliere u. Lithographen. Centralbl. f. prakt. Augenhlkde. S. 53.

21. Javal, Sur le mécanisme de la myopie progressive. Congrès internation. des sciences méd. à Genève. Ann. d'oculist. T. 78. S. 164.

22. Becker, O., Das Auge und die Schule. Akademischer Vortrag zu Heidelberg.

23. Emmert, E., 1. Über Refraktions- und Accommodationsverhältnisse des menschlichen Auges nach eignen Untersuchungen. Bern.
2. Über funktionelle Störungen des menschlichen Auges im allgemeinen, sowie speciell nach Schuluntersuchungen in den Kantonen Bern, Solothurn und Neuenburg, nebst Angabe der Hilfsmittel dagegen. Bern.

1878. 23a. Niedner, (in Diskussion). Deutsche Vierteljahrsschr. f. öffentl. Gesundheitspflege. Bd. X. S. 74.

24. Horner, »Griffel, Bleistift und Feder« als Schreibmittel für Primärschulen. Deutsche Vierteljahrsschr. f. öffentl. Gesundheitspfl. II. S. 724.

25. Cohn, H., Die Schulhygiene auf der Pariser Weltausstellung. Breslau.

26. Koller, A., Die Schulbankfrage in Zürich. Deutsche Vierteljahrsschr. für öffentl. Gesundheitspflege. Bd. X.

27. Seggel, Die Zunahme der Kurzsichtigkeit in den höheren Unterrichtsanstalten. Bayr. ärztl. Intelligenzblatt S. 33.

28. Hippauf, H., Neue Schulbank mit verlegbarer Sitzplatte. Vierteljahrsschrift für gerichtl. Medizin. XXVIII. S. 390.

1879. 29. Javal, 1. Essai sur la physiologie de la lecture. Ann. d'oculist. T. 79 bis 82.
2. Statistique de la myopie. Gaz. hebd. S. 481.
3. La myopie et les livres scolaires. Ann. d'oculist. T. 82. S. 247.
4. Sur les mesures à prendre pour enrayer l'envahissement de la myopie. Ann. soc. méd. chirurg. de Liège. S. 60.
5. L'hygiène de la vue dans les écoles rurales. Gaz. hebd. S. 49.
6. De la couleur à donner au papier d'imprimerie. Ebenda. S. 145.

30. Cohn, H., Sehschärfe und Farbensinn der Nubier. Centralbl. f. prakt. Augenheilkunde.

31. Javal, Hygiène de la lecture. Ann. d'Hygiène publique. S. 60.

32. Nicati, Recherches d'hygiène scolaire, faites à Marseille. Fasc. I. Marseille médic. XVI. S. 272.

1880. 33. Cohn, H., Über Schrift, Druck und Kurzsichtigkeit. Tagebl. d. Naturforscher-Versamml. zu Danzig, 3.

1880. 34. Cohn, H., Über Schrift, Druck und Kurzsichtigkeit. Wien. med. Wochen-
           schr. S. 1101 u. 1124,
1881. 35. Weber, M., Beitrag zur ophthalmologischen Schulhygiene. I.-D. Berlin.
      36. Cohn, H., 1. Über Schrift, Druck und überhand nehmende Kurzsichtig-
           keit. Med. chir. Centralbl. Wien. XVI. S. 86 u. 99.
           2. Die Augen der Medicinstudierenden. Med. Jahrb.
      37. Reclam, Die neue Schulbank von Görtz. Frankfurt.
1882. 38. Hinrichsen, Accommodationskrampf bei Myopie. I.-D. Kiel.
      39. Cohn, H., Über weiße Kunststeintafeln zur Verhütung der Kurzsichtig-
           keit. Centralbl. f. prakt. Augenhlkde. S. 334.
      40. Ellinger, L., Zur Physiologie des Schreibens, ein Beitrag zur Schul-
           hygiene. Arch. f. Ophth. Bd. 28. 3. S. 233.
      41. Laqueur, Ärztliches Gutachten über das höhere Schulwesen Elsass-
           Lothringens. Klin. Monatsbl. f. Augenhlkde.
1883. 42. Fick, A., Über die Vorbildung zum Studium der Medicin. Berlin,
           Weidmann.
      43. Tscherning, Studien über die Ätiologie der Myopie. Arch. f. Ophth.
           Bd. 29. 1. S. 201.
      44. Becker, O., Über zunehmende und überhandnehmende Kurzsichtigkeit.
           XV. Bericht der ophth. Ges. in Heidelberg.
      44a. Baginsky, A., Handbuch der Schulhygiene. Stuttgart, 2. Auflage.
      45. Cohn, H., 10. Versammlung des deutschen Vereines für öffentliche
           Gesundheitspflege Berlin. Deutsche Vierteljahrsschr. f. öffentl. Gesund-
           heitspflege. Bd. 15. S. 623.
      46. Cohn, H., Die Hygiene des Auges in den Schulen. Wien und Leipzig.
      47. Emmert, Revue médicale de la Suisse Romande 1882 Referiert im
           Centralbl. f. Augenhlkde. S. 129.
      47a. Dürr, Die Refraktion von 414 Schülern nach Anwendung von Hom-
           atropin. Arch. f. Ophth. Bd. 29. 1.
1884. 48. v. Hippel, A., Welche Maßregeln erfordert das häufige Vorkommen der
           Kurzsichtigkeit in den höheren Schulen? Akadem. Festrede. Gießen.
      49. Weber, L., Raumwinkelmesser. Zeitschr. f. Instrument. Okt.
      50. Seggel, Über normale Sehschärfe und die Beziehungen der Seh-
           schärfe zur Refraktion. Arch. f. Ophth. Bd. 30. 2.
      51. Cohn, H., Tageslichtmessungen in Schulen. Deutsche med. Wochenschr.
           No. 38.
      52. Gutachten der kgl. preuß. wissenschaftlichen Deputation f. d. Medi-
           cinalwesen betreffend die Überbürdung der Schüler in den höheren
           Lehranstalten. Auszug, betreffend die Kurzsichtigkeit der Schüler.
      53. Gutachten, ärztliches, über das Elementarschulwesen. Elsass-Lo-
           thringen, Straßburg.
      54. Förster, R., Einige Grundbedingungen für die gute Tagesbeleuchtung
           in den Schulsälen. Deutsche Vierteljahrsschr. f. öffentl. Gesundheits-
           pflege XVI. 3.
      55. Hagen, Die elektrische Beleuchtung. Berlin.
1885. 56. Stilling, J., Eine Studie zur Kurzsichtigkeitsfrage. Arch. f. Augenhlkde. XV.
      57. Förster, R., Über den Einfluss der Konkavgläser und der Achsenkon-
           vergenz auf die Weiterentwickelung der Myopie. Arch. f. Augenhlk.
           XIV. S. 295.
      58. Schmidt-Rimpler, Zur Frage der Schulmyopie. Arch. f. Ophth. Bd. 31. 4.
      58a. Schenk, Zur Ätiologie der Skoliose. Beitrag zur Lösung der Subsel-
           lienfrage. Berlin.
1886. 59. Schneller, 1. Über Druckschrift für Schulbücher. Tagebl. d. Natur-
           forscherversamml. von 1886 in Berlin S. 389.
           2. Über Entstehung und Entwickelung der Kurzsichtigkeit. Arch. f.
           Ophth. Bd. 32. 3.

1886. 60. **Hofmann, G.**, Ein Erklärungsversuch für die scheinbare Kurzsichtigkeit. Allgemein. Wien. med. Zeitung No. 34.

61. **Cohn, H.**, Über die Notwendigkeit der Einführung von Schulärzten. Veit & Comp., Leipzig.

1887. 62. **Pflüger**, Kurzsichtigkeit und Erziehung. Bergmann, Wiesbaden.

63. **Cure, A.**, Contribution à la photométrie scolaire. Paris 1887. Imbert habe in Montpellier, in der schlechtest beleuchteten Knabenschule 12% Myopen, in einer gut beleuchteten 5% Myopen gefunden.

64. **Cohn, H.**, Über die für Arbeitsplätze notwendige Helligkeit. Deutsche Vierteljahrsschr. f. öffentl. Gesundheitspfl. Bd. 19.

1888. 65. **Weiss, 1.** Bericht des VII. internationalen Ophthalmologenkongresses, Heidelberg (Diskussion Stilling).
2. Beiträge zur Anatomie der Orbita. I. Über Länge und Krümmung des Sehnerven und deren Beziehung zu den Veränderungen an der Papille. Tübingen.

65a. **Stilling**, Über Schädelbau und Refraktion. VII. Internationaler Ophthalmologenkongress, Heidelberg.

66. **Cohn, H.**, Die Schularztdebatte auf dem internationalen Hygienekongress in Wien. Breslau.

67. **Schmidt-Rimpler**, Bericht des VII. internationalen Ophthalmologenkongresses. S. 100. Diskussion.

68. ***Lorenz, A.**, Die heutige Schulbankfrage. A. Holder, Wien.

1889. 69. **Frisch**, Das Weber'sche Photometer. Zeitschrift für Elektrotechnik, Heft VII—IX.

70. **Dürr, E.**, Die horizontale Lesestütze. Zeitschr. f. Schulgesundheitspfl. S. 267.

71. **v. Hippel**, Über den Einfluss schulhygienischer Maßregeln auf die Schulmyopie. Gießen, Ricker.

72. ***Schubert**, Über Heftlage und Schriftrichtung. Zeitschr. f. Schulgesundheitspflege. II. No. 2.

1890. 73. **Schmidt-Rimpler, H.**, Die Schulkurzsichtigkeit und ihre Bekämpfung. Engelmann, Leipzig.

73a. **Seggel**, Über die Abhängigkeit der Myopie vom Orbitalbau und die Beziehungen des Conus zur Refraktion Arch. f. Ophth. 36. 2.

74. **Kirchner, M.**, Untersuchungen über die Entstehung der Kurzsichtigkeit. Zeitschr. f. Hygiene, VII.

1891. 74a. **Landolt, E.**, Beitrag zur Physiologie der Augenbewegungen. Festschrift für Helmholtz.

1892. 75. **Gillert**, Welche Bedeutung hat der Raumwinkel? Zeitschr. f. Hygiene Bd. 12.

1893. 76. **Boubnoff, S.**, Photometrische Tageslichtmessungen in Wohnräumen. Arch. f. Hygiene. Bd. 17.

76a. **Jankowski**, Beitrag zur Myopiefrage. Mitteil. aus Kliniken und medic. Instituten der Schweiz. I. Beitr. 2. Heft.

77. **Ritzmann, Schulthess u. Wipf**, Untersuchungen über Einfluss der Heftlage und Schriftrichtung. Zürich, Schulthess.

78. **Erismann**, Über die Bedeutung des Raumwinkels zur Beurteilung der Helligkeit in Schulzimmern. Arch. f. Hygiene XVII. S. 205.

79. **Hosch, Fr.**, Ein neuer Ersatz für die bisherigen Geradhalter. Zeitschr. f. Schulgesundheitspfl. S. 473.

1894. 80. **Hoor, K.**, Beiträge zur sogenannten Schulmyopie. Wien. med. Wochenschrift. (1894?)

1895. 81. **Janke, O.**, Zum Augenschutz bei abendlicher Nahearbeit. Zeitschr. f. Schulgesundheitspfl. S. 614.

1895. 82. *Schubert, P., Die Steilschrift während der letzten fünf Jahre. Zeit-
        schrift f. Schulgesundheitspfl. VIII.
      82a. Stettler, K., Hat der Flächeninhalt der Probebuchstaben Einfluss auf
        das Ergebnis der Sehschärfemessung? Deutschmann's Beiträge zur
        Augenheilkunde Heft VIII.
1896. 83. Schubert, P., Zur Schularztfrage. Zeitschr. f. Schulgesundheitspflege
        No. 6—7.
      84. Schulthess, W., Der Reklinationssitz und seine Bedeutung für die
        Schulbankfrage. Zeitschr. f. Schulgesundheitspfl.
1897. 85. Edel, A., Der Schularzt. Zeitschr. f. Schulgesundheitspfl. S. 193.
      86. Seggel, Über den Einfluss der Beleuchtung auf die Sehschärfe und
        die Entstehung der Kurzsichtigkeit. Münch. med. Wochenschr. S. 1042.
      87. Krug, Die Thätigkeit der Schulärzte zu Dresden. Ärztliches Vereinsbl.
        No. 356.

III. Vergiftungen.

1. Weingeist.

§ 51. Allgemeines. In Europa spielt von allen Giften der Weingeist weitaus die erste Rolle. Man genießt ihn in gegohrenen Getränken,
Wein, Bier und Obstwein, und in gebrannten Wassern, dem Schnaps und
seinen durch allerlei Zusätze hergestellten Spielarten. Ein grundsätzlicher
Unterschied zwischen gegohrenen und gebrannten Getränken besteht nicht.
In beiden ist der Äthylalkohol der wirksame Bestandteil. Allerdings
kommen auch höhere Alkohole, z. B. Butyl-, Propyl- und Amylalkohol gelegentlich in den weingeistigen Getränken vor; und an sich sind sie noch
giftiger als der Äthylalkohol. Aber ihre Menge ist so gering, dass sie
neben dem reichlich vorhandenen Äthylalkohol keine Rolle spielen (Gaule).

Es ist allbekannt und altbekannt, dass unmäßiger Genuss geistiger
Getränke Krankheiten erzeugt, vor allem Krankheiten des Magens und des
Nervensystems. Es ist aber erst neuerdings bekannt und zwar noch keines-
wegs allbekannt geworden, dass auch »mäßiger«, aber täglich wiederholter
Genuss geistiger Getränke krank machen kann, und zwar mit Vorliebe das
Herz, die Nieren, die Leber und das Nervensystem.

Eine wissenschaftliche Begriffsbestimmung des mäßigen und des unmäßigen Genusses ist nicht möglich. Im täglichen Leben redet man von
»unmäßigem« Trinken, wenn ihm die schädlichen Wirkungen auf dem Fuße
folgen, als Trunkenheit oder als »Katzenjammer«. Unter »mäßigem«
Trinken versteht jeder etwas anderes, nämlich gerade das, was er selber
zu trinken gewohnt ist. Es ist zweifellos, dass das »mäßige« Trinken
eines Münchener Brauknechtes krank macht; aber vom mäßigen Trinken
eines oberhessischen Landpfarrers lässt sich nicht mit Bestimmtheit das
gleiche behaupten.

Außer der Menge des eingeführten Giftes spielt die Widerstandskraft des einzelnen Menschen eine wichtige Rolle. Man weiß ja, dass der eine Mensch gewisse Mengen Weines und Bieres bis ins hohe Alter, anscheinend ohne jeden Nachteil genießt, während dieselbe Tagesmenge bei einem anderen schon nach einigen Jahren oder Jahrzehnten Fettherz, Nierenentartung, Schrumpfleber oder Säuferwahnsinn hervorruft.

§ 52. Augenkrankheiten durch Weingeist. Auch als Ursache von Augenkrankheiten spielt der Weingeist eine wichtige Rolle, eine wichtigere meines Erachtens, als ihm bisher in den Lehr- und Handbüchern der Augenheilkunde zuerkannt wird. So sind vor allem viele Fälle von Netzhautentzündungen und -entartungen auf den Weingeist zurückzuführen, was deshalb nicht genügend beachtet wird, weil sich zwischen die Netzhautkrankheit und den Weingeist eine schwere Erkrankung des Herzens, der Gefäße oder der Nieren eingeschoben hat, die als »Ursache« der Netzhautkrankheit angeführt wird.

Allgemein anerkannt ist dagegen die Amblyopia ex abusu spirituosorum. Sie kommt verhältnismäßig selten »rein« vor; die Mehrzahl dieser Kranken genießt eben nicht bloß zu viel Weingeist, sondern raucht auch stark. Die Krankheit wird daher vielfach als Amblyopia nicotianae et spirituosorum bezeichnet. Zweifellos kann sie durch Weingeist allein hervorgebracht werden.

Bei dieser Krankheit handelt es sich meist um Männer, die die erste Jugend bereits hinter sich haben, die zwischen 40 und 50 Jahren stehen. Sie klagen über ganz allmähliche Abnahme der Sehkraft. Wenn der Arzt nicht selber Trinker und Raucher ist, wird er schon bei den ersten Worten des Kranken durch den Geruch auf die Sachlage aufmerksam. Ferner verraten den Trinker öfters das Zittern der Hände und ein gedunsenes, stark gerötetes, selbst blaurotes Gesicht.

Die Leistungsfähigkeit beider Augen ist mehr oder weniger herabgesetzt, und zwar manchmal bis auf Fingerzählen in einigen Metern. Das eigentliche Kennzeichnende ist der Zustand des Gesichtsfeldes: während die Seitenteile des Gesichtsfeldes frei sind, hat seine Mitte einen Dunkelfleck für Rot oder für Rot und Grün. Macht die Krankheit weitere Fortschritte, so wird der Dunkelfleck zu einem vollständigen, d. h. ein von der Seite her genähertes rotes oder grünes Scheibchen verliert in der Mitte des Gesichtsfeldes nicht bloß die Farbe, sondern verschwindet völlig. Der Augenspiegelbefund steht in auffallendem Gegensatze zu der schweren Sehstörung. In manchen Fällen ist der Spiegelbefund normal; in anderen zeigt sich die Sehnervenscheibe leicht getrübt und hat etwas verwaschene Ränder; in wieder anderen Fällen ist die Schläfenseite der Scheibe deutlich abgeblasst. Diese Abblassung fand Uнтноff (13) bei 63 von 100 »Intoxikationsamblyopischen«, Brauchli (16) bei 68 v. H.

Bei der außerordentlichen Verbreitung des Weingeist- und Tabaks-
genusses kann es uns nicht wunder nehmen, dass »Intoxikationsamblyopie«
keine seltene Krankheit ist. Uhthoff fand sie unter 30 000 Augenkranken
204 mal, d. i. in 0,68 v. H. H. Adler (38) giebt etwas kleinere Zahlen,
nämlich 0,42 v. H. für poliklinische und 0,48 v. H. für Privatkranke.

Die Intoxikationsamblyopie hat ihren Sitz im Sehnerven und zwar
nur in denjenigen Nervenbündeln, die dem centrischen Sehen dienen, d. h.
die den gelben Fleck mit dem Gehirne verbinden. Die Erkrankung dieser
Bahnen besteht in Wucherung des interstitiellen Bindegewebes mit starker
Kernvermehrung (Samelsohn, 8) und Neubildung von Gefäßen (Uhthoff, 13).

Wenn der Krankheit nicht rechtzeitig Einhalt gethan wird, so kann
die Entzündung des Bindegewebes einen Schwund der Nervenfäden herbeiführen und damit unheilbare Sehstörung bewirken.

Die Krankheit ist gutartig. Kann der Kranke dazu gebracht werden,
den geistigen Getränken (und dem Tabak) zu entsagen, so erfolgt in der
Mehrzahl aller Fälle baldige Besserung und im Laufe von zwei bis drei
Monaten Heilung.

Auch die anderen Nerven des Auges können durch weingeistige Getränke erkranken. Man darf das aus der Thatsache schließen, dass bei
schweren Trinkern auch Störungen des Pupillenspieles (6 v. H., Uhthoff)
und der Augenbewegungen (2 v. H., Uhthoff) vorkommen. Nach einem anatomischen Beweis für die Richtigkeit dieser Annahme ist von Rennert (23)
in zwei Fällen gesucht worden, aber ohne Erfolg.

Nach meinen Erfahrungen ist mit diesen Nervenkrankheiten das ophthalmologische Sündenregister des Weingeistes keineswegs erschöpft. Mindestens als mitwirkende Ursache spielt er bei verschiedenen Augenkrankheiten eine wichtige Rolle. So vor allem bei Bindehautentzündungen.

Jedermann weiß, dass man nach einer durchzechten Nacht »rote
Augen« bekommt, d. h. eine Hyperämie der Bindehaut und Lidränder. Es
liegt also auf der Hand, dass jede beliebige Bindehautentzündung durch
Genuss geistiger Getränke verschlimmert, mindestens aber die Heilung ver-
zögert wird. Ganz das Gleiche gilt natürlich auch von allen anderen Entzündungen der Augen. Es ist deshalb üblich, den Kranken geistige Getränke
zu verbieten, wenn es sich um Entzündungen der Hornhaut, der Regenbogenhaut und der tieferen Teile des Auges handelt. Die Kranken kommen
diesem Verbote gewöhnlich auch nach, weil sie mindestens bei den schmerzhaften Entzündungen die schädliche Wirkung des Weingeistes selber gewahr
werden. Bei den Bindehautentzündungen fehlt diese Warnung durch ver-
mehrtes Unbehagen zwar auch nicht, wird aber, namentlich in alten Fällen,
in der Regel nicht beachtet.

Ferner finde ich häufig Veranlassung, meinen Kranken die geistigen
Getränke wenigstens während der Arbeitsstunden des Tages zu verbieten,

wenn über mangelnde Ausdauer bei Nahearbeit geklagt wird und durch
Brillen nicht ausreichend zu helfen ist. Endlich fordere ich von allen
Trinkern, mäßigen und unmäßigen, völlige Enthaltung vor und unmittelbar
nach Augenoperationen jeder Art.

§ 53. Ursachen der Trinkseuche. Beschädigung des Auges durch
Weingeist kann verhütet werden durch völlige Enthaltung oder wenigstens
Mäßigkeit. Damit ist Alles gesagt oder — Nichts, wie man es nimmt.
Denn das »mäßige« Trinken, welches unschädlich ist, kann bei dem Einzelnen erst durch die Folgen, mit anderen Worten erst am Ende des Lebens
festgestellt werden; und völlige Enthaltung ist für uns Deutsche dermalen
noch sehr schwierig, wenn nicht unmöglich. Der Genuss geistiger Getränke
ist nämlich bei uns, mehr als bei irgend einem anderen Volke der Welt,
zu einem wesentlichen Bestandteile der völkischen Sitten geworden[1]). Um
es mit einem Worte zu sagen, bei uns herrscht Trinkzwang.

Eine Besprechung der neudeutschen Trinksitten und ihrer Folgen für
die Gesundheit des Einzelnen und des ganzen Volkes, endlich die Aufzählung von Maßregeln gegen diese Volksseuche überschreitet den Rahmen
dieses Handbuches. Es gehört das mehr in das Gebiet der inneren Medizin, die es ja viel häufiger mit den Folgen des Alkoholismus zu thun hat
als die Augenheilkunde. Allein in den Lehrbüchern der inneren Medizin
wird zwar der Weingeist oft genug als Krankheitsursache erwähnt, aber
die Trinkseuche nicht oder wenigstens nicht so besprochen, wie es ihrer
Bedeutung entspricht. Deshalb mögen hier wenigstens einige kurze Bemerkungen Platz finden.

Der deutsche Trinkzwang wurzelt in erster Linie in der Vorstellung,
dass Trinken geistiger Getränke ein Erfordernis, ja geradezu ein Maßstab
der Männlichkeit sei; der Trinkzwang gilt deshalb in voller Strenge nur
für Männer. Er hat unzählige Jünglinge zum Trinken gebracht, die von
Haus aus einen natürlichen Widerwillen gegen alle weingeistigen Getränke
hatten und ohne die Fabel[2]) von dem »tapferen Zechen unserer heldischen

---

1) Bezeichnend ist, dass für den Begriff »Katzenjammer« von anderen Sprachen,
z. B. von der französischen und englischen, kein besonderes Wort geprägt worden
ist. Auch das Wort »kneipen« ist ins Englische nicht übersetzbar; die Franzosen
sagen neuerdings dafür »trinquer« d. h. trinken.

2) Cäsar sagt in dem Buch »De bello gallico« II, 15 von den Nerviern: »Nihil
poti vini reliquarumque rerum ad luxuriam pertinentium inferri, quod iis rebus
languescere animos eorum et remitti virtutem existimarent.« Und ähnliches sagt
Cäsar von den Sueben, De bello gallico, IV, 2. Gewiss haben die Germanen-
stämme, welche das Römerreich in Besitz nahmen, ihre frühere Nüchternheit ab-
gelegt; aber der Erfolg war auch darnach; sie schmolzen dahin wie Butter an der
Sonne. Wir, die heutigen Deutschen, stammen nicht von den »tapferen Zechern« der
Vorzeit ab, sondern von denen, die durch Einsicht, Geschmacksrichtung oder durch

Vorfahren« schwerlich dazu gekommen wären, sich diesen nützlichen Widerwillen mühsam abzugewöhnen.

Als zweiten Grund für den Trinkzwang möchte ich eine Art von bösem Gewissen des Trinkenden bezeichnen. Jedermann hat eine mehr oder weniger lebhafte Empfindung, dass das Zechen vom Übel ist. Diese Empfindung steigert sich bis zum Unbehagen, wenn ein Nichttrinker zwischen den Zechern sitzt. Daher wird der Nichttrinker mit freundlichen Worten, mit spitzen Redensarten oder sogar mit rohem Drängen zum Mittrinken genötigt.

Die dritte und keineswegs unwichtigste Quelle des Trinkzwanges ist das Geldinteresse der an Herstellung und Verschleiß von geistigen Getränken Beteiligten. Wenn man bedenkt, dass allein im Deutschen Reiche $2\frac{1}{2}$ Milliarden Mark jährlich vertrunken werden, dann kann man sich leicht eine Vorstellung von Zahl und Einfluss der dabei Verdienenden machen. Große amerikanische Brauer verwenden riesige Summen darauf, um in den Zeitungen gegen die Anhänger und Verteidiger der Enthaltsamkeit Stimmung zu machen. Deutsche Brauer haben das nicht nötig.

Dem Trinkzwang wird nun die Arbeit erleichtert durch die Verführung. Der Hauptverführer ist der Weingeist selber oder genauer dessen Eigenschaft, dem Trinker über seinen wirklichen Zustand falsche Vorstellungen und Empfindungen vorzuspiegeln. Dem Erhitzten bringt der Weingeist Kühlung, dem Frierenden Erwärmung, dem Schwachen giebt er Kraft, den Müden macht er frisch, aber all das nur in der Vorstellung des Trinkenden. In Wirklichkeit verliert der Frierende durch Weingeistgenuss noch mehr Wärme, der Schwache leistet noch weniger Arbeit, der Müde wird nach ganz kurzer Zeit erst recht hinfällig. All das ist durch wissenschaftliche Versuche bewiesen. Aber die Beweise vermögen bei der Mehrzahl der Menschen nichts auszurichten, weil jenen Beweisen durch das Eigengefühl widersprochen wird. Eine weitere Verführung liegt darin, dass Jeder, der an Weingeist gewöhnt ist, einen heftigen Drang nach immer neuer Zufuhr des Giftes empfindet, eine Erscheinung, die auf einer bereits erfolgten Veränderung, d. h. auf einer Erkrankung des Centralnervensystems beruht und dem Morphiumhunger des Morphinisten, dem Arsenhunger des Arsenessers entspricht.

Ferner wirkt der Umstand verführend, dass uns Weingeist in durstlöschenden Getränken, in Obstwein, in leichten Bieren, in mit Wasser

---

äußere Umstände am Zechen verhindert wurden. Die verhindernden Umstände haben aber für die ganz überwiegende Mehrheit unserer Ahnen bis in das vorige Jahrhundert gedauert. Erst die neuzeitliche Technik und der zunehmende Wohlstand haben es möglich gemacht, dass jetzt auch der weniger Bemittelte jederzeit und jeden Ortes geistige Getränke genießen kann. Die Folgen werden sich in ihrem ganzen Umfange erst bei unseren Nachkommen zeigen.

verdünnten säuerlichen Weinen geboten wird[1]). Dazu kommt, dass die Gelegenheit zum Genusse geistiger Getränke in überreichem Maß vorhanden ist, während es umgekehrt oft geradezu Schwierigkeiten macht, ein weingeistfreies Getränk zu erhalten. Endlich darf die verführende Wirkung der Trinkdichtung nicht unterschätzt werden. Scheffel's Rodensteinlieder werden nicht umsonst an die Wände der Bierstuben geschrieben und gemalt.

§ 54. Die Maßregeln gegen die Trinkseuche ergeben sich nach dem Gesagten von selbst. In erster Linie muss der Trinkzwang gebrochen werden. Da er nur ein gesellschaftlicher ist, so genügt der Entschluss des Einzelnen, ihn zu brechen. Besonders wir Ärzte hätten die Pflicht, in dieser Beziehung voranzugehen[2]), einmal weil wir die schlimmen Folgen der Trinksitten genauer kennen als andere, und dann weil wir viel Unheil wieder gut zu machen haben, das durch ärztliche Verordnung von Wein und Bier oder gar Schnaps als »Stärkungsmittel« angerichtet worden ist.

Der Verführung kann durch Verbreitung besserer Kenntnisse über die Wirkungen des Weingeistes entgegengearbeitet werden. Über die ersten Anfänge sind wir Deutschen in dieser Hinsicht noch nicht hinaus. Immerhin wird durch öffentliche Vorträge und Flugblätter, durch den Unterricht in Kriegsflotte und Heer, in manchen Vorlesungen an den Hochschulen, ganz besonders aber durch die Satzungen der Ruder- und anderer ernsthafter Sportvereine die schwächende und gesundheitverwüstende Wirkung des Weingeistes in immer weiteren Kreisen bekannt gemacht.

Eine weitere Maßregel gegen Verführung ist die Beschaffung weingeistfreier Getränke. In dieser Hinsicht ist ein wichtiger Schritt geschehen durch die Herstellung weingeistfreien Weines, Obstweines und Bieres. Freilich kann dieser neue Erfolg PASTEUR'scher Erfindungen erst dann der Trinkseuche erheblichen Abbruch thun, wenn jeder Verschleißer weingeistiger Getränke durch das Gesetz gezwungen wird, auch weingeistfreie Getränke feil zu halten, oder wenn neben jeder Bier- und Weinstube eine Thee- und Kaffeestube steht.

Während die aufgezählten Maßregeln nur mittelbar gegen die Trinkseuche kämpfen, giebt es eine Gruppe von Maßregeln, die unmittelbar dem Trinken hindernd oder wenigstens erschwerend in den Weg treten; vor allem die Bestrafung der öffentlich betroffenen Trunkenbolde, Entmündigung der Gewohnheitstrinker, Anerkennung der Trunkenheit als ehelichen Scheidungsgrundes; ferner, hohe Besteuerung der geistigen Getränke, Ein-

---

1) Erfahrungsgemäß ist der Bierverbrauch in trockenen, heißen Sommern bedeutend größer als in kühlen, nassen.

2) Im deutschen Sprachgebiete giebt es etwa 100 Ärzte, die sich grundsätzlich aller geistigen Getränke völlig enthalten.

führung der »Polizeistunde«, Beschränkung der Schankstätten, Aufhebung aller Schankstätten durch Gemeindebeschluss (local option) und endlich gänzliches staatliches Verbot des Handels mit geistigen Getränken.

Den letztgenannten Maßregeln begegnen wir in angelsächsischen und skandinavischen Ländern; in deutschen Landen sind sie dermalen noch ganz außer Frage. Der Deutsche lässt sich ja manches gefallen; aber sein Bier zu verbieten oder nur zu verteuern darf keine Regierung wagen. Gegen einen solchen Eingriff in seine »Freiheit« würde sich das Volk wie ein Mann erheben; für sein Bier würde der Deutsche unbedenklich sein Herzblut verspritzen.

2. Tabak.

§ 55. Beschädigung der Augen. Den weingeistigen Getränken reiht sich als zweites giftiges Genussmittel der Tabak an. Er wird geraucht, geschnupft und gekaut. Bei uns ist die Menge des geschnupften und gekauten verschwindend gegen die Menge des gerauchten.

Den ersten Rauchversuch bezahlt man, wie wir ja Alle in unseren Bubenjahren erfahren haben, mit Angstschweiß, Übelkeit und Erbrechen. Hat man die ersten Schwierigkeiten der Rauchkunst überwunden, so bringt das Rauchen ein eigenartiges Gefühl von Behagen hervor, das nach meinem Empfinden mit dem angenehmen Gefühle der beginnenden Weingeistwirkung eine entfernte Ähnlichkeit hat. Wird zu viel geraucht, so treten selbst bei dem geübten Raucher Vergiftungserscheinungen auf. Ja, HELLWIG (HUSE-MANN, 8a) berichtet von zwei Brüdern, die sich mit 18 bezw. 17 deutschen Pfeifen zu Tode geraucht haben.

Wird das Rauchen jahre- und jahrzehntelang tagtäglich geübt, so stellen sich Krankheitserscheinungen ein, nämlich belegte Zunge, verminderte Esslust, Verdauungsbeschwerden, träger Stuhlgang, Katarrh des Rachens, des Kehlkopfes und der Bindehaut, Herzklopfen, Schwindel, Zittern der Hände, große Reizbarkeit, schlechter Schlaf, trübe Stimmung. Viele Kranke werden rechtzeitig darauf aufmerksam, dass ihnen im reiferen Alter die Cigarre oder Pfeife nicht mehr »so gut bekommt« wie früher. Sie vermindern die Tagesmenge des verbrauchten Tabaks und können so wieder zu einem leidlichen Gesundheitszustande kommen. Andere aber lassen sich nicht rechtzeitig warnen und erkranken nun an der Amblyopia nicotianae. Um Wiederholungen zu vermeiden, sei auf die Weingeistamblyopie verwiesen, mit der die Tabaksamblyopie völlig übereinstimmt.

Zwar haben manche Augenärzte die Tabak- von der Weingeistamblyopie durch Form und Lagerung des Dunkelfleckes unterscheiden wollen. Allein diese Trennung hat sich nicht bewährt. Das war zu erwarten, da erfahrungsgemäß gerade das Zusammenwirken von Weingeist und Nikotin ganz besonders geeignet ist, die Intoxikationsamblyopie hervorzurufen. Die wichtigere Rolle spielt dabei vermutlich der Tabak. Hierfür spricht die Thatsache, dass Tabaksamblyopie häufiger vorkommt als die durch Weingeist allein erzeugte (FÖRSTER, 7). So hat BRAUCHLI 144 Fälle von Intoxikationsamblyopie zusammengestellt und dabei gefunden, dass Tabak allein in 24 Fällen, Weingeist allein in 16 Fällen die Ursache war, und bei 55 gemischten Fällen 44 mal vorwiegend der Tabak und nur 11 mal vorwiegend der Weingeist. Ferner spricht für die größere Gefährlichkeit des Tabaks die Beobachtung von EALES, dass bei einem Kranken die Amblyopie durch Enthaltung von Tabak heilte, obgleich der Weingeist nach wie vor in reichlichem Maße weitergenossen wurde. Endlich sei erwähnt, dass reine Tabaksamblyopien gar nicht so selten in Sehnervenatrophie übergehen. LAWFORD (20) hat über ein halbes Dutzend solcher Fälle berichtet. Am meisten wird aber, wie mir scheint, der Tabak durch die Beobachtung belastet, die von englischen Ärzten in Neusüdwales an Pferden gemacht und im »Australasian« (28) veröffentlicht worden ist.

In einem vom Darlingflusse durchströmten Gelände erkrankten die Pferde so massenhaft an den Augen, dass in manchen Strichen 25 % aller Pferde blind waren. Die Krankheit begann mit Nachtblindheit und konnte zwar nicht zur Heilung, aber doch zum Stillstand gebracht werden, wenn man die Pferde in eine andere Landesgegend überführte. Kehrten sie in das Darlinggebiet zurück, so machte die Sehschwäche weitere Fortschritte. Den Augen war äußerlich nichts anzusehen. Die Leichenöffnung lehrte, dass die Erblindung durch Sehnervenatrophie verursacht war. Man suchte nun nach der Ursache dieser Pferdeseuche und fand sie in dem Umstande, dass nach einer Überschwemmung des Darlingflusses der australische Tabak, Nicotiana suave olens, massenhaft aufgetreten und von den Pferden gefressen worden war. Abkochungen dieses australischen Tabakes brachten bei Tieren dieselben Vergiftungserscheinungen hervor wie gewöhnlicher Rauchtabak.

Wenn oben erwähnt wurde, die Amblyopia nicotianae sei eine Krankheit des reiferen Alters, so soll damit nicht gesagt sein, dass die Jugend gegen die schädlichen Wirkungen des Tabaks gefeit sei. Sie zeigen sich nur unter anderer Gestalt. So hat BERTILLON (34) bei den Zöglingen der polytechnischen Schule von Paris Erhebungen über die Wirkungen des Rauchens angestellt. Er teilte die 160 Schüler nach ihren Leistungen in 8 Gruppen zu 20 ein. Die beste Gruppe enthielt

6 Raucher und 14 Nichtraucher,
die zweitbeste 10 » » 10 » ,
die dritte 11 » » 9 » .

BERTILLON schließt daraus, dass das Rauchen die Leistungen geschädigt habe. Der Schluss scheint mir nicht zwingend. Die Herrchen, die es auf

der Schule mit dem Rauchen so eilig haben, pflegen auch sonst noch allerhand vorzeitigen Zerstreuungen und Vergnügungen zu huldigen. Aber auch
ohne besonderen Beweis wird jedermann zugeben, dass im zweiten Jahrzehnt des Lebens die Widerstandsfähigkeit des Körpers geringer ist als im
dritten und vierten, wenn auch die Folgen eines unzweckmäßigen Verhaltens
sich erst in den reiferen Jahren geltend machen. Jedenfalls sollten sich
jugendliche Personen noch mehr vor Tabak hüten als Männer in der Voll-
blüte des Lebens.

Bei Frauen kommt Tabaksamblyopie selten vor, nicht weil Frauen
gegen das Gift gefeit wären, sondern weil sie es seltener genießen als
Männer. Dagegen scheinen manche Rassen eine ganz besondere Widerstandskraft gegen Nikotin zu besitzen. So kommt nach VAN MILLINGEN (15)
die Tabaksamblyopie bei den Türken nicht vor, obgleich sie unermüdliche
Raucher sind. Auch die Cubaner und Südamerikaner sollen trotz starken
Rauchens von der Krankheit völlig verschont bleiben (VON SCHWEINITZ, 33).
Vielleicht ändert sich jener Befund aber, wenn jene Länder erst einmal
dichter mit perimeterkundigen Augenärzten besiedelt sind.

§ 56. Wodurch schadet der Tabaksgenuss? Der Tabak ist
äußerst giftig. Ein Aufguss von 2,0 g trockener Tabaksblätter soll genügt
haben, einen Menschen zu töten; von Schnupftabak genüge schon 1,2 g
(HUSEMANN, 8a).

Das Gift des Tabaks ist das Nikotin. Es ist in den Blättern der verschiedenen Spielarten, ja bei ein und derselben Spielart in sehr wechselnder
Menge vorhanden, je nach dem Orte, wo das Kraut gewachsen. So hat
man z. B. in Blättern, die bei 100° getrocknet waren, folgenden Nikotingehalt gefunden:

in Havannatabak	0,62 bis 2,00 %
in Portoricotabak	1,2 %
in Kentukytabak	1,354 %
in Virginischem	6,87 %
in Badischem	3,36 %
in Österreichischem	7,08 %
in Ungarischem	0,05 bis 3,73 % [1].

Durch die Zubereitung des Tabaks nimmt sein Nikotingehalt meist
ab, z. B. von 1,67 % auf 0,47 %; in einem anderen Falle von 0,85 % auf
0,1 %. Die Art der Zubereitung, die »Fermentation«, ist dabei von großer
Wichtigkeit. So hatte z. B. ein gewisser unfermentierter Tabak 0,85 %

---

[1] Diese und die folgenden Angaben des § 56 verdanke ich der Güte des
Herrn Prof. HARTWICH in Zürich.

Nikotin, nach gewöhnlicher Fermentation 0,79 %, und nach Fermentation mit Pressung, wobei starke Erwärmung eintritt, nur noch 0,1 %. Es soll vorkommen, dass das Nikotin durch das Fermentieren völlig zum Verschwinden gebracht wird, so namentlich bei syrischen Tabaken, die trotzdem als »kräftig« gelten.

Die Güte, d. h. der Preis einer Tabakssorte steht mit ihrem Nikotingehalte in keinem bestimmten Verhältnis; also eine »gute« Cigarre kann nikotinreich oder nikotinarm sein. Der Wert des Tabakes hängt wesentlich ab von Stoffen, die erst bei der Fermentation entstehen, und zwar, wie vermutet wird, durch Spaltpilze. Jedes Land bezw. jede Tabakssorte habe seine eigene Art von Spaltpilzen. Man hat daher ganz ernsthaft vorgeschlagen, die Spaltpilze des Havannatabaks zur Fermentation billiger Tabake zu verwenden und diese so zu veredeln. Versuche, die hier in der Nähe von Zürich angestellt wurden, haben aber das erhoffte Ergebnis nicht gebracht; Knäller blieb Knäller.

Bisher hat man als selbstverständlich angenommen, dass die schädlichen Wirkungen des Tabakrauchens vom Nikotin herrühren. Diese Annahme ist aber nicht unwidersprochen geblieben. Es wurde darauf hingewiesen, dass beim Rauchen ein Teil des Nikotins (36,6 % bezw. 38,3 %) verbrennt, also vernichtet wird, dass ein weiterer Teil (18,5 % bezw. 44 %) in dem Pfeifensafte bezw. in dem nicht aufgerauchten Cigarrenende stecken bleibt, und endlich, dass ein dritter Teil (44,8 % bezw. 17,6 %) im Rauche nachzuweisen ist; es bleibt also, bei jenen 2 Versuchsreihen, so gut wie nichts übrig (0,1 %), das in den Körper des Rauchenden eingedrungen sein könnte. Außerdem hat man im Rauche andere giftige Stoffe nachgewiesen, Schwefelwasserstoff, Blausäure, Kohlenoxyd, Ammoniak und Picolinbasen. Die Menge dieser Stoffe war freilich so gering, dass sie kaum große Wirkungen hervorbringen können.

Die alte Ansicht, dass die beim Rauchen auftretenden Vergiftungserscheinungen vom Nikotin herrühren, ist aber doch wohl richtig. Das Nikotin ist eben ein so furchtbares Gift, dass schon verschwindend kleine Mengen recht deutliche Wirkungen auf den Menschen hervorbringen können. Für die alte Ansicht spricht auch die Übereinstimmung zwischen den Krankheitszeichen der Rauch- und der Nikotinvergiftung. Allerdings stehen dieser Ansicht Versuche mit dem oben erwähnten nikotinfreien, syrischen Tabak gegenüber, der sehr »betäubend« wirken soll. Allein es ist bei diesen Versuchen versäumt worden, den syrischen Tabak auf Haschisch und Opium zu untersuchen, was bei seiner Herkunft nahelag und vielleicht für die »betäubende« Wirkung eine sehr einfache Erklärung gegeben hätte.

§ 57. Verhütung. Die ersten Rauchversuche werden von den Knaben meist in der Absicht angestellt, sich vor ihren Altersgenossen als angehende

Männer auszuweisen. Doch herrscht nicht gerade Rauchzwang. Die Enthaltung vom Tabak ist deshalb für den Einzelnen viel leichter als die vom Weingeist. Sie würde ohne Zweifel häufiger geübt, wenn die große Giftigkeit des Tabakes besser bekannt wäre. Die erste vorbeugende Maßregel gegen die Tabaksamblyopie wäre also die Verbreitung von Kenntnissen über die schädlichen Wirkungen des Tabakes auf die Gesundheit im allgemeinen und namentlich auf die Sehkraft. Am wirksamsten könnte das durch die Schule geschehen.

Als ein weiteres Mittel hat man die Herstellung von nikotinfreien oder wenigstens nikotinarmen Cigarren und Tabaken empfohlen. Dass dies ausführbar ist, kann nicht bezweifelt werden. Aber es ist zu bedenken, dass man ja noch gar nicht sicher weiß, ob das Nikotin nicht zu dem Vergnügen des Rauchens notwendig ist. Und selbst wenn das nicht der Fall wäre, ist zu berücksichtigen, dass bei der Entfernung des Nikotins höchstwahrscheinlich allerhand andere Stoffe mitentfernt würden, die zum Rauchvergnügen unbedingt erforderlich sind. Doch meldet in allerneuester Zeit eine Baseler Cigarrenfabrik, dass es ihr gelungen sei, den Pelz zu waschen, ohne ihn nass zu machen, nämlich »das Nikotin durch gerbstoffhaltige Mittel zu binden und so, ohne solches dem Tabak zu entziehen, für den Raucher weniger schädlich zu machen«. Von Versuchen mit diesem neuen Kraut ist mir nichts bekannt.

Endlich sei erwähnt, dass VIRCHOW geraten hat, die Cigarren nicht unmittelbar in den Mund zu stecken, sondern aus einer Cigarrenspitze zu rauchen; man verhindere so, dass sich im Speichel Nikotin löse und mit ihm verschluckt werde. Der Rat ist gewiss vernünftig; ob er zweckmäßig wirken wird, scheint mir zweifelhaft. Wie der Mensch einmal ist, wird er sich mit dieser nebensächlichen Vorsichtsmaßregel trösten und nun um so sorgloser drauf losdampfen. Die Hauptsache bleibt eben doch das Rauchen selbst, nicht das durch den Speichel ausgelaugte Gift. Das können wir jederzeit an uns selber, durch eine aus der Spitze gerauchte Cigarre erfahren; und wer nicht Raucher ist, wird es aus dem Beispiel der beiden Brüder entnehmen, die sich aus Pfeifen zu Tode rauchten.

Staatliche Maßregeln gegen das Rauchen scheinen ganz überflüssig. Der Raucher schadet ja nur sich selber; Staat, Gesellschaft und Familie werden kaum in Mitleidenschaft gezogen. Während die Trinker nicht nur sich selber krank und arbeitsunfähig machen, sondern auch ihre Familie ins Elend stürzen, eine sieche Nachkommenschaft in die Welt setzen, ihre Mitmenschen gefährden und mit Ausgaben belasten, wie die Statistik der Zucht-, Irren- und Arbeitshäuser unwiderleglich darthut, ist von alledem bei den Rauchern nicht die Rede. Solange die Gesamtheit durch den Einzelnen nicht geschädigt wird, muss man ihm gestatten, »nach seiner eigenen Façon« unselig zu werden.

3. Haschisch, Opium, Morphium.

§ 58. Allgemeine Wirkungen; Wirkung auf das Sehorgan· Haschisch und Opium spielen in einem großen Teile Asiens dieselbe Rolle als Genussmittel, wie bei uns der Weingeist. Sie bringen bei lange fortgesetztem Gebrauche Krankheitserscheinungen hervor, die das Sehorgan in Mitleidenschaft ziehen können. Leider hat das Opium bezw. Morphium als Genussmittel auch bei uns Eingang gefunden, meist in Form von Einspritzungen unter die Haut. Durch diese Unsitte sind bereits Hunderte von geistig hochstehenden Menschen körperlich und geistig zu Grunde gerichtet worden. Zahlreiche Opfer hat der ärztliche Stand, ganz besonders zahlreiche, ja geradezu die Mehrzahl aller Morphiumsüchtigen hat die ärztliche Thätigkeit geliefert. Ein Laie wird ja in der Regel auf folgende Art zum Morphiumsüchtigen. Er erkrankt an irgend einem sehr schmerzhaften Leiden, z. B. einer Neuralgie. Sein Arzt macht ihm eine Morphiumeinspritzung. Das Mittel hilft, d. h. es betäubt den Schmerz, lässt aber die Krankheit unverändert. Deshalb ist nach Ablauf der Morphiumbetäubung der alte Schmerz natürlich wieder da. Der Arzt muss also nach 8—10 Stunden von neuem spritzen. So geht das weiter. Aber der Arzt kann nicht pünktlich alle 8—10 Stunden zur Stelle sein. Auch denken viele Kranke, sie könnten das Geld für diese häufigen ärztlichen Besuche sparen; der kleine Handgriff der Einspritzung sei ja leicht zu erlernen. Kurz sie dringen in den Arzt, ihnen die Spritze anzuvertrauen. Wenn der Arzt in solchem Falle nachgiebt, dann ist das Schicksal des Kranken besiegelt; er spritzt weiter, auch wenn die ursprüngliche Krankheit längst geheilt ist.

Einstweilen ist die Morphiumsucht bei uns noch auf die sogenannten »besseren« Stände beschränkt und ihre Verbreitung noch verschwindend klein — verglichen mit der Trunksucht. Doch sagt ERLENMEYER (14), dass die Morphiumsucht in reißend schneller Zunahme begriffen sei.

Die verwüstenden Wirkungen des Morphiumgenusses zeigen sich, je nach der Empfänglichkeit des Kranken, bald früher, bald später, gewöhnlich aber schon nach 6 bis 8 Monaten (LEVINSTEIN, 9). Das Erste, was den Angehörigen auffällt, ist ein häufiger Wechsel in Aussehen und Stimmung des Kranken. Die Erklärung liegt auf der Hand. Hat der Morphiumsüchtige sich gerade eine Einspritzung gemacht, so ist er heiter, gesprächig, isst und trinkt und sieht gut aus; ist aber die Wirkung abgeklungen und die Einspritzung nicht sofort erneuert, so sieht man den Kranken im Zustande tiefen Katzenjammers, matt, hohläugig, ohne Esslust, mürrisch und unzugänglich. Allmählich nimmt aber das schlechte Aussehen und die Abmagerung so zu, dass sie auch in den Stunden des Rausches erkennbar bleibt. Mittlerweile hat auch der seelische Verfall begonnen; der Kranke wird langsam im Denken, gleichgültig gegen Freunde, Beruf und Familie, ja gegen die einfachsten Gesetze der Sittlichkeit; alles tritt zurück gegen den einen Wunsch oder Trieb, sich Morphium in neuen und immer größeren Mengen zu verschaffen und einzuverleiben.

Die Klagen der Morphiumsüchtigen sind außerordentlich zahlreich. Deren Beschreibung gehört nicht hierher. Nur soviel sei bemerkt, dass sie sich hauptsächlich auf das Centralnervensystem beziehen und uns einen Zustand körperlicher und seelischer Qualen zeigen, der es begreiflich erscheinen lässt, dass Morphiumsüchtige nicht selten ihr zerrüttetes Dasein durch Selbstmord beendigen.

Über die Beteiligung der Augen an der Vergiftung durch Morphium findet sich bei BERGER (22) die Angabe, dass REYMOND bei einem Morphinisten einen centralen Dunkelfleck gefunden habe, ähnlich wie in Fällen von Amblyopia spirituosorum. GALEZOWSKY (5) soll bei einem Morphinisten Stumpfsichtigkeit und Verzerrtsehen, aber ein unversehrtes Gesichtsfeld gefunden haben. Endlich finde ich in MICHEL's Jahresbericht für 1895 (S. 514) die Angabe, dass GRIPPO bei einem Morphinisten Sehschwäche, centralen Dunkelfleck für Rot und Grün und Einengung des Gesichtsfeldes beobachtet hat.

Über die Beteiligung der Augen an der Vergiftung durch Haschisch finde ich in den Fachschriften nur eine kurze Bemerkung BERGER's (22). Sie sagt, dass ALI (4) bei Haschischrauchern oder -essern einen centralen Dunkelfleck gefunden habe, und zwar auffallenderweise nur auf einem Auge.

Diese Angaben sind natürlich viel zu mager, um daraus etwas Bestimmtes entnehmen zu können. Doch lassen sie vermuten, dass so ausgesprochene Nervengifte wie Haschisch und Morphium wohl imstande sind, »Intoxikationsamblyopie« hervorzurufen.

§ 59. Verhütung. Da das Morphium körperlich und namentlich auch geistig noch verwüstender wirkt als der Weingeist, so hat man alle Ursache, schon jetzt, wo das Übel noch klein ist, auf Abwehr zu sinnen. Es sollte bei schwerer Buße den Apothekern verboten sein, Morphium im »Handverkauf« abzugeben. Der Fabrikant sollte nur an Apotheker verkaufen dürfen. Jeder Arzt sollte hart bestraft werden, wenn unter seinen Händen ein Kranker morphiumsüchtig wird, gewisse unheilbare Kranke ausgenommen, z. B. Krebskranke. Ärzte und medizinische Professoren, die selber morphiumsüchtig sind, sollten bis zu ihrer vollen Heilung in ihrer Thätigkeit eingestellt werden. Die Morphiumsüchtigen haben nämlich den teuflischen Trieb, auch Andere zu Morphiumsüchtigen zu machen. So erzählt man sich, dass ein gefeierter Chirurg an einer großen süddeutschen Hochschule morphiumsüchtig gewesen sei und geradezu eine Seuche von Morphiumsucht unter seinen Schülern hervorgerufen habe. Ob es nützlich ist, durch die Tagespresse das Volk vor der Morphiumsucht zu warnen, scheint mir zweifelhaft. Denn gerade die Menschen, die am besten über die Gefahren der Morphiumsucht unterrichtet sind, z. B. Ärzte, Apotheker, Heilgehilfen, Krankenpfleger, werden ja am häufigsten zu Opfern der Morphiumsucht. Auch ist nicht zu vergessen, dass schon mancher aus bloßer Neugierde morphiumsüchtig geworden ist; der Morphiumrausch ist nämlich, gerade wie der Weingeistrausch, für viele ein höchst wunderbarer und angenehmer Zustand; und bloß, um diesen Zustand einmal zu kosten, hat mancher die erste Einspritzung gemacht, der dann die anderen ungezählten folgten. Öffentliche Besprechungen der Morphiumsucht sind also ein zweischneidiges Schwert. Jedenfalls müssten sie so gehalten sein, dass sie die Neugierde nach dem Morphiumrausch nicht reizen.

4. Blei; Arsen.

§ 60. Wege der Einverleibung des Bleies. Die bis jetzt erörterten Gifte sind Genussmittel und werden absichtlich dem Körper zugeführt. Es giebt andere, auch dem Auge schädliche Gifte, die man sich unabsichtlich einverleibt, z. B. Blei, Arsen, Schwefelkohlenstoff, Nitrobenzol, Anilin. Vergiftung mit diesen Stoffen ist meist Berufskrankheit. Endlich kommen Beschädigungen der Augen vor durch Gifte, die zu irgend einem ärztlichen Zwecke dem Kranken beigebracht werden. Ihre Erörterung gehört aber nicht hierher, sondern ist Sache der Arzneimittellehre bezw. der Arzneiverordnungslehre.

Das Blei findet bekanntlich sehr mannigfache Verwendung, teils als Metall, teils als Oxyd, z. B. Bleiglätte (PbO) und Mennige (Pb_3O_4); ferner als Bleiweiß ($2PbCO_3 + PbH_2O_2$); endlich in Bleisalzen und Bleiverbindungen verschiedener Art. Schon bei der Verhüttung der bleihaltigen Erze droht den Arbeitern Bleivergiftung, weil sie eine Luft einatmen, die verdampftes Metall oder bleihaltigen Staub enthält. Sehr gefährdet sind die Arbeiter der Bleiweißfabriken, besonders wenn sie das Bleiweiß mahlen und verpacken müssen oder sonst eine Arbeit verrichten, bei der sie den sehr giftigen Bleiweißstaub einatmen.

Einen guten Überblick über die Gefährdung der verschiedenen Arbeiter giebt folgende, von POPPER (45) aufgestellte Tabelle.

Es kamen Bleivergiftungen auf je 1000 Arbeiter:

bei Massikot-, Mennige-, Bleiweißarbeitern und Zinngießern:	über 1000
bei Verlötern von Weißblechbüchsen:	280
bei Farbenreibern:	104
bei Letternpolierern, Glas- und Steinschleifern, Glasierern und Glasurbereitern, Patronenverfertigern:	18,5
bei Malern und Anstreichern, Bleigießern und -legierern:	18
bei Buchdruckern, Verzinnern und Haararbeitern:	1,4

Die Bleivergiftung ist aber keineswegs bloß Berufskrankheit. Sie kann vielmehr auch durch Trinkwasser, durch Haarfärbemittel und durch Schnupftabak hervorgebracht werden. Wasser, das lufthaltig, d. h. sauerstoffhaltig ist, oxydiert nämlich metallisches Blei und löst das gebildete Oxyd auf. So sind wiederholt Massenvergiftungen vorgekommen durch lufthaltiges Trinkwasser, das längere Zeit in Bleiröhren gestanden hatte. Haarfärbemittel enthalten nicht selten Blei. Wenn es sich dabei um eine lösliche Bleiverbindung handelt, so kann das Blei durch die unversehrte Haut in den Kreislauf gelangen. Endlich der Schnupftabak wird öfters dadurch bleihaltig, dass er in dünnen Bleiplättchen verpackt ist.

§ 61. Wirkungen des Bleis. Das erste Zeichen der beginnenden Bleivergiftung ist »schlechtes Aussehen«, d. h. eine eigentümliche, erdfahle Gesichtsfarbe. Bald kommt Abmagerung und Mattigkeit hinzu. Das Zahnfleisch bekommt einen schiefergrauen Saum, den »Bleisaum«. Und nun bricht der Kranke unter dem Bilde der »Bleikolik«, d. h. unter heftigen Leibschmerzen mit Verstopfung vollends zusammen. Oder es entwickelt sich eine Bleilähmung, mit Vorliebe im Gebiete des Nervus radialis; oder eine Gelenkerkrankung, mit Vorliebe im Kniegelenk. In den schwersten Fällen kommt es zu einer »Encephalopathia saturnina«, d. h. zu sehr heftigen Kopfschmerzen, Blindheit, Irresein, Betäubung und Tod.

Zu den verschiedenen Krankheitsbildern, zu denen sich die hier aufgezählten Zeichen der chronischen Bleivergiftung zusammensetzen, gesellt sich nun hier und da auch noch eine Augenkrankheit. Sie ist nicht gerade häufig; bei einer Gruppe von 1217 Bleikranken fand sie TANQUEREL DES PLANCHES (40) nur 12mal; im ganzen sind etwa 70 Fälle in den Fachschriften beschrieben worden. Meist handelte es sich um eine Amblyopia saturnina, in einzelnen Fällen um Augenmuskellähmungen. Die Amblyopia saturnina ist nun wieder in mehrere Unterabteilungen zu zerlegen. LEBER (41) unterscheidet deren vier, nämlich:

1. plötzliche, doppelseitige Erblindung bis auf Lichtschein, ohne nennenswerten Augenspiegelbefund, mit schneller und meist völliger Heilung;

2. allmählich zunehmende Sehschwäche mit centralem Dunkelfleck und mit freiem oder auch mit eingeengtem Gesichtsfelde und mit leichter Hyperämie der Sehnervenscheibe und Netzhaut; diese Form dürfte wohl mit der von STOOD beschriebenen Neuritis retrobulbaris peripherica saturnina wesensgleich sein;

3. ausgesprochene Neuritis mit starker Schwellung der Sehnervenscheibe und Blutungen in ihrer Umgebung; diese Neuritis führt meist zu Atrophie und Blindheit;

4. eine Retinitis, die ein ähnliches Hintergrundsbild liefert wie die Retinitis albuminurica und von LEBER als Folge einer Bleinephritis aufgefasst

wurde; da indessen diese Retinitis, wie P. Lehmann (42) gezeigt hat, auch bei völlig normalem Harn vorkommt, so wird man sie wie die anderen drei Formen auch als unmittelbare Folge der Giftwirkung auf die Nervensubstanz bezw. Netzhaut auffassen dürfen.

Endlich kommt nach v. Schweinitz auch eine Sehnervenatrophie vor, die nicht Folge von vorausgegangenen Entzündungen (Gruppe 2 und 3) ist, sondern unmittelbare Folge der Bleiwirkung auf die Gewebe.

Jedenfalls ist die Bleierkrankung des Auges vielgestaltig und an sich nicht kennzeichnend. Die Diagnose Bleineuritis etc. darf also nur dann gestellt werden, wenn aus den oben erwähnten allgemeinen Krankheitszeichen das Vorhandensein einer Bleivergiftung sicher ist. Im Zweifelsfalle lasse man den Harn von einem Chemiker auf Blei untersuchen.

§ 62. Verhütung. Zur Verhütung von Bleivergiftungen haben fast alle Staaten Gesetze erlassen, die bei Bleihütten sowie bei der Herstellung von Bleifarben und anderen bleihaltigen Stoffen zu befolgen sind. Bei O. Dammer (45, S. 120) sind die im Deutschen Reiche gültigen Bestimmungen mitgeteilt. Sie alle zielen darauf, das Einatmen von bleihaltigem Staube oder Gas zu verhindern und die Beschmutzung der äußeren Haut durch bleihaltige Stoffe zu verhüten (Fabrikkleider, Handschuhe) oder wenigstens baldigst unschädlich zu machen (Bäder, Waschungen). Ganz besonders streng muss darauf gehalten werden, dass niemals innerhalb der bleihaltigen Fabrikräume gegessen wird und dass vor jeder Mahlzeit Hände und Mundhöhle auf das gründlichste gereinigt werden.

Die einzelnen Einrichtungen zum Freihalten der Arbeitsräume von Staub und bleihaltigen Dämpfen sowie die Fabrikkleider, Schutzhelme (ähnlich den Taucherhelmen), Badeeinrichtungen, ärztliche Überwachung etc. können hier natürlich nicht beschrieben werden. Ihr Nutzen ist unverkennbar. Zum Beweise gebe ich eine Liste wieder, in der Wegener (48) die bleikranken Arbeiter der Friedrichshütte zu Tarnowitz aus fünf aufeinander folgenden Jahren zusammengestellt hat.

Jahr	Zahl der Arbeiter	Bleikrankheitsfälle	
		Zahl der Bl.	auf 100 Arbeiter
1887/88	614	252	41,0
1888/89	616	122	19,8
1889/90	622	104	16,7
1890/91	636	48	7,5
1891/92	579	36	6,2

Bezüglich der Gefahr einer Bleivergiftung durch Wasserleitungen sei bemerkt, dass eine äußerst geringe Beimischung von kohlensaurem Kalk oder Natron oder von doppeltkohlensaurem Natron genügt, um das Wasser, sogar bei Gegenwart von Sauerstoff, zur Aufnahme von Blei unfähig zu zu machen. Bleihaltige Haarsalben sowie das Verpacken des Schnupftabaks in Blei oder bleihaltigen Hüllen sollten gesetzlich verboten sein.

§ 63. Über Arsenik gilt in vieler Hinsicht dasselbe, was über Blei gesagt wurde. Der chronischen Arsenvergiftung sind vor allem die Arbeiter von Hüttenwerken und von Fabriken ausgesetzt, in denen Arsen gewonnen bezw. zu Farben (Schweinfurter Grün) und anderen Präparaten verarbeitet wird. Doch kommen auch gar nicht selten »häusliche« Vergiftungen vor, durch Staub arsenhaltiger Tapeten.

Ungleich dem Blei, wird das Arsen in manchen Gegenden, so namentlich in Steiermark, als eine Art Reizmittel gegessen. Merkwürdigerweise scheinen die Arsenesser nicht an Vergiftungserscheinungen zu leiden, sondern nur bei plötzlicher Enthaltung von dem gewohnten Gifte hinfällig zu werden.

Schleichende Arsenvergiftung bewirkt in erster Linie Durchfall, Bindehautentzündung und Abmagerung. Wird die weitere Zufuhr des Giftes jetzt nicht verhindert, so kommt es zu Geschwüren in Magen und Darm, auch auf der äußeren Haut, und zu Nervenentzündungen. Das Auge ist ganz regelmäßig, wenn auch nur durch Bindehautentzündung beteiligt. In seltenen Fällen scheint es aber auch zu »Intoxikationsamblyopie« zu kommen. Einen solchen Fall hat LIEBRECHT (43) beschrieben; einen zweiten im gleichen Jahre DERBY (44). Bei dem LIEBRECHT'schen Falle handelte es sich allerdings nicht um eine »häusliche« Arsenvergiftung, sondern um eine arzeneiliche.

Bezüglich des Schutzes der Arbeiter in Fabriken und Hüttenwerken gilt das beim Blei Gesagte. Gegen häusliche Vergiftungen schützt man sich am einfachsten dadurch, dass man grundsätzlich keine grünen Tapeten duldet.

5. Schwefelkohlenstoff (CS_2).

§ 64. Kautschuk ist bei 0^0 hart, bei 30^0 bis 50^0 sehr weich und darum wenig brauchbar. Das ändert sich, wenn man dem Kautschuk Schwefel beimischt, wenn man den Kautschuk »vulkanisirt«. Es geschieht dies durch Eintauchen des Kautschuks in eine Mischung von Schwefelkohlenstoff und Chlorschwefel. Der Schwefelkohlenstoff siedet schon bei 42^0, verdunstet also schon bei Zimmerwärme sehr stark. Es atmen daher die mit Vulkanisieren beschäftigten Arbeiter Schwefelkohlenstoff ein.

Die Folgen zeigen sich früher oder später in einer Vergiftung, die hauptsächlich das Nervensystem aus dem Gleichgewichte bringt. Sie äußert sich nämlich durch Kopfweh, Aufgeregtheit, Schlaflosigkeit, Erbrechen. Später kommen Gedächtnisschwäche, Mattigkeit, Schwindel, An- und Parästhesien der Haut hinzu. Auch Muskelschwäche, Krämpfe, Zittern, ferner

Koliken und Durchfälle sind beobachtet worden. Das Auge beteiligt sich durch Abnahme der Sehkraft, des Farbensinnes und Veränderungen des Gesichtsfeldes, die in manchen Fällen dem Bilde der Intoxikationsamblyopie entsprachen. In anderen Fällen fehlte der kennzeichnende Dunkelfleck; statt dessen war eine kreisförmige Einengung des Gesichtsfeldes und Nachtblindheit vorhanden. Jedesfalls darf man die Sehstörungen auf eine Erkrankung des Sehnerven beziehen, um so mehr als auch andere Nerven durch Schwefelkohlenstoffvergiftung zweifellos in Entzündung versetzt werden. Immerhin ist im Auge zu behalten, dass Tabak und Weingeist nicht bei all den beschriebenen Fällen ausgeschlossen werden konnten.

Zu verhüten ist die Vergiftung durch Vorrichtungen, mittelst deren die Schwefelkohlenstoffdämpfe aus dem Arbeitsraume abgesaugt werden, allenfalls auch schon durch ausgiebige Lüftung mittelst offener Thüren und Fenster.

6. Nitrobenzol ($C_6H_5NO_2$); Anilin ($C_6H_5NH_2$).

§ 65. Nitrobenzol findet ausgedehnte Verwendung zur Herstellung von Anilinfarben. Das Dinitrobenzol spielt eine wichtige Rolle als Sprengmittel bezw. zur Herstellung von Sprengmitteln, z. B. des Roburit. Das Nitrobenzol ist innerlich genommen ohne Zweifel ein Gift, scheint aber zu gewerblichen Vergiftungen keinen Anlass zu geben (SNELL, 61). Dagegen bewirkt Dinitrobenzol sehr häufig Vergiftungen bei Fabrikarbeitern, die mit seiner Herstellung beschäftigt sind, ja selbst bei Bergleuten, die Roburit als Sprengmittel benutzen. Das Gift kann durch die äußere Haut, durch den Magen und durch die Lungen in den Körper gelangen.

Die Vergiftung äußert sich durch Kurzatmigkeit und cyanotisches Aussehen, Mattigkeit, Taubsein der Hände und Füße, Schwindel und endlich durch Beschädigung der Sehschärfe. Die S war ·in Fällen, die SNELL beobachtet hat, in verschiedenem Grade, einmal bis auf $^3/_{60}$ gesunken, das Gesichtsfeld eingeengt, mit oder ohne centralen Dunkelfleck für Rot und Grün; die Sehnervenscheibe bleich, mit leicht verschleierten Grenzen; die Netzhautvenen überfüllt. In einem von NIEDEN (60) beobachteten Falle fand sich auch ein Exsudat in der Netzhaut.

Nach Aussetzen der Beschäftigung mit Dinitrobenzol und damit der weiteren Zufuhr des Giftes kehrt volle Sehschärfe zurück.

Schutzmaßregeln wie gegen Bleivergiftung.

§ 66. Das Anilin giebt zu Vergiftungen Anlass, die den Nitrobenzolvergiftungen sehr ähnlich sind. Über Beteiligung der Augen liegen nur spärliche Berichte vor (GALEZOWSKY, 58). Dagegen sind neuerdings von MACKINLAY (59) und von SENN (62) Anilinbeschädigungen der Augen beschrieben worden, die außer allem Zusammenhange mit Vergiftung des

Gesamtkörpers sind. Besonders die vortreffliche kleine Arbeit von Senn verdient genauere Erwähnung.

In einer von Senn untersuchten Fabrik wurde Garn mit »Anilinschwarz« gefärbt, d. h. mit einem heißen Gemische von Anilin, Salzsäure und chromsaurem Kali. Aus diesem Gemische steigen Dämpfe auf, in denen »Chinone«, Oxydationserzeugnisse des Anilines, enthalten sind. Diese Chinone wirken ähnlich wie Osmiumsäure, sie ätzen und färben z. B. Bindehaut und Hornhaut, sogar lebendes Gewebe. So fand Senn unter den 35 Arbeitern jener Fabrik 10 Arbeiter mit gelbbrauner Verfärbung der Bindehaut und bei acht Arbeitern außer der Bindehaut auch die Hornhaut sepiabraun gefärbt, das Epithel »unterminiert«, das Auge entzündet und die Sehkraft mehr oder weniger, bis auf 0,2 herabsetzt. Zur Hornhauterkrankung scheint es indessen nur bei Leuten zu kommen, die über 40 Jahre alt sind und über 8 Jahre als Anilinfärber gearbeitet haben.

Dass die Krankheit sich leicht verhüten lässt durch Vorrichtungen zum Absaugen der schädlichen Dämpfe, hat Senn gleichfalls festgestellt. Denn bei den Arbeitern einer zweiten Fabrik fand er die Erkrankung nur andeutungsweise. Die zweite Fabrik unterschied sich von der ersten durch das Vorhandensein besonderer Lüftungsvorrichtungen. Übrigens würde vielleicht auch Decken der Hornhaut mit einer dünnen Vaselineschicht von Nutzen sein, dem man noch einen Zusatz von Natron carbonicum geben könnte. Die Chinone werden nämlich durch Berührung mit alkalischen Stoffen unschädlich gemacht.

7. Fleischgift.

§ 67. Es ist hin und wieder vorgekommen, dass Menschen nach dem Genusse von Fleisch, Fisch oder Käse unter den Zeichen einer mehr oder weniger ernsten Vergiftung erkrankten. In den schweren, namentlich in den tötlich endenden Fällen waren die Veränderungen an den Augen nur als Krankheitszeichen von Bedeutung. In den leichteren Fällen aber gingen die Zeichen der Allgemeinerkrankung schnell vorüber, während die Erkrankung der Augen wochen-, ja monatelang andauerte und den einzigen Grund lieferte für das Verlangen nach ärztlicher Hilfe. Deshalb darf eine kurze Besprechung der Fleischvergiftung in einer Gesundheitspflege des Auges nicht fehlen.

Die Liste der Speisen, die sich gelegentlich als giftig erweisen, ist von stattlicher Länge. Sie beginnt mit Austern, enthält mehrere Arten von Fischen, ferner Schinken, Blutwurst, Presskopf und andere Wurstarten, ferner Wildpret und sie endet mit Käse. Man nimmt an, dass in diesen eiweißreichen Nahrungsmitteln unter gewissen Bedingungen Zersetzungen stattfinden, wodurch Gifte gebildet werden. Vielleicht werden die Zersetzungen durch gewisse Spaltpilze (Sarcina botulina? Bacillus botulinus?) hervorgerufen. Jedesfalls scheint Luftabschluss für die Zersetzungen günstig, vielleicht sogar notwendig zu sein. So verdirbt die Wurst zuerst in der Mitte. Und bei Austern hat man die Zersetzung zu fürchten, wenn sie als sogenannte »Konserven« in luftdichten Blechdosen aufbewahrt sind. Auch andere in Blechdosen aufbewahrte Nahrungsmittel können gefährlich werden. Wenigstens ist kürzlich die Nachricht durch die Tagesblätter gegangen, dass im französischen Heere Massenvergiftungen durch verdorbene »Konserven« entstanden seien; Austern werden das aber nicht gewesen sein.

Die so entstandenen Gifte nennt man Ptomaine. Es sind organische Basen, die für verschiedene Tierarten von sehr ungleicher Giftigkeit sind. So erwies sich z. B. das in gewissen Fischen entstandene Ptomain als völlig ungiftig für Hund und Katze, als äußerst gefährlich dagegen für den Menschen.

In dem Krankheitsbilde der Fleischvergiftung werden von allen Schriftstellern zwei Grundzüge hervorgehoben: einmal das Versiegen gewisser Absonderungen und zweitens Lähmungen von gewissen Nerven des Auges. So versiegt regelmäßig die Speichel- und Schleimabsonderung des Mundes und Rachens, der Schleimhaut des Kehlkopfes, meist auch die des Darmes. Die Folge ist, dass der Kranke über Trockenheit im Halse klagt und nicht schlingen kann, dass er heiser oder gar stimmlos wird, dass sein Stuhlgang stockt. Auch Versiegen der Thränen und des Harnes ist beobachtet worden. Die Lähmungen der Augennerven erstrecken sich auf verschiedene Äste des Oculomotorius und äußern sich durch Pupillenerweiterung und -starre, Accommodationslähmung (Nebligsehen), Schielen mit Doppeltsehen und Ptosis. Neben diesen Erscheinungen machen sich noch Übelkeit, Erbrechen und das Gefühl großer Mattigkeit geltend; zuweilen besteht Durchfall. Der Tod erfolgt unter Störungen der Atmung und der Herzthätigkeit.

Der Ausbruch der Erkrankung erfolgt das eine Mal unmittelbar nach der verhängnisvollen Mahlzeit, in anderen Fällen einige, bis 24 Stunden darnach.

In den leichteren Fällen beruht die Sehstörung lediglich auf Lähmung der Accommodation; in schweren Fällen ist aber auch wirkliche Verminderung der S beobachtet worden. Die Krankheit wird als Wurstvergiftung (Botulismus, Allantiasis[1]) bezeichnet.

Sie lässt sich leicht verhüten. Es bedarf nur einiger Aufmerksamkeit bei der Zubereitung und beim Genusse der Speisen. Die eingetretene Zersetzung giebt sich nämlich durch Verfärbung, ferner durch üblen, säuerlichen oder faden, unangenehmen Geruch und Geschmack zu erkennen. Man achte namentlich auf das Innere der Würste und auf etwaige grünliche

---

1) Botulus = ὁ ἀλλᾱς, ᾱντος = die Wurst.

Verfärbung. Der geringste verdächtige Umstand sollte genügen, ein Gericht als gesundheitsschädlich fortzuwerfen, ganz besonders, wenn es sich um »aufbewahrte« Nahrungsmittel handelt.

Fachschriften.
III.
1. Weingeist, 2. Tabak, 3. Haschisch, Opium, Morphium.

1840. 1. **Mackenzie**, Practical treatise on the diseases of the eye. London. III. Edition, p. 843.

1865. 2. **Frey**, Wiener allg. med. Zeitung. No. 44 u. 48. (Intoxikationsamblyopie.)

1872. 3. **Wagner**, Amaurose infolge von Vergiftung mit Morphium. Klin. Monatsbl. f. Augenhkde. S. 335.

1876. 4. **Ali**, Des amblyopies toxiques. Recueil d'ophth. p. 258.

5. **Galezowski**, X., De l'action toxique de l'aniline, de l'opium, du tabac etc. sur la vue. Recueil d'ophth. p. 258.

1877. 6. **Laborde**, Action de la morphine sur la rétine dans les cas de morphinisme chronique. Soc. de Biologie. 13. Janv. Gaz. des Hôp. No. 6.

7. **Förster**, Beziehungen der Allgemeinleiden und Organerkrankungen zu Veränderungen und Krankheiten des Sehorgans. Dieses Handbuch. Bd. VII. 1. Aufl.

1882. 8. **Samelsohn**, Zur Anatomie und Nosologie der retrobulbären Neuritis (Amblyopia centralis). Arch. f. Ophth. Bd. XXVIII. 1.

8a. **Husemann**, Die Vergiftungen mit Opium, Morphium u. s. w. Maschka's Handbuch der gerichtl. Medizin. Bd. II, S. 453.

1883. 9. **Levinstein**, E., Die Morphiumsucht. Hirschwald, Berlin.

1885. 10. **Lilienfeld**, Berliner Gesellsch. f. Psychiatrie und Nervenkrankheiten. Sitzung v. 13. Juli 1885. Neurologisches Centralbl. S. 352.

11. **Fuchs**, Die Ursachen und Verhütung der Blindheit (Tabak, Alkohol). Wiesb. Bergmann. S. 98 u. 101.

1886. 12. **Griffith**, Tobacco amblyopia in women. Brit. med. Journ. Dec.

13. **Uhthoff**, Untersuchungen über den Einfluss des chronischen Alkoholismus auf das menschliche Sehorgan. Arch. f. Ophth. Bd. XXXII. 4 und Bd. XXXIII. 1.

13a. **Paster**, Malacia corneae nach chronischem Opiummissbrauch. Münch. med. Wochenschr. No. 33.

1887. 14. **Erlenmeyer**, A., Die Morphiumsucht und ihre Behandlung. Heuser's Verlag.

1888. 15. v. **Millingen**, Toxic Amblyopia. Ophthalm. Society of the United Kingdom. VIII, p. 242.

1889. 16. **Brauchli**, U., Über die durch Tabak und Alkohol verursachte Intoxikationsamblyopie. Inaug.-Diss. Zürich.

17. **Edmunds u. Lawford**, Retinal changes in chronic alcoholism. Ophth. Review. p. 124.

1890. 18. ****Baer**, Die Trunksucht und ihre Abwehr. Wien und Leipzig.

19. **Priestley Smith**, Tobacco amblyopia in a woman. Brit. med. Journ. Bd. I, p. 962.

20. **Lawford**, Optic nerve atrophy in smokers. Brit. med. Journ. Bd. I, p. 1072.

1891. 21. **Böttrich**, Ein Fall von akuter Alkoholvergiftung mit tötlichem Ausgange. Therap. Monatshefte. Febr.

1892. 22. **Berger**, E., Les maladies des yeux dans leurs rapports avec la pathologie générale. Paris.

23. **Rennert**, O., Beitrag zur Kenntnis der multiplen Alkoholneuritis. Deutsch. Arch. f. klin. Medizin. S. 213.

1892. 24. Dowling, F., Influence du tabac sur la vue. Recueil d'ophth. p. 591.

25. Hinde, A case of toxic central amblyopia terminating in progressive atrophy. Med. Record. XIII, p. 70.

26. *Groenouw, Über die Intoxikationsamblyopie. Arch. f. Ophth. Bd. XXXVIII. 1.

1893. 27. Knies, M., Die Beziehungen des Sehorgans und seiner Erkrankungen zu den übrigen Krankheiten des Körpers und seiner Organe. Wiesb. Bergmann. S. 339 u. 368.

1894. 28. The Australasian, Epizootic Blindness in horses. March. 5.

29. Husemann, Zur Tabaksamaurose. Deutsche med. Wochenschr. No. 43.

1896. 30. Thompson, A. H., Tobacco amblyopia. London ophthalm. Hosp. Rep. XIV. 2, p. 405.

31. Ferdinands, G., Four cases of unsymmetrical tobacco amblyopia. Brit. med. Journ. p. 653.

32. Berry, J. P., Peripheral neuritis from tobacco. Lancet. July.

33. *v. Schweinitz, The toxic amblyopias. Philadelphia. Lea Brothers & Co.

34. Bertillon, Berichtet in Zeitschr. f. Schulgesundheitspflege. S. 662.

1897. 35. Schultz, W., Deutschtum und Alkohol. Basel, Alkoholgegnerbund.

36. Salva, Le champ visuel périphérique dans l'amblyopie toxique. Ann. d'oculist. Bd. 117, p. 255.

37. v. Wecker, Du traitement des amblyopies toxiques par les injections du sérum. Ann. d'oculist. Bd. 117, p. 255.

1887. 37a. Bunge, J., Die Alkoholfrage, Leipzig; und Internationale Monatsschrift zur Bekämpfung der Trinksitten. Leipzig, Ch. G. Tienken.

1898. 38. Adler, H., Über Amblyopia alcoholica. Wiener med. Wochenschr. No. 29.

39. *Schmidt-Rimpler, Die Erkrankungen des Auges in Zusammenhang mit anderen Krankheiten. Wien.

4. Blei; Arsen.

1842. 40. Tanquerel des Planches, Die gesamten Bleikrankheiten (Deutsch von S. Frankenberg). Leipzig.

1877. 41. Leber. Die Krankheiten der Netzhaut und des Sehnerven. Dieses Handbuch Bd. V, Kap. VIII, S. 886. 1. Aufl.

1890. 42. Lehmann, P., Ein Fall von schwerer chronischer Bleiintoxikation, mit besonderer Berücksichtigung der Encephalopathie u. Retinitis. Inaug.-Diss. Halle a. S.

1891. 43. Liebrecht, Klin. Monatsbl. f. Augenhkde. S. 181. (Kasuist. Beiträge aus Prof. Schöler's Augenklinik.)

44. Derby, H., A case of double optic neuritis accompanied by considerable amblyopia, possibly caused by arsenical poisoning. Boston med. and surgical Journ. p. 603.

45. Popper, »Blei« im Handwörterbuch der Gesundheitspflege v. O. Dammer. Stuttgart. S. 120.

1893. 46. Bach. L., Exophthalmus, abnorme Pupillenreaktion sowie Augenmuskelstörungen nach Bleiintoxikationen. Arch. f. Augenhkde. XXVI, S. 218.

1895. 47. *v. Schröder, Th., Beitrag zur Kasuistik und Litteratur der Amblyopia saturnina. Arch. f. Ophth. Bd. XXXI. 1.

1896. 48. *Wegener, Gesundheitspolizeiliche Maßregeln gegen Bleivergiftung. Deutsche Vierteljahrsschr. f. öffentl. Gesundheitspflege. S. 483.

5. Schwefelkohlenstoff.

1856. 49. Delpech, A., Mémoire sur les accidents que developpe, chez les ouvriers en caoutchouk, l'inhalation du sulfure de carbone en vapeur. Paris.

1860. 50. Delpech, A., Nouvelles recherches sur l'intoxication spéciale que détermine le sulfure de carbone. Paris.

1885. 51. Nettleship, Schwefelkohlenstoffvergiftung. Transact. of the Ophthalm.
Soc. of the United Kingd. V.

1886. 52. Gunn, Schwefelkohlenstoffvergiftung. Transact. of the Ophthalm. Soc.
of the United Kingd. VII.

1887. 53. Ross, James, Two cases of chronic poisoning by bisulphide of carbon.
Med. Chronicle. V. Januar.

1889. 54. Hirschberg, Schwefelkohlenstoffvergiftung. Centralbl. f. Augenhkde.
S. 424. September.

55. Becker, F., Schwefelkohlenstoffvergiftung. Centralbl. f. Augenhkde. Mai.

56. Maas, H., Über Schwefelkohlenstoffvergiftung. Inaug.-Diss. Berlin.

57. Nuel et Leplat, Schwefelkohlenstoffvergiftung. Ann. d'ocul. T. CI, p. 145.

6. Nitrobenzol; Anilin.

1876. 58. Galezowsky, De l'action toxique de l'aniline, de l'opium, du tabac etc.
sur la vue. Recueil d'ophth.

1886. 59. Mac Kinlay, Ophth. Soc. of the United Kingdom. 1886. p. 144.

1888. 60. Nieden, Über Amblyopie durch Nitrobenzol- (Roburit-) Vergiftung. Centralbl. f. Augenhkde. Juli. S. 193.

1894. 61. Snell, Remarks on amblyopia from Di-Nitrobenzol. Brit. med. Journ.
p. 449.

1897. 62. Senn, A., Typische Hornhauterkrankung bei Anilinfärbern. Korre-
spondenzblatt f. Schweizer Ärzte. 1897. S. 161.

7. Fleischgift.

1871. 63. Scheby-Buch, 38 Fälle von Accommodationslähmung. Arch. f. Ophth.
Bd. XVII. 1, S. 285.

1877. 64. Pürkhauer, H., Zur Casuistik der Allantiasis. Bayr. ärztl. Intelligenzblatt. No. 24.

1883. 65. Federschmidt, Über Wurstvergiftung. Generalber. über die Sanitäts-
verwaltung im Königreich Bayern. XIV, S. 57.

66. Böhm, Vergiftung durch Blutwürste. Generalber. über die Sanitäts-
verwaltung im Königreich Bayern. XIV, S. 57.

1886. 67. Knies, Zwei Fälle von leichter Fischvergiftung. Ärztl. Mitt. aus Baden.
XL, No. 16.

1888. 68. Alexander, Über Fischvergiftung. Bresl. ärztl. Zeitschrift. No. 3.

1890. 69. Gutmann, G., Ein Fall von beiderseitiger akuter Ophthalmoplegia
externa nach Fleischvergiftung. Berliner klin. Wochenschr. No. 8.

1891. 70. Reiß, Ph., Sieben Fälle von Wurstvergiftung, Botulismus. Wien. med.
Presse. No. 49.

71. Pedraglia, Über Störungen der Augennerven durch Schinkenvergiftung.
Deutschmann's Beiträge z. Augenhlkde. H. III, p. 59.

1895. 72. Königshöfer, Epikritisches zu dem Pflüger'schen Falle von Käsevergiftung. Mediz. Korrespondenzbl. des Württemberg. ärztl. Landes-
vereins. LXIV, No. 22.

73. Darde et Viger, Amblyopie à la suite d'ingestion de viande de veau
altérée. Arch. de méd. et de pharm. milit.

74. Pflüger, Über Käsevergiftung, speziell über einen Fall mit Ausgang in
Erblindung. Württemb. Korrespondenzbl. No. 10.

1896. 75. Feilchenfeld, Völlige Accommodationslähmung nach Austernvergif-
tung. Klin. Monatsbl. f. Augenhkde. S. 129.

1897. 76. *van Ermengen, Über einen neuen anaëroben Bacillus und seine
Beziehungen zum Botulismus. Zeitschr. f. Hygiene. Bd. XXVI.

IV. Ansteckungen des Auges selbst.

1. Bindehautkatarrhe.

§ 68. Ursachen. Die Luft, in der wir leben, ist stets in höherem oder geringerem Maße durch Stäubchen verunreinigt. Um diese Stäubchen vom Auge fernzuhalten, hat die Natur in Gestalt der Wimpern eine Art von Rechen vor dem Auge angebracht. Selbstverständlich reicht aber diese Schutzvorrichtung nicht für alle Fälle aus. Trotz ihrer gelangen nicht selten Stäubchen auf Lidränder, Hornhaut und Bindehaut. Ist ihre Beschaffenheit so, dass sie die Oberfläche des Auges reizen, so entsteht ein Thränenstrom, der die Eindringlinge hinwegschwemmt. Körperchen, die nicht unmittelbar reizen, werden durch den Lidschlag in die Gegend des Thränensees gewischt und mithilfe gelegentlich abgesonderter Thränen in die Nase geschwemmt.

Nach dem Gesagten ist zu erwarten, dass auch Spaltpilze oft genug in den Bindehautsack gelangen. In der That findet man auf ganz gesunden Bindehäuten mancherlei Spaltpilze (Kokken, Stäbchen, Sarcine), nicht bloß einzelne, die aus der Luft dahin gelangt sein mögen, sondern ganze Kolonien, die auf den Epithelzellen der Bindehaut gewachsen sein müssen. Man sollte deshalb meinen, dass Bindehautentzündungen recht oft durch Luftübertragung entstehen müssten. Das scheint nun aber nicht der Fall zu sein. Denn man kennt zwar Bindehautentzündungen, die zweifellos durch verunreinigte Luft entstehen, aber das Verunreinigende sind dann Gase, z. B. schweflige Säure. Ferner entstehen Katarrhe bei Müllern, Bäckern und Schreinern durch verunreinigte Luft; aber da ist das Verunreinigende Staub, der wahrscheinlich auch ohne Zuthun von Spaltpilzen, rein mechanisch die Schleimhaut in Entzündung versetzt. Bei Bindehautkrankheiten dagegen, die sicher von Spaltpilzen herrühren, scheint immer eine Übertragung durch schmutzige Hände, Handtücher, Taschentücher, Waschwasser, Fliegen (?) nötig zu sein, vielleicht weil nur so die genügende Menge von Spaltpilzen auf die Bindehaut gelangen kann. Kommen nämlich Spaltpilze, die an sich geeignet sind, eine bestimmte Bindehautentzündung zu erregen, in sehr spärlicher Zahl auf die Bindehaut, so können sie vermutlich durch Lidschlag und Thränen weggeschafft werden, ehe ihre Vermehrung hinreicht, um Krankheitserscheinungen hervorzubringen.

Am ehesten dürfte man eine Ansteckung durch Luftkeime vermuten, wenn eine Bindehautentzündung seuchenartig auftritt. Derartige Vorkommnisse sind wiederholt beschrieben worden. So beobachteten z. B. Wilbrand, Sänger und Stälin (1) im Jahre 1893 eine Seuche. Sie begann im Frühling unter dem Bilde eines Schwellungskatarrhes mit Follikelbildung.

Unter der üblichen Behandlung besserten sich die Fälle. Aber plötzlich, Mitte Mai, trat Verschlimmerung ein, die an eine Neuansteckung und zwar durch Gonokokken denken ließ. Bald kamen auch neue Fälle hinzu, die von Anfang an die zweite, die blennorrhoeartige Erkrankung zeigten. Die Zahl der neu aufgenommenen Fälle wurde schnell größer, erreichte im Juni den Höhepunkt, nahm im Juli und August ab, um im September und Oktober wieder etwas anzusteigen. Von den Beobachtern werden nun einige Thatsachen ausdrücklich erwähnt, die gegen Luftansteckung sprechen. Die Krankheit befiel, wenigstens im Frühsommer, nur die ärmsten Bevölkerungsschichten und unter diesen wieder vorzugsweise Kinder und Frauen; es kam wiederholt vor, dass ganze Familien erkrankten. In der Klinik, wo diese Kranken aus- und eingingen, konnten aus der Luft nicht dieselben Spaltpilze gezüchtet werden, die bei den Kranken gefunden und von den Verfassern als die Erreger der Entzündung angesehen wurden.

Andererseits darf aber auch nicht unerwähnt bleiben, dass sämtliche 20 Insassen einer Krankenhausbaracke samt den zwei Wärterinnen durch ein krank eingeliefertes Kind angesteckt wurden. Das kann ja natürlich durch unmittelbare Übertragung des Ansteckungsstoffes geschehen sein. Aber wahrscheinlich ist das nicht, da die Wärterinnen doch wenigstens für ihre eigenen Augen besondere Handtücher u. s. w. benutzt haben werden.

Dass das trockene, heiße Wetter des Sommers 1893 an der Ausbreitung dieser Seuche beteiligt war, darf man annehmen, ohne deshalb an Übertragung durch die Luft glauben zu müssen. Denn trockene Wärme bewirkt Staub, der Staub reizt die Augen und giebt Anlass zum Reiben mit schmutzigen Händen und zu anderen unzweckmäßigen Maßnahmen.

Eine weitere Seuche hat AXENFELD (3) auf zwei Dörfern in der Nähe von Marburg beobachtet. Die Krankheit, eine »Pneumokokkenconjunctivitis«, befiel fast ausschließlich Schulkinder. Die unmittelbare Übertragung des Ansteckungsstoffes von Bindehaut zu Bindehaut ist hier mit Bestimmtheit auszuschließen, aus dem einfachen Grunde, weil diese Übertragung, absichtlich ausgeführt, ohne Folgen blieb[1]). Die Schilderung AXENFELD's macht mir den Eindruck, als ob das Bindehautleiden Teilerscheinung bezw. Folge eines leichten Allgemeinleidens gewesen sei, so etwa wie Bindehautkatarrh bei Masern; die Übertragung der einstweilen noch unbekannten, krankmachenden Keime hätte man dann der Luft zuzuschreiben; aber nicht aus der Luft auf die Bindehaut, sondern aus der Luft in die Nase. AXENFELD erwähnt nämlich, dass die Kinder Schnupfen hatten, aber ohne Fieber.

Ebenso mag es sich in der von GELPKE (5) beschriebenen Seuche von

---

1) Allerdings wollen GIFFORD (6) und PICHLER den Pneumokokkus auf menschliche Bindehäute mit Erfolg übertragen haben.

Schwellungskatarrh um ein Allgemeinleiden gehandelt haben, das die Bindehaut in Mitleidenschaft zog. Die Annahme ist um so eher zulässig, als
Gelpke ausdrücklich Störungen des Allgemeinbefindens erwähnt.

Zusammenfassend kann man also sagen, dass Bindehautentzündungen
durch unmittelbare Übertragung gewisser Spaltpilze auf die Bindehaut
häufig vorkommen, dass Bindehautentzündungen durch Luftübertragung
nicht wahrscheinlich sind, aber auch nicht sicher ausgeschlossen werden
können. Weitere Untersuchungen über diese Frage wären sehr erwünscht.

§ 69. Zur Verhütung von Bindehautentzündungen schütze man die
Augen vor Staub. Dies ist freilich nicht immer möglich. So wehen in
gewissen warmen Ländern, z. B. Südafrika, monatelang täglich von 10 Uhr
morgens bis 4 Uhr nachmittags Staubstürme, die selbst durch Thür- und
Fensterritzen den Weg in die Häuser finden und in wenigen Stunden über
alle Möbel eine dicke Staubschicht ausbreiten. Auch die Müller, Bäcker,
Steinhauer, Schreiner und manche andere Handwerker können dem Staube
nicht aus dem Wege gehen. Wenn die natürlichen Schutzmittel des Auges
hiergegen nicht ausreichen, so muss man durch öftere Waschungen der
Augen mit lauwarmem reinem Wasser nachhelfen. Aber vor allem müssen
die Hände rein sein! Denn an Staub kann das Auge schon ziemlich viel
ertragen, ohne krank zu werden. Wenn aber eine schmutzige Hand an
dem Auge herumreibt, so genügt ein vielleicht kaum sichtbares Bröckelchen,
um dem Auge den Keim zu einer schweren Entzündung einzuimpfen.

Thatsächlich weiß man ja auch, dass bei reinlichen Menschen, also
namentlich bei Erwachsenen der gebildeten Stände, die Bindehautkatarrhe
ungleich viel seltener sind als bei Armen und bei Kindern. Sollte in einer
Familie jemand an Bindehautkatarrh erkranken, so ist streng darauf zu
halten, dass des Kranken Handtücher, Taschentücher, Waschbecken u. s. w.
nicht von den Gesunden mitbenutzt werden.

2. Blennorrhoea neonatorum; Conjunctivitis gonorrhoica.

§ 70. Häufigkeit. Der Eiterfluss der Bindehaut ist eine der wichtigsten Augenkrankheiten, weil er die Hornhaut und damit das Augenlicht
in hohem Maße gefährdet. Über die Häufigkeit des Eiterflusses lassen sich
nur ungefähre Angaben machen. Am genauesten ist man wohl über sein
Vorkommen in der Schweiz unterrichtet. Hier hat Heim (26) eine sehr
mühevolle und sorgfältige Zählung ausgeführt. Es ergab sich daraus, dass
auf 83 596 Geburten etwa 400 Fälle von Eiterfluss der Neugeborenen
kommen, d. h. rund 5 Erkrankungen auf je 1000 Kinder.

Von den 400 erkrankten Kindern behielten 60—70 eine dauernde Beschädigung ihrer Sehkraft; 16 der Beschädigten wurden ganz oder fast

ganz blind. Ferner sei aus Heim's Arbeit erwähnt, dass Eiterfluss der Neugeborenen bei der Stadtbevölkerung etwa doppelt so oft vorkommt wie bei der Landbevölkerung, bei unehelichen Kindern etwas mehr als doppelt so oft[1]) wie bei ehelichen. Ein ungünstiger Ausgang der Krankheit war häufiger bei der Landbevölkerung und bei den unehelichen Kindern; bei der Landbevölkerung vermutlich wegen fehlender oder verspäteter ärztlicher Hilfe, bei den unehelichen Kindern wegen größerer Giftigkeit des mütterlichen Scheidenschleimes und wegen geringerer Widerstandsfähigkeit der schlechter verpflegten Kinder.

Für Mecklenburg-Schwerin hat Schatz (10) Zählungen angestellt. Er fand, ganz wie Heim in der Schweiz, je 5 Fälle von Eiterfluss auf 1000 Neugeborene, bei einer Gesamtzahl von 18000 Neugeborenen.

Dagegen fand H. Cohn (39) bei den Breslauer Geburten des Jahres 1894 20 Fälle von Eiterfluss bei je 1000 Neugeborenen, und Widmark (29) in Stockholm sogar 20—25. Der Unterschied erklärt sich offenbar daraus, dass Heim und Schatz städtische und ländliche Geburten gezählt haben, Cohn und Widmark dagegen nur städtische und obendrein großstädtische.

Auch in einem anderen Punkte widersprechen sich die Beobachtungen H. Cohn's und A. Heim's. Während Cohn den Eiterfluss bei seinen poliklinischen Kranken viermal so oft beobachtet wie in der Privatpraxis, teilt Heim mit, dass mehr als die Hälfte aller in der Schweiz »an Eiterfluss erkrankten Neugeborenen den bemittelten Klassen der Bevölkerung« angehören. Allerdings sind diese Angaben Cohn's und Heim's wohl nicht eigentlich vergleichbar.

Endlich sei erwähnt, dass H. Cohn die Fälle von Eiterfluss gezählt hat, die 1895 in 52 Augenkliniken des deutschen Reiches, in 14 österreichischen, in 5 schweizerischen und in 3 holländischen behandelt worden sind. Diese 104 Kliniken behandelten 1938 Fälle von Eiterfluss der Neugeborenen, bei 302971 Augenkranken, also etwa 6 Fälle von Eiterfluss auf je 1000 Kranke.

§ 71. Über die Ursache des Eiterflusses hat erst die neueste Zeit volle Klarheit gebracht. Immerhin ist man schon im vorigen Jahrhundert auf der richtigen Spur gewesen. Denn Quellmalz (s. Haussmann, 8) hat schon im Jahre 1750 die Behauptung aufgestellt, dass der »weiße Fluss« der Mutter mit der Augenentzündung der Neugeborenen in ursächlichem Zusammenhange stehe. Allerdings dachte sich Quellmalz die Ansteckung auf einem Umwege, nämlich durch das Blut.

---

1) Magnus ist in einer Untersuchung über die Jugendblindheit (1886) etwa zu demselben Ergebnis gelangt.

Einen wirklichen, aber von den Ärzten damals wenig beachteten Fortschritt brachten die Jahre 1806 und 1807. Nachdem schon verschiedene Ärzte (Colombier 1782, Siebold 1792, Stark 1799) von einer »venerischen« Ursache des Eiterflusses gesprochen, stellte A. Schmidt (1806) den Satz auf, dass Eiterfluss der Neugeborenen durch »weißen Fluss, Zugluft, grelles Licht, Erkältung« entstehe oder aber durch Tripperansteckung, und Gibson (1807) lehrte, dass das Auge des Kindes in vielen Fällen bei der Geburt durch leukorrhoischen Scheidenschleim angesteckt werde und dass man die Ansteckung durch gewisse Maßregeln verhindern könne[1]). Seit Beginn der 80er Jahre wissen wir nun, dass nicht jeder beliebige »weiße Fluss« der Mutter die Augen des Kindes mit Blennorrhoe und Erblindung bedroht, sondern nur ein gonorrhoischer.

Die Ursache des Eiterflusses der Bindehaut ist nämlich der Gonokokkus Neisser, ein Diplokokkus, der sich mikroskopisch an seiner Einlagerung in Epithel- und in Eiterzellen von anderen Diplokokken unterscheidet, von dem Pseudogonokokkus Wilbrand's aber nur durch sein Verhalten gegen die Gram'sche Entfärbung und durch die Schwierigkeiten der Züchtung. Der Neisser'sche Diplokokkus wächst nämlich auf der gewöhnlichen Gelatine nicht, der Wilbrand'sche leicht; der Neisser'sche giebt bei Gram'scher Behandlung die Farbe ab, der Wilbrand'sche nicht. Nun hat sich freilich herausgestellt, dass nicht in allen Fällen von Eiterfluss der Neugeborenen Gonokokken zu finden waren und dass diese gonokokkenfreien Fälle oft, aber keineswegs ausnahmslos leichter verlaufen als die Fälle mit Gonokokken. Indes ist doch ein grundsätzlicher Unterschied zwischen den beiden Formen der Krankheit vorhanden.

Während das kleinste, gonokokkenhaltige Eitertröpfchen auf einer gesunden Schleimhaut sofort die Krankheit wieder erzeugt, bringt gonokokkenfreier Schleim und Eiter keine schädliche Wirkung hervor. Wenigstens war es so bei einem Impfversuche, den Zweifel (11) mit sicher gonokokkenfreien Lochien bei 6 Neugeborenen angestellt hat. Zum gleichen Ergebnisse gelangten Kroner (13), Welander (33) und Bumm (14). Die Blennorrhoe mit Gonokokken wäre demnach eine ansteckende Krankheit, die Blennorrhoe ohne Gonokokken dagegen nicht.

Darum sind aber Vorsichtsmaßregeln, auch beim Fehlen der Gonokokken, noch lange nicht überflüssig. Denn es giebt sicher außer den Gonokokken noch andere Spaltpilze, die Bindehautentzündungen hervorrufen können, z. B. der Koch-Weeks'sche Bacillus, ein Streptokokkus, ein Diplokokkus, nicht zu reden vom Diphtheriebacillus und dem noch ungefundenen

---

[1]) Die Arbeiten von Colombier, Siebold, Stark, A. Schmidt und Gibson sind von Haussmann (8) der Vergessenheit entrissen worden.

Lebewesen des Trachoms; und bei der Übertragung von Eiter weiß man ja nie, was alles an Spaltpilzen darin enthalten ist.

Endlich ist zu erwähnen, dass lediglich durch chemische Einwirkungen (Sublimat, Höllenstein) Bindehautentzündungen entstehen können, die sich klinisch von der Gonokokkenblennorrhoe in nichts zu unterscheiden brauchen.

Für die Verhütung des echten Eiterflusses der Neugeborenen ist nun die Frage wichtig, wie der Gonokokkus auf die Bindehaut gelangt. Darüber ist viel gestritten worden. Feststehend ist die Thatsache, dass die Krankheit meist in den ersten 5 Tagen nach der Geburt zum Ausbruche kommt und nach dem 5. Tage immer seltener wird, wie folgende Zusammenstellung Uppenkamp's (16) zeigt:

am	1	2	3	4	5	6	7	8	9	10	11	12	13	14	15	16	17 Tage
Fälle	16	38	80	58	54	29	20	15	5	6	1	1	2	1	1	0	1

Diese Thatsache hat mehrere Forscher veranlasst, eine »primäre« Ansteckung, nämlich bei der Geburt, und eine »sekundäre«, d. h. nachträgliche, anzunehmen. Diese Annahme hat wenig innere Wahrscheinlichkeit. Es liegt viel näher, mit Köstlin (40) Folgendes anzunehmen: Die Ansteckung erfolgt bei oder unmittelbar nach der Geburt. Ist die Ansteckung sehr heftig, d. h. die Menge der übertragenen Spaltpilze und ihre Lebenskraft groß, so bricht die Krankheit schon an einem der ersten fünf Tage aus und hat einen schweren Verlauf. Ist die Ansteckung milder, d. h. die Menge der übertragenen Gonokokken kleiner und deren Lebenskraft schwächer, so kommt die Krankheit erst später zum Ausbruche und hat einen milderen Verlauf.

Über die Art und Weise des Eindringens der Gonokokken lässt sich zur Zeit etwas völlig Gewisses noch nicht sagen. Man weiß, dass der Tripper des Weibes in der Harnröhre, auf der Schleimhaut des Gebärmutterhalses, ja auf der Schleimhaut der Gebärmutter selber sitzt, dass die Scheidenschleimhaut dagegen frei bleibt[1]). Selbstverständlich sind aber bei einer tripperkranken Frau auch dem Scheidenschleime Gonokokken vom Cervix aus beigemischt. Beim Durchtreten des kindlichen Kopfes durch die Geburtswege kommen also die Augenlider des Kindes mit gonokokkenhaltigem Schleim stundenlang in die innigste Berührung. Solange die Lider geschlossen und durch Kindstalg verklebt bleiben, wird eine Ansteckung nicht zustande kommen. Aber bei lange dauernden Geburten, bei frühzeitigem Blasensprunge und ganz besonders, wenn an der Kreisenden

---

1) Die Unzugänglichkeit des Pflasterepithels für Gonokokken wird freilich neuerdings geleugnet (Touton, 18).

viel herumhantiert wird, kann eine Verschiebung des einen oder anderen Lides und dabei Einimpfung des giftigen Schleimes schon innerhalb der Geburtswege erfolgen. Thatsache ist, dass schon öfter Kinder zur Welt gekommen sind, bei denen der Eiterfluss der Bindehäute bereits in voller Blüte stand.

Sobald nun die Entbindung erfolgt ist und das Kind zum erstenmale die Augen öffnet, kann der über die Lider ausgebreitete Schleim ohne weiteres mit Hornhaut und Bindehaut in Berührung kommen. Und wenn das durch bloßes Aufschlagen der Augen nicht geschieht, so kann der Schleim beim Reinigen und Baden des Kindes durch die mehr oder weniger unzweckmäßigen Handgriffe der Hebamme sehr leicht in die Augen hineingewischt werden.

Wenn im Vorstehenden die Spätansteckungen bestritten werden, so bedarf dies einer Einschränkung. Es versteht sich von selbst, dass auch bei einem 1, 2, 3 Wochen alten Kinde wie bei jedem anderen Menschen gonokokkenhaltiger Schleim in die Augen geschmiert werden kann und dass daraufhin sich ein Eiterfluss entwickeln wird, der aber dann natürlich durchaus nicht milder verläuft als bei den während der Geburt angesteckten Kindern. Um derartige Ansteckungen durch gemeinsame Schwämme, Waschgeräte, Handtücher u. s. w. mag es sich wohl in jenen Anstalten gehandelt haben, wo die Hälfte aller Neugeborenen an Eiterfluss zu erkranken pflegte. Diese Hausseuchen sind jetzt aber selten geworden, und die vorkommenden Späterkrankungen sind, wie oben erwähnt, meist sehr mild, also vermutlich Folge abgeschwächter Ansteckungen.

§ 72. Verhütung. Aus dem Gesagten ergiebt sich, dass der Eiterfluss durch zwei Verfahren verhütet werden kann, die beide schon im Jahre 1807 von GIBSON richtig erkannt worden sind. Das eine Verfahren besteht im Fernhalten des giftigen Scheidenschleimes von der Bindehaut; das andere im Unschädlichmachen des bereits eingedrungenen Schleimes.

Der erste Weg ist in neuerer Zeit von KALTENBACH (17), KÜSTER, PRISKEN, AHLFELD und anderen bearbeitet worden. Sie suchten das Gift aus den mütterlichen Geburtswegen wegzuschaffen. Dazu dienten reichliche Ausspülungen der Scheide mit Sublimatwasser vor und während der Geburt, Auswischen der Scheide mit Watte, die in stärkere Sublimatlösung (1 : 1000) getaucht war, ja sogar Bearbeiten der Scheidenschleimhaut mit Seife und Bürste!! Nach der Geburt eine sorgfältige Reinigung der Lider der Neugeborenen mit keimfreiem Wasser oder mit keimtötenden Flüssigkeiten.

Es ist von vornherein anzunehmen und auch durch die Erfahrung bewiesen, dass sich auf diese Art manche Ansteckung verhüten lässt.

Aber es liegt auf der Hand, dass derartige Verfahren nur in geschlossenen Anstalten möglich sind, und selbst da nur dann, falls die Frauen vor dem Beginne der Entbindung aufgenommen werden, was bekanntlich durchaus nicht immer der Fall ist. Übrigens sind die Geburtshelfer neuerdings, zum Wohle der Mütter, von einer so eingreifenden Bearbeitung der Geburtswege völlig zurückgekommen.

Man wird deshalb besser den zweiten Weg gehen, d. h. annehmen, dass trotz sorgfältiger Reinigung der Lider doch ein wenig Schleim in das Auge eingedrungen und dieser Schleim nun unschädlich zu machen sei. Das Verdienst, diesen Weg gesucht und gefunden zu haben, gebührt Credé (9). Sein Verdienst wird dadurch nicht im mindesten geschmälert, dass schon vor ihm Schiess-Gemuseus mit Carbol- und Thymollösungen, Haussmann (8) mit Karbollösungen und Kehrer mit einer 1 % Arg. nitr.-Lösung das Auge keimfrei zu machen versuchten. Denn Credé's Verfahren ist der erste gelungene Versuch einer planmäßigen Verhütung des Eiterflusses.

Das Credé'sche Verfahren sei mit Credé's eigenen Worten geschildert:
»Die Kinder werden nach der Abnabelung zunächst von der Hautschmiere und dem an ihnen haftenden Blute, Schleim u. s. w. in der bekannten Weise befreit, dann in das Bad gebracht und dabei die Augen mittels eines reinen Läppchens oder besser mittels reiner Bruns'cher Verbandwatte, nicht mit dem Badewasser, sondern mit anderem reinen gewöhnlichen Wasser äußerlich gereinigt, namentlich von den Lidern alle anhaftende Hautschmiere beseitigt. Dann wird auf dem Wickeltische vor dem Ankleiden des Kindes jedes Auge mittels zweier Finger ein wenig geöffnet, ein einziges am Glasstäbchen hängendes Tröpfchen einer 2procentigen Lösung von salpetersaurem Silber der Hornhaut bis zur Berührung genähert und mitten auf sie einfallen gelassen. Jede weitere Berücksichtigung der Augen unterbleibt. Namentlich darf in den nächsten 24—36 Stunden, falls eine leichte Rötung oder Schwellung der Lider mit Schleimabsonderung folgen sollte, die Einträufelung nicht wiederholt werden. Die Lösung des salpetersauren Silbers befindet sich in einem kleinen Fläschchen aus schwarzem Glas mit eingeriebenem Glasstöpsel. Die Halsweite des Fläschchens beträgt 1 cm im Durchmesser. Das benutzte Glasstäbchen ist 15 cm lang, 3 mm dick, an beiden Enden glatt und rund abgeschmolzen.«

Dies Credé'sche Verfahren hat geradezu erlösend gewirkt. Vor Credé 2—50 % Erkrankungen; nach Einführung des Credé'schen Verfahrens 0 % bis allerhöchstens 1,93 %; durchschnittlich 0,655 % Erkrankungen, bei 24 724 so behandelten Neugeborenen (Köstlin, 40). Trotz dieses zwingenden Beweises von der Vortrefflichkeit des Credé'schen Verfahrens hat man versucht, den Silbertropfen durch andere Flüssigkeiten zu ersetzen, die von den Nachteilen desselben frei seien. Es wird ihm nämlich vielfach vorgeworfen, dass er die Bindehaut der Neugeborenen reize und so auf chemischem Wege eine Bindehautentzündung hervorbringe. Man hat deshalb gekochtes Wasser, ferner Carbol, Salicylsäure, Thymol, Sublimat, Kali hypermanganicum, Borsäure, Jodtrichlorid in Lösungen, Jodoform, Aqua chlori und anderes mehr versucht und empfohlen. Aus den von Köstlin zusammengestellten Zahlen geht mit Sicherheit hervor, dass bloßes gekochtes Wasser und Carbolwasser viel weniger zuverlässig sind als der Silbertropfen. Bezüglich der anderen Mittel steht ein endgültiges Urteil noch aus, weil die Zahl der mit ihnen behandelten Neugeborenen noch viel zu klein ist.

Wird ein Säugling mit nur einem kranken Auge zum Arzte gebracht, so sucht man durch folgende Maßregeln die Ansteckung des zweiten Auges zu verhindern. Man unterrichtet die Pflegerinnen über die ansteckende Natur der Krankheit und schärft ihnen ein, die Umgebung des gesunden Auges gar nicht zu berühren, am allerwenigsten natürlich mit Schwämmen, Watte oder Händen, die mit dem kranken Auge in Berührung gewesen sind. Auch muss das Kind stets auf die Seite des kranken Auges gelegt werden, damit nicht Eiter über den flachen Nasenrücken in das gesunde Auge hinüberfließen kann. Zu diesen Maßregeln der Pflege kommt nun noch eine ärztliche Maßregel hinzu, nämlich ein täglich wiederholter Credé'scher Tropfen in das gesunde Auge. Es ist ein Verdienst Fränkel's, den Satz aufgestellt zu haben, dass die tägliche Wiederholung des Credéisierens vortrefflich vertragen werde und keinerlei Reizung oder gar Schädigung des Auges bewirke. Ich kann diesen Satz aus eigener Erfahrung durchaus bestätigen und hinzufügen, dass bei einigen so von mir behandelten Neugeborenen das zweite Auge in der That gesund geblieben ist, ob durch den so oft angewendeten Credé'schen Tropfen oder aber durch Nichtansteckung, das dürfte freilich schwer zu entscheiden sein. Jedenfalls ist mir aufgefallen, dass bei einem dieser Kinder das zweite Auge nicht erkrankte, obgleich das Kind einmal zwei Tage lang nicht zu mir gebracht, also an diesen auch nicht credéisiert wurde, und dass bei einem anderen Kinde das zweite Auge gesund blieb, obgleich das Credéisieren ausgesetzt wurde, lange ehe der Eiterfluss des ersten Auges geheilt war.

§ 73. **Öffentliche Maßregeln.** Da die Erfahrung gezeigt hat, dass das Credé'sche Verfahren bei genauer Ausführung den Eiterfluss sicher verhütet, so ist die Forderung gestellt worden, das Credé'sche Verfahren allgemein und zwangsweise einzuführen. Man hat dabei auf die Schutzpockenimpfung hingewiesen, die ja auch und zwar mit gutem Erfolge gesetzlich verlangt und auch thatsächlich erzwungen wird.

Dieser Vergleich passt nun aber ganz und gar nicht. Jeder Pockenkranke ist eine große Gefahr für seine Nebenmenschen und kann eine allgemeine Seuche hervorrufen. Ein blennorrhoisches Kind dagegen gefährdet niemanden, allenfalls seine Mutter oder sonstige Pflegerin. Thatsächlich kommen aber Ansteckungen der Pflegenden nicht vor; mindestens sind sie so selten, dass man darauf keine Gesetze bauen darf. Zweitens ist für das Pockengift sozusagen jeder empfänglich und daher auch jeder der Ansteckung ausgesetzt; deshalb ist es nicht unbillig, wenn das Gesetz von jedem ein Opfer zum Wohle der Gesamtheit fordert. Der blennorrhoischen Ansteckung sind aber keineswegs alle Kinder ausgesetzt, sondern nur die, deren Mütter zur Zeit der Entbindung tripperkrank sind. Gottlob sind das aber bei uns die wenigsten Mütter. Zwangsweise Einführung des Credé-schen Verfahrens würde also heißen, dass die erdrückende Mehrheit der Kinder sich einer sehr kleinen Minderheit zuliebe einen Eingriff gefallen lasse, der immerhin schmerzhaft[1]) ist und eine leichte, wenn auch bald vorübergehende Bindehautentzündung bewirken kann. Ein dritter Unterschied ist aber der, dass der Staat die Schutzpockenimpfung erzwingen kann, den Silbertropfen aber nicht. Denn wenn das Kind ohne Impfschein zur Schule kommt, kann man es abweisen und nachträglich impfen lassen. Wenn aber ein Kind ohne »Tropfschein« zur Schule kommt, was soll dann geschehen? Und dass viele Eltern der Hebamme rundweg das Tropfen verbieten würden, dessen darf man gewiss sein. Man bedenke doch, dass öfters nach dem Tropfen leichte Bindehautentzündung entsteht. Die Gevatterinnen würden nun schon dafür sorgen, den Tropfen landauf landab als schädlich zu verschreien. Denn was er verhütet hat, ahnen sie ja nicht; was er geschadet hat, sehen sie und zwar durch ein Vergrößerungsglas, mit dem ja alle Zwangsmaßregeln betrachtet werden. Der Staat kann und wird den Silbertropfen in geschlossenen Anstalten gesetzlich einführen, wo die Frischentbundene gar nicht weiß, was mit ihrem Kinde gemacht wird und wo keine Gevatterinnen die Aufsicht führen. In den geschlossenen Anstalten ist auch der Tropfen viel dringender nötig als in den Privathäusern, weil in den Gebärhäusern unehelich Geschwängerte und städtische Frauen zusammenströmen, also gerade die Frauen, die mehr als Ehefrauen und Frauen vom Lande an Tripper zu leiden pflegen.

Für die zu Hause Geborenen giebt es andere Vorbeugungsmaßregeln, die zwar nicht so zuverlässig sind wie der Credé'sche Tropfen, aber immer-

---

1) Credé sagt freilich S. 49: »Schmerzen macht das Einträufeln dem Kinde gar nicht; es zuckt nicht einmal mit den Augen dabei«. Nach meinen Beobachtungen ist der zweite Teil des Satzes richtig, der erste nicht. Das Kind fängt nämlich erst an zu schreien, nachdem der kleine Eingriff vollendet ist. Offenbar vergehen eben einige Sekunden, bis das von dem Tropfen erzeugte Brennen empfunden und mit Geschrei beantwortet wird.

hin die Krankheit selten machen und manches Unheil verhüten können; es sind das:

1. Belehrung der Eltern,
2. Verhaltungsmaßregeln für die Hebammen.

Mit planmäßiger Belehrung der Eltern ist in Frankreich, Dänemark (1873!), Schweden, in Breslau und in der Rheinprovinz bereits der Anfang gemacht worden. Sämisch hat im Jahre 1890 eine Belehrung »an die Eltern sehender und blinder Kinder« verfasst; diese Belehrung ist durch die Standesämter der Rheinprovinz in mehr als einer halben Million Abzügen verteilt worden, einerseits bei der Eheschließung, andererseits bei der Geburt eines Kindes. In Breslau wurden im Jahre 1895 12000 Abdrücke einer von H. Cohn verfassten Belehrung bei der Geburtsmeldung verteilt. In Stockholm hat man einen allgemein verständlichen Aufsatz über den Eiterfluss der Neugeborenen in einem sehr verbreiteten Kalender abgedruckt. Diese Belehrung durch den Kalender fiel zeitlich zusammen mit Belehrung der Hebammen und Empfehlung des Silbertropfens (1885), aber ohne jede Zwangsmaßregel. Der Erfolg war unverkennbar, wie folgende Liste Widmark's (29) zeigt:

	Kranke in den Polikliniken Stockholms.	Darunter Blennorrh.
1884:	8235	99
1885:	8449	74
1886:	9403	66
1887:	10378	48
1888:	9889	39
1889:	10738	30
1890:	12079	29

Ohne Zweifel verdient also »die Belehrung der Eltern« eine allgemeine Einführung. Ob gerade die Trauung der geeignete Augenblick ist, scheint mir fraglich. Zweckmäßiger dürfte es wohl sein, die amtliche Belehrung dem jungen Paare 8 Monate nach der Hochzeit zuzusenden. Wenn man die Belehrung, wie in Breslau geschehen, bei der Geburtsanmeldung dem Vater ausgehändigt, wird sie für die Anwendung des Credé'schen Tropfens wohl oft zu spät kommen, aber jedenfalls noch rechtzeitig, um im Erkrankungsfalle dem Kinde frühzeitige ärztliche Hilfe zu verschaffen, wodurch ja die Gefahr der Erblindung ganz wesentlich vermindert wird.

Die Hebammen müssen selbstverständlich in der Verhütung des Eiterflusses gründlich unterrichtet werden und dürfen die Berechtigung zur Ausübung der Praxis nur erhalten, wenn sie das Credé'sche Verfahren genau kennen und tadellos auszuführen imstande sind. Mit dem Berechtigungsscheine sollten sie eine gedruckte Pflichtordnung bekommen, in der bezüglich des Eiterflusses Folgendes aufzunehmen wäre:

1. Bei der Übernahme einer bevorstehenden Entbindung hat die Hebamme zu erfragen, ob im Beginne oder im Verlaufe der Schwangerschaft ein Ausfluss aus der Scheide bestanden hat, oder ob ein etwaiges früheres Kind an Eiterfluss der Augen erkrankt ist. Wenn die Antwort ja lautet, hat die Hebamme den Eltern einen Abdruck einer »amtlichen Belehrung zur Verhütung des Eiterflusses bei Neugeborenen« zu überreichen und nach erfolgter Entbindung das Credé'sche Verfahren genau auszuführen. Wenn dagegen keinerlei Verdacht auf Tripper der Mutter vorliegt, so hat sich die Hebamme auf den ersten Teil des Credé'schen Verfahrens (Reinigung der Lidhaut mit reinem Läppchen und gewöhnlichem, aber nicht dem Bade entnommenem Wasser) zu beschränken.

2. Treten bei einem Neugeborenen Zeichen von Augenentzündung auf, so hat die Hebamme sofort einen Arzt zu rufen und bis zu seiner Ankunft sich auf viertelstündliches, leichtes Lüften der Lider und Abwischen der herausquellenden Flüssigkeit zu beschränken. Jede weitere Behandlung der Augen ist der Hebamme verboten.

3. Nichtbefolgung der Vorschriften 1. und 2. durch die Hebamme wird bestraft, im ersten Falle mit Geld, im Wiederholungsfalle durch Einstellung im Beruf. Außerdem steht den Eltern eines etwa zu Schaden gekommenen Kindes das Recht zu, auf Entschädigung zu klagen.

Von manchen Augenärzten, so namentlich von H. Cohn (39), wird als ein weiteres Verhütungsmittel die Anzeigepflicht der Hebammen und Ärzte empfohlen. Die Anzeigepflicht der Hebammen allein hat sich nämlich als ein Schlag ins Wasser erwiesen. H. Cohn erzählt selber, dass seit 1884 in Schlesien die Hebammen bei 30 Mark Strafe verpflichtet sind, jeden Fall von Augeneiterung der Neugeborenen dem Physikus anzuzeigen. Und obgleich diese Verordnung den Hebammen im Jahre 1895 von neuem in Erinnerung gebracht wurde, wurden in Breslau in diesem Jahre nur 11 Fälle amtlich gemeldet, dagegen 333 Fälle ärztlich behandelt.

Ohne Zweifel würde das sofort anders werden, wenn das Gesetz auch die Ärzte zur Meldung verpflichtete, weil ja dann eine Unterlassung der Hebamme durch den Arzt zur amtlichen Kenntnis kommen könnte und umgekehrt. Auch ist zuzugeben, dass auf diesem Wege am ehesten ein genauer Einblick in die Häufigkeit des Eiterflusses und in die Wirksamkeit etwaiger Vorbeugungsmaßregeln zu bekommen wäre. Allein es scheint doch fraglich, ob der Staat das Recht, ja ob er überhaupt die Macht hat, eine so zarte Familienangelegenheit an das Licht der Öffentlichkeit zu ziehen. Denn wenn auch in den für die Eltern bestimmten Belehrungen von Gonokokken und deren Herkunft nicht die Rede sein wird, so darf man doch annehmen, dass der wahre Zusammenhang der Dinge allmählich auch in der Laienwelt, etwa durch die Hebammen, bekannt und der Einführung des Silbertropfens hinderlich wird (Haab, 15). Unbedenklich wäre die ärztliche Meldepflicht ohne Namensnennung des erkrankten Kindes; aber diese halbe Meldepflicht würde freilich auch nur einen halben Erfolg haben oder weniger. Jedenfalls liegt es nahe, zunächst einmal diejenigen Maßregeln zur wirklichen und allseitigen Durchführung zu bringen, gegen die nennenswerte Bedenken nicht vorliegen.

§ 74. Conjunctivitis gonorrhoica. Wenn gonokokkenhaltiger Schleim oder Eiter in das Auge eines Erwachsenen gelangt, so entsteht nach zwei bis drei Tagen eine Krankheit, die als Conjunctivitis gonorrhoica bezeichnet wird und die sich vom Eiterflusse der Neugeborenen nur dadurch unterscheidet, dass der Verlauf noch schwerer und die Zahl der untergehenden Augen noch größer ist als bei den Neugeborenen. Die Opfer dieser Krankheit sind meist junge Männer, die an einem Harnröhrentripper leiden und sich selber den giftigen Eiter durch Unvorsichtigkeit ins Auge übertragen. Von der Häufigkeit dieses Vorkommnisses giebt die Angabe Burchardt's (20) eine, wie mir scheint, übertrieben große Vorstellung, dass im preußischen Heere, einschließlich des württembergischen Korps, im Laufe von 3 Jahren 383 Fälle von Augentripper zur Behandlung kamen. Diese Fälle verteilten sich ziemlich ungleichmäßig; mehr als die Hälfte (230) entfielen auf das I. und das II. Korps, in Ost- und in Westpreußen, d. h. auf dieselben Provinzen, die auch unter dem Trachom am schwersten zu leiden haben. Von den 383 Soldaten wurden nur 306 als »geheilt« entlassen, d. h. ohne so schwere Beschädigung, dass auf Dienstuntauglichkeit erkannt werden musste. Bei den übrigen dagegen, etwas über 20 %, sind wohl beide Augen erheblich beschädigt gewesen; bei Unversehrtsein eines Auges bewirkt nämlich selbst eine erhebliche Beschädigung des anderen noch keineswegs Dienstuntauglichkeit.

Außer den Tripperkranken sind auch noch die Augenärzte der Gefahr eines Augentrippers ausgesetzt. Beim Auseinanderziehen der Lider eines blennorrhoischen Auges spritzt nämlich der Eiter oft im Strahle heraus. Es ist vorgekommen, dass der Strahl den Arzt ins Auge traf und dass das Auge trotz sofortiger Vorbeugungsmaßregeln erblindete.

Zur Verhütung des Augentrippers bedarf es nur der Vorsicht und Reinlichkeit. Jeder Arzt, der einen Tripperkranken behandelt, sollte ihn auf die Gefahr des Augentrippers aufmerksam machen und ihn dringend ermahnen, die Hände jedesmal zu waschen, wenn er das kranke Glied angefasst hat.

Einer besonderen Bemerkung bedarf noch der Schutz des zweiten Auges, wenn der Kranke, wie das gewöhnlich der Fall, mit nur einem angesteckten Auge zum Arzte kommt. Der Arzt hat sich dann zuerst mit dem gesunden Auge zu beschäftigen, nämlich die Lider zu waschen, einen Credé'schen Tropfen zu geben und nunmehr das gesunde Auge durch einen

völlig sicher abschließenden Verband zu decken. Der Verband kann als
»Fensterverband« eingerichtet werden, sodass das Auge sehen und auch
gesehen werden kann. Burchardt stellt den Fensterverband folgendermaßen her: zwischen zwei in der Mitte durchlochte Wattescheiben wird
ein Stückchen Marienglas mit Collodium eingeklebt. Die Watte kann man
dann noch auf der äußeren Seite mit Collodium wasserdicht machen. Auch
die Befestigung der Watte an der Haut der Stirn, Nase und Wange kann
mit Collodium bewerkstelligt werden. Mithilfe solcher Verbände gelingt es
fast immer, das noch unversehrte Auge vor Ansteckung zu bewahren.

3. Diphtheritis der Bindehaut.

§ 75. Ursachen. Bisher hat man zwischen Kroup und Diphtherie der
Schleimhäute streng unterschieden. Als Kroup bezeichnete man eine verhältnismäßig gutartige Entzündung, bei der es zur Bildung von Häutchen auf der
Oberfläche der Schleimhaut kommt; Diphtherie dagegen als eine Entzündung, bei der es zur Bildung eines Häutchens in der Schleimhaut selber
kommt, sodass bei Abstoßung des Häutchens ein Gewebsverlust entstehen
muss, der dann durch Narbengewebe gedeckt wird.

Diese Trennung ist aber mit den bakteriologischen Entdeckungen der
Neuzeit nicht in Einklang zu bringen. Denn es hat sich gezeigt, dass der
Erreger der Diphtherie, das Klebs-Löffler'sche Stäbchen, nicht bloß eigentliche »Diphtherie« mit Gewebstod des erkrankten Schleimhautstückes hervorbringen kann, sondern auch leichtere Erkrankungen mit Häutchen auf
der freien Oberfläche der Schleimhaut, ja selbst Schleimhautentzündungen
ohne Häutchen.

Diese Thatsache ist ziemlich gleichzeitig für die Bindehaut des Auges
und für die Schleimhaut des Mundes, Rachens und der Nase festgestellt
worden. Denn es gelang den Augenärzten (Gallemaerts, Uhthoff [47],
Schirmer [48] u. v. a.), den Nachweis zu führen, dass in nicht gerade seltenen Fällen von »Conjunctivitis crouposa« echte, wirksame Diphtheriestäbchen vorhanden sind, dass also die kroupöse Bindehautentzündung diph-
theritischer Natur sein kann. Freilich fanden sich die Diphtheriestäbchen
meist nicht allein, sondern in Gesellschaft von Streptokokken und Staphylokokken, sodass es schwer ist zu sagen, was der eine, was der andere Spalt-
pilz zu dem Krankheitsbilde beigesteuert hat. Eine weitere Schwierigkeit
erwächst aus der Thatsache, dass der Klebs-Löffler'sche Diphtheriebacillus
in einer harmlosen (»avirulenten«) Form vorkommt, die sich von der giftigen
(»virulenten«) nur durch das Tierexperiment unterscheiden lässt. Beide
Formen kommen manchmal sogar auf gesunden Schleimhäuten vor.

Während also die Diphtheriebacillen, sei es mit, sei es ohne Begleitung
von Streptokokken sehr verschiedene Krankheitsbilder hervorbringen, steht

auf der anderen Seite die Thatsache fest, dass es nicht gerade der Diphtheriebacillen bedarf, um einen Fall von »Diphtherie«, d. h. eine Entzündung mit Häutchenbildung in der Schleimhaut, hervorzubringen. Denn es können auch Streptokokken (z. B. bei Scharlach), Staphylokokken, Pneumokokken und Gonokokken eine Schleimhaut dermaßen in Entzündung versetzen, dass es zum Gewebstod der erkrankten Schleimhaut kommt.

Endlich muss erwähnt werden, dass auch rein chemische Misshandlung einer Schleimhaut, z. B. der Bindehaut, durch einen Aufguss von Paternosterbohnen (Jequirity), durch Sublimat und manche andere ätzende Stoffe das Bild der Diphtherie erzeugen kann.

Aus alledem folgt, dass man es einer grauweiß belegten Bindehaut nicht ansehen kann, ob es sich um eine Diphtheritis im bakteriologischen Sinne des Wortes handelt. Nur die mikroskopische Untersuchung, ergänzt durch Kulturen und Tierversuche, bringt die Entscheidung.

Aus dem Gesagten ergiebt sich, dass Diphtherie der Bindehaut bald einen leichten, bald einen sehr schweren Verlauf nimmt. Jedenfalls muss man stets auf eine Beteiligung der Hornhaut gefasst sein. Die schwersten Fälle von Bindehautdiphtherie pflegen die Hornhaut in wenigen Tagen zu zerstören. Zum Glück ist gerade diese schwerste Form selten, jedenfalls ungleich viel seltener als Diphtherie des Rachens.

§ 76. Der Weg der Ansteckung lässt sich nicht in jedem einzelnen Falle nachweisen. Doch darf man als ziemlich sicher annehmen, dass die Übertragung nicht durch die Luft, sondern durch schmutzige Hände, Taschentücher, Handtücher u. dergl. herbeigeführt wird.

Die Diphtheriekeime bilden sich bei jedem Diphtheriekranken in großen Mengen neu; sie sind in den Häutchen und im Sekrete der erkrankten Schleimhaut vorhanden. Im Blute und in den Drüsensekreten, z. B. im Harne des Kranken, sind sie nicht gefunden worden. Sie bleiben an den Ansiedlungsort gebunden und erzeugen eine lediglich örtliche Krankheit. Die Allgemeinerscheinungen, wie Fieber, Lähmungen u. s. w., rühren nur mittelbar von den Stäbchen her. Es sind das Folgen eines durch die Stäbchen erzeugten Giftes, eines »Toxines«, das durch den Blutstrom im ganzen Körper verbreitet wird.

Die Halsdiphtherie giebt durch Husten und Spucken reichlich Gelegenheit, Diphtheriekeime auf Bett, Fußboden, an die Wände, in Taschentücher und auf Kleider abzusetzen. Das Essen und Trinken giebt Anlass zur Besudelung von Gabeln, Löffeln, Tassen, Gläsern u. s. w. Das Toilettemachen, z. B. das Herausnehmen und Wiederhineinsetzen von künstlichen Gebissen, giebt Anlass zur Besudelung der Finger; das Gleiche ist der Fall, wenn der Arzt den Kranken veranlasst, sich mit dem eigenen Zeigefinger die Zunge herunterzudrücken, um dem Arzte den Einblick in den Rachen möglich zu

machen. Die so nach außen gelangten Keime bleiben in trocknem Zustande
4 bis 5 Monate lebensfähig (LÖFFLER, 43), in feuchtem Zustande, z. B. an
einer feuchten Wand, vielleicht noch länger. Ja, sie können sogar außerhalb des menschlichen Körpers wachsen, da sie nur eine Wärme von
20° C. brauchen und mit einem Nährboden vorlieb nehmen, der in jedem
Haushalt vorhanden ist, nämlich mit Milch (LÖFFLER). Jeder Diphtherie-
kranke streut also zahlreiche Keime in seiner Umgebung aus, die dann
nach Wochen oder Monaten durch einen unglücklichen Zufall auf eine Bindehaut gelangen können. Jedenfalls konnte in vielen Fällen von Bindehautdiphtherie, z. B. bei drei Kranken UHTHOFF's, der Nachweis geführt werden,
dass in ihren Familien kurz vorher Fälle von Halsdiphtherie vorgekommen
waren.

Auf die Art der Übertragung des Giftes wirft die Thatsache einiges
Licht, dass an Bindehautdiphtherie vorzugsweise Kinder erkranken, deren
Bindehäute sonst schon entzündet sind. Von dem »Kroup« der Bindehaut
werden meist Kinder befallen, die an nässenden Ekzemen der Gesichtshaut
leiden. Man wird also annehmen dürfen, dass Kinder sich selber die Diphtheriekeime einimpfen, indem sie mit beschmutzten Händen die Augen
reiben. Zu solchen Handgriffen werden sie natürlich sehr oft Anlass finden,
wenn die Augen wegen eines Bindehautkatarrhes wehthun und brennen.
Dazu kommt, dass möglicherweise die Diphtheriekeime auf einer katarrhalischen Bindehaut leichter haften als auf einer ganz gesunden. Auch ist zu
beachten, dass eine nässende Ekzemfläche selber ein günstiger Nährboden
für mancherlei Spaltpilze sein muss.

§ 77. Verhütung. Aus dem Gesagten ergiebt sich, dass Vorbeugungsmaßregeln gegen Diphtherie der Bindehaut so ziemlich dieselben sind wie
die gegen Halsdiphtherie. Jeder Diphtheritische ist als Ansteckungsherd
möglichst abzusperren, und alles, was mit seiner kranken Schleimhaut in
Berührung kommt, ist sofort durch Kochen oder durch Waschen mit Sublimatlösung, mindestens aber durch Waschen mit Seife keimfrei zu machen.
Die Läppchen oder Verbandwatte, mit denen diphtheritische Absonderungen
aufgetupft werden, sind sofort zu verbrennen; Schwämme dürfen dazu
grundsätzlich nicht verwandt werden. Wenn die Krankheit im Munde oder
Rachen sitzt, ist streng darauf zu halten, dass der Kranke in eine Schale
mit Sublimatwasser spuckt und gurgelt.

Nach der Genesung des Kranken ist die Schleimhaut bakteriologisch
weiter zu untersuchen, da die Erfahrung gelehrt hat, dass noch wochen-
lang nach Abstoßung der Häutchen giftige Diphtheriestäbchen auf der krank
gewesenen Schleimhaut hausen können. Erst wenn die bakteriologische
Untersuchung keine Diphtheriestäbchen mehr nachweisen kann, darf der
Kranke wieder frei mit anderen verkehren. Selbstverständlich ist nun noch

einmal alles gründlich und kunstgerecht zu reinigen, was mit dem Kranken
in Berührung war, also das Krankenzimmer, Bett, die Kleider, Taschentücher und ganz besonders alle Ess- und Trinkgeräte.

Eines besonderen Schutzes bedürfen die Augen nur bei Kindern, besonders dann, wenn die Bindehäute ohnehin schon krank sind. Der Schutz
hat in häufigen Waschungen der Hände und in möglichst schneller Heilung
des etwaigen Bindehautkatarrhes oder Gesichtsekzemes zu bestehen. Erwachsene sind ja überhaupt ziemlich gefeit gegen Diphtheritis; und wenn
sie einmal an Hals- oder Rachendiphtherie erkranken, so wird es genügen,
sie auf die Möglichkeit der Selbstansteckung aufmerksam zu machen.

Ist trotz aller Vorsicht ein Auge an Diphtherie erkrankt, so ist die
Übertragung auf das andere durch einen Schutzverband zu verhindern,
vergl. S. 125.

Das neueste Schutzmittel gegen Diphtheritis ist die Einspritzung von
Behring'schem Heilserum, d. h. von Blutserum solcher Tiere, die durch
steigende Gaben von keimfreiem Diphtheriegift künstlich gefeit worden sind.
Über den Wert dieses Schutzmittels lässt sich zur Zeit ein abschließendes
Urteil nicht fällen. Jedenfalls macht es die Absperrung der Kranken, die
gründlichste Entseuchung der Hände und vorbeugende Mundpflege nicht
überflüssig.

4. Trachom.

Körnerkrankheit, Ägyptische Augenentzündung, Conjunctivitis granulosa.

§ 78. **Folgen für die Sehkraft.** Bei den bis jetzt erörterten Bindehautkrankheiten hatten wir damit zu rechnen, dass die Hornhaut in Mitleidenschaft geraten **kann**. Beim Trachom ist die Sache insofern schlimmer,
als Miterkrankung der Hornhaut **geradezu die Regel ist.** Wenn nicht
ärztliches Eingreifen den Verlauf ändert, so entstehen fast immer, wenn auch
erst nach Jahren oder Jahrzehnten, unheilbare Trübungen und Formveränderungen der Hornhaut, die der Sehkraft Eintrag thun, ja sie möglicherweise
völlig vernichten. Es ist das um so verhängnisvoller für den Kranken, weil
die Krankheit fast immer **beide** Augen befällt.

Zur Veranschaulichung des Gesagten diene eine Übersichtstafel, in der
Germann (57) und Martinson (59), zwei Schüler Rählmann's, ihre Beobachtungen zusammengestellt haben. Zur Erläuterung sei vorausgeschickt, dass
unter erster Krankheitsstufe die Follikelbildung gemeint ist, unter zweiter
die Verschwärung der Follikel, unter dritter die narbige Schrumpfung der
Bindehaut. Selbstverständlich sind diese Stufen im einzelnen Krankheitsfalle
nicht immer streng geschieden: es können bereits viele Körner geplatzt
sein, ja es können sich schon narbige Schrumpfungen geltend machen,
während gleichwohl noch neue Follikel entstehen.

	I. Krankheits-stufe.	II. Krankheits-stufe.	III. Krankheits-stufe.	
	Kranke: 76	Kranke: 76	Kranke: 123	
	Augen: 126	Augen: 127	Augen: 217	Germann
Hornhaut krank:	63 %	98 %	98 %	
Sehschärfe beschädigt:	55 %	90 %	94 %	
	Augen: 130	Augen: 101	Augen: 242	
Hornhaut krank:	82 %	96 %	97 %	Martin-
Sehschärfe beschädigt:	67 %	96 %	96 %	son
Augen blind:	2 %	4,4 %	10 %	

Wie man sieht, geben beide Beobachter übereinstimmend an, dass die Körnerkrankheit (in Dorpat) bereits auf ihrer ersten Stufe mehr als die Hälfte der befallenen Augen an der Sehkraft beschädigt, auf der zweiten und dritten Stufe aber $^9/_{10}$ und mehr.

Zu einem ungefähren Vergleiche zwischen den Wirkungen der Körnerkrankheit in Dorpat und in Marburg kann eine Zusammenstellung dienen, die Lucanus (63) über die Sehschärfe von 1629 Trachomaugen der Marburger Klinik veröffentlicht hat. Lucanus fand nur bei 184 dieser Augen, d. h. bei etwas über 11 % normale Sehschärfe; bei allen übrigen war die Sehschärfe mehr oder weniger herabgesetzt und zwar auf $^1/_4$ und weniger bei 897 Augen, d. h. bei 55 %! Also ist auch in Marburg die Wirkung der Körnerkrankheit höchst verderblich.

In einer anderen Arbeit schildert Germann (80) die Körnerkrankheit Syrien's und Palästina's. Sie ist in diesen Ländern sehr verbreitet, unterscheidet sich aber in mancher Hinsicht von dem Dorpater Trachom.

In Dorpat beginnt die Krankheit meist zwischen dem 10. und 25. Lebensjahre, hat einen sehr schleppenden Verlauf und führt frühzeitig zu Miterkrankung der Cornea; in jenen Südländern dagegen befällt die Krankheit schon die Kinder, bewirkt starke Reizerscheinungen und reichliche Absonderung, lässt aber die Hornhaut zunächst meist unversehrt. Erst auf der dritten Stufe, bei der narbigen Schrumpfung, entstehen Hornhauttrübungen. So fanden sich Hornhauterkrankungen in Palästina nur bei 25 % der Körnerkranken, in Syrien sogar nur bei 12,6 %, alle drei Stufen zusammengerechnet. Es geht hieraus hervor, dass die Körnerkrankheit verschiedener Länder für die Gesundheitspflege sehr verschiedene Bedeutung hat.

§ 79. Verbreitung. Noch schlagender ergiebt sich das aus der Häufigkeit des Trachoms in den verschiedenen Ländern. Leider besitzen wir darüber nur sehr wenige Angaben, in Bruchteilen der gesamten Bevölkerung. So teilt Feuer (85) mit, dass es in Ungarn etwa 30 000 Körnerkranke gebe, d. h. 0,2 % der Gesamtbevölkerung. Diese Zahl von Kranken verteilt sich aber nicht gleichmäßig über das ganze Land, sondern ist im Gegenteil in einigen Landstrichen zusammengehäuft. Für diese Landstriche ergiebt sich dann natürlich eine ganz andere Verhältniszahl als für das ganze Land. Über die Häufigkeit des Trachoms im Regierungsbezirk Gumbinnen liegt eine Berechnung Hoppe's (92) vor, nach der es dort etwa 40 000 gebe, d. h. 5 % der Gesamtbevölkerung. In Westpreußen fand Greeff (91) bei 10 000 Untersuchten 960 Trachomkranke. Er berechnet daraus, dass die ganze Provinz, bei einer Bevölkerungsziffer von 1 500 000, höchstens 3 % Trachomkranke habe.

Zahlreichere Angaben liegen vor über Häufigkeit des Trachoms, ausgedrückt in Bruchteilen der behandelten Augenkranken. Derartige Zahlen hat v. Millingen (83) durch Umfrage bei vielen Augenärzten gesammelt. Allerdings muss bei solchen Sammelforschungen berücksichtigt werden, dass der eine Augenarzt mit der Diagnose »Trachom« freigebiger umgeht als der andere. Immerhin wird man aus der hier folgenden Liste schließen dürfen, dass das Trachom im einen Lande häufig, im anderen selten, in einem dritten unbekannt ist. In die Liste sind außer den Zahlen v. Millingen's auch Angaben Hirschberg's und Pröbsting's (84) aufgenommen.

Ort der Beobachtung	Beobachter	Zahl der behandelten Augenkranken	Davon körnerkrank auf je 1000	Angabe von
Kanton	?	?	700	Hirschberg
Tokio	Miyashita	?	250—750	
Tokio	Hirschberg?	?	140	Hirschberg
Amsterdam	Gunning	1200 Juden	530	
		6082 Juden	400	
		3800 Christen	40	
Dorpat	Rählmann's Schüler	?	330—500	
Venedig	Gosetti	?	etwa 330	
Königsberg	?	?	270—400	Hirschberg
Warschau	?	?	300	Hirschberg
Warschau	Muttermilch	?	100	
Petersburg	?	?	210	Hirschberg
Bonn	Sämisch	7200	159	
Konstantinopel	v. Millingen	6917	156	
Posen	Wicherkiewicz	7962	150	
Lissabon	Pinto	?	125	
Köln	Samelsohn	?	1880—82 9,96 / 1891—93 5,54	Pröbsting
Bombay	Hirschberg	?	100	
Breslau	?	?	90	Hirschberg
Eifel u. Westerwald	?	?	80	Pröbsting

Ort der Beobachtung	Beobachter	Zahl der behandelten Augenkranken	Davon körnerkrank auf je 1000	Angabe von
Düsseldorf	?	?	70	Hirschberg
Marburg·	?	?	68	Pröbsting
Mailand	Ducci	?	60—70	
Calcutta	Hirschberg	?	60	
Gießen	?	?	58,6	Pröbsting
Prag	Reisinger	34 824	40	
Reichenberg	Bayer	15 000	16,6	
Bordeaux	Lagrange	{ 2000 poliklinische	25	
		2000 private	0,2	Pröbsting
Essen u. Mülheim a. d. Ruhr	?	?	20	Hirschberg
Berlin	?	?	14	
Mainz u. Crefeld	?	?	10	Pröbsting
Glasgow	Reid	61 914	5	
Glasgow	?	47 778	6	
London	Stephenson	14 000	5	
Würzburg	Michel	5—6000	2	
Magdeburg	Schreiber	?	nur zugewanderte Polen	
Nantes	Dianoux	?	Trachom sehr selten	
Kapland	Abercromby	?	Trachom »unbekannt«	

Zu dieser Liste möchte ich aus meiner persönlichen Erfahrung bemerken, dass Trachom im Kaplande zwar selten, aber keineswegs unbekannt ist: eine der ersten Kranken, die ich dort zu behandeln hatte, war eine Körnerkranke. In neuester Zeit hat LEWKOWITSCH (90) sogar behauptet, dass Trachom bei der Boerenbevölkerung Südafrikas »beinahe vor allen anderen (Augenkrankheiten) an Häufigkeit vorherrscht«.

Für Zürich kann ich die von VAN MILLINGEN erwähnte Angabe HAAB's bestätigen, dass Trachom bei den Bewohnern der Stadt Zürich und Umgebung fehlt. Die vereinzelten Fälle, die ich hier zu sehen bekomme, sind zugewandert, meist aus der Poebene.

Ferner sei ergänzend bemerkt, dass Trachom in Ägypten ganz ungeheuer verbreitet ist. Es ist von dort durch NAPOLEON's Heer in großem Maßstabe nach Europa verschleppt worden und hat in jener Zeit den Namen »ägyptische« ·Augenentzündung erhalten. Auch in Irland, Russland, den Donauniederungen und in Brasilien soll die Körnerkrankheit sehr verbreitet sein.

Endlich mag erwähnt werden, dass im Deutschen Reiche einige Pro-

vinzen ziemlich stark durchseucht sind, so Ostpreußen mit 270 Trachom-
fällen auf 1000 Augenkranke, Provinz Westpreußen (Danzig) mit 58, Posen
mit 119 (Bromberg), 130 und 160, Hessen-Nassau mit 50 und 68 (Marburg), die Rheinpfalz mit 50 bezw. 75 (Hirschberg, 88).

Die Liste zeigt uns sieben Trachomherde ersten Ranges: Kanton, Tokio,
Amsterdam, Dorpat, Venedig, Königsberg und Warschau. Was haben sie
miteinander gemein? Ein gleiches Klima jedenfalls nicht, denn Dorpat liegt
etwa unter dem 58.° nördlicher Breite, Kanton innerhalb der Wendekreise,
etwa 35 Breitengrade südlicher; die anderen Städte liegen zwischen diesen
Grenzen. Dagegen liegen jene sieben Städte sämtlich nur wenig über dem
Meeresspiegel und in wasserreicher, zum Teil geradezu sumpfiger Gegend.
Auch die sechs Herde zweiten Ranges: Posen, Bonn, Lissabon, Konstantinopel und Bombay liegen sämtlich tief und in wasserreichen Gegenden.
Dies scheint ganz zu Gunsten von Chibret's (75a) Ansicht zu sprechen,
der für Belgien, Frankreich und die Schweiz die Behauptung aufstellt, dass
Trachom nur an den Orten einheimisch vorkomme, die weniger als 230 m
über dem Meeresspiegel liegen.

Allein die Liste (S. 131) zeigt deutlich, dass Lage und Wasserreichtum
einer Gegend nicht die einzigen Umstände sein können, die bedeutungsvoll
sind. Denn einerseits haben die gleichfalls tief und feucht liegenden Städte
London, Glasgow, Magdeburg nur wenig Trachom; und andererseits giebt
es doch auch Gegenden, die 300—600 m Meereshöhe haben und trotzdem
Trachomherde sind[1]). Diese Thatsache ist von Reisinger (62) in einer
Untersuchung über das »Trachom in Böhmen« festgestellt und auf sehr
einfache Art erklärt worden. Reisinger fand nämlich am meisten Trachom
in der Thalsohle der Elbe und ihrer Nebenflüsse, die nirgends mehr als
200 m Meereshöhe hat. »Besonders dort, wo das Land den Frühjahrs-
überschwemmungen ausgesetzt ist, wo das Flussbett sehr seicht ist oder
der Fluss weite Krümmungen macht und große Inseln bildet, wobei die
Flussarme namentlich im Sommer nur sumpfige Lachen zu nennen sind,
da ist das Trachom zu einer wahren Plage geworden.« Als zweitwichtiges
Trachomgebiet bezeichnet Reisinger ein Hügelland, das jene Niederungen
umgiebt, reich bewässert ist und sich bis über 300 m erhebt. Das dritte
Trachomgebiet liegt in Südostböhmen, hat sehr viel Teiche und Flüsse und
im Mittel 300—400 m Höhe. Der Rest Böhmens ist frei von Trachom, mit
Ausnahme von Reichenberg im Nordosten des Landes, in einer Meereshöhe
von 600 m und mehr. Hier hat sich die Körnerkrankheit erst Mitte der
sechziger Jahre eingenistet, d. h. gerade damals, als ein durchseuchtes

---

1) v. Millingen behauptet, dass Trachom sogar 5000 m über dem Meeresspiegel vorkomme, mit der Höhe überhaupt nichts zu thun habe, sondern lediglich
abhängig sei von der größeren oder geringeren Reinlichkeit und hygienischen
Bildung der Menschen.

Regiment aus Mainz nach Reichenberg verlegt wurde. Die Krankheit hat sich dort ein Jahrzehnt lang unter der bürgerlichen Bevölkerung schnell ausgebreitet, um in den darauffolgenden 15 Jahren wieder bedeutend abzunehmen; jetzt ist sie auf einige wenige Fabriken beschränkt. Daraus folgt, dass beträchtliche Meereshöhe eine Gegend nicht gänzlich vor dem Eindringen des Trachoms schützt. Dieser Satz ist durch SATTLER (66) bestätigt worden. SATTLER verfolgte die Truppenverschiebungen des österreichischen Heeres und verglich sie mit der Häufigkeit der Körnerkrankheit an den Standorten der verschiedenen Regimenter. Dabei ergab sich, dass in den Gebirgsländern Steiermark, Kärnthen, Salzburg etc. Trachom auftrat, wenn ein durchseuchtes Regiment aus dem ungarischen oder oberitalienischen Tieflande dorthin verlegt wurde. Nur Tirol macht eine Ausnahme und blieb fast völlig frei von Trachom, weil — ein Sonderrecht dieses Kronlandes die Tiroler Truppen stets nur in Tirol selber Standort nehmen lässt.

Ebenso konnte SCHLEICH für Hohenzollern eine Ausnahmsstellung nachweisen. Während Württemberg trachomfrei ist, kommt in dem von Württemberg umschlossenen Hohenzollern Trachom oft vor. Es ist eingeschleppt durch ausgediente Soldaten, die sich am Rhein und in Ostpreußen in ihren preußischen Regimentern die Krankheit geholt haben.

§ 80. Trachom ist ansteckend; Wege der Ansteckung. Kehren wir noch einmal zu der Liste auf S. 131 zurück. Wir finden dort die Angabe, dass unter 2000 Privatkranken LAGRANGE's nur 0,2 $^0/_{00}$ körnerkrank waren, unter einer gleichen Zahl poliklinischer Kranker dagegen 2,5 $^0/_{00}$. Ähnliches haben REISINGER und viele Andere beobachtet. Die Körnerkrankheit ist eine Krankheit der armen Leute. Um diese Thatsache zu verstehen, muss man sich daran erinnern, dass die Körnerkrankheit ansteckend ist und durch Bindehautsekret übertragen wird. Dieser Satz ist zweifellos richtig, wenn auch bis zur Stunde noch nicht durch Versuche streng bewiesen. Es liegt ja auf der Hand, dass man eine so verhängnisvolle Krankheit einem Menschen nicht absichtlich einimpfen darf; und bei Tieren waren die Impfversuche erfolglos oder mindestens vieldeutig. Aber es kommen ja unabsichtliche Versuche vor, aus denen man ebenso gut Schlüsse ziehen darf wie aus den Versuchen im Laboratorium. Wenn körnerkranke Soldaten oder Arbeiter ihre Krankheit in vorher siechfreie Gegenden tragen, so kann das doch nur durch Ansteckung erklärt werden. Für einzelne Orte, z. B. für Saarlouis, ist die Ansteckung wirklich bewiesen, und die Beobachtungen sind durch das preußische Kultusministerium 1822 veröffentlicht worden (HIRSCHBERG, 87). Wenn Augenärzte, die viel mit Körnerkranken zu thun haben, wie z. B. QUAGLINO, CUIGNET, RIVERS, PECHDO, BISLEY, selber körnerkrank werden, so liegt die Annahme einer Übertragung mindestens sehr nahe. Ja selbst über das »Wie« der Übertragung geben uns Versuche des Zufalles unzweideutige Auskunft. So hat H. Cohn (55) in einer Taubstummenanstalt zu Breslau eine Seuche von Körnerkrankheit beobachtet, an der ausschließlich die im Hause wohnenden Kinder erkrankten, nicht aber die bloß zum Schulbesuch in das Haus kommenden auswärtigen. Die auswärtigen hatten eben zu Hause ihr eignes Handtuch und Waschbecken, während die im Hause wohnenden Kinder Handtücher und Waschgeräte gemeinsam benutzten[1]).

Die Ansteckung erfolgt also nicht durch die Luft, sondern durch unmittelbare Übertragung von Bindehautsekret. Man könnte hiergegen allenfalls noch einwenden, dass das Trachomgift, wie gewisse an den Ort gebundene Gifte, z. B. Malaria, in den gemeinsamen Schlafräumen gesteckt habe und dann nachts auf eine unbekannte Weise in die Augen der Kinder gelangt sei. Aber dieser Einwand hält nicht Stand gegenüber der Thatsache, dass in durchseuchten Kasernen die Unteroffiziere nicht zu erkranken pflegen, obgleich sie mit den Mannschaften in den gleichen Zimmern schlafen, einfach deshalb, weil sie eignes Waschzeug haben und ihre Uniformstücke vor zufälligen Verwechslungen geschützt sind. Ja, die Neuerkrankungen blieben auch unter den Mannschaften aus, als man dafür sorgte, dass jeder eignes Waschzeug bekam und besonderes Waschwasser benutzte.

Wenn trotz alledem einige wenige Augenärzte an der Ansteckungsfähigkeit der Körnerkrankheit noch zweifeln, so ist das wohl den nicht gerade seltenen Fällen von einseitiger Körnerkrankheit zuzuschreiben. Denn besonderes Waschwasser und Handtuch für jedes der beiden Augen ist bis jetzt noch nirgends gebräuchlich. Die Sache verliert aber sofort alles Wunderbare, wenn wir uns daran erinnern, dass zur Übertragung sich etwas von der kranken Schleimhaut ablösen muss, dass diese Bedingung aber gar nicht in jedem Falle erfüllt wird, weil es ja »trockene« Trachome giebt, d. h. Fälle ohne jede Bindehautabsonderung. Bei einigermaßen reichlicher Absonderung wird wohl stets das zweite Auge miterkranken, es sei denn, dass ganz besondere und weitreichende Vorsichtsmaßregeln beobachtet würden. Denn mit den Taschentüchern, Handtüchern, Schwämmen, Waschbecken und dem Waschwasser ist die Liste der Ansteckungsgelegenheiten noch nicht erschöpft. Es kann ja Bindehautsekret an einem dritten Orte, auf Bettwäsche, Thürklinken, Tapeten, Kleidern, Fußböden niedergelegt werden; von da wird es vielleicht durch die Finger eines Gesunden aufgenommen und in die Augen eingerieben.

---

[1]) Hirschberg erzählt folgenden Fall: Eine Bürgersfrau aus Berlin, also aus sozusagen trachomfreier Gegend, bekam Besuch von einer Verwandten aus Österreich, die an Körnerkrankheit litt. Trotzdem gestattete die Berlinerin ihrer Gastfreundin die Mitbenutzung der eigenen Waschschüssel und Handtücher. Die Folge war, dass die Berlinerin nach einiger Zeit wegen Körnerkrankheit bei Hirschberg Hilfe suchen musste.

　　Manche Schriftsteller nehmen an, dass Bindehautsekret durch Verstäuben in die Luft gelangen und nun mit anderen Stäubchen in ein gesundes Auge geraten und es körnerkrank machen könne. Die Möglichkeit dieses Vorganges mag zugegeben werden. Aber angesichts der von Cohn im Breslauer Waisenhause gemachten Beobachtung, ferner angesichts der Thatsache, dass in verseuchten Kasernen die Unteroffiziere frei bleiben, wird man sagen dürfen, dass die Ansteckung durch Luftstäubchen mindestens nicht die Regel ist.

　　Die Ansteckungsfähigkeit des Trachoms wird ferner deshalb bezweifelt, weil erfahrungsgemäß eine Übertragung nicht selten da ausbleibt, wo man sie vermöge des Zusammenlebens von Gesunden und Kranken erwarten sollte, z. B. bei Ehegatten. Vennemann (60) hat auf diesen Punkt aufmerksam gemacht. Er hat bei 100 Körnerkrankheiten Nachforschungen in den Familien angestellt und gefunden, dass nur in 28 dieser 100 Familien die Krankheit weitere Opfer gefordert hat; und zwar erkrankte in 19 Familien eine zweite, in 5 Familien eine zweite und dritte, in 3 Familien eine zweite, dritte und vierte Person. Ferner sei erwähnt, dass die Hälfte jener 100 Körnerkranken verheiratet war, und dass von diesen 50 nur 7 die Krankheit auf den Ehegatten übertragen hatten. Zu ähnlichen Ergebnissen ist Jalabert (70) gelangt, der 218 Familien mit 945 Mitgliedern untersucht hat. Vennemann glaubt die verhältnismäßig seltene Übertragung durch die Annahme einer persönlichen Veranlagung bezw. Nichtveranlagung erklären zu können. Die Anlage werde durch Tuberkulose, durch Wochenbetten und Bindehautkrankheiten anderer Art erworben.

　　Hierzu möchte ich zunächst bemerken, dass die verhältnismäßig seltene Ansteckung innerhalb der Familien durchaus nichts gegen die Ansteckungsfähigkeit der gesund gebliebenen Familienmitglieder beweist. Sonst müsste man folgerichtig die Eltern für unempfänglich gegen die Blennorrhoe der Neugeborenen halten, weil die Eltern erfahrungsgemäß fast nie von ihrem blennorrhoischen Kinde angesteckt werden. Die von Vennemann gefundene Spärlichkeit der Übertragung in den Familien erklärt sich ungezwungen aus der Trockenheit vieler Trachomfälle einerseits, und andererseits aus dem Gebrauche der Seife und anderen Selbstverständlichkeiten gesitteten Familienlebens. In Kasernen, Waisenhäusern und Schiffen, wo der Einzelne nicht so viel Spielraum hat und früher sich auch nicht so reinlich halten konnte, ferner bei Asiaten, denen heute noch der Sinn für Reinlichkeit vielfach ganz zu fehlen scheint, genügt ein einziger Fall von absonderndem Trachom, um die Schlafkameraden des Kranken auf der Reihe weg erkranken zu lassen. Die Annahme einer persönlichen Unempfänglichkeit ist also ganz überflüssig.

　　Damit soll aber die Möglichkeit einer persönlichen Unempfänglichkeit nicht in Abrede gestellt werden. Denn es liegen zahlreiche Berichte aus Nordamerika vor, die übereinstimmend versichern, dass die Neger von Trachom verschont bleiben, selbst inmitten einer weißen Bevölkerung, die von Trachom schwer zu leiden hat. Andererseits wird aber aus Südamerika, aus Kairo, Alexandrien und Konstantinopel eine ausgesprochene Empfänglichkeit der Neger gemeldet[1]). Die nämliche Rasse müsste also in verschiedenen Ländern eine ganz ungleiche Widerstandskraft besitzen. Worauf das beruhen soll, ob auf der Beschaffenheit des Bodens oder auf ungleicher Gelegenheit zur Ansteckung, auf Unterschieden in der Lebenshaltung oder auf Vorbereitung der Bindehaut durch Ansiedelung anderer Krankheitskeime, das ist zur Zeit noch völlig unklar.

§ 81. **Trachomkeime.** Nach dem Gesagten ist also sicher, dass die Körnerkrankheit von Person zu Person übertragen wird, und zwar um so leichter, je dichter die Menschen bei einander wohnen und je ärmer und ungesitteter, d. h. je unreinlicher sie sind. Nach den heutigen Anschauungen betrachtet man es als selbstverständlich, dass der Ansteckungsstoff aus kleinsten Lebewesen besteht. Man hat eifrig nach ihnen gesucht und hat viele gefunden. Die einen fanden Spaltpilze in den Follikeln, die anderen unter dem Epithel; wieder andere behaupten, dass in der körnerkranken Schleimhaut Spaltpilze nicht vorkommen. Dagegen sind alle darin einig, dass auf der Schleimhaut und in ihren Sekreten massenhaft Spaltpilze vorhanden sind. Aber gerade die Mannigfaltigkeit der gefundenen Arten, Staphylokokken, Streptokokken, Diplokokken, Bacillen, ist eine Verlegenheit. Als Erreger des Trachoms kann man jedenfalls keinen der genannten Spaltpilze gelten lassen, da es noch nicht gelungen ist, durch Impfen mit Reinkultur einer dieser Arten ein regelrechtes Trachom hervorzubringen.

Der Erreger des Trachoms ist also zur Zeit noch unentdeckt. Hirschberg. (87) vermutet ihn in stehenden Wässern. Germann (61) meint, der Keim stecke in der Garten- und Ackererde und gelange mit Fremdkörpern und Staub in die Augen. Solange man den Keim selber nicht kennt, werden sich diese Ansichten weder bestätigen noch widerlegen lassen. Jedenfalls spricht es nicht gerade zu Gunsten von Hirschberg's Ansicht, dass in den schlimmsten Trachomländern die Wohlhabenden verschont bleiben. Und es spricht nicht für Germann's Ansicht, dass eine Gegend trotz der Garten- und Ackererde siechfrei bleibt, bis ein verseuchtes Regiment in die Gegend verlegt wird.

§ 82. **Verhütung** Maßregeln gegen das Trachom sind auch in einem siechfreien Lande, wie z. B. der Schweiz, nicht ganz überflüssig. Denn man

---

1) v. Millingen (83), v. Reuss (86) und Feuer (85) bestreiten durchaus eine ungleiche Empfänglichkeit der verschiedenen Rassen.

muss damit rechnen, dass ein siechfreies Land durch Einschleppung verpestet werden kann. Immerhin scheint die Gefahr hier zu Lande nicht groß zu sein, da ja thatsächlich Trachomfälle zuwandern, hier leicht heilen und bis jetzt wenigstens weitere Ansteckungen nicht herbeigeführt haben. Die Gefahr wäre noch wesentlich geringer, wenn es gelänge, in den breitesten Schichten des Volkes die Thatsache bekannt zu machen, dass jede mit Absonderung verbundene Bindehautkrankheit oder, volkstümlich gesagt, jedes »eiternde« Auge ansteckend ist, und dass die Übertragung durch schmutzige Handtücher, Taschentücher, Waschwasser und vor allem durch schmutzige Hände bewerkstelligt wird. Jedenfalls muss der Arzt, der einen Trachomfall behandelt, den Kranken darauf aufmerksam machen, dass er seine Angehörigen, überhaupt seine Wohnungsgenossen anstecken kann. Der Arzt muss dem Kranken einschärfen, dass er unter keinen Umständen mit den Gesunden bezüglich der Taschentücher oder Waschgeräte Gütergemeinschaft üben darf.

In Gegenden, wo Trachom einheimisch, bezw. in Staaten, die verseuchte Gegenden enthalten, liegt die Sache ganz anders. Hier bedarf es sehr eingreifender Mittel, um die Seuche auch nur am Umsichgreifen zu hindern; sie auszurotten scheint vorläufig noch ganz unmöglich.

In allererster Linie müssen da Vorsichtsmaßregeln ergriffen werden, wo viele Menschen auf engem Raume zusammengedrängt wohnen, also in Waisenhäusern, Findelhäusern, Erziehungsanstalten, Gefängnissen, Schiffen und endlich im Heere. Abgesehen von den Forderungen der allgemeinen Gesundheitspflege an Lufterneuerung, Licht und Reinlichkeit gelten folgende Hauptregeln:

1. Jeder in eine geschlossene Anstalt Eintretende oder Zurückkehrende (z. B. vom Urlaub) wird ärztlich untersucht. Findet sich bei ihm Trachom, so wird er nicht aufgenommen. Bei Anstalten, wo die Abweisung nicht zulässig ist, z. B. in Waisenhäusern, wird der eintretende Körnerkranke abgesondert und in ärztliche Behandlung genommen bezw. in das Krankenhaus der Anstalt geschickt.

2. Jeder Insasse einer geschlossenen Anstalt hat eigenes Waschzeug, Bett, Taschentücher, Kleider. Vertauschungen dieser Sachen und Mitbenutzung werden bestraft.

3. Es finden regelmäßige Untersuchungen der Augen durch sachkundige Ärzte statt, je nach Häufigkeit und Bösartigkeit des Trachoms in der betreffenden Gegend einmal im Monat oder jede Woche. Die krank Befundenen werden abgesondert und ärztlich behandelt bezw. ins Krankenhaus geschickt.

4. Austritt aus der Anstalt, sowohl Urlaub als Entlassung, ist nur für Gesunde oder Genesene zulässig.

Für das Heer gelten dann noch einige besondere Vorschriften. So sei
vor allem erwähnt, dass man im preußischen Heere besonders streng mit
Wachstuben und Gefängnissen verfährt, weil erfahrungsgemäß gerade hier
oft Ansteckungen vorgekommen sind, durch Handtücher und anderes Wasch-
gerät, das von verschiedenen Truppen hintereinander gebraucht wurde.

Endlich ließe sich bei einer Anstalt, die sich wie das Heer über das
ganze Land erstreckt, noch von der Thatsache Vorteil ziehen, dass in hochgelegenen siechfreien Gegenden das Trachom viel schneller und milder verläuft als im verseuchten Tieflande. Man hätte die Körnerkranken der verschiedenen Regimenter zu sammeln und als besondere Trachombataillone in
passenden Gebirgsorten unterzubringen. Dies hätte auch den großen Vorteil, dass man dann den Körnerkranken die Aufnahme in das Heer
nicht zu versagen brauchte. Wenn die mustergültige preußische Militär-
verwaltung diese Maßregel bis jetzt verschmäht hat, so ist das wohl dem
Umstande zuzuschreiben, dass die oben aufgezählten Maßregeln genügen,
um das Trachom nicht nur in Schranken zu halten, sondern sogar, im
Heere wenigstens, stetig zu vermindern. So erwähnt Hirschberg, dass im
Jahre 1867 das preußische Heer auf je 10000 Mann 323 Körnerkranke
hatte. Und jetzt finden wir, laut Sanitätsbericht über die Kgl. preußische
Armee, folgende Durchschnittszahlen:

1881/82—1885/86	durchschnittlich im Jahre			37
1886/87—1890/91	»	»	»	20
1891/92—1895/96	»	»	»	14
im Jahre 1894/95:				13
» » 1895/96:				11

Körnerkranke auf je 10000 Mann.

Auch die Schulen werden von manchen Schriftstellern als eine Gelegenheit zur Ansteckung betrachtet. Allerdings ist ja klar, dass ein Kind
mit absondernder Bindehaut auch ohne Vermittelung von Handtuch und
Waschwasser seine Mitschüler anstecken kann; es braucht sich ja nur ein-
mal die triefenden Augen zu wischen und dann die beschmutzte Hand zum
Gruße seinem Nachbar zu reichen. Trotzdem warnt Hoppe (92), wie mir
scheint mit Recht, davor grundsätzlich alle körnerkranken Kinder von der
Schule auszuschließen. Jedenfalls sollte das nicht in stark verseuchten
Gegenden, z. B. in Ostpreußen, geschehen, weil das Kind in der Schule,
unter der Aufsicht eines verständigen Lehrers, ungefährlicher ist als zu
Hause, wo es die jüngeren Geschwister hüten muss und anstecken darf.
Nur falls man die kranken Schulkinder einem Spitale überweisen kann, wäre
Ausschließung von der Schule zweckmäßig.

In stark durchseuchten Gegenden müssen jedenfalls die Schulen von
Zeit zu Zeit augenärztlich untersucht und die krank Befundenen ärztlich

behandelt werden. Damit ist es aber nicht genug. Das Kind, das in der Schule körnerkrank befunden wird, hat in der Regel zu Hause kranke Geschwister, Eltern und sonstige Hausgenossen. Auch die sollten belehrt und ärztlich behandelt werden.

Damit kommen wir zu dem schwierigsten Punkte, zu den Forderungen der Gesundheitspflege für die Familie. Theoretisch ist ja die Sache ungemein einfach und lässt sich in das eine Wort »Reinlichkeit« zusammenfassen. Aber wie kann man auf Reinlichkeit hoffen in einer Familie, deren Vater und Mutter täglich 12 Stunden in der Fabrik arbeiten und deren Kinder tagsüber sich selber überlassen bleiben; Familien, die in engen, überfüllten Räumen 'leben und gerade so viel verdienen, dass sie zur Not das tägliche Brot haben? Wer darf Reinlichkeit von den masurischen, littauischen und polnischen Kätnern und Instleuten erwarten, die mit Hühnern und Schweinen in den gleichen, ungedielten, nie gelüfteten Räumen den langen Winter zubringen? Es ist klar, dass solchen Zuständen gegenüber mit bloßen Polizeimaßregeln so gut wie nichts zu erreichen ist. Nur dadurch, dass man diesen Ärmsten einen lohnenden Verdienst schafft, sie von der Trunksucht befreit und auf eine höhere Stufe der Gesittung hebt, können die eigentlichen Brutstätten des Trachomkeimes unschädlich gemacht werden.

Manches ist ja in dieser Richtung geschehen. Mit dem zunehmenden Reichtume unseres Volkes hat sich auch das Los der ärmsten Bevölkerungsschichten erheblich gebessert. Gute Gesetze über Kranken-, Unfall- und Altersversorgung sind dieser Aufwärtsbewegung zu Hilfe gekommen. Endlich haben manche Fabrikherren aus eigenem Antriebe ihren Arbeitern gute und billige Häuser gebaut und dadurch die Arbeiter dem ungesunden Massenquartiere entzogen. Es könnte wohl noch mehr in dieser Hinsicht geschehen, durch gesundheitspolizeiliche Überwachung und gegebenen Falls durch Räumung überfüllter Arbeiterquartiere.

Viel schlimmer als in der Stadt und Großstadt steht es auf dem platten Lande. Dort stehen ja die Leute nicht in Beziehung zu einem kapitalkräftigen Fabrikherren, den man in irgend einer Form nötigen kann, sich der armen Menschen anzunehmen, die nicht imstande sind, sich durch eigene Kraft aus ihrem Schmutz, ihrer körperlichen und geistigen Verkümmerung herauszuarbeiten. Hier kann nur auf mittelbarem Wege geholfen werden, durch Anlage von Eisenbahnen, Straßen und Kanälen, durch Ausnützung von Wasserkräften, durch Einrichtung von Fabriken, kurz durch alles, was lohnenden Verdienst schafft und das Land zu wirtschaftlicher Blüte bringt. Daneben sollen die Ärzte, Geistlichen, Lehrer und Verwaltungsbeamten wetteifern, den Leuten die Übertragbarkeit des Trachoms klarzumachen; und der Staat sollte dafür sorgen, dass auch die arme Landbevölkerung Gelegenheit findet, ihre Körnerkranken unentgeltlich behandeln zu lassen. Denn sobald es der ärztlichen Behandlung gelingt, ein absonderndes Trachom trocken zu legen, ist wenigstens eine Quelle neuer Ansteckung verstopft.

Mit der augenärztlichen Hilfe steht es nun leider in unseren schwer verseuchten Ostprovinzen noch herzlich schlecht. HOPPE berichtet, dass im Kreise Johannisberg, Regierungsbezirk Gumbinnen, auf 1680 qkm mit 50 000 Einwohnern vier Ärzte kommen, von Augenärzten natürlich gar nicht zu reden. Es wäre sehr zu wünschen, dass der Staat nach HIRSCH-BERG's (87) Vorschlag in den verseuchtesten Bezirken des Ostens Augen=kliniken einrichtete, wo nicht nur die Körnerkranken behandelt, sondern auch die Landärzte und Lehrer zur Bekämpfung der Seuche herangebildet würden. Die ersten Schritte dazu sind ja vielleicht schon geschehen; denn HIRSCHBERG sowohl als HOPPE haben ihre Beobachtungen in Ostpreußen in staatlichem Auftrage gesammelt.

Selbst wenn der Landbevölkerung Gelegenheit zu unentgeltlicher Behandlung geboten ist, machen viele keinen Gebrauch davon. Es fragt sich, ob man den Stumpfsinn dieser Leute durch Belehrung oder durch polizeiliche Gewalt brechen soll. In Ungarn (FEUER, 85) ist das Letztere der Fall. Für ein Land mit höherer Gesittung scheint mir aber doch der Weg der Belehrung der passendere. Nur muss die Belehrung eindringlich sein; sie muss in dem Nachweise bestehen, dass den Körnerkranken wirtschaftliche Nachteile treffen.

Bei dem kümmerlichen Verdienst, den die Landbevölkerung unserer Ostprovinzen auf der eigenen Scholle findet, ist es für den einzelnen äußerst wichtig, in die reicheren Westprovinzen auswandern zu können. Diese Bevölkerungsbewegung hat einen bedeutenden Umfang angenommen. Jeden Sommer ziehen Tausende von jungen Burschen und Mädchen als »Sachsengänger« aus unseren Ostprovinzen nach Westen und tragen ihr Trachom in bisher unverseuchte Gegenden. Wie vor zwei Jahrzehnten und früher das Trachom durch Truppenverlegungen verbreitet wurde (Ophthalmia militaris), so jetzt durch die hin und herwandernden Arbeiterbataillone. So konnte man erst kürzlich in den Tagesblättern lesen, dass in Baden das Trachom durch polnische Arbeiter eingeschleppt sei. Bekanntlich wird nun der vom Sachsengänger geräumte Platz des Arbeitsmarktes sofort ausgefüllt durch Zuwanderung eines russischen Polen. Die sind aber noch schwerer verseucht als unsere Masuren, Polen und Littauer. Gegen diese Gefahr könnte wohl nur ein Gesetz Abhilfe schaffen, das es jedem Gutsherrn, Bergwerksbesitzer, Fabrikanten oder sonstigen Arbeitgeber verböte, einen nicht ortsansäßigen Menschen zu beschäftigen, wenn er nicht eine ärztliche Bescheinigung über Freisein von Trachom (und einen Impfschein) vorweisen kann. Damit würde es aber auch dem stumpfsinnigsten Masuren klar werden, dass es geraten sei, sich von dem Trachom heilen zu lassen.

5. Tuberkulose.

§ 83. **Art der Übertragung auf die Bindehaut.** Tuberkulose kann jeden beliebigen Körperteil befallen. Die Krankheit ist ansteckend. Der Ansteckungsstoff besteht aus den von KOCH entdeckten »Tuberkelbacillen«. Die Tuberkulose kommt in Mitteleuropa ganz außerordentlich häufig vor, besonders als Lungentuberkulose oder Schwindsucht. Von den Schwindsüchtigen werden unzählige Tuberkelbacillen ausgehustet. Der Auswurf wird von vielen Kranken in das Taschentuch gespuckt, trocknet da fest, zerstäubt und kann so die Krankheit weiter verbreiten. Wenn man nun berücksichtigt, dass Schwindsüchtige ihr mit Tuberkelbacillen geladenes Taschentuch auch zum Abwischen der Augen benutzen, ferner dass sich Menschen ihre Augen mit dem eignen Speichel zu salben pflegen, so sollte man erwarten, dass Tuberkulose der Bindehaut und Lider eine tagtäglich vorkommende Krankheit sei. Das ist aber nicht der Fall. Im Gegenteil, Tuberkulose des äußeren Auges ist so selten, dass sie bis auf den heutigen Tag noch einen beliebten Gegenstand für »kasuistische« Mitteilungen bildet. Nach HIRSCHBERG kommt auf je 6000 Augenkranke ein Fall von Bindehauttuberkulose, nach BOCK auf je 10,000, nach MILLIGAN einer auf je 20,000, nach MULES einer auf je 30,000, und MOOREN habe unter mehr als 100,000 Augenkranken keinen Fall von Bindehauttuberkulose gesehen (PREGEL, 101). Nach meinen persönlichen Erfahrungen ist Bindehauttuberkulose doch nicht ganz so selten, als es hiernach den Anschein hat. Obgleich ich nur ein bescheidenes Krankenmaterial habe (etwas über 2000 im Jahr), sehe ich doch so ziemlich jedes Jahr den einen oder anderen Fall. Hier in Zürich, in einer trachomfreien Gegend, fällt eben die in Trachomgegenden naheliegende Gefahr weg, eine Bindehauttuberkulose für Trachom anzusehen.

Die einfachste Erklärung für die Seltenheit der Bindehauttuberkulose besteht in der Annahme, dass der Tuberkelbacillus auf unversehrter Bindehaut nicht haftet. Diese Annahme wird gestützt durch Versuche VALUDE's (97), bei denen sich die unversehrte Bindehaut des Kaninchens als unempfänglich erwies. Sie wird ferner gestützt durch die Thatsache, dass die Bindehauttuberkulose meist einseitig ist, ja einseitig bleibt, obgleich die kranke Bindehaut reichlich Eiter absondert und also vollauf Gelegenheit zur Ansteckung des anderen Auges giebt. Vermutlich bilden der Lidschlag und die Thränen eine Schutzvorrichtung, durch die das Haften des Tuberkelbacillus verhindert wird. Bei **kranker** Bindehaut sind in der Regel so viele Spaltpilze verschiedener Arten vorhanden, dass schon dadurch dem zufällig hineingelangten Tuberkelbacillus die Ansiedelung unmöglich gemacht wird. Man wird nicht fehlgehen, wenn man annimmt, dass es einer **Lücke** im Bindehautepithel bedarf, um dem Tuberkelbacillus die Ansiedelung zu ermöglichen. Kleine Wunden des Bindehautepithels entstehen sehr häufig durch Fremdkörper. Fuchs (98) vermutet, dass der Fremdkörper auch gleichzeitig der Träger des Tuberkelbacillus sei. Die Möglichkeit ist nicht zu bestreiten. Doch darf man wohl annehmen, dass die Fremdkörper des Bindehautsackes nur äußerst selten Gelegenheit gehabt haben, sich mit Tuberkelbacillen zu beladen. Wahrscheinlicher ist, dass der Fremdkörper nur die Epithelwunde erzeugt und dass in diese dann durch andere Zwischenträger die Tuberkelbacillen eingeimpft werden. Ein solcher Fall ist von Pregel (101) beschrieben worden.

Es handelte sich um ein gesundes, junges Mädchen, das sich selber allerhand Fremdkörper in den Bindehautsack einführte und dann von einer anderen Person herauslecken (!) ließ. Allerdings konnte die Leckerin nicht ermittelt und auf Tuberkulose untersucht werden. Immerhin ist es wahrscheinlicher, dass an ihrer Zunge Tuberkelbacillen gehaftet haben, als an dem Graphit eines Bleistiftes, an Kreide, Zahnpulver und Kohlenpartikelchen, die sich das gesunde Mädchen einzuführen beliebte.

In anderen veröffentlichten Fällen ist die Herkunft des tuberkulösen Impfstoffes klar, nicht aber die Herkunft der Impfwunde. Es sind das die Fälle, wo die Bindehauttuberkulose bei einem Kranken ausbricht, der an Lupus des Gesichtes und der Nase, an Tuberkulose der Nasenschleimhaut, des Kehlkopfes oder der Lungen leidet.

Endlich giebt es Kranke, bei denen der ganze Zusammenhang klar ist. Es sind das die Fälle, wo sich eine Tuberkulose aus der Nachbarschaft bis auf die Bindehaut verbreitet. So sind z. B. Fälle beschrieben worden, bei denen zuerst die Schleimhaut der Nase tuberkulös erkrankte, dann der Thränensack und schließlich die Bindehaut. Diese Fälle haben aber für »die Gesundheitspflege des Auges« wenig Bedeutung, da ihre Verhütung in das Gebiet der ärztlichen Behandlung gehört. Das Nämliche gilt für den möglichen wenn auch noch nicht nachgewiesenen Fall der Bindehauttuberkulose infolge von Verschleppung der Bacillen durch die Blutbahn.

§ 84. Verhütung Da dieser Punkt weiter unten noch einmal zur Sprache kommt, beschränke ich mich hier auf wenige Bemerkungen: der Skrofulöse, der Tuberkulöse, der Lupöse ist darauf aufmerksam zu machen, dass er sich selber weiter anstecken und auch auf andere seine Krankheit überimpfen kann. Daher sind reine Hände und reine Taschentücher für ihn eine sittliche Pflicht. Auswurf in ein Taschentuch zu spucken sollte überhaupt, nicht bloß den Tuberkulösen, durch die Sitte verboten sein. Statt dessen bediene man sich der Spucknäpfe mit Sublimatwasser. Dass das Küssen auf die Augen und das Auslecken von Fremdkörpern verwerflich sind, bedarf kaum der Erwähnung.

6. Syphilis.

§ 85. **Lidschanker; seine Häufigkeit.** Sogar der Laie weiß, dass Syphilis ansteckend ist und dass die Ansteckung durch Einimpfung des Giftes erfolgt. Aber selbst der Gelehrteste weiß nicht, aus was das Syphilisgift besteht. Man nimmt als selbstverständlich an, dass es aus Spaltpilzen oder ähnlichen kleinsten Lebewesen besteht. Auch ist von Lustgarten und anderen ein »Syphilisbacillus« beschrieben worden; ob er aber wirklich der Erreger der Syphilis ist, muss noch als fraglich gelten, da Reinkulturen und Impfungen bis jetzt noch nicht gelungen sind.

Jede beliebige Körperstelle kann das Syphilisgift aufnehmen und Sitz des »primären Schankers« werden. Handelt es sich um eine mit Epidermis bedeckte Körperstelle, so muss eine Wunde, wenn auch noch so klein, vorhanden sein, damit das Gift eindringen kann. Bei Schleimhäuten ist das vielleicht nicht nötig; doch wird auch hier die Ansteckung durch das Vorhandensein einer Epithelwunde wesentlich erleichtert.

Auch am Auge kommt der primäre Schanker vor. In der Regel sitzt er in der Nähe der Thränenpunkte am Zwischenteile der Lider. Doch sind auch Fälle beschrieben worden, bei denen der Schanker auf der äußeren Lidhaut saß, und andere, noch seltenere, auf der Innenfläche des Lides oder auf der Bindehaut des Augapfels (Snell, 116).

Der Schanker des Auges ist in deutschen Landen sehr selten, in Frankreich und Russland soll er häufiger vorkommen. Um einige Zahlen anführen zu können, habe ich eine Reihe von »Jahresberichten« durchgesehen. In den meisten findet sich bei den Bindehaut- und Lidkrankheiten gar keine hierhergehörige Angabe oder nur die Angabe »ulcus«. Bei anderen dagegen ist »ulcus durum« oder »ulcus specificum« angeführt. Sieht man von den bloß als »ulcus« bezeichneten Fällen ab, so ergiebt sich folgende Liste:

New York	auf	7500	Augenkranke	1	Schanker
Massachusetts	»	15652	»	4	»
Petersburg	»	15301	»	3	»
Leipzig (Dr. Schwabe)	»	15675	»	4	»

also auf etwa 8000 Augenkranke 1—2 Fälle von Lid- oder Bindehautschanker. Auch nach meinen persönlichen Erfahrungen ist der Augenschanker sehr selten; in meiner jetzt 12jährigen Thätigkeit habe ich nur einen harten Lidschanker zu behandeln gehabt (und einen weichen).

Ein freilich noch unklareres Bild über die Häufigkeit des (harten) Schankers am Auge bekommt man durch Vergleich des Augenschankers mit dem Schanker anderer Körperteile. Nach Poitout (120) haben gefunden:

Julien:	1 Augenschanker auf 890 sonstige			
Wecker und Landolt:	1	»	» 250	»
Clerc:	1	»	» 404	»
Fournier:	1	»	» 470	»

§ 86. Die Art der Übertragung des Ansteckungsstoffes ist natürlich nicht immer ausfindig zu machen. In manchen Fällen dagegen liegt sie klar, ich möchte sagen, mit erschreckender Klarheit zu Tage. Das war z. B. bei einer Massenerkrankung der Fall, die Tepljaschin (104) im Jahre 1887 beobachtet hat. Er bekam kurz hintereinander 6 Fälle von hartem Lidschanker zur Behandlung. Die Kranken stammten sämtlich aus zwei Dörfern des Kreises Glasow, Regierungsbezirk Wjatka. Eine Nachforschung ergab, dass in den beiden Dörfern 81 Familien mit 532 Personen wohnten, von denen sich 68 als syphilitisch erwiesen. Bei 34 Personen war die Ansteckung nachweisbar dadurch zustande gekommen, dass eine syphilitische Kurpfuscherin den Leuten die Augen ausgeleckt hatte; das Auslecken der Augen ist nämlich in Russland und in Frankreich ein beliebtes Verfahren, um Fremdkörper aus dem Auge zu entfernen. Da viele Bindehautkrankheiten Fremdkörpergefühl machen, so kommt das Auslecken häufiger zur Anwendung, als nach den Regeln der Kurpfuscherzunft eigentlich nötig wäre.

Der Mund, »ce grand laboratoire de vérole«, kann die Lustseuche auch durch Küsse und durch Biss weiter verbreiten. So sind in den französischen Fachschriften mehrere Fälle beschrieben, wo syphilitische Mütter oder Dienstboten kleine Kinder durch Küsse auf die Augen angesteckt haben, und wenigstens ein Fall, wo ein Syphilitiker seinen Kameraden durch einen Biss in das Lid ansteckte.

Ferner wird Lustseuche mittelst schmutziger Finger und Handtücher in die Augen eingeimpft. Erleichternd hierfür wirkt die Zartheit der Lidhaut, die schon bei mäßigem Reiben kleine Epidermiswunden entstehen lässt. Fälle der Art sind wiederholt beschrieben worden. Besonders die Pfleger und Pflegerinnen syphilitischer Kinder sind auf diese Weise gefährdet. Doch kommt es nach französischen Berichten auch vor, dass bei dem geschlechtlichen Verkehr sich einer die Finger besudelt und sich durch ein zufälliges Augenjucken verleiten lässt, mit den giftgeladenen Fingern die Augen zu reiben. Endlich darf nicht unerwähnt bleiben, dass dem Arzte noch die Gefahr einer beruflichen Ansteckung droht. Es ist nämlich wiederholt vorgekommen, dass einem Arzte bei der Behandlung von syphilitischen Nasen-, Mund- oder Halskrankheiten von dem Kranken in das Auge gehustet und so die Lustseuche eingeimpft wurde.

§ 87. Verhütung. Weitaus die meisten Schanker der Lider und Bindehaut könnten vermieden werden, wenn die Regel allgemein befolgt würde, niemals mit schmutzigen Fingern oder Handtüchern das Auge zu berühren oder gar zu reiben. In den vorstehend erwähnten Fällen hat sich meist die Unwissenheit mit der Unvorsichtigkeit verbündet, um Unheil anzurichten. Dass z. B. eine Mutter das eigene Kind durch Küsse ansteckt, ist wohl nur dann möglich, wenn die Mutter nicht ahnt, dass sie an einer ansteckenden Krankheit leidet. Auch das Umgekehrte, die Ansteckung der Pfleger und Pflegerinnen von syphilitischen Kindern geschieht in der Regel ahnungslos, d. h. weil die Krankheit der Pfleglinge nicht erkannt war. Die Verhütung neuer Ansteckungen wird also hauptsächlich von der Umsicht des behandelnden Arztes abhängen, wohlverstanden, wenn überhaupt ein Arzt zu Rate gezogen wird. Dass das Auslecken der Augen und das Salben der Augen mit eignem oder fremdem Speichel unter allen Umständen verwerflich ist, bedarf keiner Worte.

Fachschriften.

IV.

1. Bindehautentzündung.

1894.　1. H. Wilbrand, A. Sänger u. A. Staelin, Untersuchungen über eine Conjunctivitisepidemie. Jahrbücher der Hamburger Staatskrankenanstalten. Bd. III.

1895.　2. Steffan, Ph., Zur Ätiologie des Bindehautkatarrhes. Klin. Monatsbl. f. Augenhkde. p. 457.

1896.　3. Axenfeld, Über eine durch Pneumokokken hervorgerufene Schulepidemie von Conjunctivitis. Berliner klin. Wochenschr. No. 6.

　　　4. Axenfeld, Beiträge zur Ätiologie der Bindehautentzündungen. 25. Vers. der ophth. Ges. in Heidelb. S. 140.

　　　5. Gelpke, Th., Über den Erreger des akuten epidemischen Augenkatarrhes. 25. Vers. der ophth. Ges. in Heidelb. u. im Arch. f. Ophth. Bd. XLII. 4, S. 97.

　　　6. Gifford, H., The pneumococcus of Fränkel as a frequent cause of acute catarrhal conjunctivitis. Arch. of Ophth. Bd. XXV. 4, S. 97.

1899.　7. Gelpke, Th., Bacterium septatum und dessen Beziehungen zur Gruppe der Diphtheriebacillen. Klein u. Migula, Arbeiten a. d. bakt. Inst. z. Karlsruhe. H. II.

2. Eiterfluss der Neugeborenen.

1882.　8. Haußmann, D., Die Bindehautinfektion der Neugeborenen. Stuttgart.

1884.　9. Credé, Die Verhütung der Augenentzündung der Neugeborenen, der häufigsten und wichtigsten Ursache der Blindheit. Berlin. Vergl. ferner Arch. f. Gynäkol. Bd. XVII, S. 50; Bd. XVIII, S. 367 u. Bd. XXI, S. 179.

　　　10. Schatz, Die Blennorrhoea neonatorum im Großherzogtum Mecklenburg-Schwerin. Deutsche med. Wochenschr. No. 1.

　　　11. Zweifel, Zur Ätiologie der Ophthalmoblennorrhoea neonatorum. Arch. f. Gyn. XXII.

　　　12. Welander, Quelques recherches sur les microbes pathogènes de la blennorrhagie. Gazette médicale. p. 267.

　　　13. Kroner, Zur Ätiologie der Ophthalmoblennorrhoea neonatorum. 57. Vers. deutscher Naturforscher und Ärzte zu Magdeburg.

1885.　14. Bumm, E., Der Mikroorganismus der gonorrhoischen Schleimhauterkrankungen. Wiesbaden.

1885. 15. **Haab, O.**, Über Ätiologie und Prophylaxe der Ophthalmoblennorrhoe Neugeborener. Korrespondenzbl. f. Schweizer Ärzte. Bd. XV, S. 7 u. 28.

16. **Uppenkamp**, Zur Ätiologie und Prophylaxe der Ophthalmoblennorrhoea neonatorum. Inaug.-Diss. Berlin.

1886. 17. **Kaltenbach**, Zur Verhütung der Ophthalmoblennorrhoea neonatorum. Arch. f. Gyn. Bd. XXVIII.

1889. 18. **Touton**, Über Folliculitis praeputialis und paraurethralis gonorrhoica. Arch. f. Dermatologie u. Syphilis.

19. **Fränkel, Schutz** des gesunden Auges bei einseitiger Blennorrhoea neonatorum. Monatsbl. f. Augenhlkde. S. 57.

1890. 20. **Burchardt, M.**, Über die gonorrhoische Bindehautentzündung. Centralbl. f. prakt. Augenhlkde. März. S. 82.

1891. 21. Pflichtordnung für die Hebammen des Kantons Zürich vom 15. Juli 1891.

1892. 22. **Großmann** Blennorrhoea neonatorum und ihre Verhütung. Verhandl. des X. internat. Kongresses zu Berlin. IV. 2, S. 45.

1895. 23. **Cohn, H.**, Zur Verhütung der Augeneiterung der Neugeborenen. Centralbl. f. prakt. Augenhlkde. S. 107 u. 136.

24. **Aubineau**, Essai sur l'application de la sérothérapie dans le traitement de la diphthérie conjonctivale. Thèse de Paris.

25. **Schulteis, H.**, Zur Prophylaxe der Ophthalmoblennorrhoe. Inaug.-Diss. Greifswald.

26. **Heim**, Die Blennorrhoea neonatorum u. deren Verhütung in der Schweiz. Inaug.-Diss. Bern.

27. **Silex, P.**, Statistisches über die Blennorrhoe der Neugeborenen. Zeitschr. f. Geburtsh. u. Gyn. XXXI. 1.

28. **Joseph, G.**, Zur Lehre von der disseminierten Conjunctivaltuberkulose. Inaug.-Diss Greifswald.

29. **Widmark**, Zur Verhütung der Augenentzündung der Neugeborenen. Centralbl. f prakt. Augenhlkde. S. 260.

30. **Budin**, Du traitement prophylactique de l'ophthalmie de nouveau-nés par le nitrate d'argent en solution faible, à 1 : 150. Progrès médic. No. 3.

31. **Valude, E.**, Les ophthalmies du nouveau-né. Paris, Rueff & Co. Ref. in Ann. d'oculist. T. CXIII, p. 296.

32. **Keilmann**, Erfahrungen über die Verhütung der Blennorrhoea neonatorum. Vortrag in der med. Sektion der schles. Ges. 25. Januar.

1896. 33. **Welander**, Übertragung der Gonorrhoe durch Fliegen. Wiener klin. Rundschau. No. 52. Referiert im Centralblatt für Kinderheilkunde. S. 106.

34. **Koblanck**, Über die sog. Spätinfektion der Ophthalmoblennorrhoea neonatorum. Festschrift f. C. Ruge. S. Karger, Berlin.

35. **Villeneuve, Des** conjonctivites à streptocoques. Thèse de Paris.

36. **Knies**, Die gonorrhoischen Bindehauterkrankungen und deren Behandlung. Karl Marhold, Halle a. S.

37. **Lor, Prophylaxie** de l'ophthalmie purulente des nouveau-nés. Ref. Revue générale d'ophth. p. 494.

1894. 38. **Geddie, D. W.**, Gonorrhoeal infection by towels. Brit. med. Journ. Bd. I, S. 407.

1896. 39. **Cohn, H.**, Über Verbreitung und Verhütung der Blennorrhoe bei Neugeborenen. Sammelforsch. im Auftr. der med. Abteil. der schles. Ges. Berlin, O. Coblenz.

40. *Köstlin, Wert der Credé'schen Methode zur Verhütung der Ophthalmoblennorrhoea neonatorum und ihre allgemeine Einführbarkeit. Arch. f. Gyn. Bd. L.

1898. 41. **Fürst, L.**, Zur Prophylaxe und Behandlung der Ophthalmoblennorrhoea neonatorum. Fortschritte der Medizin. Heft 4.

3. Diphtheritis.

1854. 42. Gräfe, A. v., Über die diphtheritische Conjunctivitis. Arch. f. Ophth. Bd. I. 1.

1890. 43. Löffler, Welche Maßregeln erscheinen gegen die Verbreitung der Diphtherie geboten? Berliner klin. Wochenschr. No. 39 u. 40.

1891. 44. Langerhans, Über die Verbreitung ansteckender Krankheiten durch die Schule. Zeitschr. f. med. Beamte. No. 1.

1892. 45. Gerke, O. u. Kain, E., Ein Fall von Croup der Bindehaut, der Mund- und Rachenschleimhaut. Arch. f. Augenhkde. XXIV, S. 305.

1893. 56. Sourdille, Étude clinique, bactériologique et thérapeutique sur la diphtérie oculaire. Arch. d'ophthalm. 1893—94. Les fausses membranes de la conjonctive. Ebenda. Avril 1894. Formes cliniques de la diphtérie conjonctivale. Revue mens. des mal. de l'enfance. Février 1895.

1894. 47. Uhthoff, W., 1. Ein weiterer Beitrag zur Conjunctiv. diphth. 2. Tuberkulose der Conjunctiva. Berliner klin. Wochenschr. No. 34 u. 35.

48. Schirmer, O., Zum klinischen Bilde der Diphtheriebacillenconjunctivitis. Münchener med. Wochenschr. S. 160.

1895. 49. Pes, Über die Ätiologie und Therapie einiger Formen von Conjunctivitis pseudomembranacea. Arch. f. Augenhkde. XXXII, S. 33.

5a. Darier, Un cas de conjonctivite pseudomembraneuse à streptocoques purs; insuccès du sérum antidiphtéritique. Clinique opht. Juillet.

51. Guder, Ein Beitrag zur Conjunctivitis diphtheritica und deren Bedeutung in sanitätspolizeilicher Hinsicht. Zeitschrift für med. Beamte. Berlin. VIII, S. 1.

1896. 52. Coppez, Diphthérie oculaire sans fausses membranes. Revue générale d'opht. p. 51. Essai de classification des conjonctivites inféctieuses. Ref. in Ann. d'oculist. T. CXVII, p. 57.

53. Schanz, Fr., Zur Ätiologie der Conjunctivitis pseudomembranacea. Arch. f. Augenhlkde. XXXIII, S. 224.

54. Ewetzky, Über die Bindehautdiphtherie und ihre Behandlung mit Heilserum. Berliner klin. Wochenschr. No. 31.

4. Trachom.

1869. 55. Cohn, H., Bericht über die in der Taubstummenanstalt zu Breslau beobachtete Epidemie von granulöser Augenentzündung. Jubelschrift der Anstalt.

1872. 56. Manz, Bericht der naturforsch. Ges. zu Freiburg. Sitz. vom 14. Juni.

1883. 57. Germann, Statistisch-klinische Untersuchungen über das Trachom. Inaug.-Diss. Dorpat.

1884. 58. Chibret, IX. internationaler medizin. Kongress. Kopenhagen.

1886. 59. Martinson, K., Über die Häufigkeits- und Abhängigkeitsverhältnisse des Pannus bei Trachom. Inaug.-Diss. Dorpat.

1889. 60. Vennemann, De la contagion de l'ophtalmie trachomateuse en Belgique. Ann. d'oculiste. T. CI, p. 29.

1890. 61. Germann, Zur Ätiologie des Trachoms. Petersburger med. Wochenschrift. No. 29.

62. Reisinger, Trachom in Böhmen. Arch. f. Ophth. Bd. XXXVI. 1.

63. Lucanus, Untersuchungen über Verhütung und Ansteckungsfähigkeit des Trachoms auf Grund des Materials der Marburger Augenklinik. Inaug.-Diss. Marburg.

1891. 64. Miller, Augenheilanstalt in Bayreuth. Bericht für das Jahr 1890, mit einer Skizze über die Verbreitung des Trachoms in Unterfranken.

65. *Noiszewski, Der Mikroorganismus des Trachoms, Microsporon Trachomatosum s. Jagium. Centralbl. f. Augenhlkde. Mai.

1892. 66. **Sattler**, Über die geographische Verbreitung des Trachoms. Verhandl. des X. internat. med. Kongresses. Berlin. IV. 2.

1893. 67. **Truc**, Contagion du Trachome. Semaine méd. XIII, p. 543.

1894. 68. **Viques**, Étude sur la contagiosité de la conjonctivite granuleuse en Algérie. Ann. d'oculist. CXII, p. 29.

69. **Fuchs, E.**, Die ägyptische Augenentzündung. Wiener klin. Wochenschrift. No. 12.

1896. 70. **Jalabert**, Contagion de l'ophtalmie granuleuse dans la région de Montpellier. Thèse de Montpellier.

71. **Bull, O.**, Prädisponierende Ursachen des Trachoms. Centralbl. f. prakt. Augenhlkde. S. 321.

72. **Cazalis**, Études bactériologiques de la conjonctivite granuleuse. Thèse de Montpellier.

73. **Richter**, Ägyptische Augenentzündung in Schulen. Zeitschr. f. Schulgesundheitspflege. No. 2, S. 96.

74. **Berger**, Considérations sur la contagiosité du trachome dans les diverses races. Revue générale d'opht. p. 520.

75. **Würdemann, H. V.**, La conjonctivite granuleuse monoculaire. Ann. d'ocul. T. CXV, p. 344.

75a. **Chibret**, Rapport de géographie ophtalmologique sur le trachome. Ann. d'ocul. T. CXV, p. 452.

76. **Burnett, Swan**, The racial and geographic distribution of trachoma in the United States of Amerika. Americ. Journ. of ophth. p. 257.

77. **Eliasberg**, Kurzer Bericht über die Thätigkeit der ophthalmologischen fliegenden Kolonne im Gouvernement Pensa im Mai und Juni 1895. St. Petersb. med. Wochenschr. No. 16 u. 17.

78. **Sanitätsbericht** der Kgl. bayr. Armee für die Zeit vom 1. April 1891 bis 31. März 1893. München.

79. **Burnett, S.**, L'influence du pays et de la race dans l'étiologie du trachome. Ann. d'ocul. T. CXV, p. 184.

80. **Germann, Th.**, Augenärztl. Beobachtungen in Syrien und Palästina, speziell über das Trachom in diesen Ländern. Centralbl. f. Augenhlkde. Suppl. S. 386.

81. **Songuet**, Les maladies oculaires dans l'armée russe. Recueil d'opht. Oktober.

82. **Vossius**, Statistik des Trachoms. VIII. internationaler Kongress für Hygiene u. Demographie. Ofenpest. S. 659.

83. **v. Millingen**, Statistique sur le trachome. Revue médic. pharm. Okt. Konstantinopel, und: Rapport sur le trachome. VIII. internationaler Kongress f. Hygiene u. Demographie. Ofenpest.

84. **Pröbsting**, Über die Verbreitung der ägyptischen Augenentzündung in der Rheinebene und über die Mittel zur Bekämpfung derselben. Centralbl. f. allg. Gesundheitspflege. Bd. XV, S. 1.

85. **Feuer, N.**, Die Verbreitung des Trachoms in Ungarn und das behördliche Vorgehen gegen dasselbe. VIII. internationaler Kongress für Hygiene u. Demographie. Ofenpest. S. 690.

86. **Reuß, A. v.**, Statistik des Trachoms in Cisleithanien. VIII. internationaler Kongress für Hygiene u. Demographie. Ofenpest. S. 664.

1897. 87. **Hirschberg**, Über die körnige Augenentzündung in Ost- und Westpreußen und ihre Bekämpfung. Jena.

88. **Hirschberg, J.**, Über die geographische Verbreitung der Körnerkrankheit. Deutsche med. Wochenschr. No. 27, 28 u. 29.

89. **Kirchner**, Die Bekämpfung der Körnerkrankheit in Preußen. Deutsche med. Wochenschr. No. 10.

90. **Lewkowitsch**, Feuilletonistische Skizze über Augenkrankheiten in Südafrika. Centralbl. f. prakt. Augenhlkde. S. 233.

1898. 91. **Greeff**, Studien über epidemische Augenkrankheiten. Klin. Jahrbuch. Jena. Bd. VII.

92. **Hoppe, J.**, Die Trachomepidemie u. ihre Bekämpfung im Regierungsbezirk Gumbinnen. Klin. Jahrbuch. Bd. VII.

93. **Axenfeld, Th.**, Pathologie des Auges. In ›Ergebnisse d. allg. Pathol. und pathol. Anatomie‹ von Lubarsch u. Ostertag. Wiesbaden.

5. Tuberkulose.

1883. 94. **Luc**, De la tuberculose de la conjonctive comparée au lupus de cette muqueuse. Thèse de Paris.

94. **Pagenstecher u. Pfeiffer**, Lupus oder Tuberkulose? Berliner klin. Wochenschr. No. 19.

95. **Pfeiffer**, Tuberkelbacillen in der lupös erkrankten Conjunctiva. Berliner klin. Wochenschr. No. 28.

1884. 96. **Parinaud**, Tuberculose primitive de la conjonctive. Gaz. hebdom. de méd. XXI, p. 398.

1887. 97. **Valude**, Über Tuberkulose des Auges. Bericht über die XIX. Vers. der ophthalm. Gesellschaft zu Heidelberg.

98. **Fuchs**, Diskussion. Bericht über die XIX. Vers. der ophthalm. Ges. zu Heidelberg.

1891. 99. **Wagner**, Die Tuberkulose des Auges und der Erfolg der Anwendung des Koch'schen Tuberkulins bei derselben. Inaug.-Diss. Würzburg.

100. ***Burnett, S.**, Tuberkulose der Conjunctiva. Arch. f. Augenhlkde. Bd. XXIII, S. 336.

1893. 101. **Pregel, A.**, Tuberkulose der Bindehaut. Wiener med. Wochenschr. No. 9.

1894. 102. **Uhthoff, W.**, Tuberkulose der Conjunctiva. Berliner klin. Wochenschr. No. 34 u. 35.

1896. 103. **Franke, E.**, Ein Beitrag zur Kenntnis der Tuberkulose der Augapfelbindehaut. Inaug.-Diss. Leipzig.

6. Syphilis.

1887. 104. **Tepljaschin, A.**, Syphilisinfektion beim Auslecken der Augen mit der Zunge. Wratsch.

105. **Lesser**, Syphilitischer Primäraffekt am Augenlid. Münchener med. Wochenschr. No. 30, S. 577.

1888. 106. **Alexander**, Syphilis und Auge. Wiesbaden.

1889. 107. **Popelow, A.**, Über extragenitale Syphilisinfektion. Arch. f. Dermatol. u. Syphilis. XXI, S. 50 u. 217.

1890. 108. **Neumann**, Über extragenitale Sclerosen. Wiener klin. Wochenschr. No. 18 u. 20.

1891. 109. **Badal**, Syphilis oculaire. Journ. de médic. de Bordeaux. p. 378.

110. **Würdemann, W.**, Some syphilitic lesions of the eye. Americ. Journ. of ophth. p. 277.

111. **Rona, S.**, Extragenitale Syphilisinfektion mit Rücksicht auf die heimischen Verhältnisse. Monatsheft f. prakt. Dermatol. XII, No. 10.

1892. 112. **Ring, W.**, Case of chancre of right upper lid. Centralbl. f. Augenhlkde. S. 529.

1894. 113. **Herter**, Syphilitische Schleimhautpapeln der Conjunctiva bulbi. Klin. Monatsbl. f. Augenhlkde. S. 200.

114. **Galezowski**, Du chancre oculaire et de son diagnostic avec les ulcères gommeux syphilitiques. Recueil d'opht. p. 52.

1895. 115. **Talbot**, Recherches statistiques sur la syphilis de l'oeil. Thèse de Bordeaux.

116. **Snell**, Nine cases of chancre of the eyelids and conjunctiva. Ophth. Review. p. 190.

1895. 117. Staelin, A., Syphilitische Schleimpapeln der Conjunctiva. Monatsbl.
f. prakt. Dermatol. XX. 1.

118. Engel-Reimers, Papeln der Conjunctiva. Münchener med. Wochenschrift. S. 1430.

119. Holth, Die syphilitische Autoinfektion und der harte Lidschanker.
Arch. f. Augenhlkde. Bd. XXX. 2.

1896. 120. Poitout, C., Contribution à l'étude du chancre syphilitique des paupières. Thèse de Paris.

121. Bayard, Contribution à l'étude des gommes syphilitiques de la conjonctive. Thèse de Paris.

122. Reiner, S., Ein Fall von Tarsitis syphilitica mit sulziger Infiltration
der Conjunctiva bulbi. Deutschmann's Beiträge zur prakt. Augenhlkde.
Heft XXIII, S. 57.

123. Riegel, Primäraffekt der Tarsalbindehaut. Münchener med. Wochenschrift. S. 1121.

124. Hitschmannn, R., Ein Fall von luetischem Primäraffekt der Conjunctiva. Wiener klin. Wochenschr. No. 52.

125. Velhagen, Ein Fall von Primäraffekt am Oberlid. Klin. Monatsbl. f.
Augenhlkde. 1896. Februar.

V. Ansteckungen des Gesamtkörpers.

1. Pocken, Menschenblattern, Variola.

§ 88. Beteiligung der Augen. Alle Infektionskrankheiten können das Auge in Mitleidenschaft ziehen. Die einen thuen das regelmäßig, z. B. die Masern, die anderen nur gelegentlich, z. B. Typhus und Grippe. Die letzteren finden in einem anderen Abschnitte dieses Werkes (Bd. XI, Kap. XXII) ihre Besprechung. Für die Gesundheitspflege der Augen kommen nur diejenigen Ansteckungskrankheiten in Betracht, die einerseits das Auge regelmäßig in Mitleidenschaft ziehen, andererseits aber auch durch Maßregeln der Gesundheitspflege verhütet werden können. Diesen beiden Bedingungen genügen z. B. die Blattern.

Heutzutage hat man kaum eine Vorstellung von der Furchtbarkeit der Blatternseuche, die noch im vorigen Jahrhundert bei uns entsetzliche Verwüstungen angerichtet hat. So findet sich z. B. bei ZÜLTZER (16) die Angabe, dass im östlichen und nördlichen Deutschland von 1794—1796, also binnen drei Jahren, nahe an 200 000 Menschen an den Blattern verstorben sind. Und bei anderen Schriftstellern begegnet man der Bemerkung, dass früher, z. B. im vorigen Jahrhundert, Blattern die häufigste Ursache von Erblindung gewesen sind.

Bei jedem Falle von echten Menschenblattern (Variola vera) entsteht das Exanthem zuerst und am dichtesten im Gesicht. Gewöhnlich sind am fünften Krankheitstage die Pocken der Gesichtshaut voll entwickelt. Es ist fast selbstverständlich, dass auch die Haut der Lider mit Pocken besetzt sein

kann. Da die Lider eine sehr dehnbare Haut und ein schlaffes Unterhautzellgewebe besitzen, so schwellen sie stark auf, was allein schon genügen
kann, das Öffnen der Lider unmöglich zu machen. Erschwert wird das
Öffnen der Lider in allen Fällen durch entzündliche Röte der Bindehaut, die das Auge lichtscheu macht. Oft sind auch die Lider verklebt,
weil die Reizung der Bindehaut so heftig geworden ist, dass es zur Absonderung von Schleim und Eiter kommt. Besonders wird das der Fall
sein, wenn auf der Bindehaut eigentliche Schleimhautpocken entstanden sind[1]).

All das bewirkt, dass die Kranken sehr oft von Mitte der ersten bis
Ende der zweiten Krankheitswoche mit geschlossenen Augen daliegen und
von ihren Angehörigen für »blind« gehalten werden. Mit dem Nachlassen
der stürmischen Krankheitserscheinungen, Ende der zweiten oder Anfang
der dritten Krankheitswoche, öffnet der Kranke meist seine Augen wieder,
und es zeigt sich, dass ihnen in der Regel nichts zu Leid geschehen ist.

Diese Regel hat aber ihre Ausnahmen.

Auch ist die Gefahr einer schweren Augenkrankheit noch lange nicht
vorbei; im Gegenteil, sie beginnt erst. Denn einmal können die eben erwähnten, im engeren Wortsinne »variolösen« Entzündungen fortdauern,
während die Ausschläge der Körperhaut längst abgeheilt sind; oder die
Bindehautentzündung nimmt ein diphtherisches Wesen an und zieht die
Hornhaut in Mitleidenschaft. Andererseits droht eine ganze Reihe von
Augenkrankheiten, die nur mittelbar eine Folge des Blatterngiftes sind,
was sich ganz deutlich darin zu erkennen giebt, dass diese Augenkrankheiten erst auftreten, wenn die Allgemeinkrankheit nachlässt, oder gar erst
während der Genesung. Daher der Name Keratitis postvariolosa. Es
drohen nämlich jetzt Infiltrate der Hornhaut, die sich in Geschwüre verwandeln und die Hornhaut teilweise oder gänzlich einschmelzen; es droht
Irisvorfall, Panophthalmitis und Blindheit. Ferner kommt eine diffuse Hornhauterkrankung vor (Keratitis parenchymatosa), eine Iritis, allein oder mit
Beteiligung der hinteren Abschnitte der mittleren Augenhaut. Endlich sind
Glaukom, Retinitis und Sehnervenatrophie als selteneres Vorkommnis beobachtet worden.

§ 89.   Bleibende Beschädigung der Augen. Es fragt sich nun,
wie oft die Blattern zu einer schweren Augenkrankheit führen, die nicht
wie jene regelmäßige Bindehautreizung spurlos vorübergeht, sondern das

---

1) Die Frage, ob auf der Bindehaut wirkliche »Pocken« vorkommen, ist strittig.
Sie wird von Hautärzten, z. B. IMMERMANN, HEBRA, bejaht, von Augenärzten, z. B.
COCCIUS (4), verneint. In neuerer Zeit hat aber auch ein Augenarzt, H. ADLER (13),
wirkliche Pockenpusteln auf der Bindehaut, und zwar ziemlich oft gesehen. ADLER
erklärt jede vor dem achten Krankheitstage auf der Bindehaut auftretende Pustel
als echte Pocke.

Augenlicht schwächt oder gar zerstört. Auf diese Frage lässt sich zur Zeit etwas Bestimmtes nicht antworten, da die Angaben der einzelnen Beobachter ungenau sind und ziemlich weit auseinandergehen.

Die letzte große Blatternseuche, die Deutschland erlebt hat, ist eine Folge des deutsch-französischen Krieges gewesen und fällt in die Jahre 1870—1873. Aus diesen Jahren liegen hier verwertbare Angaben von OPPERT (9), MANZ (5), LANDESBERG (12) und ADLER (13) vor.

OPPERT berichtet aus Hamburg, dass er bei 2755 Blatternkranken 300mal die Augen zu behandeln gehabt hat; in $^3/_4$ der Fälle sei die Hornhaut freigeblieben. Selbst wenn wir das übrigbleibende Viertel, also 75 Kranke, als schwer erkrankt und dauernd geschädigt zählen, so würden das nicht einmal 3 % der Pockenkranken sein.

Aus Freiburg meldet MANZ, dass in den dortigen Krankenhäusern etwa 2000 Blatternkranke verpflegt wurden. Diese 2000 lieferten in die MANZ'sche Klinik 32 schwer Augenkranke, darunter 24 mit Krankheiten der Hornhaut, 4 der Regenbogenhaut und 2 der Netzhaut. Nimmt man an, dass alle schwer Augenkranken der Freiburger Seuche bei MANZ Hilfe gesucht haben, so ergäbe sich die noch kleinere Zahl 1,5 %.

LANDESBERG erwähnt, dass vom 15. Januar 1871 bis 15. September 1872 im Regierungsbezirk Düsseldorf 30663 Menschen an Blattern erkrankten. Etwa um die gleiche Zeit hauste die Seuche in Westfalen; Zahlen konnte LANDESBERG von dort nicht bekommen. Aus diesen beiden Gebieten gingen LANDESBERG 270 Augenkranke zu, deren Leiden durch die Blattern verursacht war. Von diesen 270 Augenkranken litten

an Bindehautentzündungen	156
an Hornhauterkrankungen	81
an Thränensackleiden	15
an Iritis	8.

Von den 81 Hornhautleiden waren 10 Hornhauttrübungen, die übrigen Infiltrate, Geschwüre und diffuse Entzündungen. Nur 11 der Infiltrate werden als oberflächlich bezeichnet, die bei passender Behandlung gute Aussichten geben. Alle anderen Fälle waren schwer oder sehr schwer; 12 Augen gingen gänzlich zu Grunde. Selbst die leichten und günstigen haben »nubeculae corneae« zurückbehalten. Ganz unversehrt scheint keines der an der Hornhaut erkrankten Augen davongekommen zu sein. Über die Häufigkeit schwerer Augenerkrankungen bei Blattern lässt sich aus LANDESBERG's Angaben kein Schluss ziehen, da gewiss nicht alle Augenkranken jener Seuche bei LANDESBERG Hilfe gesucht haben. Immerhin geht aus den Zahlen hervor, dass die Hornhaut etwa halb so oft erkrankt als die Bindehaut, aber fast immer in ihrer Durchsichtigkeit Schaden leidet.

Ganz anders lauten die Angaben ADLER's. Derselbe sammelte Beobachtungen von drei verschiedenen Spitälern Wiens. Er fand Erkrankungen des Augapfels:

im I. städtischen Blatternspitale unter 1718 Blatternkranken mindestens 100 = 5,9 %,

im St. Josef-Kinderspitale unter 706 Blatternkranken 65 = 9 %.

im städtischen Baracken-Blatternspitale unter 42 Blatternkranken 15 = 35,6 %.

Ob nun die Zahlen ADLER's oder die kleineren Zahlen OPPERT's und MANZ's dem durchschnittlichen Sachverhalte näherkommen, jedenfalls bleibt sicher, dass die Blattern für die Augen gefährlich und Erblindungen infolge dieser Krankheit keine Seltenheit sind.

[In Zürich herrschte im vorigen Jahre eine kleine Blatternseuche. Im Kantonspitale wurden, wie mir Herr Dr. M. FREUDWEILER mitteilt, 26 Kranke behandelt. Nur einer davon wurde augenkrank und zwar an einer diffusen Hornhautentzündung. Der Kranke starb.]

§ 90. Wesen der Krankheit. Die Blattern sind ansteckend, und zwar in ungleich höherem Maße als Tuberkulose oder gar Syphilis. Ein für die Blattern empfänglicher Gesunder braucht nur in die Nähe eines Kranken zu kommen, braucht nur mit ihm dieselbe Luft zu atmen, um von der Krankheit befallen zu werden, selbst wenn er den Kranken, seine Wäsche oder sonstigen Gebrauchsgegenstände gar nicht berührt hat. Der Ansteckungsstoff geht also offenbar vom Kranken in die Luft und gelangt nun durch Vermittelung der Luft in den Körper eines Gesunden. Das »Wie« dieses Vorganges ist noch dunkel. Doch wird ziemlich allgemein angenommen, dass die unversehrte Oberhaut dem Gifte das Eindringen verwehrt, nicht aber eine selbst unversehrte Schleimhaut. Die gewöhnliche Ansteckung würde demgemäß durch die Schleimhaut des Mundes und der Luftwege erfolgen.

Der Ansteckungsstoff ist in den Krusten, im Eiter und in der klaren Lymphe der Pockenpusteln enthalten, desgleichen im Blute und in allen vom Blute durchflossenen Körperteilen (ZÜLTZER, 16). Es geht das aus folgender Beobachtung SCHAPER's (10) hervor. Bei einer anscheinend gesunden Frau wird ein zerschmetterter Arm abgenommen. Die verfügbare Haut wird dazu benutzt, bei vier Männern Hautverpflanzungen vorzunehmen. Nach einigen Tagen brechen bei der Amputierten die Blattern aus und sechs Tage nach der Verpflanzung auch bei einem der vier Gepfropften; zwei andere erkranken mit Erbrechen und Fieber, aber ohne Ausschlag, und der vierte bleibt gesund. SCHAPER schließt hieraus, dass durch die aufgepfropften Hautstücke eine Übertragung von Blatterngift zustande gekommen ist.

Dagegen ist der Ansteckungsstoff in den Absonderungen der Kranken, in Harn, Speichel, Schleim der Schleimhäute und im Kote nicht vorhanden (IMMERMANN, 20).

Die Ansteckung kann auch durch Zwischenträger vermittelt werden, durch Menschen, die selber nicht zu erkranken brauchen, ferner durch Kleider, Wäsche und andere Dinge, die mit dem Kranken, ja nur mit der Luft des Kranken in Berührung gekommen sind. So erwähnt ZÜLTZER folgenden Fall. Ein Geisteskranker erkrankt in einer Einzelzelle an Blattern. Nach seiner Genesung wird die Zelle, namentlich auch die Wände, gereinigt und soweit als möglich keimfrei gemacht. Aber die Decke wurde vergessen. Ein halbes Jahr später kommt eine andere Kranke in diese Zelle und erkrankt genau 14 Tage später an Blattern. Diese Beobachtung bestätigt nebenbei die alte Erfahrung von der Zähigkeit des Blatterngiftes, die sich auch daran erkennen lässt, dass Blatternseuchen in jedem Klima und zu jeder Jahreszeit vorgekommen sind. Die einzige Bedingung, die erfüllt sein muss, ist eben die, dass Blatternkranke oder die von ihnen benutzten Gegenstände in die Nähe von ansteckungsfähigen Personen gebracht werden.

Das Blatterngift besteht aus Lebewesen. Dies geht mit zwingender Notwendigkeit aus Folgendem hervor. Wenn man eine winzige Menge von Pockenlymphe einem Gesunden einimpft, so bleibt das zunächst ohne Folgen. Erst nach drei bis fünf Tagen entsteht am Orte der Impfung ein Pockenausschlag und nach 10 bis 13 Tagen folgt unter Fieber der Ausbruch der allgemeinen Pocken nach. Der Geimpfte enthält jetzt in seinem Körper so viel Blatterngift, dass man Millionen von Menschen damit impfen könnte. Das Gift hat sich also im menschlichen Körper vermehrt und erst dadurch die Kraft bekommen, den Menschen krank zu machen. Bei einem bloß chemisch wirkenden Stoffe ist so etwas nicht denkbar.

Da die Keime der Blattern sowohl in der Lymphe der einzelnen Pocken als auch in der den Kranken umgebenden Luft vorhanden sein müssen, so liegt es nahe, diejenigen Lebewesen als die Erreger der Blatternkrankheit anzusprechen, die sich in Lymphe und in Luft nachweisen lassen. Derartige Versuche hat DE TOMA (erwähnt von ZÜLTZER, 16, S. 639) angestellt. Allerdings hat er nicht die den Kranken umgebende, sondern die von ihm ausgeatmete Luft untersucht. Da nun erfahrungsgemäß Spaltpilze sehr leicht von trocknen Flächen (z. B. von einer vertrockneten Hautpocke) in die Luft gelangen, nicht aber von feuchten Flächen, so muss es uns fast wundern, dass die TOMA'schen Versuche bejahend ausgefallen sind. Er will nämlich in der Ausatmungsluft von Blatternkranken dieselben Lebewesen gefunden haben, die von anderen Forschern in den Pocken nachgewiesen sind. Man hätte also anzunehmen, dass diese Lebewesen entweder auch von nassen Flächen sich ablösen können, oder aber, dass sie von der Haut des Kranken in die Luft gelangt, vom Kranken eingeatmet und dann nicht oder nicht ganz auf den Schleimhäuten seiner Luftwege zurückbehalten sind.

Die erste Beschreibung der vermeintlichen Erreger der Blattern hat KEBER (2) gegeben. Er fand sie in der Lymphe der Pockenpusteln. Drei Jahre später fand C. WEIGERT (11) in der Haut von Pockenleichen »gefäßähnliche, buchtige, oft auch verzweigte Schläuche«, die mit kleinsten Bakterien vollgepfropft waren. Diese Schläuche hielt WEIGERT für Lymphgefäße. Gleich aussehende Bakterien fand er bei hämorrhagischen Blattern in kleinen Arterien der tieferen Hautschichten. F. COHN fand die KEBER'schen Körperchen, »Kugelbakterien«, in Kuhpockenlymphe und beobachtete ihre schnelle Vermehrung im Gesichtsfelde des Mikroskopes. Damit wäre bewiesen, dass die »KEBER-COHN'schen Körperchen«, wie sie von da an in den Fachschriften heißen, Lebewesen sind. Ob sie die Erreger der Blattern sind, ist freilich eine andere Frage, und zwar eine Frage, deren Lösung wohl noch nicht ganz nahe ist. Denn in neuester Zeit sind von verschiedenen Forschern (VAN DER LOEFF, 15, L. PFEIFFER, 18, GUARNIERI) in Kuhpocken und in Menschenpocken Lebewesen gefunden worden, die zu den Amöben bezw. Sporozoen gerechnet und »Cytoryctes variolae« benannt werden. Freilich deuten einige Nachuntersucher jene fraglichen Gebilde als harmlose Leukocyten. Jedenfalls fehlt für all die erwähnten Prätendenten gerade die Hauptsache, nämlich die Züchtung in Reinkultur und die Erzeugung von Blattern durch Einimpfung der Reinkultur.

§ 91. Verhütung. Da das Blatterngift sich nur in einem menschlichen Körper vervielfältigt und von da aus dann auf andere Menschen übergeht, so kann man die Gesunden vor dem Angestecktwerden schützen, wenn man zwei Maßregeln durchführt, nämlich erstens alle Menschen und Gegenstände desinfiziert, die mit Blatternkranken und ihrer Luft in Berührung gekommen sind, und zweitens alle Erkrankten und der Krankheit Verdächtigen von den Gesunden absperrt.

Die Entkeimung der Kleider, Wäsche, Betten hat man bisher ziemlich allgemein in besonderen Sterilisierungsöfen bewerkstelligt, meist mittelst strömenden, überhitzten Wasserdampfes oder auch mit trockener Hitze. Das Zimmer und die Möbel werden mit Seife und mit 5 %iger Carbolsäure gewaschen, die Tapeten werden erneuert, die Decken frisch geweißt. Alle Gegenstände, die das Waschen oder andere wirksame Entkeimungsmittel nicht vertragen, werden verbrannt. In neuester Zeit scheint sich die Entkeimung der Zimmer und Zimmereinrichtung wesentlich einfacher zu gestalten. Man »vernebelt« eine Mischung von Formaldehyd, Glycerin und Wasser. Ein mit diesem Nebel dichtgefülltes Zimmer soll nach drei Stunden völlig keimfrei sein(?). Wer mit einem Blatternkranken zu thun gehabt, auch nur sein Zimmer betreten hat, darf nicht eher mit Gesunden verkehren, bis er den Anzug gewechselt und Gesicht, Hände, Bart und Haar mit 1⁰/₀₀ Sublimatwasser oder 5% Carbolwasser gewaschen hat.

Ungleich viel schwieriger als die erste Maßregel ist die zweite durchzuführen. Bei einer Krankheit, die sich auf 100 m durch die Luft verbreitet, kann von einer wirklichen »Absperrung« mindestens bei städtischen Wohnungsverhältnissen nicht die Rede sein. Nur wenn jeder Blatternkranke, ohne Rücksicht auf Rang und Reichtum, als gemeingefährlich von einer durchgreifenden Gesundheitspolizei in Gewahrsam genommen und bis zur völligen Genesung in einem abgesondert gelegenen Blatternspitale verpflegt wird, darf man von der Absperrung Erfolge erwarten. Die Wirksamkeit der gewissenhaftesten Absperrung wird aber dadurch erschwert, dass so ziemlich alle Menschen für das Blatterngift sehr empfänglich sind. Da der Kranke doch behandelt, gepflegt und seine Wäsche u. s. w. gereinigt werden muss, so wäre eine Ansteckung der Ärzte, Pfleger und Wäscherinnen ganz unvermeidlich, wenn nicht glücklicherweise jeder, der einmal die Blattern überstanden hat, die Empfänglichkeit für das Blatterngift, meistens für Lebenszeit, verlöre. Eine befriedigende Erklärung dieser merkwürdigen, auch bei anderen Ansteckungskrankheiten beobachteten Thatsache lässt sich zur Zeit nicht geben [1]).

Beim Auftreten eines Blatternfalles in irgend einer Gemeinde hätte nun sofort ein ungemein schwerfälliges, kostspieliges und in die Freiheit des Einzelnen tief eingreifendes Verfahren ins Leben zu treten, wobei es noch fraglich bleibt, ob es überhaupt möglich wäre, geblatterte Ärzte, Pfleger, Wäscher, Leichendiener u. s. w. in der nötigen Anzahl herbeizuschaffen. Glücklicherweise gestaltet sich die Sache dadurch sehr einfach, dass wir ein Mittel besitzen, die Unempfänglichkeit gegen das Blatterngift künstlich hervorzubringen. Da dies Mittel nicht bloß auf die Pfleger der Blatternkranken, sondern auf die ganze Bevölkerung einer Stadt oder eines Staates anwendbar ist, so könnte man auf die Absperrung des Kranken völlig verzichten und bei der Desinfektion sich auf das beschränken, was von dem Gebote der Reinlichkeit verlangt wird. Indessen ist wohl in keinem Lande, nicht einmal im Deutschen Reiche, die gesamte Bevölkerung wirklich unempfänglich gemacht, und deshalb wird man beim Ausbruche einer Seuche die Desinfektion und Absperrung nicht entbehren können.

Die künstliche Feiung gegen das Blatterngift ist schon vor 2000 Jahren

---

1) Wer die über »Immunität« jetzt herrschenden Ansichten zu kennen wünscht, schlage die »Ergebnisse der allgemeinen Pathologie« von LUBARSCH und OSTERTAG, Wiesbaden 1896 und 1897, nach. Dort finden sich zusammenfassende Aufsätze von METSCHNIKOFF und FRANK, mit einem Verzeichnis aller einschlägigen Fachschriften der letzten Jahre.

in China und Indien üblich gewesen, und zwar mittelst der »Inoculation«. Mit diesem Namen bezeichnet man die künstliche Einimpfung von Blatterngift. Sie erzeugt allerdings die Krankheit selber, um deren Verhütung es sich gerade handelt, aber in einer so milden Form, dass weder das Leben noch das Augenlicht auf dem Spiele steht und irgend ein bleibender Nachteil nicht zu fürchten ist.

Freilich, zuweilen hat sich doch auch aus der »Inoculation« eine schwerere Form der Krankheit, manchmal selbst mit tötlichem Ausgange, entwickelt. Noch bedenklicher aber ist die Thatsache, dass jeder durch Inoculation Geblatterte einen Krankheitsherd bildet, von dem aus ungezählte Menschen ohne ihre Zustimmung mit der schwersten Form der Krankheit angesteckt werden können. Die wirkliche Erlösung von der »Pockennot« beginnt deshalb erst mit dem Jahre 1798, als EDWARD JENNER den Beweis führte, dass man sich durch Einimpfung einer den Blattern nahe verwandten, aber harmlosen Krankheit, d e r K u h p o c k e n , gegen Menschenblattern feien kann.

§ 92. Impfung und Wiederimpfung. Schon vor JENNER hat man die Beobachtung gemacht, dass diejenigen Menschen von Blattern verschont blieben, die sich beim Melken zufällig mit Kuhpockenlymphe angesteckt hatten. Ja ein Pächter JESTY in England und ein Lehrer PLETT in Holstein haben sogar die Kuhpocken gesunden Menschen absichtlich eingeimpft, um diese Menschen gegen Blattern zu schützen. Diese Thatsache schmälert in keiner Weise das unsterbliche Verdienst JENNER's, der nach jahrzehntelangen Beobachtungen Versuche angestellt und die W i r k s a m k e i t d e r »S c h u t z p o c k e n i m p f u n g « u n w i d e r l e g l i c h b e w i e s e n hat. JENNER's Versuch bestand darin, einem Gesunden Lymphe aus den Pocken eines Kuheuters einzuimpfen und nach Ablauf der künstlich erzeugten Kuhpocken demselben Menschen Lymphe aus den Pocken eines Blatternkranken einzuimpfen. Die zweite Impfung (Inoculation) blieb erfolglos; der »Vaccinierte« war also gegen Menschenblattern gefeit. Dieser Grundversuch JENNER's ist dann von anderen tausendfältig wiederholt worden, immer mit dem gleichen Erfolge. Damit ist JENNER zu einem der größten Wohlthäter der Menschheit geworden.

JENNER glaubte, dass die Vaccination oder »Schutzpockenimpfung« auf Lebenszeit wirke, ebenso wie das einmalige Überstehen der Blattern selber. Leider ist das nicht der Fall, wie sich im Laufe dieses Jahrhunderts herausgestellt hat. Die Schutzpocken gewähren in der Regel dem Gepockten nur auf 5 bis 10 Jahre Schutz. Durch Wiederholung der Impfung kann man sich aber von neuem schützen und hat dabei noch den Vorteil, dass die Wiederimpfung (Revaccination) viel milder verläuft als die erste Impfung (Vaccination).

Diese wenigen, aber außerordentlich wichtigen Sätze stehen in der ganzen medizinischen Welt unbestritten da. Aber nur ein Staat, das Deutsche Reich, hat daraus gefolgert, dass er das Recht und die Pflicht hat, die Feiung der gesamten Bevölkerung durch Gesetz zu erzwingen. Im Deutschen Reiche herrscht der Impfzwang seit 1874, und zwar schreibt das Gesetz die Impfung der Kinder innerhalb des ersten oder zweiten Lebensjahres vor. Anfangs hat man von Kind zu Kind geimpft, also mit »humanisierter« Kuhpockenlymphe, die ganz dasselbe leistet (JENNER) wie die von einer wirklichen Kuhpocke stammende »animale« Lymphe. Da man aber den grundsätzlichen Impfgegnern zugeben musste, dass möglicherweise bei der Impfung von Mensch zu Mensch Syphilis oder Tuberkulose übertragen werden kann, so ist man mehr und mehr dahin gekommen, nur Kälberlymphe zu benutzen, die jetzt in besonderen Anstalten unter fachmännischer Aufsicht im großen gewonnen wird.

Das Gesetz schreibt ferner für alle Schulkinder eine Wiederimpfung im 12. Lebensjahre vor. Eine zweite Wiederimpfung trifft wenigstens den Teil der männlichen Jugend, der in das Heer oder in die Flotte eintritt.

Freilich ist damit noch keineswegs die Gesamtbevölkerung sicher geschützt. Denn 10 Jahre nach der letzten Impfung pflegt die Empfänglichkeit allmählich wieder zu entstehen. Immerhin ist die Zahl der gar nicht und der nur wenig Empfänglichen im Deutschen Reiche jetzt so groß, dass auch den Empfänglichen nur selten Gelegenheit wird, sich mit Blattern anzustecken. Seit Bestehen des Reichsimpfgesetzes sind die Blattern als Volksseuche innerhalb des Deutschen Reiches erloschen. Man erkennt dies am besten, wenn man die Blatternsterblichkeit im Deutschen Reiche mit der in anderen Ländern vergleicht, die den Segen des Impfzwanges noch nicht besitzen. So hat das Kaiserliche Gesundheitsamt 1896 festgestellt (IMMERMANN, 20), dass von einer Million Einwohner jährlich an Blattern starben:

1889—1893 im Deutschen Reiche	2,3	Menschen
» in französischen Städten	147	»
» in Belgien	252,9	»
» in Österreich	313,4	»
1891—1893 in Russland	836,4	»

Es ergiebt sich aus dem Mitgeteilten, dass die Frage, wie man sich gegen Blattern schützen kann, praktisch vollkommen gelöst ist, obgleich die Wissenschaft zur Zeit noch weit davon entfernt ist, alle sich dabei aufdrängenden theoretischen Fragen befriedigend zu beantworten. Den glänzendsten Beweis für die Wirksamkeit der Schutzpockenimpfung liefern wohl die Blatternverhältnisse des preußischen Heeres, das von 1892 bis 1896 einen einzigen Fall von echten Blattern gehabt hat; und dieser eine war ein frischer Rekrut, der bereits angesteckt zur Einstellung gelangte!

2. Masern.

§ 93. **Beteiligung der Augen.** Eine zweite Ansteckungskrankheit, die
verhütbar ist und regelmäßig das Auge in Mitleidenschaft zieht, sind die Masern.
Bekanntlich beginnt die Krankheit mit »Schnupfen und Husten«. Der Schnupfen,
d. h. die Entzündung der Nasenschleimhaut, setzt sich durch die Thränenwege
auf die Bindehaut der Augen fort. Dieser Vorgang vollzieht sich so regelmäßig, dass das Auftreten von Bindehautkatarrh im Beginne eines fieber-
haften Allgemeinleidens für die Diagnose Masern sehr in die Wagschale fällt.
Der Bindehautkatarrh macht die gewöhnlichen Beschwerden, Brennen, Fremdkörpergefühl, Lichtscheu und Thränen, die Lichtscheu und das Thränen wohl
in noch stärkerem Grade als bei Bindehautkatarrhen anderen Ursprunges.

In der Regel erlischt mit den Masern auch die zugehörige Bindehautentzündung, die nur hier und da durch kleine Verluste von Hornhautepithel
verschlimmert wird. Es sind aber auch schwere eitrige Katarrhe der
Bindehaut und Hornhautgeschwüre, ja völlige Verschwärungen der Hornhaut beobachtet worden. Zufälle dieser Art sind wohl dahin zu deuten,
dass die Lebenskraft der Gewebe infolge des schweren Allgemeinleidens
gelitten hat und eine Ansteckung des Auges mit irgend welchen Spaltpilzen nun leichtes Spiel findet. Auch Sehnervenentzündungen nach Masern
sind beobachtet worden, mit Ausgang in Genesung sowohl als mit Ausgang
in Blindheit. Zahlangaben über die Häufigkeit dieser schweren Zufälle habe
ich nicht gefunden. Jedenfalls sind sie sehr selten.

Für ziemlich häufig halte ich Hornhautkrankheiten, die als **Nachkrank-
heit** der Masern zu betrachten sind. Wenigstens werden mir sehr oft Kinder
gebracht mit Ekzem der Gesichtshaut, der Lidränder, Bindehaut und **Hornhaut**, die nach Aussage ihrer Mütter kürzlich die Masern durchgemacht haben.
Eine Statistik dieses Vorkommnisses vermag ich freilich nicht zu geben, da
ich selbstverständlich nur einen Bruchteil der Augenkranken Zürichs zu behandeln habe und da die Größe dieses Bruchteiles nicht bestimmbar ist.
Auch wäre wohl trotz Anzeigepflicht und amtlicher Zählkarten eine **zutreffende** Zahl über die wirklich vorgekommenen Masernfälle nicht zu beschaffen, da viele Kinder ohne ärztliche Aufsicht die Masern durchmachen.

§ 94. **Wesen der Krankheit; Ansteckung.** Die Masern sind
äußerst ansteckend. Doch haftet das Maserngift nicht an Wohnungen oder
Gebrauchsgegenständen der Kranken (v. JÜRGENSEN, 27). Die Krankheit kann
also nicht durch Gesunde übertragen werden, sondern nur durch die Kranken selber. Auch scheint Verbreitung durch die Luft nicht auf so große
Entfernungen möglich wie bei Blattern.

Die Empfänglichkeit für Masern ist allen Menschen eigen. Alle Rassen
und Altersstufen sind darin gleich. Eine Ausnahme von dieser Regel machen

nur die jüngsten Kinder, etwa bis zum fünften Monate des Lebens. Ferner sind diejenigen unempfänglich, die einmal die Krankheit überstanden haben. Die allgemeine Empfänglichkeit der Menschen macht es begreiflich, dass fast jeder schon während seiner Kindheit die Krankheit durchmacht.

Die häufigste Gelegenheit zur Ansteckung findet sich in der Schule. Der Kranke ist nämlich vom Beginn der katarrhalischen Erscheinungen an fähig, andere anzustecken, also noch vor Ausbruch des Hautausschlages, durch den in der Regel erst die Krankheit erkannt wird. Ferner dauert die Ansteckungsfähigkeit bis zu vollendeter Abschuppung, also bis zu einer Zeit, wo der Kranke sich schon wieder ganz wohl fühlt und sich nicht mehr an Bett und Zimmer gebunden erachtet.

Man nimmt als selbstverständlich an, dass kleinste Lebewesen die Erreger der Masern sind; doch kennt man sie bis zur Stunde nicht. Zwar will DÖHLE (26) in den Blutkörperchen der Masernkranken geißeltragende Körperchen gefunden haben, die er für Protozoen und die Erreger der Krankheit hält. Die Bestätigung dieser vorläufigen Mitteilung ist aber ausgeblieben. Vergl. »Ergebnisse der allg. Pathol. u. s. w.« von LUBARSCH und OSTERTAG. Wiesbaden 1896. I. Abteil. S. 926.

§ 95. Verhütung. Zu verhüten sind die Masern sicher, aber freilich nur durch ein Mittel, das sehr schwer durchführbar ist, durch völlige Absperrung. Zu diesem Mittel wird man nur unter ganz bestimmten Voraussetzungen seine Zuflucht nehmen. Vor allem muss die Seuche ortsanwesend sein, und zwar in schlimmer Form. Die Masern sind nämlich bald gutartig, bald bösartig; worauf das beruht, ist völlig unaufgeklärt. Wenn es sich um eine gutartige Seuche handelt, lassen manche Eltern ihre Kinder absichtlich anstecken, um sie für spätere Zeit und gegen eine bösartigere Seuche zu schützen. Die Verantwortung dafür soll der Arzt nicht übernehmen, da auch während einer gutartigen Seuche bei dem Einzelnen ein schwerer Verlauf mit tötlichem Ausgange vorkommen kann. Auf alle Fälle wird man dringend vor absichtlicher Ansteckung warnen bei Kindern unter 3 Jahren, ferner bei schwächlichen und kränklichen Kindern, weil die Erfahrung lehrt, dass unter solchen Kindern Todesfälle und Augenkrankheiten viel häufiger vorkommen als bei kräftigen, gesunden Kindern von 4 Jahren und mehr.

3. Syphilis, Lustseuche.

§ 96. Allgemeines; Beteiligung der Augen. Drei bis vier Wochen nach einer Ansteckung mit Syphilis bricht der »Primäraffekt« oder harte Schanker aus. Er ist das Zeichen, dass der ganze Körper durchseucht ist, was sich unter anderem durch allgemeine Schwellung der Lymphdrüsen zu erkennen giebt. Nach Ablauf eines zweiten Monates beginnen die

»Sekundärerscheinungen«, hauptsächlich in Gestalt von Hautausschlägen (makulösen und papulösen Syphiliden) und von Schleimhauterkrankungen (nässenden Papeln). Unter passender Behandlung verschwinden sie, kehren aber leicht wieder. Auch andere Körperteile erkranken schon in dieser Sekundärzeit. Mit dem dritten Jahre beginnt in der Regel die Zeit der »Tertiärerscheinungen«, deren gemeinsames Kennzeichen in der Neubildung von Knoten oder knotenförmigen Infiltraten besteht. Man nennt sie »Gummata« oder »Gummigeschwülste«. Der »Primäraffekt« und die nässenden Papeln der »Sekundärzeit« sind ansteckend, die Gummata der Tertiärzeit nicht. Auch findet Vererbung der tertiären Syphilis nicht statt (J. Neumann, 36).

Sowohl die Syphilis zweiter als die dritter Staffel kann an jedem Körperteile ausbrechen, auch an dem Auge. Ja das Auge erkrankt sogar ganz besonders oft. In weitaus der Mehrzahl aller Fälle kann man der Augenkrankheit ihre syphilitische Herkunft nicht ansehen und ist also bezüglich der Krankheitsbestimmung auf die Vorgeschichte und auf den Nachweis etwaiger anderer, zweifellos syphilitischer Erscheinungen angewiesen. Die Schilderung all der syphilitischen Augenerkrankungen findet der Leser in dem Kap. XXII Bd. XI dieses Handbuches. Hier sei nur des Zusammenhanges wegen erwähnt, dass Lustseuche erster Staffel, der sogenannte Primäraffekt, am Auge sehr selten ist und Lider und Bindehaut befällt; die zweite Staffel bevorzugt Iris, Ciliarkörper und Hornhaut; die dritte Staffel Aderhaut, Netzhaut, Sehnerv, Augenmuskeln, Augenhöhle und kommt gelegentlich an den Lidern und am Thränensack vor; und endlich die vererbte (hereditäre) Lustseuche befällt mit Vorliebe die Hornhaut, hinterdrein aber oft genug auch noch die tieferen Teile des Auges.

§ 97. Häufigkeit. Wie viele Menschen erkranken an Lustseuche? Wie viele dieser Syphilitiker werden durch ihre Lustseuche augenkrank? Wie viele der Augenkranken behalten einen bleibenden Schaden oder werden gar blind? Der Beantwortung dieser Fragen stellen sich große, zur Zeit wohl unübersteigliche Hindernisse in den Weg. Vor allen Dingen der Umstand, dass die Ansteckung mit Lustseuche in der Mehrzahl aller Fälle durch Beischlaf und zwar den außerehelichen zustande kommt. Das hat der Lustseuche ein für allemal den Stempel einer schimpflichen Krankheit aufgedrückt, zu der sich niemand gern bekennt. Natürlich besteht deshalb auch für den behandelnden Arzt keine Anzeigepflicht, obgleich doch der Syphilitiker eine öffentliche Gefahr ist und seine Krankheit nicht bloß durch Beischlaf, sondern auch durch Ess- und Trinkgeschirr, durch Handtücher, durch Küsse, kurz auf Wegen weiter geben kann, die mit dem Geschlechtsverkehr nichts zu schaffen haben. Eine ärztliche Anzeigepflicht würde eben die unausbleibliche Folge haben, dass die Syphilitiker dem Arzte aus dem Wege gingen und beim Kurpfuscher Hilfe suchten.

Obwohl nun keine Anzeigepflicht besteht und der Kranke im allgemeinen der Verschwiegenheit seines Arztes völlig sicher ist, verleugnet der Kranke doch gar nicht selten eine frühere syphilitische Ansteckung selbst seinem Arzte gegenüber. Oder er stellt in gutem Glauben die frühere Ansteckung in Abrede, weil sie viele Jahre zurückliegt und vergessen ist. Besonders kitzlich ist die Aufnahme der Vorgeschichte bei Frauen, bei denen ja die Geschlechtsehre eine ganz andere Bedeutung hat als beim Manne.

Aber selbst wenn eine syphilitische Ansteckung zugegeben wird, sind die diagnostischen Zweifel und Schwierigkeiten noch keineswegs zu Ende. Ein Mensch, der vor 10 Jahren Lustseuche gehabt hat, kann heute an einer Aderhautentzündung, einer Sehnervenatrophie leiden, ohne dass das Augenleiden mit jener Lustseuche in ursächlichem Zusammenhange stehen müsste. Nur wenn auch andere Körperstellen und zwar zweifellos syphilitisch erkrankt sind, oder wenn eine gegensyphilitische Behandlung schnelle und deutliche Besserung bringt, darf man das Augenleiden als ein syphilitisches zählen.

Aus alledem ergiebt sich, dass die Häufigkeit der Lustseuche unter der Gesamtbevölkerung eines Landes nur geschätzt werden kann, während es bei gewissen Gruppen der Bevölkerung, z. B. bei Heer und Flotte, wohl möglich ist, die Syphilitiker zu zählen.

Die Lustseuche ist so ziemlich über die ganze Erde verbreitet, wenn schon in sehr ungleichem Maße. Am stärksten durchseucht sind die großen Mittelpunkte des Weltverkehres, also vor allem die großen Hafenstädte. In gewissen verkehrsarmen Gegenden, so z. B. in gewissen Landstrichen Ungarns und in einigen Ländern Mittelafrikas, soll die Lustseuche ganz fehlen. Das Genauere hierüber findet man in Kap. XXII Bd. XI dieses Handbuches. Hier genügt es, einige Zahlen wiederzugeben, die für uns von besonderem Belange sind, weil sie sich auf die Hauptstadt des Deutschen Reiches beziehen. Blaschko (33) schätzt, dass von 1874—1889 in der Charité zu Berlin jährlich etwa 650 Fälle von primärer Lustseuche behandelt werden; in den anderen Krankenhäusern zusammen etwa 100 Fälle; endlich von Ärzten, Spezialärzten und Kurpfuschern zusammen etwa 4250 Fälle. Das gäbe also auf Berlin jährlich etwa 5000 Neuansteckungen oder $4\,^0/_{00}$ der Bevölkerung. Nimmt man an, dass der syphilitisch Angesteckte eine durchschnittliche fernere Lebensdauer von 30 Jahren hat, so würden jetzt $30 \times 5000 = 150\,000$ Syphilitiker in Berlin leben, mit andern Worten »jeder neunte bis zehnte Mensch der Berliner Bevölkerung ist oder war syphilitisch« (Blaschko).

Ebenso groß $(4,16\,^0/_{00}$ der Bevölkerung) ist die Zahl der jährlichen syphilitischen Ansteckungen in Kopenhagen. Etwas größere Zahlen werden für Wien und Paris genannt; ganz erheblich größere für England. Ja die Zahlen, die Lançereaux (30) für England erwähnt, erscheinen mir so ungeheuerlich, dass ich sie gar nicht wiedergeben will.

Gleichmäßiger und wohl auch zuverlässiger sind die Angaben über

»venerische« Erkrankungen in den Heeren. Leider sind die mir zugänglichen Angaben nicht in Tripper, weichen Schanker und harten Schanker getrennt. Doch weiß man durch BLASCHKO, dass im allgemeinen nur 10 bis 14% der »Venerischen« an frischer Lustseuche (hartem Schanker) leiden. Unter dieser Annahme würde die Lustseuche nach BLASCHKO folgende Häufigkeitsziffern aufweisen:

		Es wurden jährlich »Venerisch« in $^0/_{00}$ der Iststärke	Also erkrankten an Lustseuche in $^0/_{00}$ der Iststärke
Deutsches Heer	1877—81	35,3	3,5—5,0
	1881—87	26,3	2,6—3,6
Russisches Heer	1872	50,17	5,0—7
Französisches Heer	1872—80	84,70	8,5—12
Englisches Heer	1871	206,2	20—28
	1879	138,7	14—20
Deutsche Flotte	1877—85	139	14—20

Man sieht daraus, dass es schon einer ziemlich blutigen Schlacht bedürfte, um einem Heere so viel Streiter zu entziehen, wie es die Lustseuche jahraus jahrein thut.

Wie viele der Syphilitiker werden augenkrank? KLEIN (37) antwortet 2—3%, fügt aber gleich hinzu, dass diese Zahl ganz unsicher sei, weil die Augen oft erst dann erkrankten, wenn alle anderen Äußerungen der Lustseuche bereits geschwunden sind; und gerade umgekehrt seien die Augen sehr oft frei, während das Allgemeinleiden in voller Blüte steht. HOCK (30a) dagegen lässt 4—5% der Syphilitiker allein an Iritis erkranken; das würde also mindestens 8—10 Augenkranke auf je 100 Syphilitiker geben.

Etwas genauere Auskunft bekommt man auf die Frage, welcher Bruchteil aller Augenkranken sein Leiden der Lustseuche verdankt. Hierüber hat ALEXANDER (32) folgende Zahlen zusammengestellt:

Es fanden:

COCCIUS u. WILHEMI	unter	8000	Augenkranken	11,6 $^0/_{00}$	Syphilitische[1]
SCHUBERT	»	20000	»	11,5	»
BODAL	»	20000	»	31,3	»
DREWES	»	10000	»	11,4	»
BÄUERLEIN	»	20000	»	10,6	»
EVEILLÉ	»	10000	»	30,3	»
ALEXANDER	»	50000	»	27,6	»

Zusammen unter 138000 Augenkranken 21,6 $^0/_{00}$ Syphilitische.

---

[1] ALEXANDER giebt diese Zahl irrtümlich mit 16$^0/_{00}$ an und HIRSCHBERG (35, S. 409, Anm. 1), macht aus 11,6$^0/_{00}$ die zehnmal zu große Zahl 11%. Ferner sei bemerkt, dass die Zahl von 8000 Augenkranken eine Aufrundung aus 7898 ist, s. COCCIUS u. WILHELMI (29, S. 128).

Diese Zahl ist meines Erachtens eher zu groß als zu klein. Denn bei meinen Kranken finde ich ziemlich selten Gelegenheit, eine Iritis, eine Chorioretinitis, eine Keratitis parenchymatosa, am häufigsten noch eine Augenmuskellähmung mit voller Bestimmtheit als syphilitisch zu bezeichnen. Aber selbst wenn ich ohne eigentlichen Beweis als syphilitisch zähle

alle Fälle von Keratitis parenchymatosa,
alle Fälle von Augenmuskellähmungen,
$2/3$ der Fälle von Iritis und Uveitis,
$1/2$ der Fälle von Aderhautentzündungen,
(ausgenommen die myopischen)
$1/2$ der Fälle von Netzhaut- u. Sehnervenentzündung,
$1/4$ der Fälle von Sehnervenatrophie,

so giebt das immerhin erst 44 Fälle auf 2000 (poliklinische) Augenkranke, d. h. 22 °/₀₀.

In einer zweiten Tabelle giebt ALEXANDER eine Übersicht über die Beteiligung der einzelnen Abschnitte des Auges bei den 1385 Kranken seiner Beobachtung.

Es erkrankten:

Lider u. Bindehaut	bei	5,7 °/₀₀	der syphilitischen Augenkranken
Knochen u. Thränenorgan	»	25,2	» » ✱
Lederhaut	»	1,3	» » »
äußere Muskeln	»	105,4	» » »
innere Muskeln (Pupille)	»	42,6	» » »
Hornhaut	»	54,8	» » »
Uvea	»	239,7	» » »
Netzhaut	»	77,2	» » »
Sehnerv	»	409,3	» » »
Facialis und Trigeminus	»	10,0	» » »
(Ererbte Krankheiten)	»	28,1	» » »

In dieser Liste fällt die außerordentlich hohe Zahl von Sehnervenerkrankungen auf. Es mag das mit der Eigenartigkeit von ALEXANDER's Krankenmaterial zusammenhängen. Andere Beobachter melden viel weniger Sehnervenerkrankungen und dafür viel mehr Entzündungen der Regenbogenhaut. So z. B:

	Iritis	Erkrankung des Sehnerven			
DREWES:	bei 544 °/₀₀,	bei 35,1 °/₀₀	der syphilitischen Augenkranken.		
TALBOT (34):	» 511	» 139	»	»	»
EVEILLÉ (31):	» 306	» 187	»	»	»

Wenn wir die ohne Zweifel zulässige Annahme machen, dass die Sehnervenerkrankungen in der Regel bleibenden Nachteil hinterlassen, desgleichen die Entzündungen der Hornhaut, Aderhaut und Netzhaut; wenn wir ferner

berücksichtigen, dass jedenfalls auch ein Teil der Iriserkrankungen die Sehschärfe des Auges dauernd herabsetzt, so folgt, dass wohl die Hälfte
aller durch Lustseuche erkrankten Augen dauernd beschädigt
bleibt.

§ 98. Verhütung. Das Syphilisgift kann sich nur im menschlichen
Körper wieder erzeugen, und die Ansteckung erfolgt unmittelbar von Mensch
zu Mensch[1]). Die häufigste Gelegenheit dazu giebt der Geschlechtsverkehr.
Der primäre Schanker sitzt in 96% der Fälle an den Geschlechtsteilen, in
4% an anderen Körperstellen, meist an Mund, Brustwarze und Fingern
(BLOCH, 39). Die Verhütung der Lustseuche hat es also vor allem mit dem
Geschlechtsverkehr zu thun.

Nach der christlichen Sittenlehre ist bekanntlich nur eheliche Be-
friedigung des Geschlechtstriebes erlaubt. Würde diese Sittenlehre allgemein befolgt, so wäre ohne Zweifel die Lustseuche längst ausgestorben.
Leider hat aber die 1900jährige Arbeit des Christentums sich dem Geschlechtstriebe gegenüber als ziemlich ohnmächtig erwiesen. Man kann wohl
sagen, dass selbst in christlichen Landen der größte Teil der Männer schon
vor der Ehe mit Weibern verkehrt. Auf dem platten Lande ist dieser uner-
laubte Verkehr vielfach ein »vorehelicher«, d. h. ein Verkehr zwischen zu-
künftigen Ehegatten. In den Städten dagegen ist es hauptsächlich ein Verkehr, zu dem sich Dirnen für Geld hergeben. Es liegt auf der Hand, dass
die städtische Sitte bezw. Unsitte ungleich viel mehr zur Verbreitung der
Lustseuche beiträgt, als die ländliche. Thatsächlich wird denn auch berichtet, dass in Dänemark auf dem platten Lande nur 0,14 °/$_{00}$ der Bevölkerung an frischer Lustseuche erkrankt, in der Hauptstadt Kopenhagen dagegen
4,16°/$_{00}$ (BLASCHKO).

Zur Verhütung der Lustseuche wird beitragen:

1) alles, was die Häufigkeit des außerehelichen Geschlechtsverkehres
herabsetzt;

2) alles, was die Gefahr einer Ansteckung bei dem außerehelichen
Geschlechtsverkehr herabsetzt.

Zu 1. Es wurde bereits gesagt, dass die Strafandrohungen der Christen-
lehre dem Geschlechtstriebe gegenüber ziemlich wirkungslos sind. Eine
stärkere abschreckende Wirkung erzielt schon die Gesundheitspflege. Sie
bedroht den Unvorsichtigen nicht bloß mit Siechtum der eigenen Person,
sondern auch seiner Nachkommen. Die Angst vor Ansteckung würde
noch viel stärker wirken, wenn die Geschlechtskrankheiten und ihre

---

1) Übertragung durch Zwischenträger, schmutzige ärztliche Geräte, Handtücher, Rasiermesser etc. ist seltene Ausnahme.

Folgen allgemeiner bekannt wären. Natürlich, auch die genaueste Kenntnis all des drohenden Elendes wird aber nicht imstande sein, bei Jedem den Geschlechtstrieb zu zügeln, den mächtigsten Naturtrieb nach dem Triebe zum Leben. Leider wird nun der Geschlechtstrieb obendrein durch die Vorgänge des täglichen Lebens noch geflissentlich gereizt und gekitzelt. Von Goethe's Faust und der Braut von Korinth bis zu den schmutzigen Liedern der Tingeltangel, überall werden die Freuden des Geschlechtsgenusses der Phantasie des Lesers und Hörers vorgeführt. Und was gar zu schlüpfrig ist, um gesagt und gesungen zu werden, das wird gemalt und photographiert. Wer willensstark genug ist, um all diesen Verführungen zu widerstehen, der kommt gelegentlich doch einmal zu Falle, wenn er durch den Genuss geistiger Getränke seine Selbstbeherrschung zeitweilig eingebüßt hat. In der That, jeder Arzt, ja jeder welterfahrene Mann wird bestätigen, dass die jungen Leute meist in halbberauschtem Zustande die öffentlichen Dirnen aufsuchen und sich dabei anstecken. Unter diesen Umständen ist es für besorgte Eltern eine wahre Danaidenarbeit, die Gedankenwelt ihrer heranwachsenden Söhne von Vorstellungen frei zu halten, die zum Geschlechtsgenusse geradezu herausfordern. Ob in dieser Hinsicht eine durchgreifende Änderung möglich ist, scheint recht zweifelhaft. Dagegen wäre der Häufigkeit außerehelichen Geschlechtsverkehres auf einem anderen Wege beizukommen, nämlich durch Ermöglichung frühen Heiratens.

Die Bevölkerung des deutschen Reiches hat im letzten Jahre um rund 800000 Menschen zugenommen. Da ist es begreiflich, dass der Kampf ums Brod immer erbitterter, die Ernährung einer Familie immer schwieriger, der Zeitpunkt für das Heiraten immer später wird. Namentlich für die oberen Schichten des deutschen Volkes liegt dieser Zeitpunkt jetzt schon so spät, dass außerehelicher Geschlechtsverkehr fast unvermeidlich erscheint. Hier könnte nun sehr wohl Abhilfe geschaffen werden durch massenhafte Auswanderung in passende Neuländer, oder anders ausgedrückt, durch Kolonialpolitik in großem Maßstabe. Dazu fehlt es aber bei der ganz überwiegenden Mehrheit unseres Volkes an Verständnis und Willen. Heute, kaum ein Menschenalter nach 1864, 1866 und 1870/71, hält es der Durchschnittsdeutsche für etwas Unerlaubtes, ja Ungeheuerliches, eine Politik großer Ziele zu verfolgen, die uns nötigen könnte, auch einmal das Schwert zu zu ziehen.

Zu 2. Den außerehelichen Geschlechtsverkehr seiner Gefahren zu entkleiden, ist auf verschiedenen Wegen versucht worden. Einmal durch persönliche Vorsichtsmaßregeln. Zu ihnen gehört das Überziehen des männlichen Gliedes mit einem schützenden Häutchen oder wenigstens einer Fettschicht, die das Entstehen kleiner Verletzungen verhüten soll; ferner entseuchende Waschungen nach dem Beischlafe. Sie sind ohne Zweifel imstande, manche Ansteckung zu verhüten; ein sicherer Schutz aber sind sie nicht. Auch werden sie nur von einer Minderzahl angewendet. Die meisten jungen Männer sind überhaupt oder wenigstens zeitweilig unter dem Einflusse geistiger Getränke viel zu leichtsinnig, um alle Folgen ihres Thuns vor Augen zu haben.

Es hat sich deshalb als unumgänglich herausgestellt, dass die Behörden Maßregeln ergreifen, um die Verbreitung der Lustseuche zu verhindern oder wenigstens zu erschweren. Zu dem Ende sind in verschiedenen Staaten, z. B. in Norwegen, Österreich, im deutschen Reiche, Gesetze erlassen worden, die es mit Strafe bedrohen, wenn ein mit Lustseuche (oder einer anderen venerischen Krankheit) Behafteter durch Beischlaf seine Krankheit weiterverbreitet. Allein es scheint, dass diese Gesetze toter Buchstabe geblieben sind, weil die Angesteckten sich meist hüten, ihr Missgeschick in die Öffentlichkeit zu bringen. Vielleicht würde das anders werden, wenn das Gesetz dem Angesteckten eine Geldentschädigung zusichert, die in Procenten des Vermögens oder Einkommens des Ansteckers zu bemessen wäre.

Entschieden wirkungsvoller zeigt sich eine andere behördliche Maßregel: die zwangsweise ärztliche Untersuchung der öffentlichen Dirnen und die zwangsweise Einschließung der krank Befundenen in einem Krankenhaus bis zur völligen Genesung oder wenigstens, bis die Ansteckungsfähigkeit erloschen. Die Einrichtungen dieser »Sittenpolizei« sind freilich noch äußerst mangelhaft, zum Teil sogar geradezu unsinnig. Trotzdem hat es sich gezeigt, dass sie selbst in ihrer jetzigen unvollkommenen Gestalt die Häufigkeit der Lustseuche immerhin vermindern. Es ist das namentlich durch die Statistik der Heere unwiderleglich bewiesen worden. Im deutschen Heere werden die Mannschaften von Zeit zu Zeit auf venerische Krankheiten untersucht. Die krank Befundenen kommen in das Krankenhaus. Dort stellt der behandelnde Arzt fest, wo die Ansteckung erfolgt ist. Dann wird der Polizei Mitteilung gemacht, und diese sorgt für Verhaftung der betreffenden Dirne[1]). Der Erfolg dieses Verfahrens lässt sich erkennen, wenn man die Häufigkeit der Lustseuche im Deutschen Heere vergleicht mit der Häufigkeit im Englischen, das derartige Maßregeln nicht besitzt. Nach O. Commenge (38) kommen bei uns auf 1000 Mann je 6,3 Syphilitische, bei den Engländern dagegen 40,3!

Auch in Italien hat man die Erfahrung gemacht, dass selbst die dermalige unvollkommene Überwachung der Dirnen besser ist als gar keine. Crispi hatte 1888 auf Drängen sonderbarer »Menschenfreunde« und »-freundinnen« die staatliche Überwachung der Dirnen aufgehoben. Die Folge war eine so starke Zunahme der Lustseuche (und der anderen Geschlechtskrankheiten), dass Crispi's Nachfolger sich bereits 1891 gezwungen sah,

---

1) Mitteilung eines Kollegen über das XII. Armeekorps.

die zwangsweise Untersuchung und Heilung kranker Dirnen wiedereinzuführen.

Außer der Überwachung der Dirnen sollte die Behandlung und Heilung aller, natürlich auch der männlichen Syphilitiker so viel als nur irgend möglich erleichtert werden. Zu dem Ende empfiehlt es sich, alle unbemittelten Syphilitiker unentgeltlich in Krankenhäusern zu behandeln. Ferner sollten alle Bestimmungen des Krankenkassengesetzes und der Seemannsordnung aufgehoben werden, die einen Unterschied machen zwischen Krankheiten schlechtweg und »Krankheit durch Selbstverschulden«, eine Unterscheidung, die den Syphilitiker von den Wohlthaten der Krankenkassen ausschließt und daher die Heilung der Lustseuche erschwert und damit wieder andere Menschen gefährdet (Blaschko, 40).

Bezüglich der Ansteckung auf nichtgeschlechtlichem Wege sind die Ärzte am meisten gefährdet. Bei Entbindungen syphilitischer Frauen und bei Operationen an Syphilitischen impfen sie sich nicht selten das Gift in die Finger. Andererseits haben sie aber auch manchmal die Lustseuche durch schlecht gereinigte Instrumente von einem ihrer Kunden auf den anderen übertragen. Das Gleiche soll beim Rasieren, beim Schröpfen und beim Impfen vorgekommen sein.

Sehr gefährdet ist eine Familie, in der bei einem Mitgliede oder bei einem Dienstboten Lustseuche ausbricht. Ich selber habe in Südafrika erlebt, dass die Kinderschar eines Geistlichen durch ihr hottentottisches Kindermädchen angesteckt wurde.

Endlich ist noch der ererbten Lustseuche zu gedenken. Im Verhältnis zur Häufigkeit der Lustseuche findet man die ererbte Syphilis selten, aus dem einfachen Grunde, weil es bei schwangeren Syphilitikerinnen meist zu Fehlgeburt, Totgeburt oder endlich zum Tode des Kindes bald nach der Geburt kommt. Fournier hat bei 148 Schwangerschaften syphilitischer Weiber 125, d. h. 84 % Totgeburten gezählt. Daraus ist jedenfalls die Lehre zu ziehen, dass kein Syphilitiker zur Ehe schreiten sollte, ehe alle Zeichen seiner Krankheit getilgt und Rückfälle mindestens ein Jahr lang weggeblieben sind.

4. Tuberkulose und Skrophulose.

§ 99. Verwandtschaft zwischen Tuberkulose und Skrophulose. Die Zusammenfassung dieser beiden Krankheiten bedarf einer Begründung. Die Tuberkulose ist eine ansteckende Krankheit; der Ansteckungsstoff besteht in dem »Tuberkelbacillus«. Damit ist aber der Weisheit letzter Schluss in bezug auf Tuberkulose noch nicht gefunden. Denn unter einer Anzahl von Menschen, die der Ansteckungsgefahr ausgesetzt sind, sucht sich der Tuberkelbacillus nur einzelne als Schlachtopfer aus. In der

Regel sind das Leute, die als Kinder an »Drüsen«, Hautausschlägen, Gelenk-
krankheiten, kurz den mannigfachen Zeichen der Skrophulose gelitten
haben. Andere erwerben die Neigung zur Tuberkulose erst im reiferen
Alter, z. B. durch Trunksucht, ungeregeltes oder entbehrungsreiches Leben,
Zuckerharnruhr und andere Krankheiten, die geeignet sind, den Ernährungs-
zustand und damit die Widerstandskraft der Gewebe zu verschlechtern.
Man wird hieraus schließen, dass bei der Krankheit Tuberkulose z w e i
Umstände mitspielen, einmal der Tuberkelbacillus und zweitens eine gewisse
Minderwertigkeit der Gewebe, die sich vorläufig noch nicht genauer be-
zeichnen lässt.

Die Skrophulose wird als eine Ernährungsstörung oder, anders gesagt, als eine Unterwertigkeit der Gewebe aufgefasst, die zur Folge hat,
dass unbedeutende Schädlichkeiten zu langdauernden Entzündungen führen,
in der Regel mit Ausgang in Verkäsung. Diese skrophulösen Entzündungen
befallen mit Vorliebe Haut, Drüsen, Nase, Augen, Ohren, Knochen und
Gelenke. Erfahrungsgemäß verwandeln sich die skrophulösen Drüsen-,
Knochen- und Gelenkkrankheiten sehr leicht in tuberkulöse. Es liegt also
die Vermutung nahe, dass die Skrophulose der Kinder und die Empfänglichkeit für Tuberkulose bei Erwachsenen auf der nämlichen oder wenigstens
auf einer ähnlichen Beschaffenheit der Gewebe beruhen. Jedenfalls wird
der Kampf gegen beide Krankheiten zum großen Teil mit den nämlichen
Mitteln geführt.

§ 100. Beteiligung der Augen. Die Verbreitung der Tuberkulose
ist eine ganz ungeheure. Bei uns in Mitteleuropa sollen $1/_8$—$1/_7$, in manchen Städten sogar $1/_5$ aller Todesfälle der Tuberkulose zur Last fallen.
Und außerdem findet man bei etwa einem Drittel aller Leichenöffnungen
die Zeichen ausgeheilter Tuberkulose (Flügge, 58). In der That, neben
den drei Würgengeln Tuberkulose, Lustseuche und Weingeist, spielen alle
anderen Ursachen menschlichen Jammers eine ganz untergeordnete Rolle,
Krieg, Pest und Diphtherie nicht ausgenommen.

Die Tuberkulose des Auges infolge von äußerer Ansteckung ist
bereits besprochen worden. Hier haben wir es nur mit der inneren Ansteckung zu thun, d. h. mit Verschleppung der Tuberkelbacillen durch die
Blutbahn in das Auge. Sie galt früher für äußerst selten und äußerst
gefährlich. An dieser Ansicht ist in neuerer Zeit durch die Arbeiten
Leber's (44), Michel's (42), Samelsohn's (45) und Anderer gerüttelt worden.
Man neigt jetzt zu der Ansicht, dass es außer jenen gefährlichen auch
noch leichte Erkrankungen der Regenbogenhaut und Aderhaut giebt, die
verhältnismäßig oft vorkommen und keineswegs immer zum Untergange des
Auges oder gar des ganzen Menschen führen, sondern nach schleppendem Verlaufe ausheilen können. Diese gutartigen tuberkulösen Entzündungen kommen

bei übrigens Gesunden vor, aber auch bei Menschen, die anderweitige tuberkulöse Herde haben. Namentlich MICHEL ist ein eifriger Verfechter der Häufigkeit tuberkulöser Augenentzündungen und behauptet z. B., dass Tuberkulose ebenso oft die Ursache von Iritis sei wie Lustseuche. Auch beschränkt sich nach MICHEL die Tuberkulose keineswegs auf die mittlere Augenhaut, sondern spielt bei den Krankheiten aller anderen Teile des Auges und seiner Umgebung eine mehr oder weniger wichtige Rolle. Wie weit diese Ansichten richtig sind, ist wohl noch nicht ganz ausgemacht. Immerhin kann ich aus eigener Erfahrung bestätigen, dass man manchmal mit einer guten Lupe Knötchen findet, wo zunächst nichts den Verdacht auf Tuberkulose nahelegt. So behandele ich eben jetzt ein blühendes junges Mädchen an einer subakuten Uveitis beider Augen, das eine 20 tägige Schmierkur ohne jeden Erfolg durchgemacht hat, also gewiss nicht an luetischer Uveitis leidet. Die Kranke hat im linken Auge zwei Knötchen, eines im Ligamentum pectinatum und eines am Fuße einer zackenartig vorspringenden hinteren Synechie. Im rechten Auge ist ein Knötchen zu sehen, das allerdings mehr wie eine Auflagerung auf die Iris aussieht.

Zahlenangaben über die Häufigkeit der Augentuberkulose scheinen vorläufig noch zu fehlen.

Gerade umgekehrt steht es mit der Skrophulose. Hier fehlt es an statistischen Angaben über die Häufigkeit des Allgemeinleidens, während das Vorkommen der skrophulösen Augenkrankheiten schon oft gezählt worden ist.

Nur bei GELPKE (43) findet sich eine Angabe über die Häufigkeit der Skrophulose bei den Karlsruher Elementarschülern. GELPKE untersuchte 5417 Schulkinder mit 10 832 Augen. Zwei Drittel der Kinder waren gesund, ein Drittel krank. Die Kranken teilte GELPKE in drei Gruppen:

     in 1. Skrophulöse,
       2. Augenkranke,
       3. sonstige Kranke.

Diese Einteilung ist nun nicht gerade zweckmäßig, da Skrophulose und Augenkrankheit sich doch wahrlich nicht ausschließen. Die Zahl der Skrophulösen ist daher in Wirklichkeit wohl noch größer gewesen, als GELPKE angiebt, wenn er nahezu ein Drittel der Kranken, also etwa $1/_9$ der sämtlichen Kinder in die erste Gruppe versetzt.

Bezüglich der Häufigkeit skrophulöser Augenleiden sei die Angabe H. COHN's (VI, 49) angeführt, dass 15 % seiner poliklinischen Augenkranken an Augenskrophulose litten. Ferner hat COHN bei Untersuchung von 10 060 Schulkindern gefunden, dass 2 % der Kinder Hornhautflecke hatten, die als Folge skrophulöser Augenleiden anzusehen waren.

In meinem Wirkungskreise ist die Zahl der skrophulösen Augenleiden etwa ebenso groß wie in Breslau. Denn ich finde unter 2000 Augenkranken

156 mal Conjunctivitis und Blepharitis eczematosa; 57 mal Keratitis eczematosa, ohne Geschwür; 48 mal Ulcus corneae eczematosum; d. h. also 13,1 % skrophulöser Augenleiden. Diese Zahl ist aber noch um einen, allerdings nicht genau bestimmbaren Betrag zu erhöhen, da »Hornhauttrübungen« hier nicht mitgezählt sind, die bekanntlich zum großen Teil als Folge überstandener Skrophulose zu deuten sind.

Freilich, für so überwiegend wie GELPKE möchte ich die skrophulöse Hornhauttrübung nicht halten. GELPKE giebt nämlich an, dass unter den von ihm untersuchten 10 832 Kinderaugen 1000 schwachsichtig gewesen seien, und zwar 380 davon, d. h. 3,5 % aller untersuchten Augen, infolge von Hornhautflecken, die »fast immer« durch Skrophulose entständen[1]).

Wesentlich häufiger als in Breslau, Karlsruhe und Zürich scheint die Augenskrophulose in Düsseldorf zu sein. Wenigstens berichtet BERTRAM (59), dass im Jahre 1891 45 % seiner poliklinischen Kranken an Augenskrophulose litten; im Jahre 1897 seien es immerhin noch 40 % gewesen.

§ 101. Verhütung. Um die Tuberkulose zu verhüten, muss man das Eindringen von Tuberkelbacillen in den menschlichen Körper verhindern. Der Tuberkelbacillus kann sich nur in Mensch oder Tier vermehren, und zwar in mancherlei Getier, z. B. Meerschweinchen, Kaninchen, Mäusen, Rindvieh, Pferden, Schweinen, Katzen und selbst in Hunden. Leider wird gerade ein für unsere Ernährung besonders wichtiges Tier, das Rind, ganz auffallend häufig von Tuberkulose befallen. Wie mir Herr FELLENBERG, ein Züricher Tierarzt, mitteilt, soll hierzulande ein Drittel alles Rindviehes tuberkulös sein. Nach dem amtlichen Medizinalberichte des Kantons Zürich für 1894 wäre die Sache nicht ganz so schlimm: unter 13 681 geschlachteten Stücken Rindviehes[2]) fanden sich 857, d. i. 6,3 %, Tuberkulöse. FLÜGGE (58) erwähnt, dass in manchen Gegenden bis zu 50 % alles Rindviehes tuberkulös sei.

Tuberkulöse Tiere und Menschen sind übrigens nicht die einzige Bezugsquelle von Bacillen für die Gesunden. Es ist eben zu berücksichtigen, dass der Tuberkelbacillus außerhalb des Tieres oder Menschen allerdings nicht wachsen, aber doch lange Zeit am Leben bleiben kann. Dazu trägt wahrscheinlich der Umstand bei, dass der Tuberkelbacillus eine Dauerform, die sogenannten Sporen, bildet. So erwähnt z. B. FLÜGGE, dass tuberkulöser Auswurf in trockenem Zustande seine Giftigkeit 186 Tage

---

1) Katarrhalische und blennorrhoische Hornhautgeschwure, Hornhautverletzungen, Keratitis parenchymatosa, selbst Herpes corneae sind doch nicht gerade Seltenheiten; und alle diese Krankheiten pflegen Trübungen der Hornhaut zurückzulassen.

2) Ohne Kälber! Von 17 053 Kälbern waren nur 24 tuberkulös.

behielt. Wir haben also auf drei verschiedenen Wegen die Ansteckung mit Tuberkelbacillen zu fürchten:

1. durch die Milch tuberkulöser Kühe und durch Butter, die aus ihrer Milch gewonnen ist; ferner durch das Fleisch perlsüchtigen Rindviehes;
2. durch enges Zusammenleben mit tuberkulösen Menschen;
3. durch Einatmen von Luft, in der Tuberkelbacillen oder deren Sporen enthalten sind.

Der erste Weg kann durch folgende Maßregeln gesperrt werden. Das Rindvieh und die Schweine einer jeden Gemeinde werden von Zeit zu Zeit durch einen amtlichen Tierarzt besichtigt. Jedes auf Tuberkulose verdächtige Stück wird genau untersucht, einerseits durch Tuberkulineinspritzung, andererseits durch bakteriologische Untersuchung der Milch (bei Kühen). Finden sich die Bacillen in der Milch, so muss die Kuh unbedingt geschlachtet und das Fleisch auf die »Finnenbank« gebracht werden. Desgleichen alle Tiere, die auf Tuberkulin stark fiebern und sich auch sonst als schwerkrank erweisen. Leicht kranke Tiere sind von den gesunden zu trennen und häufiger zu untersuchen; namentlich Milchkühe mit leichter Tuberkulose müssen fortlaufend auf Tuberkelbacillen in der Milch untersucht werden.

Die hier aufgestellten Vorschriften kommen nur teilweise zur Ausführung und in den verschiedenen Ländern in ungleichem Umfange. Es ist deshalb unerlässlich, dass der Einzelne die Unzulänglichkeit der öffentlichen Verhütungsmaßregeln dadurch ergänzt, dass er sich zur unverbrüchlichen Regel macht, Fleisch und Milch nur gründlich gekocht (bezw. gebraten) zu genießen. Denn die Siedehitze des Wassers [1]) tötet den Tuberkelbacillus sicher binnen einer Minute (FLÜGGE). Auch »saure Milch« gehört zu den von der Gesundheitspflege verbotenen Gerichten, denn HEIM [2]) hat gefunden, dass Tuberkelbacillen in saurer Milch 10—40 Tage lang leben können.

Sehr viel schwieriger ist es, sich gegen Tuberkulose zu schützen, wenn die Ansteckung von einem Familienmitgliede aus droht. Bei einer Krankheit, die sich über Jahre und Jahrzehnte hinschleppt, kann von einer Absonderung des Kranken nicht die Rede sein. Man ist also auf einige weniger durchgreifende Vorsichtsmaßregeln beschränkt. Dahin gehört vor allem, dass man es unterlässt, den Kranken auf den Mund zu küssen. Selbst diese naheliegende Vorsichtsmaßregel wird oft missachtet aus Angst, der Kranke könne sie als Lieblosigkeit deuten. Das Beste ist, in derartigen Fällen den Kranken über die

---

[1]) Es genügt schon eine Wärme von 95° C.
[2]) Laut mündlicher Mitteilung von Prof. ROTH in Zürich.

ansteckende Natur seines Leidens aufzuklären und ihm selber die Vorbeugungsmaßregeln in die Hand zu geben. Dazu gehört in allererster
Linie die richtige Behandlung des Auswurfes. Unter keiner Bedingung sollte
ein an Lungentuberkulose Leidender in das Taschentuch husten oder den Auswurf in einen mit trockenem Stoffe (Sand und Sägemehl) gefüllten Spucknapf
speien. Vielmehr sollte es der Kranke als heilige Pflicht gegen seine Angehörigen
betrachten, den Auswurf stets in ein mit Anilinwasser, 5 % Karbol oder 10 %
Lysol beschicktes Gefäß zu speien. Ferner sollte der Kranke sorgfältig darauf
achten, dass er nur sein eigenes Ess- und Trinkgeschirr benutzt. Von den
meisten Kranken werden ja diese selbstverständlichen Regeln zum Schutze
der Gesundheit Anderer tagtäglich mit Füßen getreten. Wenn trotzdem
die Angehörigen eines Tuberkulösen oft, ja meist gesund bleiben, so ist
das wohl der mangelnden Anlage für Tuberkulose zuzuschreiben, sei es,
dass diese in der Thätigkeit der Flimmerepithelien oder in der entseuchen-
den Kraft des Magensaftes oder in sonst einer noch ungekannten Eigenschaft des nicht beanlagten Körpers beruht.

Durch getrockneten und verstäubten Auswurf Tuberkulöser können
auch außerhalb des Familienkreises Ansteckungen erfolgen. Vor allem
droht diese Gefahr in Krankenhäusern, wo Tuberkulöse verpflegt werden,
den Wärtern und Wärterinnen, natürlich auch den Ärzten; die wegen
anderer Krankheiten Aufgenommenen sondert man jetzt wohl überall von
den Tuberkulösen ab. Aber auch in Bahnhöfen, Eisenbahnen, Wirtschaften
und anderen Räumen, wo das abscheuliche Aufdenbodenspucken geduldet
wird, kann man den Todeskeim einatmen. Hier könnte nur eine immer
und immer wiederholte Belehrung durch die Tagespresse helfen, vorausgesetzt, dass die Belehrungen durch eine schneidige Zimmerpolizei unter-
stützt und Zuwiderhandelnde unnachsichtlich gebüßt würden.

§ 102. Die Maßregeln zur Verhütung der Skrophulose sollten
schon vor dem persönlichen Leben des Einzelnen beginnen. Erfahrungsgemäß erkranken nämlich die Kinder tuberkulöser und syphilitisch ge-
wesener Eltern besonders häufig an Skrophulose. Es sollte also verboten,
wenigstens durch die Sitte verboten sein, dass Tuberkulöse eine Ehe eingehen und Kinder erzeugen, um so mehr, da manches dafür spricht, dass
auch die Tuberkulose selber von der Mutter auf die Frucht übergehen und
bei dem Neugeborenen nach kürzerer oder längerer Zeit ausbrechen kann.
Leider ist aber die Stimmung unserer Zeit derartigen Rücksichten auf das
kommende Geschlecht, der »Rassenhygiene«, wenig günstig.

Bei dem nun einmal Geborenen lässt sich die Skrophulose verhüten oder
wenigstens mildern, wenn man ihm dreierlei zu bieten vermag: eine passende
Ernährung, eine gesundheitsgemäße Wohnung und drittens Reinlichkeit. Aber
gerade das ist nur allzu oft wegen Armut der Eltern nicht möglich. Die

Bekämpfung der Skrophulose wird also in weitem Umfange mit den Maßregeln gegen die Armut der Proletariermassen zusammenfallen. Die Aufzählung dieser Maßregeln gehört nicht hierher.

Die Ernährung der Kinder ist vielfach vom ersten Tage an unzweckmäßig. Die meisten Mütter wollen oder können ihre Kinder nicht selber
stillen. Zur Beschaffung einer guten Amme fehlt den meisten Familien das
Geld. Es bleibt also nur die künstliche Ernährung. Bestände die Nahrung
nun allgemein für das erste Lebensjahr aus guter, frischer, passend ver-
dünnter und etwas gezuckerter, keimfreier Kuhmilch, so ginge das noch
an. Leider ist aber selber das für viele Eltern zu teuer. Sie können dem
Säuglinge nur schleimige Mehlsuppen bieten, die viel zu arm an Eiweiß
sind, um den Aufbau eines gesunden und kräftigen Körpers zu ermöglichen.
Hier könnte oft Abhilfe geschaffen werden, wenn die Wohlhabenden sich
mehr als bisher der Armen annähmen, sie in ihren Wohnungen aufsuchten,
in der Zubereitung keimfreier Kindermilch unterrichteten und ihnen die
Beschaffung der Milch ermöglichten.

Auch in dem zweiten Lebensjahre und den späteren wird vielfach dadurch gefehlt, dass mehlige Suppen, Brot und zuckerhaltige Dinge eine zu
große, eiweißhaltige eine zu kleine Rolle spielen. Und zwar keineswegs
bloß wegen Armut der Eltern, sondern vielfach auch, weil der Geschmack
der Kinder es so will. Aber der Geschmack kommt beim Essen, und
Kinder, die mit ihren Eltern zu Tische sitzen, lernen sehr bald, zunächst
aus bloßem Nachahmungstrieb an Fleisch, später dann auch an Gemüsen
Wohlgefallen zu finden. Weichgesottenes Ei kann man den Kindern vom
sechsten Monat an geben, Fleisch vom zwölften Monat an, natürlich nur
einmal täglich; die Hauptmasse der Nahrung muss bis ins vierte, selbst ins
fünfte Lebensjahr in guter Kuhmilch bestehen. Wenn das Kind seine Milch
getrunken hat, darf ein Stück Brot unbedenklich nachgeschickt werden.
Selbstverständlich müssen die Mahlzeiten an bestimmte Stunden gebunden
sein. Geistige Getränke sind unbedingt schädlich und zu meiden. Ich
möchte das ausdrücklich betonen, da selbst ein H. Cohn (VI, 49) noch in
neuester Zeit den Ausspruch thun konnte: »von $1/4$ Liter schwerem bayeri-
schen Bier, Kulmbacher Exportbier zum zweiten Frühstück habe ich freilich niemals Schaden gesehen«.

Eine Wohnung, die nicht zur Brutstätte der Skrophulose werden
soll, muss reichlich Licht, Luft und Sonne haben und gut ausgetrocknet
sein. Es scheint sich alles zu verschwören, um den Kindern städtischer
Kleinbürger und Arbeiter solche Wohnungen nicht zu geben. Das Klima
lässt die Sonne zu wenig scheinen. Die städtische Bauordnung duldet hohe
Häuser und enge Straßen, sodass ein Haus dem anderen die Sonne weg-
nimmt. Der Baumeister ordnet die Räume des Hauses nicht nach der
Himmelsrichtung, sondern nach der Straße, sodass oft genug Küche,

Treppenhaus und Abtritt nach Süden, Wohn- und Schlafzimmer nach Norden liegen, statt umgekehrt. Der Hausherr vermietet die Wohnungen, noch ehe sie ganz fertig, geschweige denn ausgetrocknet sind. Und der Mieter zieht mit Kind und Kegel in eine Wohnung, die für halb so viel Menschen nur notdürftig Platz hat. Ja, wenn die Familie zufällig klein ist, wird durch Vermieten einzelner Kammern an »Zimmerherren« und »Schlafburschen« für die nötige Übervölkerung gesorgt. So hausen die Menschen in ungenügend besonnten, viel zu engen Wohnungen und vermeiden es obendrein ängstlich, durch Öffnen der Fenster frische Luft hereinzulassen. Besonders in den überfüllten Schlafzimmern wird gegen Morgen die Luft geradezu abscheulich. Und wie leicht wäre zu helfen! Die Leute brauchten nur zu wissen, dass die Nachtluft nicht schädlich ist, wie heutzutage noch ziemlich allgemein geglaubt wird. Jedenfalls ist die in den Zimmern entstehende Nachtluft ungleich viel schädlicher als die Außenluft. Durch Schlafen bei offenen Fenstern könnte sich vor diesem Nachteil auch der Ärmste schützen.

Unreinlichkeit begünstigt das Auftreten skrophulöser Erkrankungen sehr wesentlich. Man darf das wohl schon aus dem Umstande schließen, dass die Hauteczeme der skrophulösen Kinder mit Vorliebe an Nase, Ohren, Augen, Mund und Händen auftreten, also den unbedeckten, der Benetzung und Beschmutzung am meisten ausgesetzten Körperstellen.

Wenn nun die wichtigste und letzte Ursache der Kinderkrankheit Skrophulose in der Armut und Unwissenheit der Eltern steckt, so ist damit keineswegs gesagt, dass die Verhütung der Skrophulose auf den Zukunftsstaat verschoben werden müsse, in dem es bekanntlich Armut, Unwissenheit und dergl. nicht mehr giebt. Denn schon jetzt besteht eine Einrichtung, die bereits große Erfolge gegen die Skrophulose erzielt hat. Diese Einrichtung nennt man »Ferienkolonien«. Sie sind von einem Züricher Menschenfreund, Herrn Pfarrer Bion, im Jahre 1876 ins Leben gerufen worden und haben sich von Zürich aus schnell über ganz Europa, ja selbst nach Amerika und Japan verbreitet. Im Beginne des Sommers wird unter den armen Schulkindern eine Auswahl getroffen. Gewählt werden diejenigen, die an skrophulösen Krankheiten gelitten haben und leiden, aber für den Augenblick nicht eigentlich krank sind. Mit Beginn der Ferien reisen die Kinder unter Leitung von Lehrern oder Lehrerinnen in die »Ferienkolonie«, d. h. einen hochgelegenen ländlichen Aufenthaltsort, wo für gute Behausung und für einfache, aber reichliche und gute Ernährung bestens gesorgt ist. Dort tummeln sich die Kinder, wenn es das Wetter nur irgend erlaubt, bei munteren Spielen im Freien und genießen in jeder Hinsicht eine Pflege, die ihnen von ihren armen Eltern beim besten Willen zu Hause nicht geboten werden kann. Die Geldmittel hierzu werden durch freiwillige Gaben wohlwollender Menschen zusammengebracht.

Die gesundheitlichen Erfolge dieser Ferienkolonien sind ausgezeichnet. Die Kinder nehmen bedeutend an Gewicht zu, etwa 4—8 mal so viel, als Kinder des gleichen Alters in der gleichen Zeit durchschnittlich zuzunehmen pflegen. Sie sehen frischer, blühender und kräftiger aus als zuvor und sind dann hinterdrein aufmerksamer und erfolgreicher beim Schulunterricht. Dieser schöne Erfolg ist nicht ein schnell vorübergehender, sondern wirkt für den ganzen Winter günstig nach, was sich durch eine auffallende Verminderung der Schulversäumnisse deutlich zu erkennen giebt (W. Bion, 56).

Auch Bestimmungen des Blutfarbstoffes und Zählungen der Blutkörperchen vor und nach dem Aufenthalt in einer Ferienkolonie (Leuch, 57) haben gezeigt, dass die günstigen Erfolge noch 4 Monate nach der Rückkehr in die früheren Verhältnisse deutlich nachweisbar waren.

Der Gedanke des Pfarrers Bion, schwächliche und skrophulöse Kinder durch einen passenden Sommeraufenthalt kräftiger und gesünder zu machen, ist dann auch noch in etwas anderer Form verwirklicht worden. So findet man jetzt in Dänemark und im deutschen Reiche vielfach die Einrichtung, dass die erholungsbedürftigen Stadtkinder auf dem Lande bei Bauern verteilt werden. Wo man dazu die Mittel nicht zusammenbringen konnte, hat man wenigstens » Stadtkolonien « oder » Milchkuren « ins Leben gerufen, d. h. man hat die Stadtkinder während der Ferien täglich versammelt, hinausgeführt in Feld und Wald und mit Milch und Brot bewirtet. In vielen Städten, unter anderen in Zürich, bestehen »Ferienkolonien« und »Milchkuren« nebeneinander, die Milchkur als billiges Ersatzmittel der teueren Ferienkolonie für die Kinder, die der Erholung nicht so dringend bedürfen.

Andererseits ist man über die »Ferienkolonien« in gewissem Sinne hinausgegangen, durch Gründung von Kinderheilstätten, in denen die heilende Wirkung der Soolbäder und Seebäder zu der sonstigen Körperpflege noch hinzukommt. Um dem Leser eine Vorstellung zu geben von der Bedeutung dieser Einrichtungen für die Volksgesundheit im allgemeinen und für die Bekämpfung der Skrophulose im besondern, entnehme ich Bion's kleiner Schrift folgende Angaben:

In Deutschland wurden aus 125 Städten verpflegt:

	1885	1890	1894
in Ferienkolonien	4400	7271	8945 Kinder
in Familien auf dem Lande . .	1833	2893	2709 »
in Stadtkolonien (Milchkuren) .	2500	7603	7788 »
in Kinderheilstätten: Soolbädern	4574	6241	7430 »
in Kinderheilstätten: Seebädern	600	1819	2423 »
Zusammen	13907	25827	29295 Kinder.

Fachschriften.

V.

1. Pocken.

1840.   1. **Mackenzie, W.**, Practical treatise on the diseases of the eye. Third
        Edition. p. 431.
1868.   2. **Keber, F.**, Über die mikroskopischen Bestandteile der Pockenlymphe.
        Virchow's Archiv. XLII, S. 112.
1869.   3. **v. Gräfe**, Beiträge zur Pathologie und Therapie des Glaukoms. Arch
        f. Ophth. Bd. XV. 3, S. 194, Anm.
1871.   4. **Coccius**, De morbis oculi qui e variolis exorti in nosocomio ophthalm.
        observati sunt. Lipsiae.
        5. **Manz**, Über Augenerkrankungen bei gewissen Allgemeinleiden. Nagel's
        Jahresbericht über die Leist. u. Fortschr. der Ophth. fur 1871. S. 178.
        6. **Weigert, C.**, Med. Centralblatt. No. 39.
        7. **Hulke u. Hutchinson**, Über postvariolöse Corneitis. Brit. med. Journ.
        18. Februar.
        8. **Hirschberg**, Über die variolösen Ophthalmien. Berliner klin. Wochen-
        schrift. S. 281.
1872.   9. **Oppert**, Bericht über 2755 im Jahre 1871 im Hilfsblatternhaus des all-
        gemeinen Krankenhauses zu Hamburg behandelte Kranke. Deutsche
        Klinik. S. 72.
        10. **Schaper**, Übertragung der Pocken durch Implantation während des
        Prodromalstadiums. Deutsche militärärztl. Zeitschr. S. 53.
1874.   11. **Weigert**, Anatomische Beiträge zur Lehre von den Pocken. Breslau.
        I. 1875 II.
        12. **Landesberg**, Beitrag zur variolösen Ophthalmie. Elberfeld.
        13. **Adler**, Die während und nach der Variola auftretenden Augenkrank-
        heiten. Arch. f. Dermatol. u. Syphilis.
1876.   14. **Seidelmann, O.**, Zur Ätiologie und Prophylaxis der Erblindungen.
        Inaug.-Diss. Breslau.
1887.   15. **van der Loeff**, Monatsschr. f. prakt. Dermatol. No. 10 u. 13.
1890.   16. **Zültzer**, Variola. Eulenburg's Realencyklopädie. Bd. XX.
1893.   17. **Buttersack**, Arbeiten aus dem K. Gesundheitsamte. Bd. XI, Heft 1.
        Berlin.
1894.   18. **Pfeiffer, L.**, Handbuch der speziellen Therapie. Herausgegeben von
        Penzoldt u. Stintzing. Bd. I, S. 227.
1895.   19. **Wagenmann**, Ein Fall von lokaler variolöser Bindehauterkrankung.
        Arch. f. Ophth. Bd. XLI. 1, S. 172.
1896.   20. *****Immermann, H.**, Variola. Spezielle Pathologie und Therapie. Heraus-
        gegeben von H. Nothnagel. Wien.
1898.   21. **Sanitätsbericht** über die Kgl. Preußische Armee, das XII., Kgl.
        Sächsische, und das XIII., Kgl. Württembergische Armeekorps. Berlin,
        Mittler & Sohn.

2. Masern.

1866.   22. **v. Gräfe**, Über Neuroretinitis, gewisse Fälle fulminierender Erblindung.
        Arch. f. Ophth. Bd. XII. 2, S. 138.
1871.   23. **Nagel**, Behandlung d. Amaurosen u. Amblyopien durch Strychnin. S. 54.
1876.   24. **Schmidt-Rimpler**, Über die bei Masern vorkommenden Augenaffek-
        tionen. Berliner klin. Wochenschr. No. 15.
1880.   25. **Wadsworth**, Über Neuritis nach Masern. Arch. f. Augenhkde. Bd. X, S. 100.
1892.   26. **Döhle**, Vorläufige Mitteilung über Blutbefunde bei Masern. Centralbl.
        f. allg. Pathologie u. pathol. Anatomie. Bd. III.

1896. 27. v. Jürgensen, Akute Exantheme. Einleitung: Masern. Spezielle Pathologie u. Therapie. Herausgegeben von H. Nothnagel. Bd. IV, Teil III, 1. Abteilung.

1898. 28. Schmidt-Rimpler, Die Erkrankungen des Auges im Zusammenhang mit anderen Krankheiten. Wien. S. 444.

3. Syphilis.

1870. 29. Coccius und Wilhelmi, Die Heilanstalt für arme Augenkranke in Leipzig zur Zeit ihres 50jährigen Bestehens. Leipzig.

1873. 30. Lançereaux, E., Traité historique et pratique de la syphilis. Paris.

1876. 30a. Hock, Die syphilitischen Augenkrankheiten. Wiener Klinik 3. u. 4. Heft.

1886. 31. Eveillé, Recherches statistiques sur la syphilis oculaire. Thèse de Bordeaux.

1888. 32. Alexander, Syphilis und Auge. Wiesbaden.

1892. 33. Blaschko, A., Die Verbreitung der Syphilis in Berlin.

1893. 33a. Blaschko, A., Syphilis und Prostitution. Berlin.

1895. 34. Talbot, Recherches statistiques sur la syphilis de l'oeil. Thèse de Bordeaux.

35. Hirschberg, Über Netzhautentzündungen bei angeborener Lues. Deutsche med. Wochenschr. No. 26 u. 27.

1896. 36. Neumann, J., Syphilis. Handbuch der speziellen Pathologie u. Therapie. Herausgegeben von H. Nothnagel. Bd. XXIII. Wien.

37. Klein, S., Die syphilitischen Augenkrankheiten. Handbuch der spez. Pathologie und Therapie. Herausgegeben von H. Nothnagel. Bd. XXIII.

1897. 38. Commenge, O., La prostitution clandestine à Paris.

1898. 39. Bloch, Über extragenitale Syphilisinfektion. Arch. f. Dermatol. und Syphilis. Bd. XXXIX, Heft 1.

40. Blaschko, Sitzung am 14. Febr. 1898 der Deutschen Gesellschaft für öffentliche Gesundheitspflege. Berichtet im Reichs-Medizinalanzeiger. XXIII. Jahrgang. No. 22.

4. Tuberkulose und Skrophulose.

1879. 41. Haab, Die Tuberkulose des Auges. Arch. f. Ophth. Bd. XXV. 4, S. 163.

1890. 42. Michel, J., Lehrbuch der Augenheilkunde. 2. Aufl. Wiesbaden.

1891. 43. Gelpke, Th., Die Augen der Elementarschüler von Karlsruhe. Tübingen.

1892. 44. Leber, Über abgeschwächte Tuberkulose des Auges. Bericht über die 21. Versammlung der ophthalm. Gesellschaft in Heidelberg.

1893. 45. Samelsohn, Über sogenannte abgeschwächte Iristuberkulose. Bericht über die 23. Versammlung der ophthalm. Gesellschaft in Heidelberg.

46. Bach, L., Die tuberkulöse Infektion des Auges. Arch. f. Augenhkde. Bd. XXVIII, S. 86.

47. Hippel, E. v., Bemerkungen zu der Arbeit des Herrn Dr. L. Bach: Die tuberkulöse Infektion des Auges. Arch. f. Augenhkde. Bd. XXVIII.

1894. 48. Velhagen, C., Ein Fall von Iristuberkulose. Klin. Monatsbl. f. Augenheilkde. April.

49. Baas, L., Die Tuberkulose der Thränendrüse. Arch. f. Augenheilkde. Bd. XXVIII, S. 141.

50. Strubell, A., Keratitis tuberculosa. Inaug.-Diss. Würzburg.

51. Bürstenbinder, Über tuberkulöse Iritis und parenchymatöse Keratitis. Inaug.-Diss. Würzburg.

52. Sandford, A., Tubercle of the iris. Brit. med. Journ. No. 1741, p. 1023.

53. Denti, Contributions cliniques, anatomiques et expérimentales à l'étude de la tuberculose du tractus uveal. Internat. Kongr. Rom.

54. Machek, Über Miliartuberkulose der Iris. Wien. med. Wochenschr. No. 24.

1894. 55. S a l z e r, Ein Beitrag zur Kenntnis der Tuberkulose der Thränendrüse.
           Arch. f. Ophth. Bd. XL. 5, S. 197.
1896. 56. B i o n, W., Zum 20jährigen Bestehen der Ferienkolonien. Zürich.
       57. L e u c h, Sanitäre Erfolge der Züricher Ferienkolonien im Jahre 1895.
           Korrespondenzblatt f. Schweizer Ärzte. No. 21.
       58. F l ü g g e, C., Die Mikroorganismen. II. Teil. Leipzig. III. Aufl.
1898. 59. B e r t r a m, Die skrophulösen Augenentzündungen der Düsseldorfer Poli-
           klinik. 70. Versammlung Deutscher Naturforscher und Ärzte in Düssel-
           dorf, berichtet in: Die ophthalmologische Klinik. No. 20.

Zusammenfassende Schriften.

VI.

1794.   1. A d a m s, B ü s c h u. L i c h t e n b e r g, Über einige wichtige Pflichten gegen
           die Augen.
1800.   2. B e e r, G. J., Pflege gesunder und geschwächter Augen, nebst einer Vor-
           schrift, wie man sich bei plötzlichen Zufällen an den Augen, welche
           nicht eine eigentliche medizinisch-chirurgische Kenntnis fordern, selbst
           helfen kann. Wien, bei dem Verfasser, und Leipzig, in der Weid-
           mann'schen Buchhandlung.
1803.   3. S ö m m e r i n g, S. Th., Über einige wichtige Pflichten gegen die Augen.
           Frankfurt a. M. 4. Aufl.
1813.   4. B e e r, G. J., Das Auge, oder ein Versuch, das edelste Geschenk der
           Schöpfung vor dem höchst verderblichen Einfluss unseres Zeitalters
           zu sichern. Wien.
1815.   5. H e i n e k e n, P., Ophthalmobiotik oder Regeln und Anweisung zur Er-
           haltung der Augen.
1821.   6. W e l l e r, C. H., Augendiätetik. Berlin.
1822.   7. H a g e r, M., Über die Erhaltung der Augen. Wien.
1824.   8. de la F o n t a i n e, F. L., Über den vernünftigen Gebrauch und die zweck-
           mäßige Pflege der Augen. Breslau.
        9. L u t h e r i t z, K. F., Der Augenarzt oder die Kunst, die Sehkraft zu er-
           halten. Ilmenau.
1825. 10. K i t c h i n e r, W i l l i a m, Die Ökonomie der Augen oder Vorschrift zur
           Erhaltung und Verbesserung des Gesichtes. Aus dem Englischen.
           Weimar.
1828. 11. P e t i t p i e r r e, Ratgeber für die Erhaltung der Augen. Berlin.
1829. 12. S i m e o n s, K., Diätetik für gesunde, schwache und kranke Augen.
1839. 13. F r a n z, J. C. A., The eye: a treatise on the art of preserving this organ
           in a healthy condition and of improving the sight. London.'
1841. 14. E u l e n b u r g, M., Pflege der Augen.
       15. L o s e n de S e l t e n h o f f, La macrobiotique des yeux. Bruxelles.
       16. E u l e n b u r g, M., Die Pflege der Augen im gesunden und kranken Zu-
           stande. Berlin.
1846. 17. K r e i t m a i r, A., Die Kunst, das Auge vor Krankheit und Schwäche zu
           bewahren. Nürnberg.
1847. 18. R i t t e r i c h, F. Ph., Anweisung zur Erhaltung des Sehvermögens an
           sich und in die Ferne. Leipzig.
1852. 19. W e n g l e r, E., Augendiätetik. Dresden.
1858. 20. W e l l e r, K., Das Licht des Auges und dessen Erhaltung und Pflege im
           gesunden und kranken Zustande. Leipzig.
1859. 21. L a n d s b e r g, C., Licht und Auge.
1862. 22. S t e f f a n, Th., Das Auge im gesunden und kranken Zustande, sowie
           seine Pflege und der Gebrauch von Brillen. Erlangen.

1864. 23. Weller, K., Das Licht des Auges und dessen Pflege. 3. Aufl.
1865. 24. Arlt, F., Die Pflege des Auges im gesunden und kranken Zustande.
3. Aufl. Prag.
1866. 25. Manz, W., Populäre Vorlesungen über Diätetik der Augen. Freiburg.
26. Magne, A., Hygiène de la vue. Paris.
1867. 27. Höring, F., Das Auge, das Sehen und die Erhaltung des Auges.
Ludwigsburg.
1870. 28. Jüngken, J. Ch., Die Augendiätetik, oder die Kunst, das Sehvermögen
zu erhalten oder zu verbessern. Berlin, v. Decker.
29. Heymann, F. M., Das Auge und seine Pflege im gesunden und kranken
Zustande, nebst einer Anweisung über Brillen. Leipzig, J. J. Weber.
1872. 30. Maury, Alfr., Das Auge und seine Pflege. Berlin.
1877. 31. Emmert, E., Das menschliche Auge in den verschiedenen Lebens-
perioden und seine Pflege. Bern.
1880. 32. Carter, R. B., A treatise on the exercise and preservation of vision.
London.
1882. 33. Carter, R. B., Eyesight. London.
34. Schürmann, H., Hygiene der Augen. Preisschrift. Mitteilungen aus
der Königl. Univers.-Augenklinik zu München. S. 148.
35. Klein, S., Das Auge und seine Diätetik im gesunden und kranken Zustande. Bergmann, Wiesbaden.
1883. 36. Sous, G., Hygiène de la vue. Paris.
1884. 37. Löcherer, G., Das Auge und das Sehen. Nach Dr. Carter's Eyesight.
Berlin.
38. Sercey, Fr., Gare à vos yeux. Paris.
1885. 39. Fuchs, E., Die Ursachen und die Verhütung der Blindheit. Wiesbaden.
S. 199 u. ff.
1886. 40. Katz, Fürs Auge. Populäre Winke zur Erhaltung der Sehkraft. Berlin.
1887. 41. Heymann, F. M., Das Auge und seine Pflege im gesunden und kranken
Zustande. 3. Aufl. v. Schröter. Leipzig.
42. Gelpke, Die Gesundheitspflege der Augen. G. Braun, Karlsruhe.
1888. 43. Galezowski et Kopff, Hygiène de la vue. Paris.
44. Grandclément, L'oeil et le sens de la vue. Paris.
1889. 45. Katz, Fürs Auge. Populäre Winke zur Erhaltung der Sehkraft.
46. Parenteau, D., Education de l'oeil et de son hygiène. Paris.
47. Browning, J., Our eyes, and how to preserve them from infancy to
old age. London.
1890. 48. Brunhuber, A. Das Büchlein vom gesunden und kranken Auge.
Regensburg.
1892. 49. Cohn, H., Lehrbuch der Hygiene des Auges. Wien und Leipzig.
50. Beer, G. J., Pflege gesunder und geschwächter Augen. Frankfurt.
51. v. Zehender, W., Vorträge über Gesundheitslehre. Enke, Stuttgart.
52. Trousseau, Hygiène de l'oeil. Paris.
1893. 53. Katz, Augenpflege in Haus und Familie. Gemeinnützige Winke zur Erhaltung der Sehkraft.
54. Jocqs, R., La vue, son hygiène, ses maladies. Paris.
55. Eversbusch, O., Die Pflege des Auges in Haus und Familie. Wiesbaden. Vortrag.
56. Perlia, Leitfaden der Hygiene des Auges. L. Voss, Hamburg u. Leipzig.
1894. 57. Katz, Der Augen Pflege in Haus und Familie. Berlin.
1897. 58. Lamonaco, L'Igiene della vista sotto il rispetto scolastico. Milano.
59. Wittner, A., Hygiene des Auges. Wien.
60. Bocci, D., Igiene degli occhi dal lato scholastico. Torino.
1898. 61. Königshöfer, Über die Geschichte u. die Ziele der Hygiene des Auges.
Tübingen 1898.

Anhang: **Kurpfuscherei.**

Jeder Augenarzt sieht ab und zu Kranke, die sich selber krank gemacht oder wenigstens ihr Leiden durch unzweckmäßige Maßregeln wesentlich verschlimmert haben. Die Entrüstung, die wir Ärzte über die Dummheit und den Aberglauben der Laien fühlen und wohl auch äußern, würde milder sein, wenn wir uns daran erinnern wollten, dass der Laie heute thut und glaubt, was ihm vor 50 Jahren von den ärztlichen »Autoritäten« empfohlen und angepriesen worden ist. So glauben z. B. die Laien ziemlich allgemein, das Lesen im Zwielicht d. h. in einer Mischung von Tages- und Lampenlicht, sei dem Auge schädlich; um das »Zwielicht« zu vermeiden, lesen sie lieber bei sinkendem Tageslicht allein, bis es eben durchaus nicht mehr geht, weil die Augen schmerzen oder einfach den Dienst versagen. Heutzutage wird wohl jeder Augenarzt lehren, dass es beim Lesen auf eine genügende Lichtmenge ankommt und dass es gleichgiltig ist, ob sie aus reinem Tageslicht oder aus einer Lichtmischung besteht. Aber dieser ganz selbstverständliche Satz ist noch vor einem halben Jahrhundert von einem hervorragenden Augenarzte (ARLT VI, 24) bestritten worden, mit der Bemerkung, das Licht des sinkenden Tages sei immer noch stark genug, »um das künstliche Licht zu schwächen« (! !). Wir haben also alle Ursache, den Vorurteilen der Laien ohne besondere Entrüstung entgegenzutreten, was ja ein recht entschiedenes Auftreten gegen die Vorurteile keineswegs ausschließt.

Hierzulande geben nach meiner Erfahrung folgende Laienmaßregeln am häufigsten Anlass zur Verschlimmerung eines Augenleidens.

1. Umschläge. Auf ein »entzündetes Auge« macht man kalte Umschläge. Diese Regel ist den Laien hundert- und tausendfältig von zunftgerechten Ärzten gepredigt worden und wird getreulich geübt, obgleich wir Augenärzte heutzutage den kalten Umschlag nur noch bei ganz wenigen Augenkrankheiten empfehlen. Wenn der Kranke eine Iritis oder ein Glaucom in dieser Weise behandelt, so bemerkt er sehr bald an der Zunahme seiner Schmerzen, dass das Verfahren unzweckmäßig ist. Bei Bindehaut- und Hornhautentzündungen erfolgt die Belehrung nicht so pünktlich. Doch merkt der Kranke wenigstens die Nutzlosigkeit, geht zum Augenarzt und dieser findet bei gewöhnlichen Bindehautkatarrhen eine Rötung und Schwellung der Lidhaut und eine Rötung des Augapfels, die lediglich Folge der »kalten Umschläge« ist. Noch deutlicher ausgesprochen sind Schwellung und Rötung der Lidhaut, wenn der Kranke, wie hierzulande vielfach üblich, ein Stück Kalbfleisch oder eine Lage Eiweiß auf das Auge gebunden hat. In diesen Fällen trennt sich meist die gesunde von der kranken Haut so scharf, dass man genau die Größe des benutzten Fleischstückes erkennen kann. Ob

diese Behandlung Eigenerfindung der Laien oder ärztlicher Abkunft ist, vermag ich nicht anzugeben. Dagegen ist die Ergänzung dieser Behandlung durch Waschungen mit Milch und Wasser (bei Kindern mit Muttermilch!) sicher von den Ärzten gelehrt worden, und zwar schon vor 2000 Jahren. Vergl. auch MACKENZIE (V, 1, S. 432).

2. Ableitung. Die Zeit, wo wir Ärzte hartnäckige Augenentzündungen mit Haarseilen im Nacken und Blasenpflastern hinter den Ohren bekämpft haben, ist noch heute nicht ganz abgelaufen. Da darf es uns nicht wundern, dass die Laien eine geheimnisvolle Ableitung von den Augen durch Ohrringe erwarten. Besonders bei skrophulösen Kindern, die an ewig wiederkehrenden Eczemen der Bindehaut und Hornhaut leiden, begegnet man diesem heilkräftigen Ohrenschmucke nicht selten. In der Regel schadet das Verfahren nur dem Geldbeutel der ohnehin armen Eltern. Doch habe ich kürzlich einen Fall gesehen, wo auch das Kind selber darunter zu leiden hatte. Die Löcher in den Ohrläppchen waren eiternde Wunden, deren Sekret einen ausgedehnten Ausschlag der ganzen Umgebung der Ohren hervorgerufen hatte.

3. Fremdkörper. Manche Laien verstehen sich vortrefflich darauf, Fremdkörper zu entfernen, die in der unteren Übergangsfalte oder auf der Hornhaut liegen; sie wischen den Fremdkörper mit einer zur Schlinge umgebogenen Borste heraus. Selbst Fremdkörper unter dem oberen Lide werden von manchen Laien zuweilen glücklich entfernt. Ein ziemlich verbreitetes Mittel dazu ist das »Krebsauge«, d. h. ein etwas über linsengroßes Kalksteinchen, mit Delle, wie sie im Magen der Krebse sich bilden. Dabei ereignet es sich nun zuweilen, dass der Fremdkörper wohl den Weg in die Delle des Krebsauges findet, das Krebsauge aber nicht den Weg aus dem Bindehautsack. Die Folge ist dann natürlich eine katarrhalische Bindehautentzündung.

Bedenklicher als die Behandlung mittelst des Krebsauges ist der Versuch, den Fremdkörper durch Salben des Auges mit dem eigenen Speichel zu entfernen. Denn der Mund ist bekanntlich mit einer reichen Flora von Spaltpilzen besiedelt, und gerade Fremdkörper im Auge machen sehr leicht kleine Epithelwunden der Hornhaut. Das Salben des Auges mit eigenem Speichel schafft also alle Bedingungen, unter denen es zur Entwicklung eines Ulcus serpens kommen kann. Bei der Gelegenheit sei erwähnt, dass BEER (VI, 2) tägliches Salben der Augen, morgens beim Erwachen, mit eigenem Speichel warm empfohlen und die Zweckmäßigkeit des Verfahrens mit zwingenden Gründen belegt hat.

4. Brillen. Unter den Laien ist vielfach die Meinung verbreitet, dass Brillentragen den Augen schädlich sei. Das veranlasst viele Menschen, bei beginnender Alterssichtigkeit sich und ihre Augen jahrelang zu quälen, ehe sie sich zu der Brille bequemen. Richtig ist an diesem Glauben natürlich

nur so viel, dass unpassende und schmutzige Brillen nachteilig sind; besonders bei Kindern kann man im Punkte der Durchsichtigkeit der Brillengläser manchmal wunderbare Dinge erleben.

Das Gegenstück zu den Alterssichtigen, die sich gegen die Brille aus Vorurteil stemmen, bilden die nicht so seltenen Stutzer, die sich durch eine völlig überflüssige Brille oder durch ein Monocle ein geistreiches Aussehen zu verschaffen suchen.

5. Absperrung des Lichtes. Schutz eines kranken Auges durch Verband, Dunkelbrille oder Dämpfung des Lichtes im Krankenzimmer sind in der Hand des kundigen Arztes sehr wertvolle Mittel. Wenn aber der Laie ohne Wahl das erste beste skrophulöse Kind in ein dunkles Zimmer sperrt oder ein wegen eingeklemmter Wimpern lichtscheues Auge noch verbindet, so richtet er geradezu Schaden an. Besonders oft fehlen die Laien durch Verfinstern der Zimmer bei Bindehaut- und Hornhautentzündungen. Die Lichtscheu wird dadurch nur vermehrt und die Behandlung der Kranken außerordentlich erschwert. Auch abgesehen von der vermehrten Reizbarkeit des kranken Auges schadet die Absperrung des Kranken vom Licht und damit auch von der Luft durch Beeinträchtigung des Allgemeinbefindens. Die letzte Mahnung der Gesundheitspflege an die Augenkranken lautet demnach: behandele eine Augenkrankheit nicht selbst, sondern überlass das den Augenärzten, deren Lebensaufgabe es ist, nicht nur kranke Augen zu heilen, sondern auch vor Weitererkrankung zu schützen; mit einem Worte, auch die Augenheilkunde ist in einem weiteren Wortsinne Gesundheitspflege des Auges.

Kapitel XX.

Die Blindheit.

Von

Dr. A. Eugen Fick
in Zürich.

Eingegangen im Mai 1899.

§ 1. **Begriffsbestimmung.** Wenn man einen Laien fragt, was Blindheit sei, wird man etwa die Antwort bekommen: Blind ist ein Mensch, »der nichts sieht«. Entsprechend wird der Laie ein Auge blind nennen, das nichts sieht. Wer nur ein blindes Auge hat, ist nicht blind, sondern einäugig. Wenn von Blinden und von Blindsein geredet wird, ist immer Blindheit beider Augen gemeint. Es ist das eigentlich selbstverständlich, da der Einäugige sich im Benehmen gar nicht vom Gesunden unterscheidet und in der Erwerbsfähigkeit dem Gesunden für fast alle Berufe gleich steht.

Wenn man eine Anzahl Blinder untersucht, wird man sofort gewahr, dass es mit dem »Nichts sehen« nicht ganz wörtlich zu nehmen ist. Der eine Blinde kann hell von dunkel unterscheiden; der andere erkennt Handbewegungen auf kurze Entfernung; ein dritter zählt wohl gar noch Finger auf kurzen Abstand. Ja es ist ein Fall vorgekommen, bei dem die centrale $S = \frac{1}{3}$ war (Förster), und doch musste man den Kranken als blind bezeichnen, weil eben nur das centrale Sehen erhalten, das ganze übrige Gesichtsfeld verloren und der Kranke deshalb nicht im Stande war, ohne Führung umherzugehen. Die »Blindheit« verträgt sich eben mit einem immerhin nennenswerten Reste von Sehvermögen. Man muss also die Grenzen der Blindheit etwas weiter stecken und alle die für blind erklären, die nicht imstande sind, sich mittelst des Gesichtes an fremdem Orte zurechtzufinden.

Wenn man ein augenärztliches Tagebuch durchblättert, wird man die Beobachtung machen, dass wir Augenärzte nur einen Teil der thatsächlich

Blinden als blind bezeichnen.   Wenn uns z. B. ein Jüngling zugeführt wird, der wegen einer parenchymatösen Hornhautentzündung außer stande ist, sich selbst zu führen, oder ein alter Mann, der beiderseits einen reifen grauen Star hat, so tragen wir diese Kranken nicht als blind in unser Buch ein, weil wir wissen, dass sie voraussichtlich in wenigen Wochen wieder sehen werden.   Wir Augenärzte pflegen eben nur die als »Blinde« zu bezeichnen, die infolge eines unheilbaren Augenleidens sich mittelst des Gesichtes an fremdem Orte nicht zurechtfinden können.   Es wäre zweckmäßig, für Blindheit nach dem Sprachgebrauche der Laien und für augenärztlich anerkannte Blindheit verschiedene Wörter zu gebrauchen, etwa für die erstere »Blindheit«, für die zweite »Amaurose«.

Dem stellt sich aber der Umstand hindernd in den Weg, dass Amaurose bereits eine ganze Reihe von Bedeutungen hat[1].   In allen ist mehr oder weniger klar ausgesprochen, dass bei amaurotischen Augen auch der letzte Rest von Sehkraft, das Unterscheiden von hell und dunkel verloren ist. Freilich stimmt damit nicht recht überein, dass in der augenärztlichen Praxis die Diagnose Amaurose vielfach schon vor dem Erlöschen der Lichtempfindung gestellt wird, was ja schon in dem Ausdrucke »progressive« Amaurose deutlich genug zu Tage tritt..   Wir wollen daher lieber auf das Wort Amaurose ganz verzichten und »Blindheit« (der Laien) von »unheilbarer Blindheit« (der Augenärzte) unterscheiden.   Die folgenden Blätter haben es mit der »unheilbaren Blindheit« zu thun.

§ 2. Das Blindsein.   Mit dem Erlöschen des Augenlichtes versiegt eine reiche, ja man darf sagen unsere reichste Quelle von Genuss und Belehrung.   Blind zu sein gilt daher für das furchtbarste Unglück, das uns Menschen treffen kann.   In ergreifenden Worten ist es von Dichtern, Augenärzten und von manchen Blinden geschildert worden.   Es liegt mir ferne, die innere Wahrheit dieser Schilderungen zu bezweifeln.   Aber bei der Unmöglichkeit, sich wirklich ganz in den Seelenzustand eines Nebenmenschen zu versetzen, dürfte es rathsam sein, auch gewisse Thatsachen nicht ganz außer Acht zu lassen, die dafür zu sprechen scheinen, dass das Blindsein doch nicht ein so schrecklicher Zustand ist, als wir Sehenden zu glauben geneigt sind.

Eine derartige Thatsache ist die Seltenheit von Selbstmorden wegen Erblindung.   Genaue Angaben darüber giebt es meines Wissens nicht; in

---

1) Nach Fuchs bedeutet Amaurose: Unfähigkeit objektiver Lichtempfindung; nach H. Cohn: Fehlen von Lichtschein; nach Schmidt-Rimpler: Blindheit durch Störung des nervösen Apparates; nach Stellwag: Fehlen von Lichtempfindung infolge von Störung des nervösen Apparates; nach Arlt: Verlust des Sehvermögens bei gesundem oder wenigstens bei nicht allein erkranktem dioptrischen Apparate.

den Statistiken werden die Krankheiten, die zu Selbstmord führen, nur in zwei Gruppen geteilt, Geisteskrankheiten und körperliche Leiden. Trotzdem wird man den Satz, dass Blindheit selten zu Selbstmord führt, auch ohne strengen statistischen Beweis gelten lassen. Denn Jeder kann aus seinem Bekanntenkreise bezw. aus seinen Lebenserfahrungen zahlreiche Fälle von Selbstmord nennen, die wegen Trunksucht, Syphilis, Tuberkulose, Krebs und anderer unheilbarer Krankheiten begangen worden sind, schwerlich aber auch nur einen wegen Blindheit. Ja, ich habe vor nicht langer Zeit zwei Blinde gesehen, die durch Selbstmordversuch blind geworden waren (Schuss durch die Schläfe in das Chiasma) und trotzdem den Versuch nicht wiederholt hatten. Man könnte nun freilich einwenden, dass dem Blinden der Selbstmord eben durch die Blindheit unmöglich gemacht sei. Aber das scheint doch nicht stichhaltig, wenn man bedenkt, wie mannigfaltig die Mittel sind, mit denen der Mensch seinem Leben ein Ende machen kann.

Eine weitere Thatsache, die das Blindsein als ein, mindestens für viele Menschen, erträgliches Übel erscheinen lässt, ist die Erfahrung, dass es Blinde giebt, die durch eine Operation wieder zum Sehen gebracht werden könnten, die es aber vorziehen, sich nicht operieren zu lassen. Ich meine dabei nicht einmal die Leute, die gerade durch ihre Blindheit ein reichliches Einkommen genießen, z. B. als erfolgreiche Bettler, sondern solche, die von der Blindheit keinerlei Vorteil ziehen. So erinnere ich mich eines reichen Boeren, der auf beiden Augen an grauem Stare erblindet war. Ich schlug ihm die Starausziehung vor. Er aber lehnte mit den Worten ab, er sei ja auch so ganz zufrieden.

Endlich sei daran erinnert, dass man gar nicht selten Blinde findet, die uns durch die ruhige Heiterkeit ihres Wesens in Erstaunen versetzen. Ja, nach BEER (1843) ist eine auffallende und bewundernswürdige Heiterkeit gerade den Menschen eigentümlich, die noch nie gesehen haben und deshalb gar nicht ahnen können, welch' unendliche Fülle von Genuss, Lebensfreude und Belehrung ihnen entgangen ist. Aus all dem darf man wohl schließen, dass das Blindwerden allerdings ein furchtbares Unglück ist, auf das die dichterische Schilderung der Blindheit passt; dass aber Blindsein ein Zustand ist, in dem sich der Mensch in der Regel weniger unglücklich fühlt, als z. B. im Zustande der Taubheit.

Es ist auch nicht schwer, einige Gründe anzuführen, die das begreiflich erscheinen lassen. Dem Blinden sieht man sein Leiden an und bemitleidet ihn; das Mitleid bewirkt, dass der Blinde allgemein mit Güte und Wohlwollen behandelt wird. Ganz anders beim Tauben. Wenn man ihn anredet, anruft und keine oder verkehrte Antworten bekommt, so wird man ärgerlich und lässt den Kranken sein Leiden, das man nicht immer rechtzeitig errät, doppelt schmerzlich empfinden.

Es ist ferner bekannt, dass bei den Blinden der Tastsinn und das Gehör in geradezu wunderbarer Weise geübt und bezüglich ihrer Verwendung vervollkommnet werden. Es ist gar nichts seltenes, Blinde zu treffen, die sich mit Sicherheit selbst in dem Gewühle der Großstadt ohne fremde Hilfe umherbewegen, indem sie mit einem Stock hier und da ihre Stellung auf dem Fußsteig bestimmen und sich durch das Gehör über nahende Menschen und Wagen, durch Empfindungen der Haut, vielleicht auch durch das Gehör über die Nähe einer Wand unterrichten lassen.

Endlich ist nicht zu vergessen, dass der Blinde doch bei weitem nicht von allen Genüssen des Daseins ausgeschlossen ist und die Freuden der Tafel, der Musik, der Geselligkeit, des Familienlebens und der geistigen Thätigkeit fast ebenso gut genießen kann, wie der Gesunde. Freilich passt das nur auf die Blinden, die nicht auf Erwerb angewiesen sind. Denn wer sich nicht mithilfe seiner Augen frei bewegen kann, ist auch für die Mehrzahl aller Berufsarten unbrauchbar und Blindheit ist daher im allgemeinen gleichbedeutend mit Erwerbsunfähigkeit. Für die meisten Blinden liegt hierin ohne Zweifel die größte Bitternis ihres Leidens. Die meisten Menschen sind ja bei uns, auch wenn sie völlig gesund sind, nicht in der Lage, ein »sorgenfreies Dasein« zu führen. Die Beschaffung des täglichen Brodes bedeutet ein unablässiges Ringen aller erwachsenen Familienglieder; ja vielfach müssen schon die Kinder mit arbeiten. Wenn nun ein Familienmitglied erblindet, so wird der Kampf um das Brod für die übrigen um so härter. Die Blindheit ist also nicht bloß für den Blinden selbst ein großes Unglück, sondern auch für die Familie eine schwere Belastung und, falls deren Mittel nicht ausreichen, für Gemeinde oder Staat. Und diese Belastung erstreckt sich über Jahrzehnte; denn die durchschnittliche Lebensdauer der Blinden scheint nicht geringer zu sein als die der Sehenden (ZEHENDER, 4).

§ 3. Häufigkeit. Es ist eine schwierige Aufgabe, in einem Kulturlande die Zahl der Blinden festzustellen; sie genau festzustellen ist fast unmöglich. Für Unkulturländer steigern sich natürlich noch die Schwierigkeiten beträchtlich.

Machen wir uns den Vorgang bei einer Blinden-Zählung klar. Zunächst muss eine Volkszählung stattfinden, da wir selbstverständlich die Zahl der Blinden in Bruchteilen der Gesamtbevölkerung zu kennen wünschen. Auf den zur Volkszählung benützten Zählkarten soll nun jeder Familienvorstand angeben, welche Familienmitglieder blind sind. Es ist aber sehr fraglich, ob der Familienvorstand die Frage richtig beantworten will. Manche Blinde wollen nämlich durchaus nicht als blind gelten und ein gutmütiger Familienvater wird wohl die Wünsche eines blinden Kindes höher anschlagen als die ihm unverständlichen Belangen einer Blindenzählung. Umgekehrt wollen manche um irgend eines Vorteiles willen für blind gelten, obgleich sie es gar nicht sind. Thatsächlich hat sich die amtliche Blindenzählung in Mecklenburg vom 3. Dezember 1867 nach beiden Richtungen hin als ungenau erwiesen. Denn ZEHENDER fand bei einer Nachprüfung Blinde, die in der amtlichen Liste fehlten, und andererseits Sehende, die fälschlich als blind aufgeführt waren.

Aber selbst guten Willen aller Befragten vorausgesetzt, das Ergebnis der Zählung bleibt doch noch unzuverlässig, weil ja der Begriff der Blindheit ein schwankender ist und obendrein von Laien gutachtlich gehandhabt werden soll. Da ist es dann natürlich unvermeidlich, dass nicht bloß mit zweierlei, sondern mit vielerlei Maß gemessen wird. Es haben daher KATZ (7) und MAGNUS (15) mit Recht verlangt, dass die bei der Volkszählung gesammelten Blindenadressen nur die Grundlage bilden sollen, auf der nun von Augenärzten durch Aufsuchen und Untersuchen jedes einzelnen Blinden eine wirklich zuverlässige Zählung ausgeführt wird. Und zwar muss die Untersuchung nach einem einheitlichen Plane, mit vorgedrucktem Fragebogen ausgeführt und darauf alle ausgefüllten Fragebogen zur Bearbeitung in eine Hand gelegt werden. In dieser Weise ist in der Schweiz im Jahre 1897 eine Blindenzählung ausgeführt worden, deren Ergebnisse leider noch nicht veröffentlicht sind.

Wir sind also zur Zeit noch auf ältere Angaben angewiesen, die auf Genauigkeit nur geringe Ansprüche machen dürfen. Für das Deutsche Reich (mit Ausnahme der beiden Mecklenburg, Hamburg und Schaumburg-Lippe) liegen Zahlen vor, die MAYR (12) in einer größeren statistischen Arbeit zusammen getragen hat. In dem gleichen Werke finden wir Angaben aus anderen europäischen Ländern, ja selbst einige Angaben aus den übrigen vier Weltteilen. Selbstverständlich sind alle exotischen Zahlen mit einem doppelten und dreifachen Körnchen Salz aufzunehmen. Immerhin geben sie ein, zwar sicherlich ungenaues, doch wohl nicht geradezu falsches Bild.

Unter je 10 000 Menschen wurden blind befunden:

im Deutschen Reiche	8,79
in der Schweiz	7,61
in Deutsch Östreich	5,55 (?)
in Ungarn	12,01
in Frankreich	8,39
in England	9,85
in Finnland	22,46
in den Vereinigten Staaten von Nordamerika	5,27
Britische Kolonien: in Westindien	22,41
in Afrika	12,53
in Australien	3,79

Nimmt man all die durchgezählten Länder zusammen, so ergiebt sich, dass unter (rund) 248 Millionen Menschen 215 585 blind sind, d. h. es kommen durchschnittlich 8,7 Blinde auf je 10 000 Menschen.

Wie man sieht, bestehen große Unterschiede zwischen den einzelnen Ländern. In Russland giebt es nach amtlicher Zählung 220 000 Blinde (O. WALTER, 36), nach SKREBITZKI's Schätzung aber 400 000, d. h. 30 bis 50 $^0/_{000}$. Und in Ägypten wäre, wenn man dem Gründer des Blindenasyles in Kairo glauben darf[1]), sogar jeder 20ste Mensch blind. Es würden also Ägypten mit 500 Blinden und Australien mit nicht ganz 4 Blinden auf je 10 000 Menschen die Grenzfälle bilden.

Was sind die Ursachen dieser gewaltigen Unterschiede? Rasse und Klima, oder aber Gesittung, Wohlstand und Gesundheitspflege? Um diese Frage zu beantworten, ist die Kenntnis der Erblindungsursachen unerlässlich. Ehe deren Besprechung (in § 4) erfolgt, sollen noch einige für § 4 wichtige Zahlen angeführt werden.

Im Deutschen Reiche ist die Blindheit nicht gleichmäßig verteilt. Bereits in den Zahlen MAYR's tritt das deutlich hervor. Für Preußen stehen uns auch neuere Zahlen zu Gebote, vom 1. Dezember 1880. Ich entnehme sie der Dissertation RÖSSLER's (22):

	Auf je 10 000 Einwohner kommen Blinde:
in Ostpreußen	10,5
» Westpreußen	9,4
» Pommern	8,9
» Posen	8,3
» Brandenburg	7,9
» Berlin	6,6
» Schlesien	8,4
» Sachsen	8,0
» Schleswig-Holstein	7,9
» Hannover	7,6
» Westfalen	7,3
» Hessen-Nassau	8,1
» Rheinland	8,6
» Hohenzollern	7,0

Über die Häufigkeit der Blindheit bei den beiden Geschlechtern hat MAYR eine Tabelle zusammengestellt, der ich folgende Zahlen entnehme:

---

1) Erwähnt von SCHMIDT-RIMPLER (13).

	Auf je 10 000 Weiber kommen Blinde:	Auf je 10 000 Männer kommen Blinde:
in Preußen	8,2	8,4 (Magnus)
in Ungarn	11,23	12,8
in Frankreich	7,26	9,48
in England	9,32	10,41
in Finnland	29,38	15,14
in den Vereinigten Staaten	4,71	5,82
Europäische Länder zusammen	9,05	10,22

Mit anderen Worten: Im allgemeinen erblinden mehr Männer als Frauen. Von diesem Gesetze macht nur Finnland eine auffallende Ausnahme; auch in Schweden, Norwegen und Dänemark ist die Blindenzahl der Frauen ein wenig größer, als die der Männer. Doch reicht der Unterschied auch nicht entfernt an den finnischen heran.

Über die Beziehung zwischen Blindheit und Alter finden wir ebenfalls bei MAYR einige Angaben, denen ich folgendes entnehme:

Altersgruppen:	Blind auf je 10 000 Menschen der betreffenden Altersgruppe		
	in 13 Deutschen Staaten:	in England:	in Finnland:
1— 5 Jahre	1,45	1,61	1,70
6—11 »	2,63	2,30	2,39
11—15 »	3,42	3,23	3,21
16—20 »	3,73	3,76	4,30
21—30 »	4,40	5,12	7,00
31—40 »	6,41	7,81	12,52
41—50 »	9,90	10,95	26,31
über 50 »	33,18	37,39	104,49

Die Liste zeigt, dass die Zahl der Blinden mit dem höheren Lebensalter zunimmt und zwar im Deutschen Reiche und England ungefähr in gleichem Grade. Dagegen hat Finnland nur bis zum 20. Jahre den gleichen Anstieg wie die beiden anderen Staaten und weist von da an eine reißende Zunahme auf, die bei den mehr als 50-Jährigen die erschreckliche Zahl von 104 Blinden auf je 10 000 Menschen zu Tage fördert.

Es würde voreilig sein, hieraus schließen zu wollen, dass die Gefahr zu erblinden ebenfalls mit dem Alter wächst. Denn in der Blindenzahl eines bestimmten Jahrzehntes steckt ja, wie MAGNUS mit Recht betont hat, die Blindenzahl der vorausgegangenen Jahrzehnte schon drin. Es handelt sich also um eine ganz andere Frage, wenn wir wissen wollen, wieviel Menschen von je 10 000 einer bestimmten Altersstufe erblinden.

Diese Frage hat MAGNUS gestellt und durch eine Untersuchung von 646 Blinden folgendermaßen beantwortet:

Es erblindeten

im	1. bis	5.	Jahre	3,57 %/₀₀₀
»	6. »	10.	»	0,88 »
»	11. »	15.	»	0,85 »
»	16. »	20.	»	0,85 »
»	21. »	25.	»	1,18 »
»	26. »	30.	»	1,28 »
»	31. »	40.	»	1,41 »
»	41. »	50.	»	1,75 »
»	51. »	60.	»	2,18 »
»	61. »	70.	»	2,86 »
»	71. »	81.	»	2,38 »

Die Zahlenreihe ergiebt, dass die Gefahr zu erblinden im zartesten Kindesalter am größten ist, dann erheblich sinkt, um vom 20. Jahre an langsam
zu steigen, zwischen dem 30. und 40. Jahre am niedrigsten zu werden
und vom 40. an abermals zu steigen.

Als Ergänzung der vorstehenden Tabelle mögen einige Zahlen dienen,
die ich einer Untersuchung Golowin's (35) über 522 jugendliche Insassen
russischer Blindenanstalten entnehme.

Davon waren erblindet:

im ersten Halbjahre ihres Lebens		19,7 %
im zweiten Halbjahre		6,3 »
im zweiten Lebensjahre		4,8 »
im dritten	»	7,6 »
im vierten	»	12,2 »
im fünften	»	7,2 »
im sechsten	»	7,6 »
im siebenten	»	4,6 »
im achten	»	6,5 »
im neunten	»	3,6 »
im zehnten	»	2,5 »

Vom 11. bis zum 20. Lebensjahre schwankt dann die Erblindungs-
ziffer um 1% herum.

§ 4. Ursachen der Blindheit. Den Untersuchungen über die Ursachen der Blindheit stellen sich nicht dieselben Schwierigkeiten in den
Weg wie der Ermittelung der Blindenzahl. Denn einmal braucht man dazu
nicht den amtlichen Apparat der Volkszählung, und andererseits ist man
hinsichtlieh der zu untersuchenden Menschen nicht auf die Blinden beschränkt, sondern man darf die so ungemein zahlreichen Einäugigen mit

benutzen; dieselbe Ursache, die ein Auge zu Grunde richtet, kann ja gelegentlich auch beide Augen treffen. Freilich soll damit nicht gesagt sein, dass Blindheit und Einäugigkeit hinsichtlich der Ursachen geradezu gleichbedeutend wären.

Die Untersuchung hätte nun darin zu bestehen, dass ein Augenarzt alle Blinden und Einäugigen einer großen Klinik genau untersucht und außerdem alles ermittelt, was sich aus dem Kranken, aus seinen Angehörigen und vor allem aus den Krankengeschichten der betreffenden Klinik herausbringen lässt. Hat man so für einige Hunderte oder besser noch Tausende von Blinden oder Einäugigen die Geschichte der Krankheit von Anfang an festgestellt, so ordnet man die Fälle nach Krankheitsursachen.

Nach diesem Plane sind z. B. von BREMER (5), HIRSCHBERG (6), KATZ (7), SEIDELMANN (9), MAGNUS (15), RÖSSLER (22), KUHNIGK (28), STOTZ (33) Untersuchungen angestellt worden. Dabei stellte sich nun heraus, dass trotz Untersuchung des Kranken und Aufnahme der Krankheitsgeschichte in vielen Fällen die Erblindungsursache nicht zu ermitteln war. Andererseits wird der Erfolg jener Zusammenstellungen für die Beantwortung unserer Frage dadurch beeinträchtigt, dass vielfach wirkliche Krankheitsursachen und bloße anatomische Befunde (Maculae corneae, Atrophia nervi optici) nebeneinander als »Erblindungsursachen« aufgezählt werden. So wichtig und richtig die anatomische Einteilung für ein Lehrbuch der Augenheilkunde ist, so verkehrt scheint sie für eine Statistik der Erblindungsursachen. Denn für die Lehre von der Blindheit sind drei Sehnervenatrophien drei gänzlich verschiedene Krankheiten, wenn die eine durch Syphilis, die zweite durch Tabak und Weingeist, die dritte durch einen Blutverlust hervorgerufen ist. Andererseits ist es für die Blindenstatistik ganz gleichgültig, ob Syphilis Blinde geschaffen hat durch angeborene Missbildungen, durch Keratitis und Iritis, durch Chorioretinitis oder endlich durch Sehnervenatrophie.

Demgemäß sollte eine Statistik der Erblindungsursachen etwa folgendermaßen eingeteilt sein:

(1. Angeborene Blindheit.)
2. Eiterfluss der Neugeborenen und Erwachsenen.
3. Trachom.
4. Diphtheritis.
5. Kurzsichtigkeit.
6. Grüner Star.
7. Neubildungen.
8. Verletzungen, einschließlich der verunglückten Operationen und der sympathischen Augenentzündungen.
9. Vergiftungen (Tabak, Weingeist).
10. Pocken.

11. a. Masern.
    b. Scharlach.
    c. Typhus.
    d. Kindbettfieber.
12. Syphilis.
13. Tuberkulose und Skrophulose.
14. Unbekannte Ursachen
    a. bei bekannter,
    b. bei unbekannter Augenkrankheit.

Die bis jetzt veröffentlichten Zählungen der Erblindungsursachen weichen von dieser Einteilung erheblich ab, ohne übrigens unter sich übereinzustimmen. In allen spielen rein anatomische Abteilungen, z. B. »Sehnervenatrophie«, »Hornhautleiden«, »Aderhautleiden«, neben den wirklich ursächlichen, wie Syphilis, Blattern u. s. w. eine beträchtliche Rolle. Wenn ich nun die veröffentlichten Statistiken nicht selber wiedergebe, sondern ihnen das entnehme, was sich auf wirkliche Krankheitsursachen bezieht, so findet etwa die Hälfte der beobachteten Fälle keine Erwähnung, was recht deutlich erkennen lässt, wie dringend die Frage nach den wirklichen Ursachen der Blindheit einer erneuten Bearbeitung bedarf.

	Es erblindeten			Es entstand Einäugigkeit		
1. durch angeborene Leiden . . .	?	rund 4%	16,2%	4,3%	2,1 %	1,6%
2. » Blennorrhoe	16,1 %	» 12 »	11,2 »	3 »	0,5 »	1,3 »
3. » Trachom . .	3,8 »	» 9 »	0,3 »	0,3 »	—	—
4. » Kurzsichtigkeit	5,4 »	etwa 4%	mindest. 1,3%	etwa 5%	—	—
5. » grünen Star	10,5 »	» 9 »	17 »	13 »	3,5 »	7 »
6. » Neubildungen	?	» 0,3-0,4%	0,8 »	2,3 »	—	1,8 »
7. » Verletzungen	16,3 »	» 11%	8 »	34 »	41,5 »	31,2 »
8. » Pocken. . .	2,2 »	» 2,2 %	0,3 »	—	—	—
9. » Syphilis . .	?	» 0,47 »	2,7 »	—	—	—
Beobachter bezw. Zusammensteller	TROUSSEAU	MAGNUS	RÖSSLER	RÖSSLER	STOTZ	KUHNIGK
Zahl der untersuchten Blinden bezw. Einäugigen	627	2528	375	390	952	371

Es sei noch bemerkt, dass bei dieser Zusammenstellung verunglückte Operationen und sympathische Augenentzündung unter Nr. 7 »Verletzungen« untergebracht sind; ferner, dass die von einigen Verfassern gesondert aufgeführte Erblindungsursache Glioma retinae in Nr. 6 »Neubildungen« enthalten ist.

Die Liste zeigt, dass unter den aufgeführten Erblindungsursachen die Blennorrhoe, das Trachom, der grüne Star und die Verletzungen die wichtigste Rolle spielen; und dass als Ursache der Einäugigkeit die Verletzungen mehr Unheil anrichten, als alle anderen erwähnten Ursachen zusammengenommen.

Die Liste giebt aber auch auf manche Frage Antwort, die sich beim Lesen des § 4 aufdrängen muss. Die Häufigkeit der Erblindungen im zartesten Kindesalter steht ohne Zweifel mit dem Eiterfluss der Neugeborenen in Zusammenhang, der mehr als $^1/_{10}$ aller Erblindungen [MAGNUS (19), RÖSSLER (22), GOLOWIN (35), TROUSSEAU (25)] verschuldet. Das schnellere Ansteigen der Blindenzahl nach dem 40. Jahre wird wohl in erster Linie auf den grünen Star zu beziehen sein. Ferner dürfen wir annehmen, dass in den 50er und 60er Jahren viele Augen durch Kurzsichtigkeit erblinden, wenn auch nur einer der Forscher, TROUSSEAU, eine Zahl nennt, die zu Gunsten dieser Ansicht spricht. Die etwas größere Häufigkeit der Erblindung der Männer ist auf Rechnung der Verletzungen zu setzen, denen bekanntlich die Männer bei ihren beruflichen Arbeiten ungleich viel häufiger ausgesetzt sind, als die Frauen.

Die Ungleichheit der Blindenzahlen in den verschiedenen Ländern ist hauptsächlich dem Trachom zuzuschreiben, bezw. dem Mangel an zweckmäßigen Schutzmaßregeln gegen ansteckende Augenkrankheiten überhaupt. Für die verschiedenen Provinzen Preußens lässt sich die Richtigkeit dieser Annahme durch einen Vergleich der Blindenzahl (S. 6) und der Trachomzahlen (Kap. XIX S. 132) beweisen, oder wenigstens wahrscheinlich machen. Ferner sei daran erinnert, dass Ägypten, das Land der Blindheit (mit 500 $^0/_{000}$ Blinden) auch die Heimat und ein Haupttummelplatz des Trachomes und blennorrhoeartiger Augenentzündungen ist. Endlich sei daran erinnert, dass die Blindenstatistik eines Landes ein verändertes Aussehen zeigen muss nach der allgemeinen und zwangsweisen Schutzpockenimpfung. In Deutschland waren die Pocken vor 100 Jahren die häufigste Ursache von Blindheit. Im Deutschen Reiche ist das schon jetzt ganz anders geworden, obgleich die jetzt Lebenden zum großen Teil schon vor dem Reichsimpfgesetz auf der Welt waren. Wenn die älteren Jahrgänge des heutigen Geschlechtes erst weggestorben sind, werden die Pocken aus den Blindenstatistiken des Deutschen Reiches vermutlich ganz verschwinden.

Die auffallend niedrigen Blindenzahlen der Neuländer (Nordamerika 5,27 $^0/_{000}$, Australien 3,79 $^0/_{000}$) erklärt sich unschwer aus der Thatsache, dass die Bevölkerung dieser Länder einen ansehnlichen Bruchteil von Eingewanderten enthält. Unter den Einwanderern giebt es aber der Natur der Sache nach keine Blinden.

§ 5. Verhütung. An der Verhütung der Blindheit ist nicht bloß der Einzelne, sondern auch die Gesamtheit interessiert. Da die meisten Menschen arm sind und die Armen obendrein häufiger erblinden als Reiche, z. B. an Trachom, an Eiterfluss der Neugeborenen, an Verletzungen, so ist es einleuchtend, dass das Gemeinwesen durch die Blinden zu großen Geldopfern gezwungen wird. Wie groß diese Geldopfer sind, lässt sich freilich nicht genau angeben. Denn die Berechnungen, die MAGNUS (15) für Preußen und APPIA[1]) (MAGNUS, S. 280) für Frankreich angestellt haben, beruhen auf ziemlich willkürlichen Annahmen und Voraussetzungen.

Aber wenn man auch auf die Berechnungen keinen großen Wert legt, wird man doch die Schädigung und Belastung des Gemeinwesens durch die Blinden nicht gering schätzen, wenn man daran denkt, dass 1892 im Deutschen Reiche 37 682 Blinde gezählt wurden, die doch sicherlich nicht alle in der Lage waren, ihr Brot durch eigene Arbeit zu verdienen (LIBANSKY, 34). Jedenfalls würden Staat und Gemeinden jede Mark, die sie in zweckmäßiger Weise zur Verhütung der Blindheit anwenden, bei der Blindenversorgung doppelt und dreifach ersparen.

Die Maßregeln zur Verhütung der Blindheit bestehen einerseits in der Verhütung jener Krankheiten, die zu Blindheit führen können, andererseits in deren Heilung.

Verhüten lassen sich nur solche Krankheiten, deren Ursache man einigermaßen kennt. Betrachten wir die Liste auf S. 9 und 10 unter diesem Gesichtspunkte, so ergiebt sich Folgendes:

Zu 1. Eine stattliche Zahl von Untersuchern hat sich in den letzten Jahren dahin ausgesprochen, dass die Ursache der angeborenen Missbildungen in fötalen Augenentzündungen zu suchen sei. Als Ursache fötaler Entzündung muss nun in erster Linie Syphilis angeschuldigt werden. Jedenfalls hat TEPLJASCHIN (31) in den Augen eines Neugeborenen Veränderungen anatomisch nachgewiesen, die nur als luetische gedeutet werden können. Man wird also annehmen dürfen, dass Verhütung von Syphilis die »angeborene Blindheit« seltener machen wird.

Zu 2. Eiterfluss der Neugeborenen ist sicher verhütbar (siehe Kap. XIX S. 119), und wenn vorhanden, bei frühzeitiger Behandlung heilbar (siehe Kap. IV Bd. V). Blindheit durch Eiterfluss der Neugeborenen sollte also in gesitteten Ländern nicht vorkommen.

Zu 3. Trachom lässt sich verhüten (siehe Kap. XIX S. 137) und, wenn ausgebrochen, heilen (Kap. IV Bd. V). Freilich ist beides bei weitem nicht so leicht und so sicher zu erreichen wie bei Eiterfluss. Man wird daher kaum hoffen

---

[1]) APPIA berechnet den jährlichen »materiellen Verlust« Frankreichs durch seine 30 000 Blinden auf 9 Millionen Franken, MAGNUS den Preußens gar auf 20 Millionen Mark.

dürfen, dass Erblindung durch Trachom in absehbarer Zeit bei uns gänzlich verschwinde, aber sie kann wenigstens durch passende Maßregeln (Kap. XIX S. 137 u. ff.) erheblich seltener gemacht werden.

Zu 4. Kurzsichtigkeit lässt sich jedenfalls bei den meisten Menschen verhüten (siehe Kap. XIX S. 49). Erblindungen infolge von Kurzsichtigkeit müssten also äußerst selten werden, wenn die Regeln der Gesundheitspflege allgemein und streng durchgeführt würden.

Zu 5. Grüner Star lässt sich bei dem heutigen Stande unserer Kenntnisse nicht verhüten[1]), wohl aber in etwa der Hälfte der Fälle heilen bezw. bessern. Wenn gleichwohl die Zahl der Glaukomblinden noch immer erschreckend groß ist, so trägt dazu ganz wesentlich die Thatsache bei, dass von den praktischen Ärzten ein akutes Glaukom in der Regel für Iritis und das Glaucoma simplex für beginnenden grauen Star gehalten wird. Erst kürzlich wieder suchte mich eine an Glaucoma simplex unheilbar Erblindete auf, die ihrem Hausarzte wiederholt gesagt hatte, die Abnahme der Sehkraft sei ihr unheimlich, sie wolle einmal einen Augenarzt aufsuchen; der Hausarzt hatte ihr das aber stets ausgeredet. Ähnliche Fälle wird wohl jeder Augenarzt erlebt haben. So etwas kann nur vermieden werden, wenn die praktischen Ärzte entweder mehr von Augenheilkunde verstehen als bislang üblich oder aber — gar nichts! In diesem letzteren Falle würden sie sich eben nicht genötigt fühlen, Kenntnisse zu heucheln, die sie nach der dermaligen Lage der Dinge doch nicht besitzen. Selbstverständlich halte ich den ersteren Weg für den wünschenswerten.

Zu 6. Die Ursachen der Geschwulstbildungen sind noch dunkel. Wir können also Geschwülste nicht verhüten. Auch die Verhütung der Blindheit liegt nicht in unserer Macht, wenn sich eine Neubildung, z. B. im Chiasma, entwickelt, oder ein Gliom in beiden Augen auftritt. Nur bei Neubildungen an den Lidern, an der Augenhöhle und an der Oberfläche des Auges kann zuweilen durch frühes Operieren ein Auge gerettet werden.

Zu 7. Über Verletzungen handelt ein besonderes Kapitel (XVII) dieses Handbuches. Wir können uns daher hier auf wenige Bemerkungen beschränken. Verhütbar ist die Verletzungsblindheit, die auf Rechnung der sympathischen Augenentzündung kommt; es sind das nach Magnus 4,5 % aller Erblindungen. Verhütbar ist ferner wenigstens ein Teil der durch unglückliche Operationen herbeigeführten Erblindungen; es sind dies nach Magnus 1,93 % aller Erblindungen. Endlich ist ein Teil der Erblindungen verhütbar, die durch berufliche und durch zufällige Verletzungen entstehen (vergl. Kap. XVII Bd. IX).

---

[1]) Schön ist freilich anderer Ansicht; aber einer Ansicht, zu der ich mich noch nicht habe bekehren können.

Zu 8. Pocken können sicher verhütet werden (Kap. XIX S. 156), also auch Blindheit durch Pocken.

Zu 9. Syphilis kann verhütet werden, wenn auch nicht so leicht und sicher als Pocken. Ist die Ansteckung mit Syphilis erfolgt, so kann die Krankheit in den meisten Fällen geheilt werden. Die Verhütung bezw. Heilung der Syphilis ist für die Erhaltung des Augenlichtes meines Erachtens viel wichtiger, als es nach den bisherigen Statistiken den Anschein hat. Denn die Syphilis dürfte gar manche Erblindung verursacht haben, die in den Statistiken unter Hornhautleiden, Uvealleiden, angeborener Blindheit und anderen Gruppen unbekannter Ursache aufgeführt ist.

Nach dem Gesagten kann man ungefähr abschätzen, welcher Bruchteil der Erblindungen sich hätte vermeiden lassen. Zu dem Behufe setze ich noch einmal die aus der MAGNUS'schen Statistik zusammengestellten Zahlen hierher und daneben eine zweite Zahlenreihe, deren Zahlen angeben sollen, wieviel etwa als verhütbar angesehen werden darf.

			Zu verhüten
1.	Angeborene Blindheit	4 %	1 %
2.	Blennorrhoe	12 »	12 »
3.	Trachom	9 »	9 »
4.	Kurzsichtigkeit	4 »	2 »
5.	Grüner Star	9 »	4 »
6.	Neubildungen	0,3—0,4 »	—
7.	Verletzungen	11 »	6 »
8.	Pocken	2,2 »	2,2 »
9.	Syphilis	0,47 » (??)	etwa 5 »
			41 %

Es ließen sich also ungefähr bis zu $^2/_5$ aller Erblindungen verhüten! Dieser Satz ist von BREMER (5) aufgestellt und von SEIDELMANN (9), STEFFAN (14), MAGNUS (15), DÜRR (18) und HERRNHEISSER (20) bestätigt worden. Wenn man nur jugendliche Blinde zählt, z. B. die Insassen von Blindenschulen, so wird die Verhältniszahl der verhütbaren Fälle noch beträchtlich größer, ohne Zweifel deshalb, weil Eiterfluss der Neugeborenen und Skrofulose bei der Jugendblindheit eine ungleich größere Rolle spielen als bei der Blindheit aller Altersstufen zusammengenommen. So fand GOLOWIN unter 522 Jugendblinden 17% durch Eiterfluss erblindet, RIDER (21) unter 154 Jugendblinden 20% und MAGNUS unter 3204 Fällen gar 28%. GOLOWIN berechnet, dass 52% seiner 522 Jugendblinden durch rechtzeitige und sachverständige Behandlung vor ihrem traurigen Geschick hätten bewahrt werden können.

Der Satz, dass bis $^2/_5$ aller Erblindungen verhütbar sind, findet eine Ergänzung dadurch, dass die übrigen $^3/_5$ keineswegs ohne weiteres als

unvermeidlich gelten müssen. Denn in der Liste auf S. 14 sind ja
Skrofulose und Tuberkulose, Masern, Scharlach, Typhus und Kindbettfieber
gar nicht enthalten, alles Krankheiten, die sich recht wohl verhüten lassen.
Endlich sei daran erinnert, dass in jeder Statistik eine Zahl von Blinden
vorkommt, über deren Krankheit gar nichts zu ermitteln war; unter ihnen
können recht wohl verhütbare Blindheiten stecken.

Aus dem Gesagten ergiebt sich, dass die Blindenzahl eines Volkes in
erster Linie abhängig ist von Wohlstand, Gesittung und Bildung, ferner von
den staatlichen Einrichtungen für Gesundheitspflege und endlich von der
Tüchtigkeit und Zahl der Augenärzte und allgemeinen Ärzte.

Bezüglich der Gesundheitspflege kann auf Kap. XIX verwiesen werden.
Bezüglich der augenärztlichen Bekämpfung der Blindheit sei Folgendes bemerkt. Jedes gesittete Land sollte mit einem Netz von Augenheilanstalten
derart überzogen sein, dass jeder Augenkranke ohne große Schwierigkeiten,
Zeit- und Geldverluste sachverständige Hilfe haben kann. Bis jetzt ist in
den Ländern deutscher Zunge dies Netz sehr ungleichmaschig. Während
es in den größeren Städten von Augenärzten, Augenheilanstalten und Poli-
kliniken wimmelt, ist das platte Land, ganz besonders die dünnbevölkerten
Gegenden, aller Augenärzte bar. Dort sind also die Augenkranken auf den
allgemeinen Arzt angewiesen, der aber nach meiner Erfahrung über genügende Kenntnisse in der Augenheilkunde im allgemeinen nicht verfügt,
ja nicht verfügen kann. Denn der Unterricht in der Augenheilkunde ist
heutzutage wesentlich ein theoretischer. Als »praktischen« Unterricht kann
man doch unmöglich eine Klinik bezeichnen, wo vor 100 Zuhörern über
diese oder jene Krankheit vorgetragen wird, und die Praktikanten allein,
und selbst die nur in beschränktem Maße, Gelegenheit finden, den Kranken
aus der Nähe zu sehen, geschweige denn ihn zu behandeln[1]). Hier wird
erst Wandel eintreten, wenn das Recht zum Praktizieren nicht durch das
Staatsexamen allein erworben wird, sondern erst durch ein oder besser
noch zwei praktische Lehrjahre, die der geprüfte junge Arzt als Assistent
an Kliniken, an einem größeren Krankenhaus oder auch bei einem beschäftigten Arzte guten Namens durchzumachen hat. Vom bloßen Zusehen wird
eben keiner zum Arzt, und zum Augenarzt erst recht nicht, sondern nur
durch Selberhandanlegen.

Selbst wenn die augenärztliche Ausbildung der jungen Ärzte nichts zu

---

1) Ich halte in jedem Semester ein augenärztliches Praktikum mit beschränkter
Teilnehmerzahl. Es wird fast ausschließlich von Studierenden besucht, die am
Schluss ihrer Studien und im Begriff sind, in das Staatsexamen zu gehen. Die
jungen Leute bringen zuweilen ganz ansehnliche Kenntnisse mit, können zum Teil
auch einen Augenhintergrund sehen, aber ein Lid umklappen, eine Bindehaut
pinseln, einen Fremdkörper entfernen, einen Verband anlegen oder ein Sammel-
glas von einem Hohlglas unterscheiden, das kann keiner.

wünschen übrig ließe, so würde auf dem platten Lande doch noch Mancher bloß deshalb erblinden, weil er den Arzt nicht rechtzeitig oder nicht oft genug erreichen kann. Denn dünnbevölkerte Gegenden sind in der Regel auch arme Gegenden und deshalb wenig geeignet, einem jungen Arzte zur Niederlassung Lust zu machen. MAGNUS (15), FUCHS (17) und COHN (26) haben daher den Vorschlag gemacht, die Regierungen sollten in dünnbevölkerten Gegenden, namentlich aber in Trachomgegenden Augenärzte dadurch zur Niederlassung bestimmen, dass sie ihnen einen Gehalt aussetzen, eine Heilanstalt gründen oder wenigstens Beihilfe dazu gewähren. Als Gegenleistung hätten diese Regierungsaugenärzte alle wirklich Armen unentgeltlich zu behandeln, eine Blindenstatistik zu führen und jährliche Berichte über ihre gesamte Thätigkeit an eine oberste Landesbehörde einzusenden, in der ein Augenarzt sitzen müsse, um die aus allen Teilen des Landes einlaufenden Berichte zu bearbeiten und nutzbar zu machen.

§ 6. Blindenfürsorge. Man hat zwei Gruppen von Blinden zu unterscheiden, die Früherblindeten und die Späterblindeten. Man nennt früherblindet die, welche blind zur Welt gekommen sind oder in den ersten Lebensjahren blind wurden; nach den Erfahrungen KLEIN's (1) sind sogar die bis zum zehnten Jahre Erblindeten den Frühblinden zuzurechnen. Als späterblindet bezeichnet man Menschen, die nach vollendeter Entwicklung, in den 20er Jahren oder noch später erblindet sind. Die in der Zwischenzeit Erblindeten werden je nach Umständen bald den Frühblinden näher stehen, bald den Spätblinden.

Es ist einleuchtend, dass zwischen beiden Gruppen ein wesentlicher Unterschied besteht. Der Spätblinde hat eine körperlich und geistig normale Entwicklung durchgemacht, er hat die Welt gesehen und besitzt einen reichen Vorrat an gesichtssinnlichen Erinnerungsbildern, die allerdings von dem Augenblicke der Erblindung an blasser werden, aber doch für das ganze Leben einen Kern bilden, an den sich Vorstellungen über die Form von Dingen und Menschen ansetzen können, die der Erblindete nun lediglich durch die übrig gebliebenen Sinne kennen lernt. Der Späterblindete besitzt aber nicht bloß die Kenntnisse und bis zu einem gewissen Grade auch die Fähigkeiten des normalen Menschen, sondern hat in vielen Fällen bereits eine Familie gegründet, ein Vermögen erworben oder wenigstens Ansprüche auf Pension und Altersversorgung; mit einem Worte, er hat Boden unter den Füßen, und dieser Boden ist die Gesamtheit seiner Fähigkeiten und Leistungen vor der Erblindung. In vielen Fällen genügt das, um ihm ein menschenwürdiges, ja den Umständen nach behagliches Dasein zu ermöglichen. Wenn aber der Blinde allein steht oder so arm ist, dass er seiner Familie zur Last fällt, dann ist freilich auch hier eine »Blindenfürsorge« nötig. Sie wird in der Regel darin zu bestehen haben, dass dem Blinden eine seinen Fähigkeiten entsprechende Beschäftigung verschafft oder dauernde Unterstützung gereicht wird. Als letzte Zuflucht bleibt der Eintritt in eine Versorgungsanstalt für Blinde, wo der Blinde Pflege und passende Beschäftigung findet.

Ganz anders und weit schlimmer ist die Lage der Frühblinden. Ihnen fehlt ja das wichtigste Mittel, sich Vorstellungen über Dinge und Menschen ihrer Umgebung zu bilden, Kenntnisse und Fertigkeiten zu erwerben. Sie sind lediglich auf die übrigen vier Sinne, insbesondere auf den Tastsinn angewiesen. Nun kann man ohne Zweifel mittelst des Tastsinnes über viele Dinge eine ganz richtige Vorstellung gewinnen, z. B. über ein Taschenmesser, über ein Geldstück und andere nahe, kleine und harmlose Gegenstände. Wie aber soll uns der Tastsinn eine Vorstellung verschaffen von einem Pferde, einem Schiffe, einer Landschaft, einem Löwen oder einer giftigen Schlange, kurz von großen, feindlichen und dem Finger unerreichbaren Dingen? Das ist eben doch nur mit dem Auge möglich, das von der Natur eigens dazu gebildet ist, um von großen, fernen und feindseligen Gegenständen stark verkleinerte Abbilder auf einer tastenden Oberfläche unseres Körpers, auf der Netzhaut, hervorzubringen.

In früheren Zeiten hat man geglaubt — und Ungebildete glauben das vielfach noch heute —, dass der Blinde überhaupt nichts lernen könne. Man ließ daher die Früherblindeten im Zustande der vollständigsten Unselbständigkeit, ja geradezu Hilflosigkeit aufwachsen. So erzählt Scherer (2) von einem Blinden, dem Sohne wohlhabender Eltern, der mit 22 Jahren eine eigene Wärterin haben musste, die ihn wusch, an- und auskleidete, kurz pflegte wie einen Säugling. Wenn die Eltern solcher nicht erzogenen Frühblinden arm sind, dann ist das Geschick der Blinden natürlich noch jammervoller. Heutzutage weiß jeder Gebildete, oder sollte es wenigstens wissen, dass es wohl möglich ist, den Frühblinden eine erstaunliche Menge von Kenntnissen und Fertigkeiten beizubringen und sie hierdurch zu verhältnismäßig selbständigen und brauchbaren Mitgliedern der menschlichen Gesellschaft zu machen. Der Beweis hierfür war ja von Alters her durch die zum Teil geradezu hervorragenden Leistungen einzelner Blinder gegeben. Aber im Großen wurde der Beweis erst in verhältnismäßig neuer Zeit geführt, und zwar fast gleichzeitig durch einen Franzosen und einen Deutschen. Der erste, V. Haüy, hat 1784 in Paris den Grundstein zur ersten Blindenbildungsanstalt gelegt; der andere, J. W. Klein, trat 1804 in Wien als erfolgreicher Blindenlehrer und Erfinder zahlreicher Lehrmethoden auf. Seitdem ist der Blindenunterricht durch die Thätigkeit zahlreicher Blindenlehrer, deren mehrere selber blind waren, zu einer förmlichen Wissenschaft ausgebaut worden, über die hier nur einige kurze Andeutungen gegeben werden können.

Der Blindenunterricht soll in der frühesten Jugend beginnen und bis zum vollendeten sechsten Lebensjahre von den Eltern, jedenfalls in der

Familie gegeben werden. Er hat stets das Ziel, das Kind selbständig zu machen; denn die Hilfsbedürftigkeit des Blinden ist sein eigent_liches Unglück. Man muss also dem blinden Kinde beibringen, zu gehen, zu laufen, ohne Hilfe zu essen, sich selber zu waschen und anzukleiden. Man muss das Kind zu Spielen veranlassen, die geeignet sind, die Kraft der Hände und Füße zu steigern, Gehör, Geruch, Geschmack und vor Allem den Tastsinn zu üben. Auch die geistigen Kräfte suche man frühzeitig zu üben, indem man dem Kinde Geschichten erzählt und sie dann von ihm sich wiedererzählen lässt; indem man mit dem Kinde rechnet oder ihm Rätsel aufgiebt.

Nach vollendetem sechsten Jahre sollen die Frühblinden in die Schule, in eine Blinden-Vorschule, falls eine solche vorhanden ist, andernfalls in die gewöhnliche Volksschule. Selbstverständlich bietet die Volksschule den Blinden nicht dasselbe wie den Sehenden; aber sie bietet immerhin etwas. So lernt der Blinde den Bau und den richtigen Gebrauch seiner Muttersprache; ferner Rechnen, Singen und endlich wird er den Tröstungen der Religion zugänglich gemacht, die ja für einen Blinden doppelt wohlthätig sind.

Mit dem zwölften Lebensjahre soll der Blinde in eine Anstalt für Blindenbildung eintreten. Dort bleibt er acht Jahre und genießt mannigfachen Unterricht, der in vier Hauptfächer geteilt werden kann.

Diese vier Hauptfächer sind:

1. Körperbildung, durch Turnen, Tanzen, Bewegungsspiele; und Unterhaltung durch Spiele, z. B. Brett- und Kartenspiele.

2. Geistesbildung, durch Lesen, Schreiben, Rechnen, Mathematik, Erdkunde, Tier- und Pflanzenkunde.

3. Musik, und zwar sowohl Singen als auch Instrumentalmusik.

4. Gewerbliche Arbeiten, als Stricken, Spinnen, Netzen, Flechtarbeiten, Bürstenbinden, Schustern, Tischlern, Drechseln, Klavierstimmen[1]).

Es versteht sich von selbst, dass es besonderer Vorrichtungen bedarf, um dem Blinden Dinge beizubringen, die der Vollsinnige gerade mithilfe seines Gesichtes erlernt. So kann der Blinde nur das lesen, was in »Blindenschrift« geschrieben bezw. gedruckt ist, d. h. in Schriftzeichen, die über die Papierfläche vorragen und dadurch dem tastenden Finger wahrnehmbar werden. Die Formen dieser Schriftzeichen können die der gewöhnlichen Buchstaben sein. Die Erfahrung hat aber gelehrt, dass die Blinden leichter lesen lernen, wenn man eine »Punktschrift« wählt, d. h. eine Schrift, bei der jeder Buchstabe durch eine Gruppe von (aus der Papier-

---

1) Hier in Zürich lebt ein Kneter, der durch tabetische Sehnervenatrophie erblindet ist, aber trotzdem seinen Beruf mit gutem Erfolg weiter ausübt. In Japan soll das Kneten ganz allgemein von Blinden geübt werden.

fläche vorragenden) Punkten oder genauer, kleinen Quadraten dargestellt ist, z. B. a durch ◆, b durch ◆, c durch ◆◆ u. s. w. Dieser Punktschrift bedienen sich die Blinden besonders zum schriftlichen Verkehr untereinander. Das Schreiben der Blinden ist also eigentlich ein Drucken. Übrigens haben Blinde auch wirklich schreiben gelernt, zum Verkehr mit den Sehenden; natürlich ist das für die Blinden eine viel schwierigere Aufgabe als Schreiben in »Blindenschrift«. Seit der Erfindung der Schreibmaschinen ist aber das Schreiben der Blinden außerordentlich viel leichter und vollkommener geworden, bis zu einem solchen Grade, dass jetzt Blinde als Schreiber in kaufmännischen Geschäften Anstellung gefunden haben. Beim Rechnen wird eine »russische Rechenmaschine« zuhilfe genommen, d. h. ein Rahmen mit 5—6 Drähten, auf deren jedem sich 10 Kugeln hin- und herschieben lassen. Für Geometrie werden Wachstafeln benutzt, in die man Kreise, Dreiecke, Vierecke u. s. w. tastbar einritzen kann. Zur Erdkunde werden Reliefkarten, zur Tierkunde Modelle, zur Pflanzenkunde die Pflanzen selber dem Blinden in die Hand gegeben. Kurz der Anschauungsunterricht der Sehenden ist in einen Anfühlungsunterricht der Blinden verwandelt.

Mit dem Abschlusse des Unterrichtes hört nun die Fürsorge für die Zöglinge keineswegs auf. Die Anstalt bemüht sich vielmehr, ihre Zöglinge bei den Schwierigkeiten der ersten Einrichtung für den gewählten Beruf zu unterstützen. Blinde, die für das Lehrfach Begabung gezeigt haben, machen eine weitere Schule von dreijähriger Dauer durch und werden dann als Blindenlehrer oder auch als Lehrer für Vollsinnige angestellt. Wer musikalische Anlagen gezeigt und entwickelt hat, wird als Musiker untergebracht. Den Flechtern, Schustern, Klavierstimmern u. s. w. wird Arbeit vermittelt bezw. der Verschleiß der erzeugten Waren abgenommen. Kurz, der Leiter der Blindenschule bleibt mit seinen ehemaligen Schülern dauernd in Verbindung, um zu verhindern, dass der Blinde aus Mangel an Arbeit das Gelernte vergesse und dadurch zu dem Blindenberufe früherer Jahrhunderte, dem Bettel, herabsinke. Für diesen Zweig der Blindenfürsorge giebt es übrigens auch besondere Vereine.

Leider wird nicht allen Blinden die Wohlthat einer guten Bildung zu teil. Im Jahre 1837 gab es im Deutschen Bunde 15 Blindenschulen und vier Anstalten für Versorgung (KLEIN, 1). Die Blindenschulen hatten zusammen nur 300 Zöglinge, sodass nach KLEIN's Schätzung nur 1% der thatsächlich vorhandenen Blinden geschult wurde. Glücklicherweise ist das in neuerer Zeit bedeutend besser geworden.

Im Deutschen Reiche giebt es gegenwärtig 34 Unterrichtsanstalten für Blinde mit etwa 2500 Zöglingen (MELL, 37, S. 166) und 11 Nebenanstalten, nämlich Männerheimstätten, Mädchenheime und Feierabendhäuser, in denen Männer, Mädchen und Spätblinde ein Heim und lohnende Arbeit finden. Die Zahl der bildungsfähigen Blinden im Alter von 12—20

Jahren beträgt 3000.   Es wachsen also noch etwa 500 ohne passenden Unterricht heran.

Am besten ist im Königreiche Sachsen, in Weimar und in Braunschweig gesorgt, wo gesetzlicher Schulzwang für blinde Kinder besteht, d. h. Zwang des Eintrittes in eine Unterrichtsanstalt.   Auch in Norwegen, ferner im Kanton Bern besteht Blindenschulzwang.

In Deutschöstreich (Cisleithanien) giebt es 9 Anstalten mit 600 Schülern, während die Zahl der schulbedürftigen Blinden auf 1800—2100 geschätzt wird.   Hier ist man also noch ziemlich weit entfernt von dem Ziele der Blindenfürsorge, das in Sachsen bereits erreicht ist.   Auch die Zahlen von fünf Versorgungs- und Beschäftigungsanstalten, von zwei Blindenheimen und von einer Werkstätte, erscheint für eine Bevölkerung von $23\frac{1}{2}$ Millionen noch recht bescheiden.   Ohne Zweifel wird sich dies Verhältnis aber mit zunehmendem Wohlstand und dem Steigen der Gesittung allmählich bessern, und zwar um so sicherer, wenn nicht bloß an der Vermehrung der Blindenanstalten, sondern gleichzeitig an der Verminderung der Blinden mit Eifer und Verständnis gearbeitet wird.

Fachschriften.

1837.   1. Klein, J. W., Geschichte des Blindenunterrichtes. Wien.
1863.   2. Scherer, Fr., Die Zukunft der Blinden. 7. Aufl. Berlin.
1868.   3. Marie, St., Der Blinde und seine Bildung. Leipzig.
1870.   4. v. Zehender, Die Blinden in den Großherzogtümern Mecklenburg. Klin. Monatsbl. f. Augenhlkde. VIII.
1873.   5. Bremer, Zur Genesis und Prophylaxis der Erblindungen. Inaug.-Diss. Kiel.
        6. Hirschberg, Zur Ätiologie der Erblindung. Berliner klin. Wochenschrift. S. 40.
1874.   7. Katz, Beitrag zur Blindenstatistik. Berliner klin. Wochenschr. No. 23.
        8. Emmert, E., Blindenstatistik. Correspondenzbl. f. Schweizer Ärzte. No. 21 u. 22.
1876.   9. Seidelmann, Zur Ätiologie und Prophylaxis der Erblindungen. Inaug.-Diss. Breslau.
        10. Pablasek, Die Blindenanstalten, deren Bau, Einrichtung und Thätigkeit. Wien.
1877.   11. Landesberg, Zur Ätiologie und Prophylaxis der Erblindungen. Arch. f. Augenhlkde. VI, S. 409.
        12. Mayr, G., Die Verbreitung der Blindheit, der Taubstummheit, des Blödsinnes und des Irrsinnes in Bayern, nebst einer allgemeinen internationalen Statistik dieser vier Gebrechen. 25. Heft der Beiträge zur Statistik des Königreiches Bayern. München.
1880.   13. Schmidt-Rimpler, Über Blindsein. Deutsche Bücherei. XI. Breslau.
1882.   14. Steffan, Was können wir, der Einzelne sowohl wie Gemeinde und Staat, dazu beitragen, dem Übel der Blindheit zu steuern? Bericht über den IV. Blindenlehrerkongress am 24.—28. Juli 1882. Frankfurt a. M.
1883.   15. Magnus, H., Die Blindheit, ihre Entstehung und Verhütung Breslau.
1885.   16. Cohn, H., Blindheit, in Eulenburg's Realencyklopädie. Bd. III. 2. Aufl.
        17. Fuchs, E., Die Ursachen und die Verhütung der Blindheit. Wiesbaden.

1885. 18. Dürr, Bericht über die ophthalmologische Thätigkeit in den Jahren 1881—1884, nebst einer Mitteilung über die Blindenanstalt in Hannover und einer Zusammenstellung der Erblindungsursachen der jetzigen Zöglinge. Hannover.

1886. 19. Magnus, H., Die Jugendblindheit. Wiesbaden.

1888. 20. Herrnheisser, J., Die Resultate der Augenuntersuchungen bei den Pfleglingen der beiden Blindeninstitute Prags. Prager med. Wochenschr.

21. Wheelock Rider, The frequency of preventable blindness. Transact. of the medic. society of the state of Newyork for 1888.

1889. 22. Rössler, L., Zur Ätiologie der Erblindungen. Inaug.-Diss. Kiel.

1890. 23. Gross, Beiträge zur Ätiologie der Blindheit. Berichtet im Centralbl. f. Augenhlkde. S. 242.

1891. 24. Hitschmann, F., Über Begründung einer Blindenpsychologie von einem Blinden. Zeitschr. f. Psychol. u. Physiol. der Sinnesorgane. Bd. III, S. 388.

1892. 25. Trousseau, Les causes de cécité chez les pensionnaires des Quinze-vingts. Arch. d'ophth. XII, S. 218.

26. Cohn, H., Lehrbuch der Hygiene des Auges. Wien und Leipzig.

1894. 27. Steiner, L., De blindheid onder the Javanen. Hare menigvuldigheid en oorsaaken. Het geneeskundig Tijdschr. voor Nederl. Indië. XXXIV.

28. Kuhnigk, Zur Ätiologie der Amaurose. Inaug.-Diss. Greifswald.

1895. 29. Ischreyt, Zur Geschichte der Blindenstatistik in Russland. Centralbl. f. prakt. Augenhlkde. S. 358.

30. Thätigkeitsbericht der Klar'schen Versorgungsanstalt für erwachsene Blinde in den Jahren 1882—1894. Prag.

31. Tepljaschin, Zur pathologischen Anatomie der intrauterinen Augenkrankheiten und insbesondere der angeborenen Hornhauttrübungen. Arch. f. Augenhlkde. Bd. XXX.

1897. 32. Wernicke, O., Über Blindheit und Augenkrankheiten in Argentinien. Centralbl. f. prakt. Augenhlkde. S. 169.

33. Stotz, A., Zur Ätiologie der Amaurose. Inaug.-Diss. Gießen.

1898. 34. Libansky, J., Die Blindenfürsorge in Österreich-Ungarn und Deutschland. Wien.

35. Golowin, S. S., Über die Erblindungsursachen nach dem statistischen Material aus den Blindenanstalten Russlands. Centralbl. f. prakt. Augenhlkde.

1899. 36. Walter, O., Über das Trachom in Odessa auf Grund der Daten des Odessaer städtischen Augenhospitales. Ophth. Klinik, No. 3.

37. Mell, A., Encyklopädisches Handbuch des Blindenwesens. Erster Halbband. Wien und Leipzig.

38. Skrebitzki, A., Zur Blindenfürsorge in Russland. Berlin, C. Berg.